W0350529

NOUVEAUX CAHIERS DE L'INFIRMIÈRE

19

Cancérologie et hémopathies

Soins infirmiers

CHEZ LE MÊME ÉDITEUR

Du même auteur :

CHIMIOTHÉRAPIE ANTICANCÉREUSE, par J. CHAUVERGNE, B. HŒRNI. *Collection Abrégés de Médecine.* 2001, 4e édition, 112 pages.

CANCÉROLOGIE ET HÉMATOLOGIE, par B. HOERNI. *Collection Pour le Praticien.* 2001, 328 pages.

ÉTHIQUE ET DÉONTOLOGIE MÉDICALE, par B. HŒRNI. *Collection Abrégés de Médecine.* 2000, 2e édition, 136 pages.

LE CONSENTEMENT. Information, autonomie et décision en médecine, par B. HŒRNI, R. SAURY. *Collection Abrégés de Médecine.* 1998, 168 pages.

LE SECRET MÉDICAL. Confidentialité et discrétion en médecine, par B. HŒRNI, M. BÉNÉZECH. *Collection Abrégés de Médecine.* 1996, 112 pages.

L'INFORMATION EN MÉDECINE. Évolution sociale, juridique, éthique, par B. HŒRNI, M. BÉNÉZECH. *Collection Abrégés de Médecine.* 1994, 152 pages.

Autres ouvrages :

L'INFIRMIER(E) ET LES SOINS PALLIATIFS. « Prendre soin » : éthique et pratiques, par la SFAP. Préface de Cicely SAUNDERS. *Collection Savoir et pratique infirmière.* 2005, 3e édition, 264 pages.

HÉMATOLOGIE ET TRANSFUSION, par J.-P. LÉVY, B. VARET, J.-P. CLAUVEL, A. BEZEAUD, M.-C. GUILLIN, F. LEFRERE. *Collection Abrégés Connaissance et pratique.* 2001, 400 pages.

PRATIQUES ET RÉFÉRENCES DE L'INFIRMIER(E) DE BLOC OPÉRATOIRE. Développer une culture qualité, par L'UNAIBODE. *Collection Savoir et pratique infirmière.* 2000, 352 pages.

TRAITEMENTS MÉDICAUX DES CANCERS, par A. THYSS, X. PIVOT. *Collection Abrégés de Médecine.* 1998, 168 pages.

CANCÉROLOGIE CLINIQUE, par N. DALY-SCHVEITZER. *Collection Abrégés de Médecine.* 2003, 2e édition, 384 pages.

PSYCHO-ONCOLOGIE, par D. RAZAVI, N. DELVAUX et coll. *Collection Médecine et Psychothérapie.* 2002, 2e édition, 296 pages.

DICTIONNAIRE MÉDICAL DE L'INFIRMIÈRE, par J. QUEVAUVILLIERS, L. PERLEMUTER, G. PERLEMUTER. 2005, 7e édition revue et corrigée, 1 184 pages.

DICTIONNAIRE MÉDICAL DE POCHE, par J. QUEVAUVILLIERS. 2005, 480 pages.

FICHES DE SOINS INFIRMIERS, par P. HALLOUET, J. EGGERS, E. MALAQUIN-PAVAN. 2004, 644 pages.

NOUVEAUX CAHIERS DE L'INFIRMIÈRE

sous la direction de

L. PERLEMUTER
Professeur des universités

J. QUEVAUVILLIERS
Professeur émérite

G. PERLEMUTER
Praticien hospitalier universitaire

B. AMAR
Cadre infirmier-formateur

L. AUBERT
Consultant international-formateur

L. PITARD
Infirmière diplômée d'État

avec à l'intérieur un « cahier d'entraînement »

19

Cancérologie et hémopathies

Soins infirmiers

Bernard HŒRNI

Professeur de cancérologie,
service de médecine

Anne MORTUREUX

Infirmière générale

Guy KANTOR

Professeur de cancérologie,
service de radiothérapie

Institut Bergonié, Bordeaux

Liste complète des collaborateurs en page V.

4e édition

MASSON

DANGER

LE PHOTOCOPILLAGE TUE LE LIVRE

Ce logo a pour objet d'alerter le lecteur sur la menace que représente pour l'avenir de l'écrit, tout particulièrement dans le domaine universitaire, le développement massif du « photocopillage ».
Cette pratique, qui s'est généralisée, notamment dans les établissements d'enseignement, provoque une baisse brutale des achats de livres, au point que la possibilité même pour les auteurs de créer des œuvres nouvelles et de les faire éditer correctement est aujourd'hui menacée.
Nous rappelons que la reproduction et la vente sans autorisation, ainsi que le recel, sont passibles de poursuites. Les demandes d'autorisations de photocopier doivent être adressées à l'éditeur ou au Centre français d'exploitation du droit de copie : 20, rue des Grands-Augustins, 75006 Paris. Tél. : 01 44 07 47 70.

Tous droits de traduction, d'adaptation et de reproduction par tous procédés réservés pour tous pays.

Toute reproduction ou représentation intégrale ou partielle par quelque procédé que ce soit des pages publiées dans le présent ouvrage, faite sans l'autorisation de l'éditeur est illicite et constitue une contrefaçon. Seules sont autorisées, d'une part, les reproductions strictement réservées à l'usage privé du copiste et non destinées à une utilisation collective, et d'autre part, les courtes citations justifiées par le caractère scientifique ou d'information de l'œuvre dans laquelle elles sont incorporées (art. L. 122-4, L. 122-5 et L. 335-2 du Code de la propriété intellectuelle).

© 2007, Elsevier Masson SAS. - Tous droits réservés.
ISBN : 978-2-294-01926-5

Elsevier Masson S.A.S 62, rue Camille Desmoulins, 92442 Issy-les-Moulineaux Cedex

Liste des collaborateurs

Michèle ABRIL de la VEGA, cadre infirmier, service de médecine.
Antoine AVRIL, chirurgien cancérologue, service de chirurgie.
Isabelle BIAU, cadre infirmier, service de chirurgie.
Nathalie BOUTRAIS, infirmière, service de chirurgie, curiethérapie et irathérapie.
Bihn Nguyen BUI, médecin, service d'oncologie médicale.
Jérôme CARON, radiophysicien, personne compétente en radioprotection.
Florence DIXMÉRIAS, médecin, service d'anesthésie-réanimation-algologie.
Catherine DONAMARIA, pharmacien.
Valérie DUTIN, cadre infirmier, service d'anesthésie-réanimation-algologie.
Houchingue EGHBALI, médecin, service d'hématologie.
Colette GERMAIN, cadre manipulateur, service de radiothérapie.
Delphine GRELOT, infirmière, équipe mobile d'accompagnement des patients en soins palliatifs.
Gérard GUESDON, médecin, équipe mobile d'accompagnement des patients en soins palliatifs.
Bernard HŒRNI, professeur de cancérologie, service de médecine.
Nadine HOUÉDÉ, médecin, service d'oncologie médicale.
Guy KANTOR, professeur de cancérologie, service de radiothérapie.
Hortense LAHARIE, médecin, service de radiothérapie.
Olivier LE TOUZÉ, chef de clinique-assistant, service de chirurgie.
Patricia MANLAY, manipulatrice, service de médecine nucléaire.
Marie-Hélène MARDON, infirmière, service de chirurgie, curiethérapie et irathérapie.
Simone MATHOULIN-PÉLISSIER, médecin, épidémiologiste.
Elisa MONCLA, cadre infirmier, service de médecine.
Michel MERCERON, manipulateur, service de médecine nucléaire.
Anne MORTUREUX, infirmière générale.
Géraldine PERRIER, infirmière, service de chirurgie, curiethérapie et irathérapie.
Marie-Françoise PERRON, cadre infirmier, service de chirurgie, curiethérapie et irathérapie.
Isabelle POUILLANGES, infirmière, service de chirurgie.
Jean-Luc ROBQUIN, cadre infirmier, service d'hématologie.
Laurence THOMAS, médecin, service de radiothérapie, curiethérapie.
Christine TUNON DE LARA, médecin, service de chirurgie.

Avec la contribution de :
Dorothée QUINCY pour le traitement de texte et la mise en page.

Avant-propos de la collection

Le programme de formation en soins infirmiers articule les activités de soins avec la pathologie médicale et chirurgicale. L'ensemble de l'enseignement des Instituts de formation en soins infirmiers (IFSI) est donc harmonisé avec celui des autres pays de la Communauté européenne.

L'objectif de la collection des *Nouveaux Cahiers de l'Infirmière* est de répondre aux critères de formation et d'exercice de la profession d'infirmier. Nous avons donc respecté le découpage et le contenu des enseignements en modules, respectant ainsi la grande liberté pédagogique des IFSI.

Comment cette collection des Nouveaux Cahiers de l'Infirmière a-t-elle été réalisée ?

Elle a été confiée à des équipes d'enseignants, médecins, cadres infirmiers, connus pour leur compétence pédagogique et pour la qualité de leur travail en commun. Le but est de répondre aux besoins réels des IFSI. Les directeurs de cette collection se sont montrés particulièrement vigilants à cet égard.

Que contiennent ces Nouveaux Cahiers de l'Infirmière ?

On trouvera dans chaque fascicule l'exposé concernant *les connaissances* — le savoir — mais aussi, dans les modules de soins, des fiches concernant le savoir-faire (*protocoles de soins, protocoles d'examen*) et le savoir-être (*démarches infirmières*). Les cas concrets permettent au lecteur de s'évaluer par rapport à des situations réelles.

L'utilisation quotidienne des médicaments par les infirmières et leur responsabilité de plus en plus grande dans la surveillance des traitements nous ont incités à inclure, pour chaque pathologie, des rubriques de *pharmacologie pratique* où sont indiqués non seulement les noms commerciaux des médicaments mais aussi leurs principales propriétés, contre-indications, effets indésirables et la surveillance.

La démarche infirmière fait l'objet d'un développement entièrement nouveau au début des cahiers de pathologies. Sont ainsi développés : l'accueil du patient, les soins infirmiers spécifiques, le plan de soins infirmiers, les diagnostics prévalents, les transmissions, la sécurité sanitaire, les modalités de sortie du patient. La démarche de soins est illustrée par des cas cliniques.

La forme des Nouveaux Cahiers de l'Infirmière est entièrement nouvelle

Nous avons voulu que la lecture en soit agréable, et surtout que la mémorisation soit largement facilitée. L'impression en quatre couleurs et en deux colonnes, la clarté de la mise en page et la disposition des schémas et des illustrations ont fait l'objet de tous les efforts du comité de rédaction et des éditeurs.

Nous désirons que cette collection soit *votre* collection. Nous serons donc attentifs aux remarques et aux suggestions que vous voudrez bien nous faire. Auteurs, directeurs et éditeurs de la collection des *Nouveaux Cahiers de l'Infirmière* ont travaillé avec enthousiasme pour que les lecteurs et lectrices disposent d'ouvrages qui leur permettent de réussir dans les meilleures conditions leur diplôme d'État. Il en vaut la peine !

Léon PERLEMUTER, Jacques QUEVAUVILLIERS, Gabriel PERLEMUTER,
Béatrice AMAR, Lucien AUBERT, Laurence PITARD

Table des matières

Première partie

PATHOLOGIE ONCOLOGIQUE ET SOINS INFIMIERS

Deuxième partie
TRAITEMENTS

Sommaire des fiches

DÉMARCHE INFIRMIÈRE

PROTOCOLE DE SOINS

FICHE TECHNIQUE

Liste des abréviations

AGGIR	Autonomie gérontologique groupe iso-ressources
AAS	Activités afférentes aux soins
ACE	Antigène carcino-embryonnaire
AFSSAPS	Agence française de sécurité sanitaire des produits de santé
AH	Anémies hémolytiques
AINS	Anti-inflammatoires non stéroïdiens
AMM	Autorisation de mise sur le marché
ANAES	Agence nationale d'accréditation et d'évaluation en santé
AS	Aide-soignant
ASH	Agent de service hospitalier
BOM	Biopsie ostéomédullaire
CD 20	Cluster de dénomination 20
Cg	Centigramme
CIRC	Centre international de recherche sur le cancer
CIVD	Coagulation intravasculaire aiguë disséminé
CLCC	Centre de lutte contre le cancer
CNRS	Centre nationale de la recherche scientifique
CTV	*Clinical Target Volume* (volume – cible anatomoclinique)
CTZ	*Chemoreceptor Trigger Zone*
DDR	*Digitalized Reconstructed Radiography*
DGS	Direction générale de la santé
DHOS	Direction de l'hospitalisation et de l'organisation des soins
EDC	Epreuve directe de compatibilité
EGFR	Epidermal Growth Factor Recepteur
EMSP	Equipe mobile de soins palliatifs
ERI	Espace rencontre et information
EVA	Echelle visuelle analogique
FEV	Fraction d'éjection ventriculaire
GTR	Groupe thématique régional
GTV	*Gross Tumour Volume*
GVH	*Graft Versus Host* (réaction du greffon contre l'hôte)
Gy	Gray
HLA	*Human Leucocyt Antigen*
HSV	Herpès simplex virus
ICT	Iradiation corporelle totale
IDE	Infirmière diplômée d'Etat
IMRT	Intensité de modulation en radiothérapie
INSERM	Institut national de la santé et de la recherche médicale
IPSS	Score international symptomatique de la prostate
IRM	Imagerie par résonance magnétique nucléaire
IRSN	Institut de radioprotection et de sûreté nucléaire
IT	Intraperotonéal
IVD	Intraveineux direct
KIT	Oncogène
LH-RH	*Luteinizing Hormone – Releasing Hormone*
LLC	Leucémie lymphoïde chronique
LMC	Leucémie myéloïde chronique
LNH	Lymphomes non hodgkiniens
LP	Libération prolongée
MLC	Colimateur multi-lames
MSv	Milli-Sievert
OAP	Oedème aigu du poumon
OERTC	Organisation européenne de recherche et de traitements des cancers
OMS	Organisation mondiale de la santé
PAP	Prescription anticipée personnalisée
PCA	Patient Control Analgesie
PCR	Personne compétente en radioprotection
PDF	Produits de dégradation de fibrinogène et de fibrine
PDGFR	Platelet - Dirived - Grow - Factor - Recepteur
PSA	Prostatic Specific Antigen
PTV	Planning Target Volume (volume – cible prévisionnel)
RAI	Recherche d'agglutinines irrégulières
RCP	Réunion cancérologique pluridisciplinaire
RI	Rayonnement ionisant
SC	Sous cutané
SFAP	Société française d'accompagnement et de soins palliatifs
SIIPS	Soins infirmiers individualisés à la personne soignée
TCA	Temps de céphaline activé
TCK	Temps de céphaline-kaolin
TDM	Tomodensitométrie
TEP	Tomographie d'émission de positons
TP	Taux de prothrombine
UFT	Tégafur – Uracile (chimiothérapie *per os*)
UICC	Union internationale contre le cancer
USP	Unités de soins palliatifs
VADS	Voies aéro-digestives supérieures
VEGF	*Vascular Endothelial Growth Factor*
VIH	Virus de l'immunodéficience humaine
VMEH	Visite des malades dans les établissements hospitaliers

Introduction

Consacré aux cancers et aux maladies du sang, ce cahier est placé sous le signe d'un double développement.

- Le développement de la cancérologie répond à l'augmentation de la fréquence des cancers et à l'amélioration de leur traitement.

Les cancers sont d'abord favorisés par le vieillissement : l'allongement de l'espérance de vie s'accompagne inéluctablement de l'apparition plus fréquente de tumeurs malignes. Secondairement, mais d'une manière malheureusement non négligeable, la consommation de tabac — produit le plus toxique jamais utilisé par l'homme — entraîne l'augmentation de toute une série de cancers, au premier rang ceux des organes que la fumée de tabac atteint directement, mais aussi beaucoup d'autres, indirectement touchés par des substances toxiques qui pénètrent dans l'organisme au même titre que l'oxygène que l'on respire.

Le traitement de ces maladies — caractérisées d'abord par un désordre de cellules qui ne répondent plus aux messages de régulation maintenant d'ordinaire l'organisme en équilibre — reste largement dominé par la destruction de ces cellules : par chirurgie depuis longtemps, par radiothérapie depuis cent ans, par chimiothérapie depuis un demi-siècle. Les diverses manipulations hormonales ont été les premières biothérapies, actuellement en plein essor, qui visent plutôt à corriger le comportement aberrant des cellules cancéreuses pour les faire rentrer dans l'ordre. Mais la prise en charge des malades bénéficie de plus en plus de traitements d'appoint destinés à corriger des désordres liés indirectement à la tumeur cancéreuse ou à son traitement. Traiter une complication infectieuse, compenser une anémie, améliorer la nutrition, soulager une douleur, apaiser une anxiété… représentent autant de contributions décisives pour améliorer la qualité de vie d'un malade, que celui-ci soit destiné à mourir bientôt ou à guérir et à vivre encore des années. Enfin, sa prise en charge bénéficie de nombreuses interventions d'ordre psychologique ou social pour lesquelles l'infirmier(e) joue un rôle charnière.

- C'est le second développement qui caractérise ce volume, peut-être plus qu'un autre dans la même collection : celui du rôle de l'infirmier(e), émancipé et très diversifié, dans un ensemble d'actions diverses pour faire face aux nombreuses questions que pose un malade atteint d'une affection aussi grave — et souvent réputée plus grave encore qu'elle ne l'est réellement — et apporter l'aide multiple dont le patient et aussi son entourage ont besoin.

Au cours des dernières années, l'infirmier(e) s'est vu reconnaître un rôle souvent approfondi au sein d'une équipe qui associe divers soignants pour traiter une maladie potentiellement fatale mais qui peut être guérie. Une répartition des tâches, un partage des responsabilités doivent s'effectuer d'un commun accord et en toute clarté pour que chaque intervenant connaisse précisément ce qui lui revient et pour que tous harmonisent leurs compétences dans l'intérêt premier des patients.

Ce cahier a été entièrement écrit avec la collaboration des médecins et des infirmier(e)s, ainsi qu'avec quelques autres intervenants dans le cadre d'un centre de lutte contre le cancer qui s'est depuis longtemps consacré à la formation des infirmier(e)s et qui a élaboré une collaboration fructueuse entre les divers soignants. Nous avons souhaité, comme les responsables de cette collection, qu'il allie harmonieusement connaissances de base et savoir-faire pratique, gestes techniques contre les cancers et prise en charge globale des malades.

Bernard Hœrni
Anne Mortureux
Guy Kantor

Première partie

PATHOLOGIE ONCOLOGIQUE ET SOINS INFIRMIERS

Démarche infirmière dans un service d'oncologie médicale

1

Accueil et prise en charge du patient et de son entourage

Accueil du patient

Le patient en oncologie est admis dans l'établissement selon différentes modalités. Il est convoqué et répond ainsi à un rendez-vous programmé vers les consultations, les services d'investigations radiologiques ou les secteurs d'hospitalisation.

Il peut aussi arriver en urgence, venir de son domicile, être transféré d'un établissement à un autre, ou bien être changé de service en interne.

Il existe deux cas de figure dans la prise en charge thérapeutique :

- **hospitalisation classique** en médecine ou en chirurgie ;
- **hospitalisation de jour.**

Dans ces deux cas, soit le patient arrive pour la première fois dans le service, soit le patient revient régulièrement.

Prise en charge d'un premier séjour

Le rendez-vous est programmé, le patient est attendu à l'accueil qui effectue les démarches administratives :

- **remise du livret d'accueil** avec les modalités de séjour ;
- **carte de facturation et étiquettes nominatives ;**
- **prise en charge à 100 % ;**
- **bracelet d'identification.**

Il est accompagné par une hôtesse d'accueil jusqu'à sa chambre où un(e) infirmier(e) du service l'accueille avec la disponibilité nécessaire :

- **présentation du service au patient et à l'accompagnant** s'il y a lieu ;
- **description des services offerts** au patient et à ses proches.

L'infirmier(e) effectue au lit du patient un recueil de données et un résumé d'entrée consignant les informations pertinentes et personnalisées, nécessaires à la connaissance de la personne et de son état de santé.

L'infirmier(e) doit :

- **assurer la confidentialité** de ces données dans le dossier de soins ;
- **analyser la situation ;**
- **identifier un ou plusieurs problèmes de santé ;**
- **établir les diagnostics infirmiers ;**
- **identifier le patient nominativement** (lit, bracelet) ;
- **prévenir le médecin** pour obtenir les prescriptions médicales et organiser les soins.

Procédure d'accueil du patient

Pour les soignants, elle est la référence d'une prise en charge homogène dans l'établissement. Son application peut être évaluée périodiquement (évaluation des pratiques).

Prise en charge du suivi du patient

Le programme thérapeutique en oncologie peut s'étaler sur plusieurs mois. Les hospitalisations répétitives sont organisées en fonction du type de chimiothérapie. Les informations sont adaptées aux demandes et à l'état du patient, afin de personnaliser chaque retour et elles sont actualisées sur le plan de soins.

La spécificité de l'accueil en chirurgie est développée dans le chapitre 9.

© MASSON. La photocopie non autorisée est un délit

FICHE TECHNIQUE

ACCUEIL DES PATIENTS EN HOSPITALISATION

OBJECTIF

Lister les différents domaines d'informations utiles pour le patient dès son entrée et tout au long de l'hospitalisation pour faciliter son adaptation.

Un grand nombre de ces informations est contenu dans le livret d'accueil, inciter le patient à en prendre connaissance.

Le soignant se doit de répondre au besoin d'information du patient.

Lors de ré-hospitalisation, les informations sont à adapter en fonction des besoins du patient et de sa connaissance préalable du service.

PERSONNEL CONCERNÉ

Cadre infirmier, infirmier(e), aide-soignant, agent de service hospitalier.

MODE OPÉRATOIRE

Arrivée à l'accueil

Le patient effectue son entrée administrative.

Le patient est, parfois, accompagné par l'hôtesse jusqu'à l'étage, sinon il arrive seul ou avec ses proches ou un ambulancier.

Le patient est porteur :

- du livret d'accueil,
- de sa fiche administrative,
- du carton blanc,
- des étiquettes,
- de sa fiche téléphonique qu'il garde (numéro d'appel vers l'extérieur, numéro de téléphone de sa chambre),
- du bracelet d'identification.

L'accueil a préalablement appelé l'étage pour annoncer son arrivée et vérifier la bonne attribution du numéro de chambre et de la disponibilité du lit.

Arrivée à l'étage

Accueil du patient

L'infirmier(e) ou l'aide-soignant(e) :

- vérifie que le patient possède le livret d'accueil, l'invite à le consulter et s'appuie sur son contenu pour compléter les informations ;
- récupère les pièces administratives à mettre dans le dossier de soins : fiche administrative, carton blanc, étiquettes ;
- vérifie si le bracelet d'identification lui a été donné à l'accueil et s'il le porte, lui faire signer le formulaire spécifique s'il refuse.

L'infirmier(e) :

- récupère les examens personnels du patient (carte de groupe, examens de laboratoires, radiographies personnelles);
- inscrit le patient sur la station de soins dans l'heure qui suit son admission ;
- vérifie l'exactitude des informations sur le cadre informatique.

L'infirmier(e) ou l'aide-soignant(e) :

- accompagne le patient dans sa chambre : si chambre double, faciliter la prise de contact ;
- présente la chambre et la salle de bains :
  - explique le fonctionnement d'ouverture des volets,
  - précise que les fenêtres ont un taquet de sécurité,
  - désigne les lits (fenêtre/couloir),
  - présente la salle de bains (sonnette, robinet automatique, serviettes jetables et savon à usage médical),
  - présente les placards respectifs dans les chambres doubles,
  - explique le fonctionnement du coffre, procédure affichée sur la face interne de la porte,
  - rappelle le risque de vol,
  - explique le fonctionnement de la sonnette : bouton, lumière, bouton appel IDE,
  - explique le fonctionnement des télécommandes : lit électrique, télévision (rappeler l'importance du respect d'autrui vis à vis de la télévision dans les chambres doubles) ;
- explique l'utilité du questionnaire de satisfaction et vérifie que le patient l'a reçu ;
- si chambre à deux lits : justifie si besoin de l'indisponibilité de chambre particulière et transmet la demande ;
- si désir d'accompagnant, rappeler que des adresses extérieures proches sont dans le livret d'accueil (tickets) ; cf. *Organisation.*

Les accompagnants ne sont autorisés qu'en chambre seule et selon certaines conditions.

Organisation

- Présenter les différentes fonctions (IDE, AS, ASH, médecin, chef de clinique, interne...).
- Expliquer les heures de repas et l'obtention des tickets accompagnant à acheter pour la semaine à l'accueil et à remettre à l'AS.
- Nommer les heures souhaitables des visites des proches
- Expliquer les heures de visite des chirurgiens, anesthésistes, médecins et la manière de rencontrer le médecin.
- Indiquer l'emplacement de la boîte aux lettres.
- Demander au patient de signaler sa sortie dans le jardin ou au Relais H.

Autres services

Répondre si besoin aux questions du patient concernant :

- l'assistante socio-éducative ;
- les psychologues ;
- la diététicienne ;
- l'aumônerie ;
- les associations de malades ;
- la bibliothèque roulante ;
- le Relais H, journaux ;
- la socio-esthéticienne ;
- le kinésithérapeute.

Situer les locaux annexes et plateaux techniques

En fonction des besoins :

- bloc opératoire ;
- réanimation, salle de réveil ;
- cour et jardin ;
- radiothérapie ;
- ERI (Espace Rencontre et Information).

Intervention au bloc opératoire

Le soignant donne les informations suivantes :

- heures d'intervention ;
- organisation des visites de l'anesthésiste et du chirurgien ;

FICHE TECHNIQUE

ACCUEIL DES PATIENTS EN HOSPITALISATION (SUITE)

- déroulement pré-interventionnel :
  - prémédication en deux temps,
  - champ opératoire,
  - douche (donner le savon antiseptique et une chemise),
  - l'accompagnement et information des proches,
  - le séjour en salle de réveil (2 h légales),
  - le séjour éventuel en réanimation,
  - le retour en chambre,
  - le déroulement du séjour en fonction de l'intervention.

Sortie

Informer le patient pendant son séjour du déroulement de sa sortie :

- sortie possible après autorisation médicale ;
- rendez-vous, arrêt de travail, bon de transport, ordonnance... ;
- passage obligatoire à l'accueil : récupération de la carte de rendez-vous, du bulletin de situation, paiement du téléphone ;
- autres traitements... ;
- possibilité de placement en maison de repos (service social).

Rappeler au patient que nous sommes là pour répondre à ses questions.

POINTS CLÉS

1. ▶ En oncologie médicale, l'**accueil du patient** et de son entourage est une première démarche à privilégier.
2. ▶ Dans un même établissement, plusieurs secteurs sont concernés.
3. ▶ Une attitude fondée sur les mêmes principes de base est obligatoire mais doit être personnalisée selon le cas.
4. ▶ Un **protocole d'accueil** doit être réalisé pour assurer une homogénéité dans la prise en charge du patient.

Soins infirmiers spécifiques

Cette prise en charge concerne la majorité des patients devant recevoir une chimiothérapie en première intention ou sur plusieurs cycles. Cette prise en charge nécessite un entretien préalable avec l'infirmier(e) afin de définir les besoins de connaissances et d'accompagnement du patient.

Soins techniques

Chimiothérapie et usage de la chambre implantable

(voir chapitre 11, page 173 et plan de soins type en fin de chapitre)

Il est indispensable de souligner que l'infirmier(e) consigne toutes les réactions du patient dans le dossier de soins afin de garantir la traçabilité et la continuité des soins.

En oncologie médicale, d'autres gestes techniques se rajoutent à la chimiothérapie en rapport avec diverses pathologies.

Ponctions

(voir chapitre 4, fiches techniques)

Elles sont diagnostiques ou évacuatrices : pleurale, péritonéale (ascite), lombaire, biopsie ostéomédullaire (BOM).

Ces gestes s'appréhendent par une asepsie rigoureuse, une mise en place d'antalgiques adaptés, une information du patient par le médecin. En collaboration, l'infirmier(e) vérifie ce que le patient a retenu et qu'il ne présente pas un état d'anxiété avant ce geste.

Préparation aux investigations radiologiques

(voir chapitre 4, fiches techniques)

L'infirmier(e) utilise les protocoles de préparation liés à l'examen et à la prévention des risques allergiques.

© MASSON. La photocopie non autorisée est un délit

Transfusions de produits sanguins et dérivés

- **Respecter les protocoles** d'administration et de surveillance.
- **S'assurer des critères de traçabilité** des produits.
- **Valider l'acte.**

(voir pages 211-215)

Applications techniques des protocoles adaptés aux prescriptions médicales

(voir chapitres concernés)

- **Nutrition :** parentérale/entérale.
- **Prothèses :** respiratoires (trachéotomie), digestives (stomies), urinaires (urétérostomies).
- **Radiothérapie externe.**
- **Radiothérapie métabolique.**
- **Curiethérapie et irathérapie.**

Prise en charge de la douleur

(voir chapitre 12, page 215)

La démarche de prise en charge de la douleur au niveau infirmier reste globale et les compétences en matière de savoir, savoir-faire et savoir-être restent mobilisées.

Savoir

- **Définitions de la douleur.**
- **Physiologie.**
- **Connaissances des antalgiques** et de leurs effets secondaires, leur administration et leur surveillance.

Savoir-faire

- **Évaluation de la douleur** (échelle EVA).
- **Maîtrise du matériel de diffusion des thérapeutiques antalgiques** (pompes PCA).

Savoir-être

- **Mise à jour des connaissances et développement des compétences en soins infirmiers.**
- **Attitude relationnelle adaptée face à la douleur.**

Prise en charge des patients en fin de vie

Cette prise en charge est traitée chapitre 13, pages 235 à 239.

Soins éducatifs et relationnels

Finalité

Ils stimulent le patient pour se prendre en charge et devenir partie prenante pendant son traitement. La famille ou toute personne ressource est concernée par cette démarche.

Exemple : entretien de la canule du trachéostome, utilisation de la sonde gastrique.

Il est nécessaire d'évaluer les possibilités du patient pour ne pas aller vers l'échec d'une éducation trop intempestive ou trop prématurée.

Conseils diététiques

- **Liés à la pathologie du patient :** régime équilibré pour diabétique, régime sans résidu, alimentation par sonde (*ex* : repas type, menu régime sans résidu).
- **Liés à l'état du patient :** adaptation des repas (fractionnement), interventions digestives si le patient est trop affaibli.

La diététicienne est la référente en cas de situations complexes.

Accompagnements personnalisés et adaptés

À l'approche de divers changements, ces accompagnements sont nécessaires dans plusieurs situations :

- **douleur, état dépressif, devenir du patient, deuils divers, fin de vie ;**
- **situations administrative et financière, psychologique et sociale difficiles.**

On peut alors faire appel aux professionnels pouvant soutenir le patient et son entourage dans ces domaines respectifs : spécialiste de la douleur, psychologue, équipe mobile de soins palliatifs, assistante sociale vont apporter leurs compétences spécifiques pour satisfaire les demandes exprimées par le patient ou celles des soignants qui les prennent en charge.

Plan de soins guide

Définition

(voir page 10)

Exemples

- **Déficit de connaissance face à une chimiothérapie.**
- **Protocole éducatif de la première chimiothérapie.**

Tableau 1.1 Exemple de menu sans résidu, large pour des patients atteints de cancer et recevant une irradiation abdominale : pas de pain, biscottes à tous les repas.

Samedi	*Dimanche*	*Lundi*	*Mardi*
Déjeuner Potage bœuf vermicelle Œufs durs vinaigrette Tendrons de veau grillés Semoule au beurre Suisse sucré Crème sans résidu	**Déjeuner** Potage poule alphabet Salade de riz Canette rôtie Pâtes fraîches au beurre Fromage cuit Compote	**Déjeuner** Potage bœuf semoule Thon à la vinaigrette Faux filet grillé Pommes vapeur Fromage cuit Crème sans résidu	**Déjeuner** Potage poule perles du Japon Salade de carottes cuites Côte de porc grillée Pâtes au beurre Fromage cuit Pêches au sirop
Dîner Potage bœuf vermicelle Steak haché Courgettes au jus Fromage cuit Poires au sirop	**Dîner** Potage poule alphabet Jambon frais braisé Carottes cuites Suisse sucré Mousse au chocolat	**Dîner** Potage bœuf semoule Aile de raie beurre citron Riz créole Suisse sucré Banane + gelée mixées	**Dîner** Potage poule perles du Japon Courgettes au jus Suisse sucré 2 biscuits 2 gelées

Mercredi	*Jeudi*	*Vendredi*
Déjeuner Potage bœuf petites pâtes Salade de pommes de terre Côte de veau grillée Riz créole Fromage blanc sucré Compote	**Déjeuner** Potage poule tapioca Betteraves en salade Poisson poché beurre citron Semoule au beurre Fromage cuit Poires au sirop	**Déjeuner** Potage bœuf vermicelle Jambon d'York beurre Poulet rôti Purée sans lait Mousse au chocolat Biscuits
Dîner Potage bœuf petites pâtes 2 œufs durs Purée de carottes Fromage cuit Crème sans résidu	**Dîner** Potage poule tapioca Foie de veau grillé Courgettes au gratin Fromage cuit Pommes cuites sans peau	**Dîner** Potage bœuf vermicelle Bœuf braisé nature Carottes cuites Fromage cuit Compote

Tableau 1.2 Exemple de menu diabétique : 180 g de glucides avec 60 g de pain le matin, 40 g le midi et 40 g le soir.

Samedi	*Dimanche*	*Lundi*	*Mardi*
Déjeuner Bouillon clair Salade de tomates Tendrons de veau grillés Pâtes au beurre (150 g) Fromage Fruit	**Déjeuner** Bouillon clair Macédoine de crabe (200 g) Canard rôti Haricots beurre Fromage Fruit	**Déjeuner** Bouillon clair Choux blancs au fromage Faux filet grillé Frites (100 g) Gervais Fruit	**Déjeuner** Bouillon clair Champignons à la Grecque Côte de porc sautée Pâtes au beurre (150 g) Fromage Fruit
Dîner Bouillon clair Steak haché Épinards en branches au beurre Semoule au beurre (150 g) Fromage Fruit	**Dîner** Bouillon clair Jambon frais braisé Purée de céleri Ebly au beurre (150 g) Fromage Fruit	**Dîner** Bouillon clair Aile de raie beurre citron Fondue de poireaux Riz créole (150 g) Suisse sans sucre Fruit	**Dîner** Bouillon clair Caille rôtie Jardinière (200 g) Haricots beurre Yaourt sans sucre Fruit

▶

© MASSON. La photocopie non autorisée est un délit

▶ **Tableau 1.2** (suite)

Mercredi	*Jeudi*	*Vendredi*
Déjeuner Bouillon clair Salade d'endives Côte de veau grillée Riz créole (150 g) Fromage blanc sans sucre Fruit	**Déjeuner** Bouillon clair Haricots verts à la Lyonnaise Poisson poché beurre citron Semoule au beurre (150 g) Fromage Fruit	**Déjeuner** Bouillon clair Salade de riz (150 g) Poulet rôti Ratatouille Fromage Fruit
Dîner Bouillon clair Omelette nature Pommes de terre sautées (150 g) Tomates à la provençale Fromage Fruit	**Dîner** Bouillon clair Foie de veau grillé Courgettes au gratin Pâtes au beurre (150 g) Fromage Pommes cuites sans sucre	**Dîner** Bouillon clair Pot-au-feu de bœuf et ses légumes Pommes vapeur (150 g) Fromage Fruit

POINTS CLÉS

1. ▶ En oncologie médicale, les **soins infirmiers spécifiques** sont autant concernés par la technique que par le relationnel.
2. ▶ ***Technique*** : les chimiothérapies, les chambres implantables, les ponctions, les transfusions, la prise en charge des différentes prothèses constituent les actes essentiels.
3. ▶ La **prise en charge de la douleur et des patients** en fin de vie a une place prépondérante.
4. ▶ ***Relationnel*** : la dimension éducative est une composante du soin omniprésente dans l'approche du patient au cours de la maladie, à tous les stades et lors des multiples localisations pathologiques évolutives et métastatiques.
5. ▶ La **dimension « relation d'aide »** est également importante. La nécessité de rassurer en permanence les patients souvent angoissés par les traitements et la maladie. L'écoute est un moment fort de la relation d'aide.

Plan de soins infirmiers

Définition

PLAN DE SOINS : forme structurée qui regroupe les éléments de la démarche de soins et présente des données préétablies confirmant un diagnostic infirmier posé et permettant un choix d'actions également préétablies pour répondre au problème de santé vécu par la personne soignée.

PLAN DE SOINS GUIDE : ce terme indique bien la mission de l'outil.

« Plan de soin prédéfini au regard d'un diagnostic infirmier et s'appliquant à un profil type de personnes. Ce plan de soins guide est parfois nommé plan de soin standardisé ou plan de soin type. Il reste adaptable et individualisé par rapport aux actions.[1] *»*

Il comprend :

– le nom du service producteur ;
– le nom du patient ;
– l'intitulé du diagnostic infirmier et sa définition ;
– les caractéristiques déterminantes ;
– les objectifs poursuivis et le délai prévu pour l'atteindre ;
– les interventions de soins possibles ;
– les résultats obtenus.

Les données prédéfinies servent de guide à l'infirmier(e). C'est un outil adaptable, individualisé au niveau des actions.

Il est élaboré pour une personne, par l'infirmier(e) qui le réactualise et l'évalue en fonction des objectifs à atteindre.

1. *Plan de soins guide. Un support du diagnostic infirmier*, par J. CHARRIER, B. RITTER. Masson, Paris, 1999.

Présentation de trois plans de soins guide

Fatigue

(voir figure 1.1)

Altération de l'image corporelle après une chimiothérapie

(voir figure 1.2)

Altération de l'image corporelle après une mammectomie

(voir chapitre 9)

POINTS CLÉS

1. ▶ Des plans de soins types sont construits pour faciliter l'homogénéité de la prise en charge des patients quand les diagnostics prévalents sont posés.

<table>
<tr><td colspan="2">N° dossier :
NOM : Prénom :
Né(e) le :</td><td colspan="4">Date :</td></tr>
<tr><td colspan="6">Définition : sensation accablante et prolongée d'épuisement, réduisant la capacité du travail physique et mental</td></tr>
<tr><th colspan="2">Causes, étiologies</th><th colspan="4">Signes, manifestations</th></tr>
<tr><td colspan="2">☐ Perturbation des habitudes de vie
☐ Perturbation des habitudes de sommeil
☐ Prise en charge inefficace de sa pathologie
☐ Inquiétude de son devenir
☐ Douleur
☐ Troubles du sommeil
☐ État du moral
☐ Perte de l'appétit
☐ Manque de repos dans la journée
☐ Facteurs aggravants : âge, pathologie associée…</td><td colspan="4">☐ Perturbation des habitudes de vie
☐ Faciès tiré
☐ Sommeil perturbé
☐ Baillements/Apathie
☐ Baisse de l'attention
☐ Amaigrissement
☐ Instabilité émotionnelle ou irritabilité
☐ Baisse de participation aux activités habituelles
☐ Perte d'intérêt pour l'entourage
☐ Introversion
☐ Plainte d'un manque d'énergie constant et accablant</td></tr>
<tr><th colspan="2">Objectifs</th><th colspan="4">Actions</th></tr>
<tr><td colspan="2">Le patient
☐ Aider la personne à trouver des comportements lui permettant de conserver son énergie pour les activités de son choix
La famille
☐ Respecter les conseils donnés au patient</td><td colspan="4">☐ Évaluer le degré de fatigue physique et/ou psychique avec le patient (échelle de 0 à 10)
☐ Favoriser des temps de repos dans la journée
☐ Adapter l'aide dont il aura besoin
☐ Faire les transmissions ciblées sur l'état du patient
☐ Utiliser les habitude de vie du patient : sélectionner les tâches les plus adaptées au moment où il a le plus d'énergie
☐ Procurer l'intimité nécessaire à son repos
☐ Stimuler l'appétit : adapter et varier les menus avec la diététicienne
☐ Informer la famille de la démarche entreprise
☐ Inclure le patient dans sa planification de soins
☐ Soulager la douleur
☐ Équilibrer le sommeil</td></tr>
<tr><th colspan="6">Évaluation</th></tr>
<tr><th colspan="2">Résultats</th><th colspan="4">Objectifs</th></tr>
<tr><td colspan="2"></td><td>Atteints</td><td>Non atteints</td><td>En cours</td><td>Raisons</td></tr>
<tr><td colspan="2">☐ Identifie les causes de sa fatigue et les exprime</td><td>☐</td><td>☐</td><td>☐</td><td>☐</td></tr>
<tr><td colspan="2">☐ Applique les méthodes de repos (sieste adaptée, dort, nuit calme)</td><td>☐</td><td>☐</td><td>☐</td><td>☐</td></tr>
<tr><td colspan="2">☐ La famille respecte les conseils donnés</td><td>☐</td><td>☐</td><td>☐</td><td>☐</td></tr>
<tr><td colspan="2">☐ Le patient favorise ses activités quotidiennes</td><td>☐</td><td>☐</td><td>☐</td><td>☐</td></tr>
<tr><td colspan="2">☐ Le patient participe aux activités qui le stimulent (sociales, émotionnelles, physiques ou intellectuelles)</td><td>☐</td><td>☐</td><td>☐</td><td>☐</td></tr>
</table>

Fig. 1.1 Plan de soins guide : fatigue.

© MASSON. La photocopie non autorisée est un délit

N° dossier : NOM : Prénom : Né(e) le :	*Date :*
Définition : changement dans la façon dont une personne perçoit son image corporelle	
Causes, étiologies	***Signes, manifestations***
☐ Effets secondaires de la chimiothérapie ☐ Alopécie ☐ Altération de l'état général ☐ Site implantable ☐ Lié à la localisation de la pathologie ☐ Perte d'une partie du corps	☐ Réticence à parler de son image corporelle ☐ Refus de se regarder dans un miroir ☐ Refus de participer aux soins ☐ Hostilité vis-à-vis des autres et des soignants ☐ Dissimulation ou exhibition de la partie du corps ☐ Peur du regard des autres ☐ Baisse de l'estime de soi
Objectifs	***Actions***
☐ Le patient s'accepte dans son changement d'état	☐ Aider le patient à verbaliser le sens qu'il donne à ce changement ☐ Mettre en évidence les points positifs ☐ Évaluer la répercussion familiale et sociale de la perturbation de son image ☐ Faire exprimer au patient sa peur et ses angoisses vis-à-vis de ses pertes ☐ L'aider à trouver des moyens susceptibles d'améliorer son apparence ☐ Proposer des soins esthétiques (socio-esthéticienne)
Évaluation	
Résultats	***Objectifs***

Fig. 1.2 Plan de soins guide : altération de l'image corporelle après chimiothérapie.

Diagnostics infirmiers prévalents

Définition du diagnostic infirmier

Jugement clinique énoncé par l'infirmier(e) dans le cadre de son rôle propre, sur l'état de santé de la personne avec sa participation et/ou celle de son entourage. Ce jugement résulte de l'analyse des signes observés et de la recherche des causes réelles ou présumées du problème observé.

Définition des diagnostics prévalents

Ils concernent les diagnostics infirmiers les plus fréquemment rencontrés dans la pratique quotidienne des soins en oncologie.

Liste des diagnostics prévalents en oncologie médicale

- Anxiété préopératoire.
- Fatigue.
- Altération cutanée.
- Haut risque infectieux.
- Inappétence.
- Douleur.
- Constipation/Diarrhée.
- Altération de l'image corporelle.
- Altération de la communication.
- Perturbation des rôles.
- Peur de la mort, de la chimiothérapie.
- Détresse spirituelle.
- Perte d'espoir.
- Conflit décisionnel.
- Perte de l'estime de soi.
- Deuil.

Transmissions

Elles sont écrites et orales.

Les transmissions écrites « fourre-tout », narratives sont actuellement remplacées par la technique des transmissions ciblées, complétant l'utilisation des plans de soins types.

Transmissions ciblées

Définition

La cible est un énoncé concis de ce qui arrive au patient, de ses réactions, il est écrit par l'infirmier(e) dans le dossier de soins, mettant en évidence :

- **une préoccupation** de la personne soignée ou de la famille ;
- **un comportement** de la personne soignée ;
- **un changement dans l'état du patient** (signes ou symptômes) ;
- **une réaction** aux thérapeutiques ou aux soins ;
- **un diagnostic infirmier ;**
- **un détail concernant les données du diagramme ;**
- **un événement** inhabituel, inattendu ou significatif ;
- **une référence à un autre professionnel de santé ;**
- **une étape de l'hospitalisation.**

Les cibles sont adaptées à la spécificité des différents secteurs de l'établissement. Elles permettent une prise en charge rapide et spécifique des problématiques de soins par l'infirmier(e) :

- **en médecine et en chirurgie ;**
- **en hôpital de jour.**

Structure du dossier de soins et transmissions ciblées

Elles sont constituées par :

- **la donnée D** : ce sont le ou les faits précis qui détaillent la cible en vue de l'action réfléchie ;
- **l'action A** : c'est l'action de l'infirmier(e) ou la désignation des actions relais réalisée par les collaborateurs ;
- **le résultat R** : c'est l'évaluation, le résultat ou les conséquences de l'action de l'infirmier(e) que l'on note en regard de la cible concernée.

Diagramme

(voir Diagramme de soins infirmiers en chirurgie et Lexique, pages 15-18)

Renseigné par l'infirmier(e) ou l'aide-soignant(e), c'est un outil de transmission des soins réalisés : soins de base, soins techniques, soins relationnels et éducatifs.

Les soins sont cochés lorsqu'ils sont réalisés et identifiés quand il y a un problème.

Ce problème observé fait l'objet d'une cible dans les transmissions.

Présentation des transmissions ciblées

Cas d'une patiente hospitalisée en médecine et mise en place d'une macrocible (entrée) et de deux cibles (anxiété, douleur), (voir page 19).

POINTS CLÉS

1. ▶ Les "transmissions ciblées" sont utilisées par tous les soignants. L'outil a été créé par les équipes de soins et s'adapte aux spécificités de chaque secteur (médecine, chirurgie, hôpital de jour). Son utilisation permet une cohérence de la constitution du dossier de soins et de la prise en charge du patient.

© MASSON. La photocopie non autorisée est un délit

Tableau 1.3 Liste des cibles les plus fréquentes en oncologie.

Alimentation	Déficit nutritionnel Risque de fausse route Perte de poids	***Mécanismes de protection***	Atteinte de l'intégrité de la peau Atteinte de la muqueuse buccale Altération de l'état général Risque infectieux
Hydratation	Troubles du métabolisme	***Activité loisir***	Atteinte à la mobilité Fatigue
Élimination	Constipation Diarrhée Nausées et vomissements Incontinence	***Communication – Relation***	Atteinte de la communication verbale Isolement social Perturbation du rôle parental Manque de connaissance Service social Psychologue
Respiration	Dégagement inefficace des voies respiratoires Dyspnée Difficulté à respirer Encombrement Kinésithérapie respiratoire	***Perception et gestion de soi***	Douleur Anxiété Perturbation de l'image corporelle Aphasie Troubles du comportement Perte d'espoir Pleurs, chagrin Agressivité Modification du traitement Refus du traitement Deuil Peur
Repos – Sommeil	Fatigue Perturbation du sommeil Insomnie		

Tableau 1.4 Liste de quelques macrocibles.

• Accueil • Bilan d'entrée • Bilan à visée diagnostique • Préparation pour le bloc opératoire • Retour du bloc opératoire • Préparation pour examen • Placement	• Prévision de sortie • Sortie – Entrée • Visite du médecin • Décès • Visite de la famille • Plan d'éducation

PAGE

ss
né le
hosp.(.......) consult. h de j

RI031000 IB 01-2002

DIAGRAMME
ACTIONS EN SOINS INFIRMIERS
CHIRURGIE 1ER

N° CHAMBRE

DATE ENTRÉE : ____________

		Ma	Mi	S	N	N	Ma	Mi	S	N	N	Ma	Mi	S	N	N	Ma	Mi	S	N	N	Ma	Mi	S	N	N
	Tour soignant																									
	Visite médicale																									
HYGIÈNE - SÉCURITÉ - CONFORT	Toilette au lit																									
	Toilette salle de bains																									
	Soins de bouche																									
	Rasage																									
	Réfection du lit																									
	Prévention escarres / frictions																									
	Surveillance points d'appui																									
	Changement de position																									
	Matériel utilisé																									
	Soins de nez, yeux, oreilles																									
	Soins esthétiques																									
MOBILISATION	Lever - marche																									
	Installation nuit																									
	Matériel utilisé																									
ÉLIMINATION - ALIMENTATION	A jeun strict																									
	Reprise alimentaire																									
	Alimentation sonde																									
	Aide au repas																									
	Régimes : Dia - SR - SRsT - SS - Ord																									
	Urines																									
	Protection																									
	Stomies																									
	Soins locaux																									
RESPIRATION	Surveillance de la respiration																									
	Aspiration trachéale																									
	Aspiration buccale																									
	Aérosols humidificateurs																									
	Aérosols médicamenteux																									
	Kiné respiratoire																									
	Oxyggène TTT																									
REPOS	SOMMEIL																									
	Signatures IDE/AS																									

Fig. 1.3 Diagramme : actions en soins infirmiers.

© MASSON. La photocopie non autorisée est un délit

DIAGRAMME
ACTIONS EN SOINS INFIRMIERS
CHIRURGIE 1ER

ss
né le
hosp.(.......) consult. h de j

RI031000 IB 01-2002

DATE ENTRÉE :		Ma	Mi	S	N	N	Ma	Mi	S	N	N	Ma	Mi	S	N	N	Ma	Mi	S	N	N	Ma	Mi	S	N	N
PANSEMENTS	Simple																									
	Selon prescriptions																									
	Bandage																									
	Redon																									
	Lame, drains																									
	Sutures																									
	KT - SIEV																									
SOINS TECHNIQUES	Trachéotomie																									
	Soins de canules																									
	Soins de sondes																									
	Soins de stomies																									
	Irrigation																									
	Perfusion																									
	Constantes																									
	Protocoles pré-op																									
	Évaluation douleur (1 à 10)																									
INFORMATION	Prothèse																									
	Vivre comme avant																									
	Curage																									
	Spécifique (ORL-EG)																									
	Examens																									
	Radioprotection																									
ÉDUCATION	Alimentaire																									
	Mobilité																									
	Trachéo																									
	Stomies																									
RELATION	Écoute																									
	Relation d'aide																									
	Accueil																									
	Famille / entourage																									
DEVENIR	Organisation départ																									
	Signatures IDE/AS																									

Fig. 1.4 Diagramme : actions en soins infirmiers.

LEXIQUE du Diagramme des Soins Infirmiers — Chirurgie 1er étage

¤¤¤

Lorsque le soin est fait, noter la croix
Lorsqu'il y a problème, entourer la croix et cibler
Lorsqu'il y a surveillance, noter "S"

Hygiène- Sécurité -Confort
Indiquer d'une abréviation le type de soin réalisé

Toilette au lit : Autonome = AUT — Complète = C — Partielle = P — Shampooing = Sh

Toilette dans la salle de bains : Autonome = AUT — Shampooing = Sh — Complète = C — Douche = D — Partielle = P

Soins de bouche : Bain de bouche = BdB — Soin de bouche = SdB

Rasage : *Indiquer d'une croix le type de soin réalisé*

Réfection du lit : Réfection partielle du lit = RP — Change complet = CC — Réfection complète du lit = RC — Installation pour la nuit = IN — Change partiel = CP

Prévention d'escarres / Frictions : Prévention d'escarres = PE — Friction = Fr — Massage = M — Nursing = N

Surveillance des points d'appuis : *Indiquer d'une croix le type de soin réalisé*

Changement de positions : *Indiquer d'une croix le type de soin réalisé (ou d'un chiffre)*

Matériel utilisé : Barres = B — Cliniplot = K — Potence = Po — Cerceau = Ce — Bouée = Bo

Soins nez, yeux, oreilles : *Indiquer d'une croix le soin réalisé*

Soins esthétiques : *Indiquer d'une croix le soin réalisé*

Mobilisation
Indiquer d'une abréviation le type de soin réalisé

Lever / Marche : Mise au fauteuil avec aide = AF *(possibilité d'indiquer le temps)* — Fauteuil = F (possibilité d'indiquer le temps) — Marche avec aide = AM — Marche = M — Premier lever = 1[— Bord du lit = BdL

Installation pour la nuit :

Matériel utilisé : Cannes anglaises = CAN — Déambulateur = DHT

Alimentation - Élimination
Indiquer d'une abréviation le type de soin réalisé

A jeun strict *(L'indiquer d'une croix)*

Reprise alimentaire — *Indiquer par un crochet [le moment et la date de la reprise.*
Ecrire si possible le type d'aliments en toutes lettres (Boissons, crèmes, compotes, pâtes, purée… etc.)

Alimentation par sonde — *L'indiquer d'une croix et notifier la localisation de la sonde*

Aide au repas — *L'indiquer d'une croix ou notifier si intervention DIET*

Régime du patient — *(L'indiquer par l'une des abréviations suivantes)*
Ordinaire = ORD — Sans sel = SS — Diabétique = DIA — Diététique = Diet — Sans résidu = SR — Sans résidu strict = SRS

Urines : Autonome = Aut — Sonde vésicale = SV — Étui pénien = EP

Protection *l'indiquer d'une croix*

Stomie(e) *[à préciser dans la marge, emplacement prévu à cet effet]*

Soins locaux *indiquer d'une croix*

Respiration
Indiquer d'une abréviation le type de soin réalisé

Surveillance de la respiration : *l'indiquer d'une croix*

Aspiration trachéale : *l'indiquer d'une croix*

Aspiration buccale : *indiquer d'une croix*

Aérosols humidificateurs : *indiquer d'une croix*

Aérosols médicamenteux : *indiquer d'une croix*

Kiné respiratoire : *indiquer d'une croix*

OxygénoTT : *indiquer d'une croix*

Respiration
Indiquer d'une abréviation le type de soin réalisé

Sommeil : indiquer d'une croix.

Fig. 1.5 Lexique du diagramme des soins infirmiers. ➡

© MASSON. La photocopie non autorisée est un délit

Pansements - Soins techniques

Simple : *indiquer d'une croix*

Selon protocole : *indiquer d'une croix*

Bandage : *indiquer d'une croix*

Redon : *indiquer d'une croix*

Lame, de drain : *indiquer d'une croix*

Sutures : *l'indiquer par un "A" pour des agrafes, ou par "P" pour des points*
Faire précéder de 1/2 ou de 1/3 si ablation de ceux-ci par étapes.

KT ou de SIEV (rayer mention inutile) : indiquer d'une croix

Trachéotomie : *indiquer d'une croix ou d'un nombre*

Soin de canule : *indiquer d'une croix*

Soin de sonde (à préciser) : *indiquer d'une croix*

soin de stomie (à préciser) : *indiquer d'une croix*

irrigation : *indiquer d'une croix*

Perfusion : *indiquer d'une croix ou S*

Constantes : *indiquer d'une croix*

Protocoles pré-op : *indiquer d'une croix*

Évaluation douleur : *notifier le chiffre de 1 à 10*

Information

Prothèse : *indiquer d'une croix*

Vivre comme avant : *indiquer d'une croix*

Curage : *indiquer d'une croix*

Spécifique (ORL.G.E.) : *indiquer d'une croix*

Examens : *indiquer d'une croix*

Radioprotection : *indiquer d'une croix*

Éducation

Alimentaire :

Mobilité :

Trachéo :

Stomies :

Relation

Écoute :

Relation d'aide :

Accueil (protocole) :

Famille / entourage :

Devenir

Organisation du départ :

Fig. 1.5 (suite) Lexique du diagramme des soins infirmiers.

Date, nom, signature	Entrée	• *Motif* • *Provenance*	• *État physique – psychique* • *Événements depuis dernière hospitalisation*
12.11.01	Chambre seule demandée (→ chambre 418). Patiente du Dr… Arrive de son domicile. Entre en urgence pour altération de l'état général. Déjà connue dans le service pour prise en charge d'un cancer du sein droit avec métastases osseuses vertébrales. Traitement en cours : *Efferalgan Codéine* (non équilibrée sur le plan antalgique). Nous dit « être très inquiète de cette hospitalisation non prévue ».		

Date, heure, nom, signature	Problème cible	Données	Actions	Date, heure, nom signature	Résultats
	Anxiété	• Parle beaucoup, pose des questions. • Demande une présence à ses côtés. • Insomnies.	• Information sur la démarche thérapeutique et les examens complémentaires (voir feuille examen). • AS l'interroge sur ses besoins personnalisés, son alimentation. • Évaluation si besoin d'une aide thérapeutique en vue d'une nuit réparatrice.		• Expression claire. Se dit rassurée. • A intégré des informations relatives aux effets secondaires des morphiniques. • A pu manger avec plaisir l'entrée et le dessert.
	Douleur	• Initialement, elle est impatiente, désire que sa douleur soit soulagée. • Perte d'appétit.	• Écoute, reformulation. • Prise en charge rapide de sa douleur (voir feuille évaluation EVA). • Visite médecin : mise en route du traitement.		• Comportement plus calme, meilleure mobilisation.

Fig. 1.6 Fiche de transmissions ciblées.

Les SIIPS

Définition

La méthode SIIPS (Soins infirmiers individualisés à la personne soignée) permet de déterminer un indicateur en soins infirmiers donnant une appréciation globale et synthétique des soins pour le séjour du patient, à partir des soins requis par le patient.

Les AAS (Activités afférentes aux soins) sont identifiées (activités hôtelières, d'information, de formation, de gestion, de transmissions) et sont mesurées.

La charge de travail
=
SIIPS + AAS

La méthode s'appuie sur deux notions essentielles : la structure des soins et la mesure de l'intensité des soins pour des coefficients 1 – 4 – 10 – 20.

La structure des soins

(Voir tableau 1.5)

La mesure de l'intensité des soins pour des coefficients 1 – 4 – 10 – 20

La cotation est déterminée au moment des transmissions soignantes selon des règles connues et déclinée dans les grilles de lecture informatisées à chaque séjour du patient.

© MASSON. La photocopie non autorisée est un délit

Tableau 1.5 La structure des soins

3 catégories de soins	*4 niveaux de soins et coefficient*	*Besoins*
Soins de base : alimentation, élimination locomotion hygiène, confort	1. Indépendance 4. Dépendance modérée 10. Dépendance majeure 20. Dépendance totale	Autonomie Aide ponctuelle Aide permanente Suppléance totale
Soins relationnels et éducatifs		
Soins techniques : prescription médicale surveillance des traitements applications thérapeutiques	Légers Courts Lourds ou légers, courts, répétés Très lourds	

Objectifs

CETTE MÉTHODE PERMET DE :

– connaître la structure et l'intensité des soins a posteriori,

– suivre l'évolution de l'activité des soins à moyen et long terme,

– comparer les unités de soins,

– aider à la détermination du volume du personnel et de la qualification,

– repérer certains aspects de l'organisation des soins.

C'est un outil utile d'aide à la décision dans le contexte économique actuel, pour les responsables des soins qui sont amenés à optimiser les moyens humains et matériels.

Sortie du patient

Définition

Préparatifs en vue de faire passer le patient d'une étape de soins à une autre, que ce soit lors de son transfert d'une unité de soins vers une autre destination de soins ou lors de son retour à la maison.

Actions

Sortie standard

- **Planifier et envisager la sortie** avec le patient après la prescription médicale.
- **Fournir les informations nécessaires pour le retour, évaluer leur compréhension :** bilan de ses capacités.
- **Rencontrer les personnes ressources de son entourage.**
- **Contacter** si besoin par téléphone sinon par les transmissions écrites les soignants qui vont le prendre en charge (voir *Fiche de liaison*, figure 1.7).
- **S'assurer que les dispositions d'aides financières ont été mises en route si nécessaire** (service social).
- **Vérifier que les rendez-vous qui devaient être pris sont consignés sur les documents de départ** (RV dans l'établissement ou en dehors de l'établissement).
- **Contrôler les ordonnances** dont le patient doit être impérativement muni :

– prescriptions médicales : médicaments, matériel…

– prescriptions paramédicales : infirmiers libéraux, kinésithérapeute…

– prescription : transport.

- **Clôture du dossier de soins par l'infirmier(e) par une macrocible :** résumé de sortie.
- Garder un double des ordonnances dans le dossier.

Sortie contre avis médical

Les soignants doivent se référer à la procédure validée ci-jointe prévue à cet effet et établir des transmissions écrites dans le dossier de soins.

RI030920

FICHE DE LIAISON - SERVICE INFIRMIER

03-2001

Service ______ N° poste ______

Nom du médecin : ______

Nom cadre infirmier : ______

Nom IDE effectuant le transfert : ______

Nom du patient : ______

Age : ______

Adresse ______

Situation familiale : ☐ célibataire ☐ marié(e) ☐ veuf(ve)

Personne à prévenir : ______

Personne ressource : ______

Prothèses : ______

TRAITEMENT MÉDICAL : voir prescription médicale ci-jointe

PROCHAIN RENDEZ-VOUS : voir carton donné au patient

Transéat dans le service ______

Hôpital ______

Famille prévenue transéat ☐ oui ☐ non

Histoire de la maladie

Motif hospitalisation - durée

Vécu hospitalisation

Fig. 1.7 Fiche de liaison – service infirmier.

	BESOINS DU PATIENT
RESPIRER	
MANGER BOIRE	
ÉLIMINER	
SE MOUVOIR	
DORMIR SE REPOSER	
ÊTRE PROPRE SOIGNÉ	
ÉVITER DANGER	
COMMUNIQUER	
AGIR SELON VALEURS, CROYANCES	
APPRENDRE	

ÉTAT DU PATIENT à ce jour

Problème, diagnostic infirmier

Si vous avez besoin d'un complément d'information concernant cette personne, n'hésitez pas à nous appeler.

Fig. 1.8 État du patient à ce jour.

© MASSON. La photocopie non autorisée est un délit

DÉMARCHE INFIRMIÈRE

SORTIE CONTRE AVIS MÉDICAL

Objectif

Déterminer les modalités à suivre quand un patient veut sortir de l'hôpital contre l'avis du médecin.

Droit du patient

C'est le droit le plus strict d'un patient de refuser ce qui lui est proposé. Malgré l'effort de persuasion qui revient au médecin pour le convaincre d'accepter une mesure (exploration, traitement) qui paraît manifestement dans son intérêt, le patient peut persister dans son refus et, quand il est hospitalisé, demander à quitter l'hôpital contre avis médical.

Modalités

Le service concerné, de préférence le **médecin référent du patient** ou à défaut **son remplaçant** s'occupant principalement de ce malade, doit faire signer à ce dernier un document (annexe) par lequel il reconnaît avoir été **informé des risques auxquels il s'expose** ainsi, et néanmoins persiste dans son projet de quitter l'hôpital.

Cette façon de procéder aide parfois le malade à réaliser l'importance de l'enjeu pour lui et à revenir sur sa décision.

S'il persiste, ce document établit clairement les faits et **devra être conservé**, à toutes fins utiles, dans le **dossier du patient.**

Déclarer le fait comme **incident** sur la feuille informatisée prévue à cet effet et le signaler à la Direction. Il doit être également porté à la connaissance du **médecin traitant** pour la conduite des soins.

L'infirmier(e) note l'événement sur le **dossier de soins.**

Annexe

Je soussigné(e) .... atteste que le docteur ....
m'a clairement informé(e) des risques auxquels je m'exposais en quittant l'hôpital, mais je persiste dans mon projet de quitter l'hôpital ce jour.

Le ....

Signature :

Attestation, de préférence manuscrite, sous la dictée du médecin, par le patient.

Décès du patient

Se conformer aux protocoles validés par le service de qualité et disponibles dans tous les services de soins.

Conduite à tenir lors d'un décès : toilette mortuaire, démarches administratives, documents nécessaires (voir chapitre 13).

POINTS CLÉS

1. ▶ La sortie du patient est une démarche qui demande une attention et une fiabilité toute particulière en cancérologie, étant donné la complexité des prises en charge et du suivi du patient. Ces différents aspects sont abordés, compte tenu de la continuité des soins à poursuivre en réseaux, avec les structures extérieures ou à domicile.

Soins palliatifs

Ces dernières années, nous pouvons observer le développement d'associations prenant en compte l'accompagnement et le soutien des familles et de l'entourage des endeuillés.

En 2004, on compte 78 USP (Unité de soins palliatifs), soit 772 lits, et 226 unités mobiles et 93 réseaux de soins palliatifs (statistiques de la SFAP, Éditions 2004).

Sécurité sanitaire

Cadre général

- Matériovigilance.
- Pharmacovigilance.
- Hémovigilance.
- Prévention des infections nosocomiales.
- Radioprotection

En oncologie

Reconstitution des cytotoxiques

Elle doit se faire dans des conditions de stérilité et de sécurité relatives aux bonnes pratiques de fabrication (voir *Protocoles de soins*, ci-dessous).

Manipulation des chambres implantables

Procédure de pose et d'utilisation (voir pages 189-191).

Gestion des chambres en radiothérapie métabolique

Selon la réglementation en vigueur (voir fiche, page 24).

PROTOCOLE DE SOINS

RECONSTITUTION DES CYTOTOXIQUES EN UNITÉ CENTRALISÉE

Objectif

Manipuler les cytotoxiques dans les conditions de stérilité et de sécurité relatives aux bonnes pratiques de fabrication sous hotte à flux laminaire.

Personnel concerné

Préparatrices en pharmacie.

Matériel et produits

- *Incidine*.
- Plateaux en inox.
- Seringues de 20 mL, 30 mL ou 50 mL selon le produit utilisé.
- Anticancéreux.
- Aiguilles.
- Compresses.
- Champs stériles.
- Solvant.

Mode opératoire

Préparation des plateaux

- À partir de la ou des fiches de fabrication, préparer autant de plateaux que de cytotoxiques.
- Mettre dans chaque plateau :
  - le cytostatique (noter le numéro de lot sur la fiche de fabrication);
  - son solvant;
  - une seringue si nécessaire (voir liste);
  - les étiquettes patients et les étiquettes produits.
- Déposer le ou les plateaux sur le chariot situé près de la hotte.
  - coller l'étiquette du patient sur le sachet de transport;
  - placer à l'intérieur les produits « annexes » prescrits sur la feuille de chimiothérapie.
- Noter sur la feuille « distribution journalière/étage » les produits « annexes » (non cytotoxiques associés à la chimiothérapie) (voir liste).

Reconstitution des cytotoxiques

Règles générales

- Ne pas toucher le piston de la seringue.
- Utiliser toujours des compresses afin d'éviter tout rejet de cytostatiques dans la hotte.
- Utiliser des compresses lors des manipulations afin d'éviter les aérosols.

Reconstitution d'un lyophilisat

1. Prendre le solvant compatible dans une poche de soluté (G5 ou NaCl suivant tableau des compatibilités).
2. Prélever la quantité nécessaire à la dissolution du produit (quantité mentionnée sur le tableau des dilutions).
3. Tamponner le bouchon du flacon de cytotoxique sur une compresse alcoolisée.
4. Piquer dans le flacon, injecter le solvant, agiter doucement.
5. Prélever le volume nécessaire de cytotoxique tout en maintenant une compresse derrière l'aiguille.
6. Retirer la seringue du flacon de cytotoxique tout en maintenant une aspiration sur le piston (cela évite la formation d'aérosol).
7. Vérifier le volume contenu dans la seringue, en maintenant une compresse à l'extrémité de l'aiguille :
   - soit injecter dans une poche, rincer la seringue,
   - soit laisser dans la seringue, enlever les bulles d'air, fermer à l'aide d'un bouchon *Luer-lock*.

Reconstitution d'un liquide prêt à l'emploi

Prélèvement dans une ampoule bouteille

- Casser l'ampoule à l'aide d'une compresse.
- Prélever le volume désiré à l'aide d'une seringue tout en maintenant une compresse derrière l'aiguille.
- Finir par l'étape 7 décrite dans « reconstitution d'un lyophilisat ».

© Masson. La photocopie non autorisée est un délit

PROTOCOLE DE SOINS

RECONSTITUTION DES CYTOTOXIQUES EN UNITÉ CENTRALISÉE (SUITE)

Prélèvement des flacons de liquide

• Prendre un volume d'air (égal au volume de liquide à prélever) dans la seringue.

• Tamponner le bouchon du flacon de cytotoxique sur une compresse alcoolisée.

• Piquer dans le flacon, injecter l'air, laisser revenir le piston, le liquide passe ainsi dans la seringue.

• Faire les étapes 5, 6, 7 décrites dans « reconstitution d'un lyophilisat ».

Préparation d'un infuseur

• L'infuseur se remplit à l'aide d'une seringue de 50 mL, seringue remplie selon les modalités (étapes 5, 6 décrites dans « reconstitution d'un lyophilisat »).

• Sachant que le débit de l'infuseur est de 2 mL/h, compléter à l'aide d'un solvant pour atteindre le volume désiré, dans la seringue contenant le cytotoxique.

• Injecter le produit dans l'infuseur :

– visser la seringue à l'extrémité de l'infuseur, tout en maintenant une pression sur l'anneau de remplissage du réservoir,

– injecter le volume contenu dans la seringue.

• Dévisser la seringue tout en maintenant une pression sur l'anneau de remplissage du réservoir.

• Dévisser la seringue tout en maintenant une pression sur l'anneau de remplissage du réservoir.

• Mettre la capsule de protection sur l'infuseur.

Préparation des cassettes

a) cassette d'un volume < 100 mL

• Déterminer le volume suivant la durée d'administration de la cassette.

Exemples :

– cassette sur 5 jours : volume final divisible par 5,

– cassette sur 22 h : le volume final doit être divisible par 22.

• Remplir la seringue de 50 mL (solvant et cytotoxique).

• Visser la seringue à l'extrémité de la tubulure de la cassette.

• Injecter le produit, clamper la tubulure, dévisser la seringue.

Si le volume est compris entre 50 et 100 mL :

• Prélever le complément de solvant avec la seringue.

• Visser la seringue, déclamper et injecter.

• Éliminer toutes les bulles d'air présentes dans la cassette.

• Purger la tubulure.

• Clamper et boucher.

b) cassette d'un volume > 100 mL

• Prendre une poche vide stérile de 250 mL.

• Injecter le cytotoxique dans la poche.

• Déterminer le volume de solvant nécessaire suivant la durée d'administration de la cassette, l'injecter.

• Éliminer les bulles d'air : faire remonter les bulles au niveau de l'embout en tapotant sur la poche, injecter un volume d'air de façon à remplir d'air la totalité de l'embout mais sans en remettre dans la poche, réaspirer tout le volume d'air contenu dans l'embout, répéter l'opération jusqu'à disparition totale des bulles de la poche.

• Désinfecter à l'aide d'une compresse alcoolisée l'embout de la poche.

Transfert au sein des services

• Si le produit est photosensible, l'envelopper dans un sac de tissu bleu le conservant ainsi à l'abri de la lumière.

• Placer la ou les préparations correctement étiquetées, dans le sachet de transport nominatif en attente sur la paillasse.

• Fermer le sachet de transport.

• Acheminer le ou les sachets par le monte-charge.

• Prévenir le service par téléphone.

PROTOCOLE DE SOINS

GESTION DES CHAMBRES EN RADIOTHÉRAPIE MÉTABOLIQUE

OBJECTIF

Gérer l'organisation des soins, l'entretien des chambres et l'élimination des déchets en tenant compte de la radioactivité présente au sein du secteur d'irathérapie du 1er étage (iode radioactif).

PERSONNEL CONCERNÉ

• ASH, AS, IDE, cadre infirmier, médecins.

• L'affectation des temporaires dans ce secteur doit être exceptionnelle et sous la responsabilité d'un agent titulaire.

PRODUITS UTILISÉS

• *Indulfan*.

• *TFD 4* (peau, ménage).

ORGANISATION À SUIVRE

En raison de la radioactivité présente, du mercredi après la prise d'iode au vendredi, limiter les passages du personnel dans les chambres.

L'utilisation du paravent est obligatoire dans chaque chambre à partir du mercredi 11 h jusqu'à la sortie du patient (le paravent est à laisser systématiquement dans la chambre).

Le port des gants est obligatoire pour toute activité dans ce secteur à partir du mercredi 11 h jusqu'à la sortie du patient.

Le port des surchaussures est conseillé du mercredi 11 h jusqu'à la sortie du patient.

Le port du tablier est facultatif (diminution de 10 % de la radioactivité émise).

Le contrôle de la radioactivité se fait :

– soit avec le « mini rad 1000 » valeur en μSv : 2 μSu/h = 15 counts/s

– soit avec le « mini con 1000 » valeur en counts/s : 15 counts/s = 2 μSu/h.

Un « portique » de détection est installé à l'entrée du secteur. Il est étalonné à 1,5 fois le bruit de fond de la radioactivité ambiante en référence à l'étalonnage des déchetteries de la ville.

PROTOCOLE DE SOINS

GESTION DES CHAMBRES EN RADIOTHÉRAPIE MÉTABOLIQUE (SUITE)

Soins

Douche

- Informer le patient le mercredi.
- Le lundi de la sortie (douche avant scintigraphie).

Température et pulsations

- À prendre tous les jours, matin et après-midi (week-end compris).
- À prendre avec des gants le mercredi après-midi, jeudi et vendredi.
- À prendre avec des gants le samedi et le dimanche aussi si radioactivité encore présente (voir dosage).

Tension artérielle

- À prendre à l'entrée du patient systématiquement et les jours suivants selon prescription médicale.

Réfection du lit

- Ne pas changer les draps pendant le séjour du patient sauf cas particulier (souillures)
- Refaire le lit tous les jours sauf le jeudi (tirer les draps uniquement)

Dossier de soins

- À descendre avec la feuille de température le lundi matin à la consultation du médecin.

Rappeler au patient qu'il doit se munir d'une poche poubelle jaune s'il a l'autorisation médicale de se promener à l'extérieur du service le week-end, pour mettre ses déchets personnels (mouchoirs...).

Repas

Lundi

- Donner le petit déjeuner au patient avant de descendre à la consultation du médecin.

Mardi J1

- Expliquer au patient les impératifs concernant les déchets alimentaires (limiter les restes).
- À partir du mercredi midi, noter sur la feuille de repas : menu iode.
- Déconditionner les aliments (yaourt, compote, beurre, biscotte...) et utiliser les ramequins réservés à cet effet.

Vaisselle

Tester la radioactivité existante après chaque repas sur les couverts :

– si la radioactivité est supérieure à 15 counts/s : faire tremper la vaisselle dans *TFD 4* (voir figure 1.9);

– si la radioactivité est inférieure à 15 counts/s : suivre le circuit normal.

Ménage

- À réaliser selon le protocole IV sauf le jeudi; protocole V à la sortie du patient.
- Utiliser le *TFD 4* pour tout le ménage fait dans la chambre le jour du départ du patient (voir fiche technique).
- Ne pas oublier de porter des gants.
- Mettre à disposition dans chaque chambre, un jeu de chiffonnettes qui serviront à l'entretien de la chambre pendant la durée du séjour et qui seront traitées en déchets radioactifs après contrôle.
- Mettre les gazes des balais de ménage en déchets radioactifs dans la poubelle plombée.
- Utiliser un balai à franges neuf pour ce secteur qui sera contrôlé le lundi matin.

Lundi

- Vérifier le bon fonctionnement de la télévision, climatisation, lumière, douche lors de la réfection de la chambre.
- Faire faire les bons d'intervention nécessaires par le cadre infirmier dès le lundi matin.

Mardi - Jour de l'entrée du patient

- Vérifier que les réparations nécessaires ont été effectuées.

Mercredi

- Effectuer le ménage (mobilier + sol) avant 10 h 30 (gélule d'iode donnée à 11 h).
- Pour cela, informer le patient lors du petit déjeuner de la nécessité de prendre la douche avant 9 h.

Jeudi

- Faire le ménage de la chambre rapidement : adaptable, dessus de table de nuit, vérification de la présence du papier toilette, serviette...
- Vérifier l'état de propreté de la salle de bains.
- Ne pas balayer et ne pas laver le sol, sauf cas particulier.

Vendredi

- Reprendre le protocole IV.
- Faire le ménage en fin de matinée.

Pour les fumeurs, mettre dans la chambre un pot crachoir (avec de l'eau dedans) à changer tous les jours et à jeter dans la poubelle de la salle de bains (eau dans les toilettes).

Linge

- Le linge sale non souillé se met dans un sac, identifié avec la date, dans le local de décontamination le lundi après le départ des patients : le stocker 15 jours à 3 semaines et contrôler la radioactivité.
- En cas de souillure minime (urine, selles, transpiration, vomissements...) :

– mettre le linge dans une grande poche transparente soluble (après contrôle),

– laisser les poches dans la salle de bains,

– noter le numéro de la chambre et le jour sur les poches,

– contrôler la teneur en radioactivité :

  - si inférieure à 15 counts/s : mettre le sac dans le circuit normal le lundi.
  - si supérieure à 15 counts/s : mettre le sac dans le local de décontamination.

- En cas de souillure majeure (personne incontinente, transpiration abondante...) :

– utiliser des draps jetables ou des draps usagés (stock à la lingerie),

– mettre le linge dans une grande poche transparente soluble,

– noter le numéro de la chambre et le jour,

– mettre les poches dans la poubelle plombée et avertir le service de scintigraphie.

- À la sortie du patient, nettoyer la housse du matelas avec du *TFD 4*.

© MASSON. La photocopie non autorisée est un délit

PROTOCOLE DE SOINS

Gestion des déchets

Déchets médicaux ou assimilables à des déchets médicaux

- Déchets résultant de l'activité de soins (compresses, couvre-sonde pour *Thermoscan*...).
- Déchets très contaminés par la radioactivité : mouchoirs, serviettes et tampons hygiéniques, cotons à démaquiller.

En général, tout ce qui peut être en contact avec un liquide corporel radioactif.

– À mettre dans la petite poubelle de la salle de bains, dans une poche plastique jaune.

– Lors du départ du patient fermer le sac, l'identifier (n° de la chambre et la date).

– À mettre dans le conteneur plombé qui sera descendu le lundi en service de scintigraphie.

Déchets liés à l'activité quotidienne

Déchets tels que gants, surchaussures et déchets ménagers (chiffonnette, linge de sol...) : à mettre dans le conteneur jaune à l'entrée de la chambre.

Lors du départ du patient, contrôler la teneur en radioactivité :

– si supérieure à 15 counts/s : mettre le contenu dans le congélateur,

– si inférieure à 15 counts/s : mettre les déchets concernés dans un carton compacteur et l'identifier avec la date du jour du tri. Le garder dans la salle de curiethérapie pendant 8 jours puis le mettre dans le circuit normal. Mettre les déchets tels que chiffonnettes et linge de sol dans la poubelle plombée.

En cas de risque de vomissements, informer le patient qu'il doit utiliser le sac jetable prévu à cet effet. À mettre impérativement dans le congélateur.

Déchets alimentaires

- Mettre tous les déchets alimentaires, du mercredi 11 h au samedi matin, dans le congélateur. Poches identifiées avec date et heure.
- Le week-end, contrôler la teneur en radioactivité existante avec le « mini rad 1000 » ou le "mini rad con".
- Remplir la fiche de traçabilité.
- Mettre les déchets dans un sac noir, l'identifier avec la date et l'heure.
- Le mettre dans le congélateur

Déchets ordinaires

Déchets non contaminés après vérification de la radioactivité (bouteilles d'eau, journaux...) : à mettre dans le circuit normal de tous les jours.

Le contrôle de la radioactivité des plateaux repas se fait par les ASH sous la responsabilité de l'infirmier(e) du secteur (afin de limiter le stockage des déchets dans le congélateur).

Une feuille de traçabilité (mesure de la radioactivité des déchets alimentaires) est remplie tous les week-ends par l'ASH sous la responsabilité de l'infirmier(e) du secteur ou du cadre infirmier.

Le contrôle de la radioactivité des différentes poubelles présentes dans la salle de Curiethérapie et des conteneurs jaunes est fait par l'ASH sous la responsabilité de l'infirmier(e) du secteur ou le cadre infirmier, le lundi matin.

L'enlèvement de la poubelle plombée se fait une fois par semaine, le lundi après midi ou le mardi matin, par le garçon d'étage. Cette poubelle est acheminée au service de scintigraphie pour stockage. Toute poche dont la radioactivité est inférieure à 7 counts/s peut être remise dans le circuit normal.

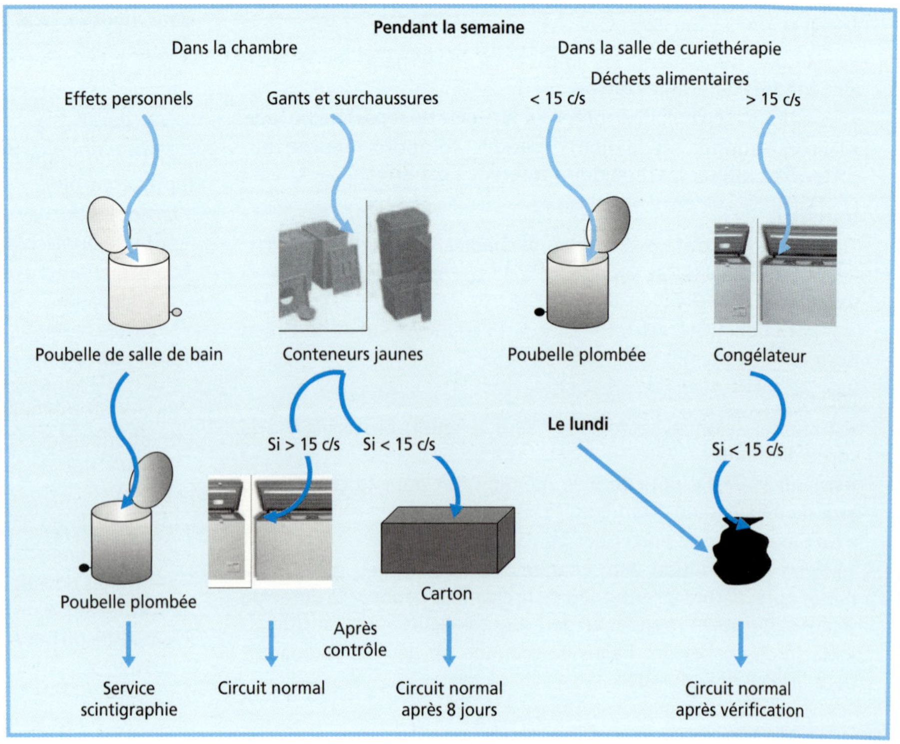

Fig. 1.9 Élimination des déchets.

FICHE TECHNIQUE

DIAGNOSTIC : DÉFICIT DE CONNAISSANCE FACE À UNE CHIMIOTHÉRAPIE

Définition : Situation d'une personne qui manque d'informations précises, nécessaires pour faire des choix éclairés concernant sa situation, les modalités thérapeutiques offertes et son plan de traitement.

Caractéristiques (se manifestant par...)	***Facteurs favorisants (liés à...)***
☐ Demande des informations. ☐ Avance des idées reçues, erronées. ☐ Formule les informations déjà reçues du médecin référent, son manque de connaissance théorique ou pratique. ☐ Comportements inadaptés (préciser) : erreurs dans la façon d'appliquer les recommandations pour sa santé ou non suivi.	☐ Manque d'expérience. ☐ Absence d'éducation spécifique. ☐ Incompréhension de l'ensemble des données. ☐ Compréhension incomplète ou erronée. ☐ Manque d'intérêt pour apprendre. ☐ Accès à l'information perturbée par : ☐ altération psychologique ☐ anxiété ☐ déni ☐ confusion ☐ état dépressif

Prérequis : avant de commencer l'enseignement avec la personne, définir le moment où elle sera capable d'entrer en apprentissage, évaluer avec elle sa motivation.

Connaître :

☐ Modalités du traitement (administration, rythme...)

☐ Mesures préventives (la gestion des effets secondaires concernant les chambres implantables ou cathéter) : informations données avec livret d'information : oui/non

☐ Effets secondaires et signes de toxicité

Selon la réponse, proposer des éléments du programme d'enseignement ou son ensemble.

Objectifs	***Actions***
Le patient : ☐ exprimera ses sentiments et croyances par rapport à la chimiothérapie ☐ comprendra son problème ou sa situation, et le traitement requis ☐ exprimera ses difficultés et recherchera les moyens de les résoudre ☐ sera capable d'expliquer son traitement ☐ décrira les modalités d'administration ☐ citera les réactions possibles et prévisibles, les effets secondaires sur les éléments du sang ☐ citera les signes de toxicité spécifiques ☐ identifiera les mesures préventives et de surveillance de la prise en charge des soins personnels ☐ exécutera correctement les consignes données	**Protocoles éducatifs ou donner le livret** ☐ Favoriser un climat de confiance pour laisser le patient exprimer ses craintes et clarifier ses attentes (son manque de connaissance). ☐ Encourager le patient à exprimer son ressenti et ses croyances concernant le traitement. Différer l'éducation si les émotions sont trop lourdes (anxiété, déni...). ☐ Démystifier le traitement (la symbolique), l'aider à corriger les perceptions erronées sur son traitement. Recadrer la relation d'aide. ☐ Fournir au patient les informations qui lui manquent, si possible par écrit pour qu'il puisse les consulter au besoin. ☐ Adapter les informations au patient : – langage accessible, – instructions simplifiées, – répétition des notions importantes. ☐ Contacter les personnes appropriées pour fournir les informations (kiné, ergo, médecin, assistante sociale, secrétaire médicale, etc.). ☐ Vérifier si la personne a compris les informations données. ☐ Encourager le patient et le féliciter pour ses acquis. ☐ Vérifier si les actes sont en accord avec les informations données; mise en place de l'action de surveillance. ☐ Hémogramme de surveillance bien effectué.

© MASSON. La photocopie non autorisée est un délit

FICHE TECHNIQUE

DIAGNOSTIC : DÉFICIT DE CONNAISSANCE FACE À UNE CHIMIOTHÉRAPIE *(suite)*

Résultats	*Objectifs*			
Le patient :	**Atteints**	**Non atteints**	**En cours**	**Raisons**
☐ comprend son problème	☐	☐	☐	
☐ participe à la démarche d'apprentissage	☐	☐	☐	
☐ ne manifeste plus d'anxiété	☐	☐	☐	
☐ a repris confiance en ses capacités	☐	☐	☐	
☐ exécute correctement les consignes	☐	☐	☐	
☐ tient compte de l'enseignement reçu	☐	☐	☐	

ÉVALUATION : vérifier les connaissances et renforcer lors des prochaines cures.

PROTOCOLE DE SOINS

PROTOCOLE ÉDUCATIF DE LA PREMIÈRE CHIMIOTHÉRAPIE

Actions	*Évaluation*	*Dates*
INFORMER ET RENFORCER LES EXPLICATIONS DU MÉDECIN **I. MODALITÉS D'ADMINISTRATION** – Lieu d'hospitalisation ou soins externes ou domicile. – Nombre de cures, la durée, le rythme. – Nom du protocole et des différents produits. – Voies d'administration (voir *Utilisation pratique des chambres à cathéter implantable*, pages 189-191). **II. ÉLÉMENTS DU SANG** **A. Expliquer les effets thérapeutiques d'abord, puis les effets secondaires** Expliquer que la plupart des produits administrés entraînent une diminution des lignées sanguines (3 éléments du sang) environ 8 à 10 jours après le début du traitement. Certains produits ont un effet retardé, le préciser si nécessaire. – Souligner les cellules qui se reconstituent rapidement, avec ou sans facteurs de croissance. – La baisse des globules rouges se nomme anémie. Les globules rouges assurent le transport de l'oxygène, leur diminution entraîne un essoufflement, une pâleur et une sensation de fatigue physique. – La baisse des granulocytes (globules blancs) s'appelle la neutropénie; les granulocytes protègent contre l'infection. – La baisse des plaquettes se nomme la thrombopénie; celles-ci évitent les saignements. – S'il est nécessaire ou possible, donnez les valeurs normales de l'hémogramme. – Expliquer à l'aide des normes biologiques. **B. Insister sur les mesures préventives et de surveillance (voir *Démarche infirmière*, p. 203)** – l'importance de faire les hémogrammes comme prescrit; – la prise de température s'il y a des frissons ou une sensation de chaleur; – l'importance de prévenir le médecin traitant s'il y a apparition de température (< 36 °C ou > 38 °C); – l'importance de surveiller tout saignement macroscopique : • dans les urines, • dans les selles, • épistaxis (saignement de nez), • gingivorragies, • ecchymoses, hématomes spontanés, pétéchies; – importance de l'hygiène et surveillance des signes infectieux (chambre implantable, système implantable endoveineux [SIEV], rougeur, chaleur...), soins d'hygiène au quotidien et vêtements propres.		

PROTOCOLE DE SOINS

PROTOCOLE ÉDUCATIF DE LA PREMIÈRE CHIMIOTHÉRAPIE *(suite)*

Actions	*Évaluation*	*Dates*
Si neutropénie : – éviter les lieux de fréquentation (public, foule...), – exclure tout contact avec des personnes contagieuses (enfants, varicelle...), – se laver les mains avant les repas et après l'élimination, – soigner l'environnement : espace aéré et propre (chambre et lieu de vie). **Si thrombopénie :** – conseiller l'utilisation d'une brosse à dents souple et du rasoir électrique (éviter le rasoir mécanique, pour ne pas se couper), – éviter l'aspirine, – procéder aux soins dentaires ou aux injections médicamenteuses sur avis du médecin. **III. Effets secondaires spécifiques** **A. Troubles cutanés** – Alopécie : environ 3 semaines après la chimiothérapie, et progressivement réversible à la fin du traitement. – Atteinte de la peau et des phanères (ongles). **B. Altération des voies gastro-intestinales** – Troubles digestifs (nausées, vomissements). – Atteinte des muqueuses (sécheresse, modification du goût, mucite, aphtes). – Troubles du transit (diarrhée, constipation). **C. Troubles cardiaques, urinaires, vésicaux, neurologiques** **D. Fatigue : rapide, avec amélioration en fin d'intercure.** **E. Réactions émotionnelles : conflit/choix, perte, deuil, âge/corps...** **F. Modification ou baisse de la libido, du désir sexuel** **IV. Présenter et discuter les mesures de prise en charge des soins personnels afin de réduire le risque de toxicité** – Alimentation : insister sur l'importance de la pesée hebdomadaire (reprise ou maintien du poids). Repas sucrés, fractionnés, viande cuite, nettoyage soigneux des fruits et légumes, apport hydrique 1,5 L/jour. – Repos, activité : aménagement d'un moment calme après chaque activité physique plus fatigante. – Gestion de la perte des cheveux : proposer de les couper, de couvrir la tête, ordonnance d'entente préalable pour une perruque. – Surveiller les problèmes d'élimination intestinale (constipation, diarrhée).		

POINTS CLÉS

1. ▶ Dès l'annonce d'un diagnostic de maladie grave, souvent mortelle, et dont les traitements sont souvent pénibles, voire mutilants, l'objectif de l'infirmière est de répondre aux attentes des personnes soignées avec un accompagnement favorisant :
   – la relation humaine de confiance,
   – l'information du patient afin de lui permettre d'être acteur de ses soins.
2. ▶ Ce protocole éducatif permet aux infirmières une prise en charge du patient de qualité et une cohérence par un contenu partagé.

© MASSON. La photocopie non autorisée est un délit

La maladie cancéreuse 2

Les cancers représentent un ensemble de maladies qui offrent une grande variété. Parler « du cancer » au singulier est une simplification abusive qui entretient un mythe préjudiciable à tous.

Cependant les cancers présentent beaucoup de points communs justifiant leur regroupement : dans leur origine, leur physiopathologie, leur évolution, leur traitement.

Définition

Les cancers naissent à partir d'une cellule transformée, ils constituent une prolifération cellulaire monoclonale qui se développe excessivement, en échappant à l'homéostasie, et entraîne spontanément la mort du malade.

La transformation cellulaire

Il ne s'agit qu'exceptionnellement d'une transformation soudaine et unique. Il y a beaucoup plus souvent des modifications préalables modestes qui s'accentuent et s'accumulent avec le temps, avant une mutation déterminante qui donne à la cellule touchée la propriété d'être potentiellement cancéreuse.

On estime que chaque cellule porte dans le noyau de son ADN environ 30 000 gènes. Ils se dupliquent à chaque division cellulaire pour se retrouver, identiques, dans chacune des deux cellules filles. Chaque gène a sous sa dépendance la synthèse d'une substance jouant un rôle biologique, plus ou moins important et plus ou moins exprimé selon le type de cellule considéré. Parmi ces rôles, certains conditionnent la prolifération cellulaire. Ainsi les oncogènes sont schématiquement responsables de la production de facteurs de croissance stimulant la multiplication des cellules, les antioncogènes de facteurs qui freinent au contraire cette reproduction, tandis que d'autres gènes commandent la survie ou la mort (apoptose) de cellules vieillies. Tous ces mécanismes, complexes et intriqués, sont soumis à des interactions et à une régulation qui aboutissent au nombre de cellules nécessaire au bon fonctionnement de l'organisme, stabilisé à la fin de la croissance, ni plus, ni moins.

La transformation cancéreuse est une mutation qui modifie un gène ou son fonctionnement pour aboutir à une multiplication ou à une accumulation excessive des cellules correspondantes.

Une prolifération monoclonale

Un clone cellulaire est une population de cellules descendant de la même cellule mère. Le clone cancéreux est composé de cellules qui ont toutes la mutation qui a donné la propriété cancéreuse à la première cellule transformée. Cette origine unique n'interdit pas une certaine variété (un organisme adulte, avec sa très grande diversité de cellules, descend d'une seule cellule : l'œuf). Au fur et à mesure des générations cellulaires, de nouvelles modifications peuvent s'ajouter à la mutation initiale décisive. En plus d'une capacité à se multiplier en excès, les cellules filles peuvent acquérir de nouvelles propriétés qui accentuent, dans l'ensemble, la gravité de la maladie.

Ces modifications supplémentaires apparaissent d'autant plus facilement que la cellule cancéreuse comporte déjà des modifications qui, tout en lui donnant des avantages supplémentaires, détraquent.

L'échappement à l'homéostasie

L'homéostasie est le maintien en équilibre du milieu intérieur défini à la fin du XIXe siècle par Claude Bernard. Il est le produit de phénomènes de régulation complexes dont les premiers connus ont été les mécanismes hormonaux, pour maintenir par exemple la glycémie à un taux constant, après un repas comme à jeun. Ces régulations sont très nombreuses, dans l'ensemble de l'organisme ou pour un tissu particulier. Une fois la croissance achevée, elles permettent à un organe de conserver son volume (nombre de cellules) et son fonction-

© MASSON. La photocopie non autorisée est un délit

nement normal, indispensables au bon équilibre de l'ensemble de l'organisme.

Cela suppose que toutes les cellules sont sensibles aux messages émis qui les concernent et qu'elles leur obéissent. La transformation cancéreuse consiste précisément en ce désordre fondamental : la cellule transformée n'entend plus un message destiné à freiner sa prolifération ou se met à proliférer de façon excessive et autonome, ce qui va aboutir à une tumeur, masse cellulaire exagérée et dont le développement continu va se faire au détriment de l'organisme où elle se trouve.

L'envahissement de l'organisme

Cette croissance démesurée entraîne de nombreux troubles :

- **locaux,** en comprimant ou en détruisant les tissus normaux voisins;
- **à distance,** sous forme de colonies métastatiques secondaires qui vont en faire de même dans des organes différents de l'organe d'origine.

En l'absence de traitement, cette croissance continue et irréversible finit par envahir l'organisme atteint de telle manière qu'elle y détermine des altérations incompatibles avec la vie.

L'émancipation cellulaire initiale, qui peut être considérée au départ comme un avantage biologique, court finalement à sa perte.

Histoire naturelle

L'évolution d'un cancer n'est pas simple, mais changeante, avant comme après la transformation cancéreuse.

Pour comprendre l'erreur de duplication de l'ADN lors de la reproduction cellulaire qui va donner une première cellule cancéreuse, il faut se représenter ce qui se passe lors d'une telle division : 30 000 gènes sont reproduits à l'identique pour donner deux génomes, deux jeux de 30 000 gènes répartis dans les deux cellules filles. Cet événement, déjà complexe, d'une division cellulaire doit être replacé dans l'ensemble de l'organisme où chaque jour se produisent des divisions en très grand nombre, difficile même à évaluer : la seule production de 25 000 milliards de globules rouges présents dans un organisme adulte nécessite chaque jour plus de 100 milliards de divisions dans la lignée rouge. Ainsi chaque jour se produisent un nombre presque incalculable de divisions de gènes, une quantité impressionnante d'événements dont il serait étonnant qu'ils ne soient pas exposés à des erreurs.

De telles erreurs sont inévitables, probablement même assez nombreuses. Mais il existe des mécanismes récemment élucidés qui permettent de les reconnaître et de les corriger, en rétablissant la composition normale du gène modifié. Le processus cancéreux apparaît à la suite d'une mutation qui ne fait pas l'objet d'une telle correction. La mutation cancérogène apparaît ainsi comme un phénomène stochastique, c'est-à-dire à la fois favorisé par les circonstances et produit du hasard.

Avant la transformation

La transformation cancéreuse n'apparaît pas, le plus souvent, à la suite d'une erreur simple se perpétuant. Une telle erreur et sa persistance sont favorisées par un contexte qui ne représente pas vraiment une maladie mais correspond à un état précancéreux.

L'observation des personnes présentant un cancer montre en effet que dans la majorité des cas le cancer a été précédé par des modifications préalables et prolongées qu'on peut appeler *états précancéreux.*

EN VOICI QUELQUES EXEMPLES :

- **Un cancer bronchique (ou du poumon)** n'apparaît pratiquement jamais que sur une muqueuse bronchique imprégnée pendant des années par de la fumée de tabac et par ses substances toxiques parmi lesquelles des goudrons mutagènes et cancérogènes. Cette imprégnation entraîne une irritation, puis une inflammation chronique qui s'accentue et s'accompagne de transformations cellulaires et tissulaires aboutissant, si le tabagisme se poursuit, à un cancer, après 20, 30 ou 40 ans, à peu près une fois sur deux. Si un premier cancer peut être guéri, il persiste de forts risques qu'une autre transformation cancéreuse se produise en un autre site de l'arbre bronchique.
- **Un cancer du col utérin** n'apparaît jamais sur un col normal (chez les femmes vierges notamment). Il est au contraire toujours précédé, pendant 15 ans en moyenne, par une inflammation chronique de la muqueuse cervico-utérine, à la suite d'infections transmises par des rapports sexuels et insuffisamment contrôlées du fait d'une

hygiène génitale défaillante (les cancers du col sont favorisés par des conditions socio-économiques précaires). En détectant d'abord une telle inflammation (cervicite), le frottis vaginal signale un état précancéreux beaucoup plus souvent qu'il ne révèle un cancer débutant, il incite à une désinfection de meilleure qualité et permet de rétablir le col dans un état normal qui ne pourra plus évoluer vers un cancer.

- **Un cancer du côlon** est favorisé par des produits toxiques présents dans les matières fécales, d'autant plus abondants qu'une alimentation inadéquate (pauvre en fibre) favorise une stagnation de ces matières et une lenteur du transit intestinal propice à des putréfactions qui génèrent ces produits. Ce contact toxique induit des modifications de la muqueuse sous forme de polypes dont la persistance et l'accentuation favorisent une dégénérescence maligne ou transformation cancéreuse.
- **Un cancer de la peau** est favorisé par l'exposition au soleil. Les rayons ultraviolets B en particulier provoquent des mutations, surtout si les personnes ont la peau claire (les cheveux blonds ou roux). L'intensité de cette exposition et sa prolongation vont les multiplier au point qu'elles ne seront plus toutes corrigées et que certaines pourront entraîner un cancer, à un âge encore jeune en cas de mélanome malin, à un âge avancé pour les carcinomes.

On pourrait multiplier les exemples : cancers de l'estomac des Japonais mangeant toute leur vie du poisson, conservé par fumaison ou salaison, qui entraîne une gastrite chronique, cancers du sein favorisés par des facteurs alimentaires et des relais hormonaux, etc. Il est exceptionnel qu'un cancer apparaisse sur un tissu jusque-là parfaitement sain.

CES CONDITIONS DE LA TRANSFORMATION CANCÉREUSE expliquent trois faits d'observation courante.

- **Les différents tissus de l'organisme** ne sont pas touchés par hasard, ni en proportion de leur volume. Les os et les muscles qui représentent la majorité de la masse corporelle sont exceptionnellement le siège d'un cancer primitif. Au contraire les cancers apparaissent surtout :

– *sur des tissus exposés à des agents extérieurs susceptibles de provoquer et d'entretenir une inflammation et des transformations précancéreuses*; la grande majorité des cancers apparaissent sur la peau exposée aux rayons solaires, les muqueuses respiratoires exposées à l'air inhalé et aux produits toxiques qu'il peut contenir, les muqueuses digestives exposées à l'alimentation et aux substances dérivées de la digestion, les muqueuses génitales;

– *sur des glandes soumises à des influences hormonales* : sein, prostate en particulier.

- **Ce sont aussi des tissus en reproduction active** : plus il y a de reproductions cellulaires, plus il y a de risques d'erreur dans une population donnée. Les neurones du cerveau qui se divisent peu ne donnent pratiquement jamais de cancer.
- **L'autre facteur qui intervient est le vieillissement.** L'accumulation de jours multiplie les divisions cellulaires et les risques d'erreur au moment d'une division. 1 % seulement des cancers s'observent avant 15 ans et ce sont des cancers particuliers, embryonnaires, souvent sur un organe ou un tissu mal formé ou après une exposition dangereuse pendant la grossesse (tabagisme de la mère, radiations ionisantes). Plus de la moitié des cancers s'observent après 65 ans.

Après la transformation

L'acquisition d'un avantage pour la prolifération cellulaire est déterminant à l'origine d'une production tumorale. Elle ne suffit pas à expliquer tous les caractères d'un cancer.

APRÈS CETTE TRANSFORMATION, d'autres modifications vont s'ajouter pour donner aux cellules malignes des propriétés supplémentaires qui vont dans le sens d'une plus grande malignité. Schématiquement, les cellules descendant de la première cellule transformée vont acquérir la possibilité de :

- **Détruire les structures environnantes,** par exemple une membrane pour permettre l'envahissement des tissus sous-jacents.
- **Se détacher du massif cellulaire initial** pour se déplacer dans le voisinage puis pénétrer dans les capillaires lymphatiques ou veineux, migrer à distance et fonder une colonie métastatique à distance.
- **Résister aux effets des rayonnements ionisants ou de la chimiothérapie**; cette dernière qualité peut être induite par un traitement ou seulement sélectionnée par son application qui tue les cellules encore sensibles et laisse survivre les cellules devenues résistantes.

DANS L'ENSEMBLE, CES TRANSFORMATIONS ULTÉRIEURES CONTRIBUENT À CE QU'ON NOMME LA PROGRESSION TUMORALE qui semble parfois s'accé-

© MASSON. La photocopie non autorisée est un délit

lérer au moment d'une transformation aiguë ou acutisation. La malignité accrue se traduit par :

- **Un caractère envahissant plus marqué.**
- **Une évolution plus rapide** qui donne parfois à la fin l'impression d'une « flambée » ou d'une « explosion » tumorale précédant le décès.

Évolution

Alors qu'une tumeur bénigne croît très lentement, n'envahit jamais les tissus voisins, ne donne jamais de métastases à distance, une tumeur maligne ou cancer possède les caractères opposés et conduit ainsi à la mort du malade. L'extension tumorale est le caractère le plus apparent qui entraîne aussi le plus de conséquences sur la thérapeutique (voir figure 2.1).

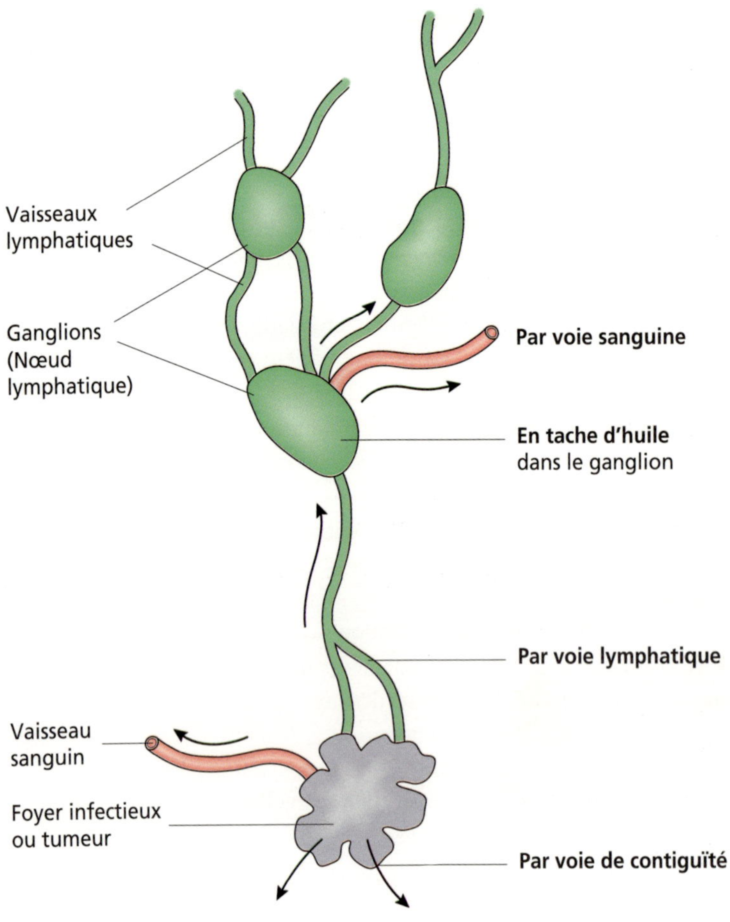

Fig. 2.1 Progression tumorale anatomique.

Extension locale

La tumeur bourgeonne d'abord sur place dans l'organe où elle est apparue. Sa croissance dépend de l'apparition de nouveaux vaisseaux (néo-vascularisation) formés pour alimenter les cellules cancéreuses. Celles-ci produisent un facteur « angiogénétique » qui induit cette prolifération vasculaire nécessaire. La tumeur grossit de façon régulière ou émet à sa périphérie des diverticules tumoraux qui s'insinuent entre les structures anatomiques voisines. Ces prolongements peuvent aussi détruire les cellules environnantes ou buter sur des structures résistantes comme le sont les aponévroses, les fascias, le périoste, les méninges.

Cette extension se fait d'abord de proche en proche, en contiguïté, avant que des cellules se détachent de cette tumeur primitive pour migrer, par voie lymphatique ou sanguine principalement.

Migration lymphatique

Les cellules cancéreuses détachées de la tumeur traversent la paroi du vaisseau lymphatique se retrouvent dans sa lumière et vont être véhiculées par la lymphe. Le courant lymphatique les conduit d'abord à des ganglions lymphatiques. Ces derniers se comportent comme un filtre mécanique et comme un organe immunitaire qui peut détruire certaines cellules. Celles-ci peuvent donc :

– *être détruites* ;

– *s'arrêter dans le ganglion et s'y développer* pour y donner un foyer tumoral secondaire qui pourra à son tour libérer de nouvelles cellules pour aller plus loin ;

– *traverser le ganglion* sans s'y arrêter et aller plus loin.

Avec ou sans étape ganglionnaire, les cellules suivent le courant lymphatique et vont ainsi rejoindre le courant sanguin.

Migration sanguine

Après relais lymphatique ou directement à la périphérie de la tumeur — après pénétration dans de petites veines — des cellules cancéreuses se retrouvent dans le courant sanguin. Celui-ci les conduit aux cavités cardiaques droites puis dans l'artère pulmonaire.

Elles rencontrent alors un premier filtre capillaire dans les poumons, ce qui explique la fréquence des métastases pulmonaires. Mais elles peuvent traverser sans dommage le filtre pulmonaire, se retrouver dans le veine pulmonaire, les cavités gauches du cœur puis l'aorte d'où elles seront répandues par le sang artériel dans toutes les régions de l'organisme.

Là, elles seront généralement arrêtées par le filtre capillaire périphérique. Elles peuvent y mourir, ou bien s'arrêter, traverser la paroi capillaire et donner un nouveau foyer tumoral métastatique. La fréquence de ces métastases ne dépend pas de la quantité de sang et de cellules qui arrivent dans un organe : des tissus très vascularisés comme les muscles ou les reins sont exceptionnellement le siège de métastases. Elle dépend plutôt d'affinités cellulaires qui expliquent que certains cancers donnent plus volontiers des métastases dans tel ou tel organe (voir tableau 2.1).

Un circuit particulier existe pour la plupart des cancers digestifs. Le sang veineux est drainé par la veine porte qui traverse le foie avant de rejoindre la veine cave inférieure. Cela explique la fréquence des métastases hépatiques de ces cancers.

Autres migrations

D'autres voies de circulation des cellules cancéreuses expliquent plus rarement certaines localisations secondaires : cavité péritonéale, liquide céphalo-rachidien, trajet de ponction, etc.

Mythe du cancer

Ces tendances extensives ont fait comparer les tumeurs malignes à un crabe — qui a donné le nom de cancer — qui se déplace de travers ou dont les pinces s'accrochent et serrent. Ces caractères peuvent entraîner des douleurs longtemps associées au cancer, présenté comme « une maladie longue et douloureuse » signalée dans un faire-part de décès.

Tableau 2.1 Principales métastases.

Principaux cancers à l'origine de métastases	
• *Métastases pulmonaires :*	cancers du sein, du tube digestif.
• *Métastases osseuses :*	cancers du sein, des bronches, de la prostate, du rein, de la thyroïde.
• *Métastases hépatiques :*	cancers du tube digestif, du sein.
• *Métastases cérébrales :*	cancers des bronches, du sein, mélanomes.
• *Métastases cutanées :*	cancers du sein, du tube digestif.
Principales métastases des cancers les plus fréquents	
• *Cancers digestifs :*	métastases hépatiques.
• *Cancers bronchiques :*	métastases hépatiques, osseuses, surrénales, cérébrales, cutanées.
• *Cancers du sein :*	métastases pleuro-pulmonaires, osseuses, hépatiques, ovariennes, cérébrales, cutanées.
• *Cancers de la prostate :*	métastases osseuses.
Principaux moyens de détection des métastases	
• *Métastases pulmonaires :*	radiographie pulmonaire, clinique.
• *Métastases osseuses :*	clinique (douleurs), radiographies, scintigraphie.
• *Métastases hépatiques :*	clinique, échographie ou scanographie.
• *Métastases nerveuses :*	clinique, scanographie, IRM.
• *Métastases cutanées :*	clinique.

© MASSON. La photocopie non autorisée est un délit

Alors que les moyens de traitement étaient encore rudimentaires, les cancers ont ainsi acquis une réputation de maladies toujours incurables et mortelles, fléau des temps modernes. Les campagnes d'informations, menées par exemple par la Ligue contre le cancer, ont indirectement contribué à aggraver le poids de ces maladies, vraiment très graves puisqu'elles justifiaient une vulgarisation inhabituelle à l'époque.

Cette gravité réelle ou supposée, associée à une occultation progressive de la mort au cours du XXe siècle, a conduit à une conspiration du silence. Le diagnostic de cancer était systématiquement caché au premier intéressé alors que son entourage en était largement averti. Ce décalage était la source d'incompréhensions et de défauts de communication accroissant l'isolement du malade et conduisant à une mort sociale prématurée et éventuellement injustifiée lorsque le cancer guérissait. C'est ce que l'on appellera le *syndrome de Lazare*, le malade promis à une mort prochaine et parfois considéré comme déjà mort (deuil anticipé) réapparaissant, « ressuscitant », à la surprise générale, avec des désagréments pour lui-même comme pour l'entourage.

Sans avoir complètement disparu, cette situation a évolué. On a réalisé que les malades sont souvent conscients qu'ils ont un cancer, d'autant plus que ces maladies sont aujourd'hui largement vulgarisées et qu'elles respectent le plus souvent l'intellect. Ils ont besoin d'en parler, dans un climat d'authenticité plutôt que de mensonge, pour y faire face, s'adapter au mieux à leur nouvelle situation, suivre leur traitement, plus tard se réadapter, qu'ils aient à mourir bientôt ou beaucoup plus tard.

Bénéficiant de dépistage ou de diagnostic plus précoce, mieux contrôlés par les traitements, les cancers sont devenus plus « fréquentables » et font désormais moins peur que de nouveaux fléaux comme la démence sénile ou le Sida. Sans être considérés comme des maladies banales (ils provoquent encore le décès une fois sur deux, en particulier de sujets âgés parvenus en fin de vie), les cancers ne doivent plus être vus comme des maladies évoquant la terreur et dont on souffrirait plus encore psychologiquement que physiquement.

POINTS CLÉS

1. ▶ **Les cancers** sont des tumeurs malignes liées au développement excessif, par prolifération ou accumulation de cellules descendant d'une cellule-mère transformée échappant à l'homéostasie.
2. ▶ **Le processus cancéreux est progressif** : il succède en général à des lésions précancéreuses qui, avec le temps, dégénèrent et il devient spontanément de plus en plus malin.
3. ▶ **La maladie cancéreuse** a ainsi des caractères biologiques qui expliquent aussi sa tendance à l'extension et à la généralisation.
4. ▶ **Le mythe du cancer** est réduit par un retour à l'authenticité qui diminue la détresse morale et l'isolement social des patients et de leurs proches.

Santé publique et éducation 3

L'épidémiologie est une discipline transversale; elle se caractérise par un ensemble de méthodes de recherche qui peuvent être appliquées à des domaines aussi divers que la santé publique, la sociologie, la médecine clinique ou l'évaluation des services de soins et de santé.

La caractéristique essentielle (même si cette vision est schématique) de l'épidémiologie par rapport à la médecine clinique est son intérêt pour les groupes d'individus et non pour les individus isolément. Cette spécificité implique un mode de pensée, une approche des événements de santé et des outils de description et de mesure différents de ceux de la médecine clinique. Il s'agit d'une autre manière de concevoir et percevoir la maladie et la santé. Cependant soignants et épidémiologistes ont en commun de chercher à déterminer pourquoi une « maladie » est survenue chez un patient ou dans une collectivité, en appliquant des techniques d'évaluation.

L'augmentation considérable de la fréquence des cancers — désormais première cause de décès avant les maladies cardio-vasculaires chez l'homme, et deuxième chez la femme — en fait un problème de santé publique qui concerne l'ensemble de la collectivité et les pouvoirs publics (environ 150 000 décès estimés en 2000 en France).

L'épidémiologie permet de prendre la mesure du fléau. Elle aide aussi à approcher les *facteurs de risques* dont la connaissance débouche sur la *prévention*. Connaissances et interventions qui en découlent permettent de situer la *place de l'infirmier(e)* dans la lutte contre les cancers, au sens large.

Épidémiologie

L'épidémiologie étudie les maladies en relation avec les caractéristiques des populations au sein desquelles elles se développent et avec leur environnement.

En santé publique, l'épidémiologie est un outil indispensable pour surveiller la santé d'une population, par l'observation de la fréquence des maladies connues, et permettre si nécessaire de déclencher une alerte épidémique. Elle permet de déceler l'apparition de nouveaux problèmes. Elle est à l'origine de campagnes de grande envergure, soit préventives, soit curatives, et permet d'évaluer leurs résultats.

Dans la recherche étiologique, elle est utile pour observer des groupes de population à risque et identifier des facteurs de risque.

Le vieillissement de la population fait attendre l'augmentation sensible des cancers puisque le facteur de risque principal est l'âge. Les études sur leur fréquence ou leur répartition sont nombreuses et permettent d'analyser les interactions des différents facteurs suspectés d'être à l'origine de ces maladies.

Définitions

L'épidémiologie comporte plusieurs facettes. Elle peut être :

- *descriptive* et décrire une situation;
- *analytique* et tester des hypothèses concernant le rôle causal de certains facteurs;
- *évaluative* et apprécier l'efficacité de certaines interventions.

Indices et études épidémiologie

L'incidence est le nombre de nouveaux cas survenant dans une population donnée pendant une période donnée, en général pour 100 000 habitants et par an.

La prévalence représente le nombre total de cas d'une maladie existant à un moment donné.

Incidence et prévalence sont des indices de *morbidité* d'une maladie.

La mortalité quantifie le nombre de décès dans une population. Le taux de mortalité est le rapport entre le nombre de décès observés et le nombre

© MASSON. La photocopie non autorisée est un délit

d'individus exposés : taux brut, spécifique de maladie, par tranches d'âge…

Ces indices sont mesurés à partir de différents types d'études épidémiologiques.

Ces études peuvent se classer :

Selon la durée :

– enquêtes permanentes : veille sanitaire ; enregistrement des certificats de décès ; Enquête Permanente Cancer initiée dans les Centres de Lutte Contre Le Cancer;

– enquêtes ou études transversales : « un jour donné » ; enquête de prévalence ;

– enquêtes ou études longitudinales : prospectives ou rétrospectives.

Selon la population étudiée :

– études exhaustives (population) ;

– études par sondage aléatoire (échantillon représentatif).

Selon les objectifs :

– études d'observation :

– études descriptives qui décrivent l'histoire naturelle de la maladie et le mode de transmission des maladies, études descriptives des causes de décès;

– études analytiques ou étiologiques qui recherchent et identifient des facteurs associés à la maladie, étudient la relation de causalité entre ces facteurs et l'apparition de la maladie (étude cas-témoins ou étude exposés/non exposés);

– études expérimentales (intervention sur la maladie) : essais cliniques ou thérapeutiques, études d'évaluation des mesures préventives, des méthodes diagnostiques.

L'épidémiologie descriptive des cancers (nombre de cas nouveaux, nombre de décès par an, les localisations, la répartition géographique ou l'évolution dans le temps) utilise des sources de données existantes ou nécessite des études plus spécifiques par exemple pour étudier la survie entre différents pays.

En France, les données de mortalité sont établies à partir des certificats de décès et sont disponibles annuellement pour l'ensemble de la population française.

Le nombre annuel de nouveaux diagnostics de cancer n'est pas disponible directement pour la France entière, car le cancer n'est pas une maladie à déclaration obligatoire. Le système actuel de surveillance des nouveaux cas de cancers repose sur des registres couvrant une partie limitée du territoire (15 % environ). Ces registres produisent des données nominatives, exhaustives, relatives à l'ensemble des cas de cancers survenant dans la population de la zone surveillée (un département le plus souvent). Ces données ne sont pas utilisables en temps réel dans la mesure ou leur validation nécessite un délai d'environ trois ans. En 2003, il existe 10 registres généraux (tous cancers) et huit registres spécialisés dont deux registres nationaux de l'enfant couvrant l'ensemble des localisations cancéreuses. À partir des données de morbidité et de mortalité dans ces départements et à partir de données de mortalité nationale, on peut aujourd'hui estimer l'incidence nationale par cancer.

Par ailleurs, il existe des données médico-administratives recueillies pour d'autres finalités (données hospitalières, données d'assurance maladie, données des structures d'anatomocytopathologie) qui peuvent fournir des informations utiles à la surveillance des cancers, notamment pour la connaissance de la prise en charge du cancer ou pour l'évaluation de la mise en place d'actions de santé publique, tels des campagnes de prévention, des programmes de dépistage et des actions autres ciblées sur un groupe de personne ou un type de cancer.

Tableau 3.1 Localisations les plus fréquentes de cancer (incidence estimés en 2000).

Hommes		*Femmes*	
Prostate	25	Seins	36
Poumons	14	Côlon-Rectum	14
Côlon-Rectum	12	Corps utérus	4
Lèvre-Bouche-Pharynx	8	Poumon	4

Incidence des cancers

En France, actuellement, les localisations les plus fréquentes (cancer de la peau exclu) sont (voir tableau 3.1) :

– *chez l'homme* : la prostate, le poumon, le côlon-rectum;

– *chez la femme* : le sein, le côlon-rectum, le corps de l'utérus, et le poumon.

Le tableau 3.2 représente l'estimation pour la France entière du nombre de nouveaux cas annuels.

Tableau 3.2 Nouveaux cas de cancers par an pour les cancers les plus fréquents (estimation incidences pour l'année 2000).

Localisation	*Hommes*	*Femmes*
Poumons	23 152	4 591
Côlon-rectum	19 431	16 826
Prostate	40 209	–
Sein	–	41 845
Ovaire	–	4 488
Col de l'utérus	–	3 387
Lèvre-Bouche-Phgarynx	12 990	2 395
Vessie	8 986	1 785
Lymphome malin non-hodgkinien	5 527	4 381

L'incidence des cancers augmente avec l'âge (figure 3.1) : aujourd'hui 6 cancers sur 10 surviennent après 65 ans et l'âge moyen de survenue est de 66 ans chez l'homme et 64 ans chez la femme. Pourtant, il ne faut pas oublier que le cancer représente la première cause de mortalité chez les personnes de moins de 65 ans (devant les accidents et les suicides).

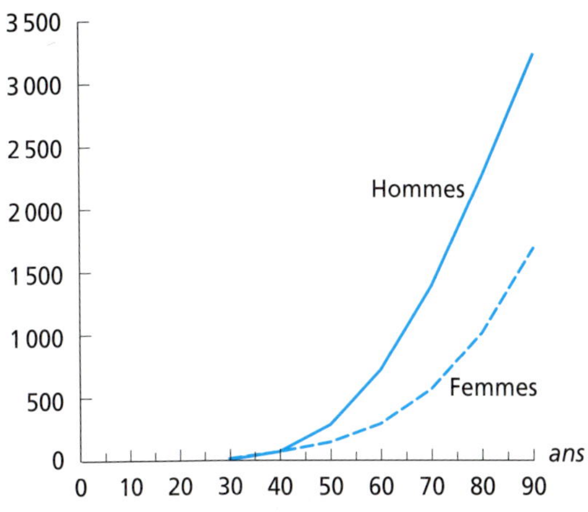

Fig. 3.1 Taux de mortalité par cancer pour 100 000 habitants et par an selon l'âge et le sexe en France.

Variations dans le temps

L'évolution de la mortalité par cancer au cours du temps reflète à la fois les variations d'incidence et les éventuels progrès thérapeutiques. Ainsi les données d'incidence, de mortalité et de survie sont complémentaires pour comprendre la complexité de l'image des cancers dans un pays ou une région.

En France, la mortalité par cancer dans la population masculine a augmenté de 50 % entre 1950 et 1987 et diminue modérément depuis. Dans la population féminine, elle diminue légèrement et régulièrement depuis 1950. Entre 1980 et 2000, le nombre de cas a augmenté de 66 % chez l'homme et de 60 % chez la femme, alors que dans le même temps le nombre de décès n'augmentait que de 22 % et 16 %. Ces données exprimées en taux standardisés qui tiennent compte des changements démographiques montrent une augmentation de 30 % pour l'incidence et une diminution de 10 % pour la mortalité.

Pour le cancer du poumon, la mortalité est six fois plus élevé chez l'homme que chez la femme et présente depuis 1980 une augmentation annuelle modérée et continue alors que chez la femme cette augmentation est plus importante; le constat est identique pour les données d'incidence. Chez les hommes, l'incidence du cancer de la prostate a très fortement augmenté au cours des deux dernières décennies mais le taux de mortalité n'a en revanche pas été modifié; chez les femmes, le cancer du sein a doublé en nombre de nouveaux cas et le nombre de décès a augmenté de 35 %, augmentation entièrement expliquée par le vieillissement de la population.

Variation géographique en France

Entre les régions françaises, les estimations d'incidence pour l'année 2000 et l'étude de la mortalité par cancer montrent des disparités par cancer. Ces disparités sont plus importantes chez l'homme que chez la femme, avec un gradient Nord Sud et peuvent s'expliquer en partie par des disparités sociales ; par exemple le taux de mortalité standardisé est plus bas en Midi Pyrénées (302 pour 100 000 hommes et 148 pour 100 000 femmes) qu'en région Nord Pas de Calais (397 pour 100 000 hommes et 182 pour 100 000 femmes).

© MASSON. La photocopie non autorisée est un délit

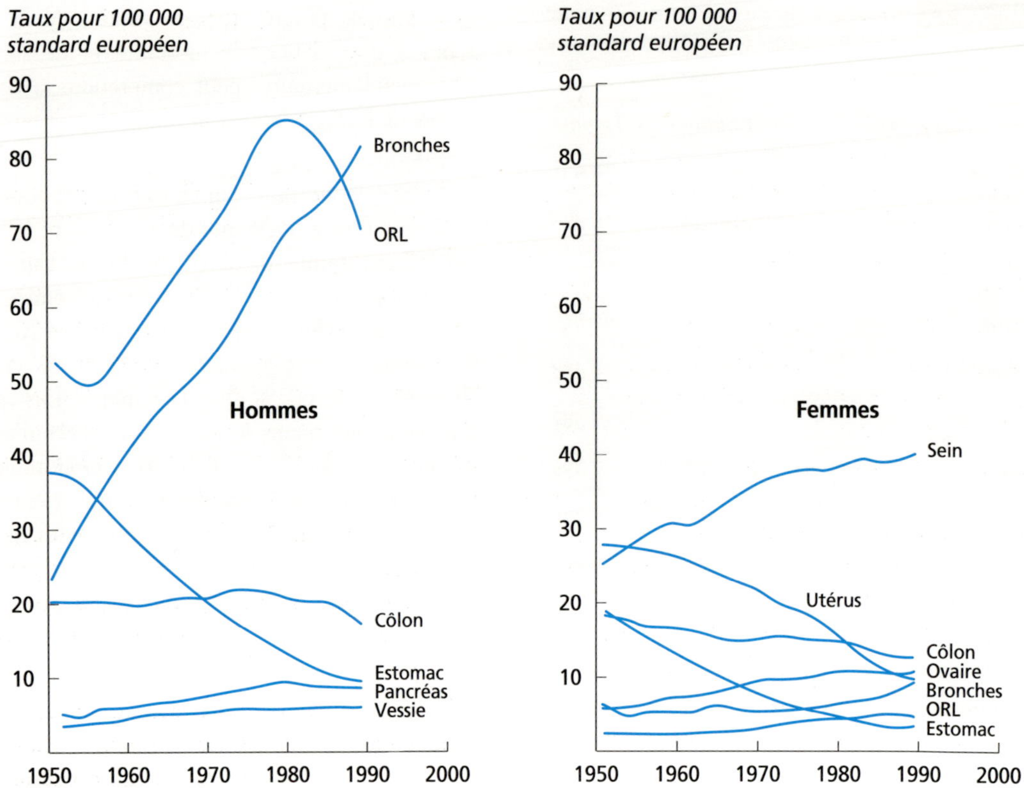

Fig. 3.2 Évolution de la mortalité par cancer entre 35 et 64 ans.

Comparaisons internationales

La comparaison de la mortalité ou des taux d'incidence dans différents pays a permis de découvrir des variations géographiques très importantes selon la localisation cancéreuse. Les comparaisons des disparités géographiques, l'étude des variations d'incidence chez les migrants qui acquièrent au bout de deux générations le taux du pays d'accueil et la comparaison dans un même pays de taux d'incidence de groupe ethnique, culturel ou religieux différents permettent d'élaborer des hypothèses étiologiques. Ainsi, chez les japonais immigrés aux États-Unis, l'incidence du cancer de la prostate et du sein, pour lesquels on observe des taux bas au Japon, est pratiquement aussi élevée que dans les populations du pays d'accueil. À l'inverse pour le cancer de l'estomac, pour lequel on enregistre les taux les plus élevés au Japon, l'incidence chez les migrants aux États-Unis a diminué d'un facteur de plus de 4 (21,2 pour 100 000 pour les japonais vivant à Los Angeles).

Par comparaison aux autres pays européens, la situation de la France est défavorable chez l'homme pour la mortalité générale par cancer, en position intermédiaire pour les cancers du poumon et de la prostate. Chez la femme, la France est parmi les pays européens celui où les taux de mortalité pour l'ensemble des cancers sont parmi les plus faibles.

Il existe des différences géographiques de survie importante entre pays, les taux les plus élevés étant observés en Suède, en Suisse et en Islande, qui sont des petits pays; la France a une position intermédiaire; le Danemark et l'Angleterre ont des taux particulièrement bas. Ces différences sont liées aux variations d'incidence entre pays, elles-mêmes en relation pour certains cancers avec des différences d'exposition aux facteurs de risque (alcool, tabac, alimentation par exemple), et avec les pratiques de dépistage, mais également aux différences de prise en charge des différents cancers (diagnostic, traitement).

Facteurs favorisants, facteurs de risque

Les facteurs environnementaux ou associés aux comportements humains représentent entre les deux tiers et les quatre cinquièmes de l'étiologie des cancers. Les principaux facteurs de risque reconnus sont le tabac, l'alcool, les facteurs nutritionnels, professionnels et environnementaux.

La connaissance de ces facteurs est donc essentielle pour orienter la prévention primaire du cancer en réduisant le contact entre l'homme et ces facteurs, en améliorant la recherche de nouveaux facteurs en s'appuyant sur les analogies observées par rapport à des situations déjà identifiées, et en instituant des campagnes de dépistage (prévention secondaire) ciblées sur les populations ayant été en contact avec ces facteurs.

Un facteur de risque peut être mis en évidence par une association significative entre une exposition à un facteur particulier et une maladie. Cette relation ne préjuge pas du rôle, causal ou non, du facteur étudié. En effet, ce facteur peut être lié à d'autres éléments qui, eux, interviennent sur l'origine de la maladie (exemple : cancer de l'estomac et pays d'origine Japon; c'est l'alimentation qui est ici le facteur étiologique).

Ces observations peuvent être recueillies au cours de trois types d'enquêtes :

ENQUÊTE SUR ÉCHANTILLON REPRÉSENTATIF (type 1) d'une population : dans cet échantillon on étudie la maladie, ici le cancer, et le facteur d'exposition; ni l'un ni l'autre ne sont contrôlés *a priori* par la méthode d'étude.

ENQUÊTE EXPOSÉS/NON EXPOSÉS (type 2) : on étudie l'incidence (l'apparition de nouveaux cas) pendant une période donnée dans deux groupes prédéterminés : l'un des groupes est exposé au facteur de risque suspecté (du fait de conditions de travail particulières par exemple), l'autre non. L'apparition de la maladie est observée. Il s'agit d'une enquête prospective.

ENQUÊTE CAS-TÉMOINS (type 3) : on étudie l'exposition à un facteur de risque suspecté d'un groupe ayant la maladie par rapport à celle d'un groupe témoin qui par définition n'a pas la maladie. La maladie est ici déjà révélée et l'exposition au facteur de risque est à rechercher. Il s'agit d'une enquête rétrospective.

Relation causale

Il existe des critères de causalité pour établir la responsabilité d'un facteur dans l'étiologie de la maladie.

- **La force de l'association** : celle-ci est estimée par un rapport de risques : celui de développer la maladie avec le facteur par rapport au risque de développer la maladie sans le facteur (risque relatif). Une association forte (risque de cancer du sein avec une mutation BRCA1 de 10) est plus en faveur qu'une association faible.
- **La constance de l'association** : association qui a été retrouvée dans différentes populations par différentes études (en 1963, 29 études rétrospectives avaient mis en évidence une association entre tabac et cancer).
- **La spécificité de l'association** : c'est-à-dire quand la cause n'est associée qu'à une maladie (le tabac est une cause relativement spécifique du cancer du poumon car ce dernier est très rare chez les non fumeurs). La spécificité est un argument positif mais n'est pas indispensable pour établir la relation causale.
- **L'antériorité temporelle de la cause** : c'est le seul critère obligatoire ; le facteur doit précéder dans le temps l'effet qui lui est attribué (la forte consommation d'alcool précède l'apparition d'un cancer des voies aéro-digestives supérieures).
- **La relation dose-effet** : on croit plus volontiers à la validité de la relation causale lorsque le risque de maladie croît en fonction de niveaux d'exposition croissants (risque de cancer du tabac augmenté avec le niveau de consommation tabagique).
- **La plausibilité biologique** : existe-t-il une explication biologique ? Parfois cela n'est pas possible à démontrer à partir des connaissances actuelles.
- **La cohérence de l'association** : la relation est-elle en accord avec les connaissances actuelles de l'histoire naturelle et de la biologie de la maladie ?
- **L'évaluation expérimentale** : une confirmation par un ou plusieurs essais cliniques est un argument fort en faveur de la causalité mais quand ce type d'étude n'est pas éthique il est parfois utile de démontrer que l'arrêt de l'exposition réduit le ris-

© MASSON. La photocopie non autorisée est un délit

que de maladie (diminution du risque de cancer du poumon chez les ex-fumeurs).

▸ **L'analogie avec des relations causales connues** : par exemple les causes environnementales de cancers étaient connues depuis l'observation d'un excès de cancer du scrotum chez les ramoneurs et par analogie il n'était donc pas déraisonnable de considérer que la fumée de cigarette pouvait être à l'origine du cancer du poumon.

Pour les cancers, la mise en évidence de facteurs de risque est difficile du fait même de la nature de l'évolution de la maladie. Le temps de latence entre l'exposition suspectée et l'apparition de la tumeur est très important. Les risques relatifs sont faibles et difficiles à mettre en évidence.

La cancérogenèse est multifactorielle : il y a souvent potentialisation de petits facteurs de risque. L'association entre cancer et exposition sera d'autant plus facile à mettre en évidence que le risque est grand. Le but de l'étude des facteurs de risque (épidémiologie analytique) est de déclencher des mesures de prévention et de dépistage. Même si les facteurs désignés ne sont pas réellement à l'origine de la maladie, mais simplement associés, leur mise en évidence permet de sélectionner une population dite à risque et donc de mettre en place des protocoles de surveillance adaptés.

Facteurs exogènes ou endogènes

PRODUITS CHIMIQUES. Les substances cancérogènes sont classées en plusieurs catégories :

▸ **Les cancérogènes directs** participent directement aux réactions de la cancérisation cellulaire; leur inactivation peut être contrôlée par des enzymes (β-propriolactone, éthylimine, propanosulfone). Certains métaux sont expérimentalement cancérogènes (Ti, Fe, Co, Ni, Zn, Ag...).

▸ **Les procancérogènes** doivent être métabolisés avant d'être actifs (hydrocarbures aromatiques polycycliques, gaz d'échappement, fumée de cigarette, dérivés du pétrole, goudrons, suies...).

▸ **Des produits organiques naturels** sont représentés par l'aflatoxine produite par l'*Aspergillus flavus*, moisissure qui se retrouve sur les arachides et les céréales conservées dans de mauvaises conditions : elle favorise de nombreux cancers du foie en Afrique et en Asie.

▸ **Les produits inorganiques,** tels que l'amiante, induisent une irritation mécanique continue et nocive.

EXEMPLE DES CANCERS PROFESSIONNELS. Moins de 5 % des cancers seraient attribuables à des facteurs professionnels; le nombre de nouveaux cas serait en France de 5 000 à 20 000 cas par an.

L'identification des cancérogènes à débuté en 1775 par la découverte de la relation existant entre la suie et le cancer du scrotum chez d'anciens ramoneurs.

À Lyon, le Centre international de recherche sur le cancer (CIRC) est chargé de l'évaluation de facteurs cancérogènes (produits chimiques et mélanges, agents physiques et biologiques). Ils sont répartis en quatre groupes selon un indice suffisant, limite, ou insuffisant ou absence de cancérogénicité.

RADIATIONS IONISANTES. L'étude de l'influence de la radioactivité « accidentelle » (pour la dissocier de l'irradiation-traitement) a été l'objet de nombreux comptes rendus. Les survivants de Hiroshima et de Nagasaki sont encore soumis à des contrôles réguliers et des résultats continuent d'affluer sur l'augmentation d'incidence de certaines localisations, en particulier les hémopathies. La catastrophe de Tchernobyl en 1986 est à l'origine d'une forte augmentation des cancers thyroïdiens (dus à l'iode 131), cela dans un délai relativement bref par rapport à l'accident.

Les études réalisées, notamment en France, sur les environnements des centrales nucléaires n'ont pas montré de risque pour les populations voisines.

Les radiations ionisantes sont responsables d'environ 5 % de tous les cancers principalement du fait des irradiations naturelles, et avant tout du radon et des ses descendants qui contaminent certains environnements domestiques.

CANCERS ET MODE DE VIE

▸ **Tabac.** Le tabac constitue la première cause de cancers et de mortalité évitable. Les études concernant les relations entre le tabac et les cancers débutèrent à la suite d'observations selon lesquelles la proportion de gros fumeurs parmi les cancéreux était significativement plus élevée que parmi les témoins.

La fumée de tabac est un cancérogène complet; en plus des cancérogènes de contact, comme les hydrocarbures aromatiques, la fumée de cigarette contient des cancérogènes spécifiques d'organe comme les nitrosamines.

Le risque est maximal chez les fumeurs de cigarettes. La consommation de cigarettes dites légères entraîne une inhalation souvent plus profonde et ne diminuerait que partiellement le risque. Il apparaît dès la première cigarette, il est important avec plus de 10 cigarettes par jour montrant ainsi un effet-dose important.

Le risque de cancer diminue après l'arrêt du tabagisme mais ne revient que tardivement à son niveau d'origine, puisque 20 ans d'abstinence laissent persister un risque relatif de 4,2 (4,2 fois le risque de cancer bronchique sans intervention d'autres facteurs de risque).

Quant à la durée de l'intoxication tabagique (durée d'exposition), elle augmente le risque de façon majeure. Ainsi, une étude a montré que le risque était respectivement de 1, 20 et 100 pour des durées de 15, 30 et 45 ans, soit un risque multiplié par 100 pour une durée multipliée par 3.

De nombreux autres cancers sont favorisés par le tabac : notamment les cancers des voies aéro-digestives supérieures, de la vessie et du pancréas.

▸ **Alcool.** La relation entre cancer et alcool a été prouvée chez des patients atteints de cancers des voies aéro-digestives supérieures.

Chez les adventistes du septième jour et les mormons — qui ne consomment ni alcool, ni tabac — ce type de cancer n'existe pratiquement pas. Les cancers de l'œsophage seraient diminués de 85 % sans l'alcool et le tabac. L'alcool intervient également à l'origine du cancer primitif du foie.

D'une manière générale, le risque de cancer ne dépend pas du type de boisson alcoolisée mais de la dose d'alcool (relation dose-effet établie). Le risque est d'autant plus grand que cette consommation est associée à celle d'autres facteurs comme le tabac et qu'il existe des prédispositions génétiques.

En France

30 000	décès par cancers sont dus au tabac.
16 000	décès par cancers sont dus à l'alcool.
60 000	décès sont dus au tabac toutes causes confondues (cancers et autres causes).
45 000	décès sont dus à l'alcool toutes causes confondues (cancers et autres causes).

▸ **Alimentation.** Les relations entre aliments et cancers sont difficiles à établir. Certaines tendances sont cependant dégagées :

– *La consommation quotidienne et fréquente de fruits et de légumes* semble être associée à un moindre risque de cancer du côlon, du rectum, du poumon et de l'estomac.

– *La consommation élevée de graisse animale et/ou de viande* est associée à un risque accru de cancer du côlon et du rectum.

– *La forte consommation de sels et d'aliments salés ou fumés* est associée à un risque accru de cancer de l'estomac.

▸ **Soleil.** Par ses rayons ultraviolets, le soleil est un important facteur cancérogène dans les deux sexes, sur les régions découvertes (visage, mains, décolleté...). Il est à l'origine de deux sortes de cancers :

– *Les carcinomes* sont les plus fréquents, se situant au deuxième rang dans l'ordre des fréquences des cancers par localisations dans les deux sexes. La mortalité en est très basse (surtout pour les basocellulaires qui représentent 70 % de ces cancers). Ils sont répertoriés à part des autres tumeurs malignes.

– *Les mélanomes* sont plus rares mais ont une mortalité bien supérieure. La mode actuelle du bronzage est à l'origine du doublement de la fréquence des mélanomes tous les 10 ans. Ces tumeurs surviennent de préférence chez des sujets à peau claire (blonds, roux) qui s'exposent au soleil ou y ont été exposés dans leur enfance.

LES MÉDICAMENTS : le cancer du vagin (adénocarcinome à cellules claires) survient chez les filles dont les mères avaient reçu du Diesthylstibesterol pendant les trois premiers mois de la grossesse pour une menace de fausse couche.

L'utilisation de contraceptifs oraux combinée est associée à une diminution du risque de cancer de l'ovaire et de l'endomètre. En revanche, ces contraceptifs sont associés à une augmentation du risque de cancer du sein. Cependant, cette augmentation n'est observée que pendant la période d'utilisation et quelques années après l'arrêt.

On a observé aussi un risque de cancer de l'endomètre augmenté chez les femmes ayant été traitées par tamoxifène pour un cancer du sein. Cependant, il semble que le nombre de rechutes évitées de cancers du sein est beaucoup plus important que le nombre de cancer de l'endomètre induit.

© MASSON. La photocopie non autorisée est un délit

Enfin, l'utilisation de cytostatiques isolément ou associés à une radiothérapie augmente le risque de cancer, en particulier de leucémies.

Facteurs endogènes

Ils sont propres à l'individu lui-même.

Facteurs génétiques

On assiste à une avancée considérable dans le domaine de la génétique générale et humaine. Depuis quelques années, certaines découvertes permettent de préciser une notion suspectée depuis longtemps : *la prédisposition génétique au cancer*.

La proportion de tels cancers est faible (5 % des cancers du sein, 5 % des cancers du côlon-rectum...) voire minime (certains cancers de l'enfant, tel le rétinoblastome). Les recherches commencent par une étude familiale afin de découvrir une fréquence de cancers supérieure à la normale.

- *Certains cancers sont d'ores et déjà identifiés comme étant héréditaires :*
  - rétinoblastomes (20 à 30 % des cas) ;
  - tumeurs de Wilms ou cancers du rein de l'enfant (1 % des cas bilatéraux et multifocaux) ;
  - neuroblastomes, cancers recto-coliques (7 à 10 % des cas).

De telles découvertes sont difficiles à utiliser alors qu'il n'existe pas de traitement préventif des tumeurs. Certains protocoles de surveillance sont instaurés et commencent à être évalués. L'impact psychologique de certaines informations ne doit pas être sous-estimé.

Vie reproductive

Des risques de cancer du sein, de l'endomètre, de l'ovaire sont liés aux caractéristiques de la vie reproductive. Pour le cancer du sein et de l'endomètre, le risque est plus élevé chez les femmes ayant eu un premier enfant tardivement. Les femmes ayant eu un plus grand nombre d'enfants ont un risque de cancer du sein et de l'ovaire plus faible. Une ménopause précoce est également associée à un risque plus faible de cancer du sein et de l'endomètre. Ainsi, la réduction de la durée totale de la période ovulatoire conduit à un risque de cancer plus faible.

Prévention

Avec la loi du 4 mars 2002 relative aux droits des malades et à la qualité du système de soins, la prévention a été défini ainsi : « *La politique de prévention a pour but d'améliorer l'état de santé de la population en évitant l'apparition, le développement ou l'aggravation des maladies ou accidents et en favorisant les comportements individuels et collectifs pouvant contribuer à réduire le risque de maladie et d'accident. À travers la promotion de la santé, cette politique donne à chacun les moyens de protéger et d'améliorer sa propre santé* ».

L'Organisation mondiale de la Santé distingue trois niveaux de prévention qui peuvent se traduire ainsi pour la prévention des cancers :

- **la prévention primaire** consiste à éviter l'apparition d'un cancer, soit en supprimant les facteurs responsables qui peuvent l'induire, soit en traitant des états prédisposants ;
- **la prévention secondaire** consiste à en limiter les conséquences par un diagnostic précoce, notamment le dépistage, qui permet de reconnaître la maladie à un stade débutant plus facile à traiter et à guérir ;
- **la prévention tertiaire** consiste à en réduire les suites ou les séquelles et à favoriser le rétablissement de conditions de vie normales (réadaptation).

Cette distinction universellement admise emporte une conséquence : la prévention fait partie intégrante du soin, qui ne se réduit pas au soin curatif.

Prévention primaire

En l'état actuel des connaissances, plus de la moitié des cancers pourrait être évitée grâce à quelques règles de vie simple, rappelées dans le Code européen contre le cancer (tableaux 3.3 et 3.4).

La prévention primaire en cancérologie passe par l'éducation à la santé et la promotion de la santé.

Un individu est soumis à plusieurs facteurs de risque cumulables ou non.

Un exemple est donné par le tabac et l'alcool. En France, un décès par cancer sur 4 est dû au tabac pour les deux sexes et un décès par cancer sur 10 est dû à l'alcool.

Les actions antitabac tendent à se développer en France. L'interdiction de publicité pour le tabac, de fumer dans les lieux publics et l'obligation d'espaces non-fumeurs dans les lieux de restauration, sont des exemples d'actions attirant l'attention sur les dangers du tabac. L'impact de telles campagnes est difficile à évaluer.

Pour l'alcool, les mesures de prévention passent par l'information du public sur la dangerosité de l'alcoolisme, par son éducation, par une action sociale en luttant contre le chômage et la misère et par des actions collectives (ex : interdiction d'alcool sur les lieux de travail) et des mesures économiques dont les principes sont identiques à ceux de la lutte contre le tabagisme.

Un des problèmes de la prévention primaire est qu'elle s'adresse à une population saine et que les mesures souhaitables vont à l'encontre des habitudes et des souhaits des personnes concernées.

Résultats en France

La consommation moyenne annuelle d'alcool a régulièrement baissé depuis 1950, passant de 25 litres d'éthanol pur par adulte (plus de 25 ans) à 17 litres en 1988. Mais depuis 1995, la consommation annuelle de boissons alcoolisées s'est stabilisée et pourrait même avoir augmenté pour tous les produits, y compris le vin.

Le tabagisme n'a amorcé que récemment un déclin chez les hommes et les jeunes, mais cela n'est pas encore observé chez les femmes.

Le décalage entre cause et conséquence est important : il faut de 30 à 40 ans pour observer les conséquences des comportements tabagiques actuels.

Exemple des cancers professionnels

Des directives sont maintenant instaurées sur le plan national et *collectif*, afin de limiter les intoxications à bas bruit et les facteurs de risque dus aux produits industriels et aux différents procédés utilisés :

- interdiction d'emploi de substances dangereuses en enceinte close ;
- définition des valeurs limites d'exposition ;
- aération des lieux de travail ;
- tests de cancérogénicité des nouvelles molécules ;
- information des utilisateurs ;
- mise en place des systèmes de protection afin de faire respecter les règles et d'analyser les risques potentiels.

Une information régulière des risques liés au milieu de travail est une nécessité.

La prévention *individuelle* est aussi importante. Elle vise à responsabiliser chacun dans son milieu professionnel. Elle est représentée, entre autres, par des mesures d'hygiène communes à toutes manipulations de substances potentiellement toxiques.

Des mesures de contrôles réglementaires permettent d'évaluer l'exposition aux radiations ionisantes, par exemple, et leur surveillance est faite par le médecin du travail (tableau 3.3).

Tableau 3.3 Pourcentage de décès par cancers attribuables aux principales classes de facteurs étiologiques.

Facteurs étiologiques	*% de décès par cancer attribuables à ces facteurs étiologiques au Royaume-Uni*
Tabac	29-31 (en France, 20)
Alcool	4-6 (en France, 11)
Régime alimentaire	20 – 50
Infections	10 – 20
Hormones de la reproduction	10 – 15
Radiations ionisantes et non ionisantes (UV)	5 – 6
Facteurs professionnels	2 – 3
Pollution	1 – 4
Inactivité physique	1 – 2
Médicaments	< 1

© MASSON. La photocopie non autorisée est un délit

Tableau 3.4 Code européen contre le cancer (2003).

- **Ne fumez pas** ; si vous fumez, arrêtez-vous. Si vous n'arrivez pas à vous arrêter, ne fumez pas en présence de non-fumeurs.
- **Évitez l'obésité.**
- **Faites de l'exercice physique** quotidiennement.
- **Augmentez et variez** davantage votre consommation quotidienne de légumes et de fruits : mangez-en cinq fois par jour au moins. Restreignez votre consommation d'aliments contenant des graisses animales.
- **Si vous buvez de l'alcool**, qu'il s'agisse de bière, de vin ou de spiritueux, limitez votre consommation à deux verres par jour si vous êtes un homme et à un verre par jour si vous êtes une femme.
- **Prenez soin d'éviter la surexposition au soleil**. Il est particulièrement important de protéger les enfants et les adolescents. Les personnes sujettes aux coups de soleil doivent prendre des mesures de protection active tout au long de leur vie.
- Appliquez de manière stricte les réglementations visant à prévenir l'exposition aux **substances carcinogènes connues**. Suivez toutes les consignes d'hygiène et de sécurité concernant les substances qui pourraient causer un cancer. Suivez les conseils des services nationaux chargés de la protection contre les rayonnements.
- À partir de 25 ans, les femmes devraient se soumettre à un **dépistage du cancer du col de l'utérus**.
- À partir de 50 ans, les femmes devraient se soumettre à un **dépistage du cancer du sein**.
- À partir de 50 ans, les hommes et les femmes devraient se soumettre à un **dépistage du cancer colorectal**.
- Participez aux programmes de **vaccination contre le virus de l'hépatite B**.

Dépistage des états précancéreux et des cancers

La probabilité de guérison est directement fonction du stade de l'extension de la maladie lors de son traitement. Depuis plusieurs décennies, des efforts considérables ont été consentis pour mettre au point et généraliser des procédures permettant de détecter plus précocement les cas, à un stade préclinique ou même à un stade de lésion précancéreuse.

Dépistage de masse

Il s'adresse à une population définie, *a priori* bien portante, qui n'a fait aucune demande d'investigations et à qui l'on propose un examen de dépistage (ex : cancer du sein). Cet examen doit avoir certaines qualités :

- facile à administrer ;
- inoffensif, non douloureux ;
- peu coûteux ;
- sensible (peu de faux négatifs parmi les malades) ;
- spécifique (peu de faux positifs parmi les non-malades),
- pour toucher ainsi une majorité de la population déterminée.

Le résultat de cet examen, s'il est positif, amène à des examens complémentaires qui aboutiront à un diagnostic précis (d'un cancer ou d'une autre maladie).

- **Le dépistage de masse vise une population très large non ciblée,** pour un cancer fréquent. Il a pour but de diminuer la mortalité par cancer.
- **Le coût global est élevé,** même avec un test de dépistage peu coûteux. Il vise à détecter des cancers asymptomatiques dont la découverte précoce offre un avantage en termes d'efficacité de traitement ; il peut également intervenir sur des états précancéreux dont l'éradication permettra une guérison certaine :

- dysplasies du col utérin ;
- adénomes colo-rectaux ;
- certains types de mastopathies bénignes du sein…

Attention ! Les propriétés d'un examen de dépistage ne sont pas celles d'un programme de dépistage qui, lui, est évalué en termes de nombre de cancers évités, de décès évités et d'années de vie gagnées.

Dépistage de populations à risque

Le terme de dépistage n'est pas adapté à cette situation. Il vaudrait mieux parler de surveillance de sujets à risque car il s'agit du suivi individuel de personnes à haut risque de cancer. La marche à suivre est totalement différente de la précédente puisqu'il ne s'agit plus d'utiliser un examen de dépistage imprécis mais d'effectuer d'emblée des investigations ciblées.

Situation actuelle

La prévention secondaire des cancers est en plein essor en France avec la mise en place du programme national de dépistage qui regroupe trois localisations (sein, côlon-rectum, col utérus).

▸ **Le cancer du col utérin** voit son incidence globale décroître régulièrement depuis 30 ans (3 400 en 2000 contre 6 000 nouveaux cas il y a 20 ans). Elle augmente entre 20 et 30 ans puis reste en plateau. Plusieurs pays ont développé des expériences de dépistage du cancer du col par frottis. La participation dépend du mode d'incitation et atteint souvent 90 % des femmes entre 20 et 30 ans (dans les pays scandinaves, en Islande). Les frottis cervico-vaginaux peuvent être faits en routine, ils sont facilement acceptés et leur efficacité n'est plus à démontrer.

La participation décroît au fur et à mesure de l'avancée en âge et avec le niveau socio-économique. Les résultats chez les femmes qui acceptent le dépistage sont très concluants mais ils sont difficiles à extrapoler dans une population générale.

▸ **Des recommandations ont été édictées :**

– un premier frottis à partir de 25 ans pour les femmes ayant eu un rapport sexuel;

– de 35 à 60 ans, frottis annuel chez les femmes appartenant à un groupe à risque, tous les 3 ans chez les autres;

– après 55 ans, arrêt de la surveillance des femmes correctement suivies jusqu'alors.

Ce schéma est à moduler selon les résultats normaux ou non des frottis.

▸ **Pour le cancer du col la prévention peut être de deux types :**

– la prévention primaire permet, par une hygiène génitale convenable, d'empêcher la survenue de cervicites qui favorisent le développement des dysplasies;

– la prévention secondaire est réalisée grâce au frottis cervico-vaginal qui dépiste les états dits précancéreux ou dysplasies.

▸ **Le cancer du sein** est aussi un bon modèle pour le dépistage de masse (42 000 nouveaux cas et 12 000 décès par an en France). Il n'existe pas de prévention primaire, il n'y a pas de facteurs de risque dont la suppression entraînerait une diminution notable de l'incidence des cancers du sein. On ne peut que proposer une prévention secondaire par dépistage précoce.

Il est acquis qu'une population de femmes de 50 à 69 ans à qui on propose un dépistage de masse par mammographie voit sa mortalité par cancer du sein diminuer de 30 à 40 %, s'il y a au moins 60 % de participation. Pour les femmes de 40 à 49 ans, le dépistage de masse n'a pas fait la preuve de son efficacité et des études doivent être ciblées sur des populations à risque.

La Commission européenne des cancers a proposé la mise en place de dépistage des cancers du sein et du col dans les États membres de l'Union européenne dès 1993.

En France, à partir de 1989, un protocole d'évaluation a été instauré d'abord dans des départements pilotes. Cette période test a permis de préparer un programme national en place depuis 2001. L'Institut national de Veille Sanitaire est chargé de l'évaluation de ce programme et publie régulièrement des résultats.

Réadaptation et réinsertion

Il s'agit de prévention tertiaire. Elle dépend du cancer et des séquelles du traitement et met en jeu précocement une participation active et déterminante d'un patient informé et motivé.

Après le traitement d'un cancer, la réadaptation à une vie normale n'est pas toujours aisée, du fait des handicaps physiques ou psychiques possibles.

De nombreuses associations d'anciens malades interviennent et aident les patients à se réadapter (association de stomisés, de mastectomisées...).

Une prise en charge psychologique est parfois à prévoir et jamais à négliger.

Dans le cas des cancers professionnels, une réparation peut intervenir en termes d'indemnités, de possibilités de réinsertion et de formation. La demande doit émaner du patient lui-même; encore faut-il qu'il soit informé de la possibilité d'une origine professionnelle de son cancer.

L'apparition des lésions est souvent très postérieure à l'exposition (55 % des cancers apparaissent après 65 ans et par conséquent après la vie professionnelle). Ici intervient le médecin qui doit rechercher une éventuelle cause professionnelle, en particulier pour certains types de cancers connus comme exclusivement d'origine professionnelle (cancer de l'ethmoïde chez les travailleurs du bois).

Un tableau des cancers professionnels existe. Malgré cela, seulement une centaine de cancers

© MASSON. La photocopie non autorisée est un délit

professionnels sont déclarés comme tels chaque année.

L'infirmier(e) et la prévention

Rôle de l'infirmier(e)

L'infirmier(e) joue un rôle important dans des structures hospitalières et non hospitalières.

Dans le milieu scolaire et universitaire, elle donne des informations antitabac, anti-alcool, antisoleil, sur les maladies vénériennes et l'hygiène alimentaire…

Dans les milieux professionnels, s'ajoute une information sur les modes d'emploi des substances utilisées pouvant être à long terme à l'origine de cancers professionnels. L'enregistrement de l'exposition du travailleur est alors répertorié.

Il est utile d'expliquer simplement les informations générales lancées sans précautions, de traduire les recommandations des campagnes grand public afin d'en diminuer la composante autoritaire et d'en augmenter la part du bénéfice individuel.

Par exemple, les campagnes antitabac détaillant des risques encourus par les fumeurs ne doivent pas prendre l'allure de terrorisme. Il en va de même pour les campagnes sur l'alcool et les changements d'alimentation dans le but d'éviter l'obésité. Ces campagnes de prévention doivent être expliquées, traduites et parfois mieux ciblées.

Infirmière et féminité

L'infirmière peut également intervenir, non plus en soignante exclusive, mais en conseillère et éventuellement en éducatrice.

Elle peut guider et expliquer, par exemple, les gestes d'une hygiène intime rigoureuse et permettre ainsi la diminution des cervicites.

Elle doit faire comprendre la nécessité des examens de surveillance et/ou de diagnostic tels la mammographie, les frottis cervico-vaginaux et autres examens spécifiques.

Elle va attirer l'attention sur des comportements à risque tels qu'une exposition exagérée au soleil, surtout en cas de carnation claire et chez les enfants en bas âge.

Elle parlera simplement de vie sexuelle, des conséquences de certains traitements sur la fécondité, sur la possibilité de recourir aux banques de sperme avant tout traitement.

De plus en plus souvent, des hommes exercent cette profession et leur intervention sur ces sujets dépendra de l'aptitude personnelle à appréhender les questions intimes et à provoquer un dialogue singulier.

L'infirmier(e) éducateur(rice)

L'infirmier(e) doit être lui(elle)-même bien formé(e) en cancérologie afin d'apporter une information personnelle motivante, répétée et adaptée. Par ses relations quotidiennes avec le patient, l'infirmier(e) intervient dans la réadaptation à la vie normale après des traitements longs et éprouvants. La mise en place des différents artifices permettant de pallier les conséquences des interventions très délabrantes est discutée et adaptée selon chaque cas.

Par exemple, pour la pose des poches de colostomies, l'autonomie des patients passe par un apprentissage des règles d'hygiène et une aide de la part des infirmier(e)s. Les conseils de prévention de la constitution des gros bras secondaires aux interventions sur le sein et les ganglions axillaires doivent être clairs et concis pour être bien compris.

L'infirmier(e) conseiller(e)

Un exemple est celui du rôle de l'infirmier(e) dans les consultations de sénologie.

Une « discussion » entre femmes est une réelle stimulation afin de retrouver une coquetterie oubliée.

Le retour à la vie normale passe par des informations pratiques (types de prothèses, adresses des distributeurs, adresses de spécialistes en drainage manuel et pressothérapie).

L'infirmier(e) reste un premier relais fiable simplement abordable vis-à-vis d'inquiétudes personnelles. Par exemple, certaines interrogations sur une concentration anormale de cancers dans une famille peuvent être levées ou canalisées par l'orientation des patients vers des consultations spécialisées.

Conclusion

Le cancer doit continuer d'être étudié par les épidémiologistes afin d'en cerner l'importance, d'en découvrir certaines causes. Si la description de la répartition des cancers n'est qu'une observation, elle permet cependant d'attirer l'attention sur de nombreuses disparités, dont les causes sont individuelles ou environnementales.

C'est grâce à des réflexions de ce type que les premiers facteurs de risque ont pu être révélés, avec difficulté.

Actuellement, la principale certitude concernant les facteurs de risque de la maladie cancéreuse est l'impact très important du tabac et de l'alcool. De nombreuses évaluations restent à faire pour préciser d'autres causes possibles.

L'exploitation des acquis et l'application des mesures de prévention doit rester une priorité, avec l'aide de toutes les personnes concernées par les actions de santé publique.

POINTS CLÉS

1. ▶ Le nombre annuel de nouveaux diagnostics de cancer n'est pas disponible directement pour la France entière, **car le cancer n'est pas une maladie à déclaration obligatoire**. Le système actuel de surveillance des nouveaux cas de cancers repose sur des registres couvrant une partie limitée du territoire (15 % environ). Ces registres produisent des données nominatives, exhaustives, relatives à l'ensemble des cas de cancers survenant dans la population de la zone surveillée (un département le plus souvent). Ces données ne sont pas utilisables en temps réel dans la mesure où leur validation nécessite un délai d'environ trois ans. En 2003, il existe 10 registres généraux (tous cancers) et huit registres spécialisés dont deux registres nationaux de l'enfant couvrant l'ensemble des localisations cancéreuses. À partir des données de morbidité et de mortalité dans ces départements et à partir de données de mortalité nationale, on peut aujourd'hui estimer l'incidence nationale par cancer.

2. ▶ Pour le **cancer du poumon**, la mortalité est six fois plus élevée chez l'homme que chez la femme et présente depuis 1980 une augmentation annuelle modérée et continue alors que chez la femme cette augmentation est plus importante; le constat est identique pour les données d'incidence. Chez les hommes, l'incidence du cancer de la prostate a très fortement augmenté au cours des deux dernières décennies, mais le taux de mortalité n'a en revanche pas été modifié; chez les femmes, le cancer du sein a doublé en nombre de nouveaux cas et le nombre de décès a augmenté de 35 %, augmentation entièrement expliquée par le vieillissement de la population.

3. ▶ Les **facteurs environnementaux** ou associés aux comportements humains représentent entre les deux tiers et les quatre cinquièmes de l'étiologie des cancers. Les principaux facteurs de risque reconnus sont le tabac, l'alcool, les facteurs nutritionnels, professionnels et environnementaux. La connaissance de ces facteurs est donc essentielle pour orienter la prévention primaire du cancer en réduisant le contact entre l'homme et ces facteurs, en améliorant la recherche de nouveaux facteurs en s'appuyant sur les analogies observées par rapport à des situations déjà identifiées, et en instituant des campagnes de dépistage (prévention secondaire) ciblées sur les populations ayant été en contact avec ces facteurs.

4. ▶ La **prévention secondaire des cancers** est en plein essor en France avec la mise en place du programme national de dépistage qui regroupe trois localisations (sein, côlon-rectum, col utérus).

Diagnostic et bilan préthérapeutique

4

Le diagnostic d'un cancer est le plus souvent suspecté par le patient lui-même : le redoutant, il tend à retarder le moment où il va aller voir un médecin qui risque de lui confirmer cette mauvaise nouvelle. Pourtant, reconnaître une tumeur maligne aussi tôt que possible est important pour :

– simplifier le traitement ;

– augmenter les chances de guérison.

Cette évolution dépend des caractères du cancer et du traitement. Le bilan préthérapeutique revient à évaluer la tumeur et le malade pour en déduire le traitement souhaitable et le traitement possible.

Plus que la thérapeutique qui va suivre, ces deux temps initiaux dépendent de la personne chez laquelle est suspectée, confirmée puis précisée la présence de la tumeur.

Diagnostic

Il doit être aussi précoce que possible. Il est largement orienté par des données cliniques. Il doit être confirmé par des examens complémentaires pour aboutir à une certitude.

Précocité

Comme beaucoup d'autres maladies, un cancer gagne à être reconnu tôt. C'est le principe du dépistage (voir chapitre 3). Une tumeur débutante, localisée, peut être difficile à reconnaître. Mais elle est moins grave qu'une tumeur plus évoluée, elle nécessite habituellement un traitement moins lourd (par exemple une petite tumeur du sein peut être traitée sans amputation du sein) et elle guérira plus souvent.

Cette précocité du diagnostic d'un cancer dépend plus du patient que du médecin (voir tableau 4.1).

Avant d'aller consulter, le premier hésite d'autant plus qu'il pense à un cancer et qu'il attribue à ce genre de maladie — suivant des représentations populaires encore très négatives — un cortège de traitements pénibles, d'évolution douloureuse et de mort inéluctable. Pour le médecin, le diagnostic est souvent suspecté sur des éléments évocateurs : les symptômes dont se plaint le patient, ses antécédents (tabagisme...), les données de l'examen clinique. Ceux-ci dépendent de la tumeur, de son siège, de son stade d'évolution.

Tableau 4.1 Facteurs avançant ou retardant la première consultation.

Facteurs de précocité	*Facteurs de retard*
Facteurs tenant au cancer	
Hémorragie Lésion superficielle, visible Évolution rapide	Absence de douleur Signe fonctionnel profond, vague Évolution lente
Facteurs socio-psychologiques	
Classe socio-économique élevée Personne mariée Personne qui parle de cancer Personne voyant périodiquement un médecin Bonne relation avec le médecin	Classe socio-économique basse Personne seule (célibataire, divorcée, veuve) Personne qui parle de boule, grosseur ou autre euphémisme Personne sans médecin traitant Relation médicale médiocre

© MASSON. La photocopie non autorisée est un délit

Données cliniques

LE CONTEXTE donne une première orientation. Le principal facteur exposant aux cancers est l'âge : plus d'une tumeur maligne sur deux est reconnue après 65 ans, 1 % des cancers surviennent avant 15 ans et seulement 1 % des décès par cancers se produisent avant 40 ans. Les hommes sont plus touchés que les femmes dans la mesure où ils fument. Le tabac, l'alcool et différentes expositions toxiques sont à l'origine de cancers que l'on évoquera plus volontiers en fonction de ces facteurs étiologiques. La connaissance de lésions préexistantes est aussi un bon élément d'orientation.

Tableau 4.2 Principaux symptômes et signes révélant un cancer et motivant une consultation.

Perception directe par le malade de la tumeur • visible sur ou sous la peau, dans la bouche • palpable : adénopathie, tumeur mammaire
Symptôme indirect • hémorragies : – hautes : crachat hémoptoïque, hémoptysie, hématémèse – basses : génitales, urinaires, par l'anus • troubles compressifs : – hypertension intracrânienne – dysphagie – dyspnée, syndrome médiastinal – troubles du transit digestif : constipation, diarrhée, occlusion – dysurie
Altération de l'état général • amaigrissement • asthénie et pâleur par anémie • fièvre
Cas particuliers • métastase révélatrice pour 10 à 15 % des cancers • syndrome paranéoplasique • pour mémoire : autopsie
Schématiquement : les 7 indices du cancer **I** Induration ou grosseur, au sein ou ailleurs **N** Nouvel aspect de verrue ou grain de beauté **D** Dérangement des fonctions intestinales ou urinaires **I** Indigestion ou difficulté à avaler **C** Cicatrisation interminable d'un « bobo » **E** Enrouement ou toux opiniâtre **S** Saignement ou écoulement anormal

LES SYMPTÔMES dont se plaint le malade sont très variés. Ils dépendent du type de cancer, de son siège, superficiel ou profond, de son degré d'extension (10 à 15 % des cancers sont révélés par une métastase alors que la tumeur primitive était muette et qu'elle le restera dans la moitié de ces cas), de son retentissement sur des organes voisins. Les principaux motifs de consultation sont indiqués par le tableau 4.2.

On soulignera :

– qu'une tumeur maligne n'est pratiquement *jamais douloureuse* au début ;

– qu'un *saignement* quel qu'il soit est en général suffisamment inquiétant pour motiver une consultation ;

– que les *signes de compression* sont à la fois un signe de cancer et, au sein des cancers, un signe de gravité accentuée ;

– que l'*orientation diagnostique* est plus ou moins aisée selon que plusieurs éléments sont associés (personne âgée, à l'état général altéré, fumeuse, à la voix altérée, avec une « boule » sur le côté du cou) ou qu'un signe est isolé (une adénopathie inguinale « nue »).

L'EXAMEN CLINIQUE accède aux principaux sièges de cancers : peau, sein, bouche, ganglions superficiels, palpation de l'abdomen, des testicules, touchers rectal et vaginal. Il complète l'orientation initiale en révélant une ou plusieurs tuméfactions ou ulcérations, indolores, dures, éventuellement hémorragiques et fixées aux tissus voisins. Huit fois sur dix le diagnostic définitif est alors justement évoqué (une fois sur dix, un examen complémentaire révélera une tumeur autrement insoupçonnée et la dixième fois le diagnostic restera temporairement méconnu). Il arrive que cet examen soit normal.

L'ensemble de ces données cliniques orientent les examens complémentaires qui doivent être logiquement prescrits en se limitant aux explorations nécessaires et suffisantes.

Examens complémentaires

Certaines investigations précisent l'orientation diagnostique : radiographie du thorax chez un fumeur qui a craché du sang ou, moins souvent, en cas de compression médiastinale, échographie ou scanographie de l'abdomen, hémogramme (cet examen peut révéler une anémie ferriprive hautement évocatrice d'une hémorragie occulte et donc d'une lésion chronique à son origine).

LA BIOPSIE est l'élément clé du diagnostic : elle va apporter la certitude du cancer en en précisant les caractères. Ce prélèvement se fait différemment selon le siège de la tumeur :

– une *biopsie à la pince simple* est possible pour une tumeur superficielle sur la peau, la langue, le col utérin...

– une *endoscopie* est nécessaire pour accéder à une tumeur profonde, à un organe creux (laryngoscopie, bronchoscopie, gastroscopie, cystoscopie, coloscopie...) ou à une cavité virtuelle (cœlioscopie, laparoscopie...) : par le tube souple de fibres optiques on découvre la lésion tumorale et on peut, en même temps, y effectuer les prélèvements nécessaires avec une petite pince mobile ;

– une *ponction-biopsie* avec un trocart peut être utile pour un organe plein et profond, guidée sous échographie ou scanographie ;

– une *intervention chirurgicale* est indispensable pour aborder une tumeur abdominale profonde, d'un rein, d'un os ou d'un muscle... dans des conditions qui seront discutées chaque fois pour faire simultanément ou séparément le prélèvement diagnostique, l'inventaire préthérapeutique et le traitement.

Un tel prélèvement est toujours nécessaire pour établir un diagnostic certain et précis, base solide et indispensable du traitement ultérieur. Un cancer tout à fait débutant peut être difficile à reconnaître.

Le prélèvement doit recueillir une quantité de tissu suffisante pour un diagnostic anatomopathologique (différent de l'examen cytologique fait à partir de cellules éparses et généralement insuffisantes). Il ne présente pas de risque particulier, notamment de dissémination tumorale, sauf situation spéciale comme un mélanome malin.

La biopsie permet, sur l'aspect morphologique microscopique des tissus ou sur des caractères révélés par des colorations spéciales, de reconnaître la tumeur parmi les principaux cancers possibles en fonction de leur tissu d'origine (voir tableau 4.3).

Neuf fois sur dix il s'agit de carcinome développé à partir d'un épithélium de revêtement (peau ou muqueuse) ou glandulaire.

Elle contribue largement au bilan préthérapeutique.

Tableau 4.3 Principales formes histologiques de cancers selon leur tissu d'origine.

Tissus d'origine	*Tumeurs malignes*
Épithéliums	Carcinome (= épithélioma)
de recouvrement cutané	Carcinome pavimenteux
des annexes cutanées	Carcinome sudoripare ou sébacé
des muqueuses (épithélium cylindrique)	Adénocarcinome
des glandes	Adénocarcinome
Tissus conjonctifs	Sarcome
« mous » fibreux	Fibrosarcome
adipeux	Liposarcome
musculaire strié	Rhabdomyosarcome
musculaire lisse	Léiomyosarcome
osseux osseux proprement dit	Ostéosarcome
cartilagineux	Chondrosarcome
Autres tissus	
hématopoïétique	Leucémies
	Maladies myélo-prolifératives
	Lymphomes malins
	Dysglobulinémies
nerveux	Glioblastome
	Astrocytome
mélanogène	Mélanome malin
trophoblastique	Choriocarcinome
embryonnaire	Tératome malin
	Néphroblastome

Bilan thérapeutique

Il doit préciser les caractères de la tumeur et du malade afin de déterminer le traitement le plus adapté à chaque cas.

La tumeur

La biopsie apporte des éléments décisifs : le type de la tumeur mais aussi son degré de malignité (grade), la présence éventuelle de récepteurs hormonaux (sein, prostate) ou d'autres caractères biologiques (oncogènes...).

L'EXTENSION TUMORALE va orienter vers un traitement local (chirurgie ou radiothérapie) si le cancer est localisé, général (chimiothérapie, hormonothérapie) s'il est généralisé, ou à la fois local et général. Schématiquement on apprécie :

– la *tumeur primitive* T, plus ou moins volumineuse, infiltrant ou non les tissus voisins ; le volume

© MASSON. La photocopie non autorisée est un délit

tumoral conditionne l'extension à distance, le pronostic et les possibilités de traitement local ;

– les *ganglions de voisinage* N, apparemment normaux ou déjà atteints à l'examen clinique ou microscopique (après évidement ganglionnaire chirurgical) ;

– des *métastases à distance* M.

Cette évaluation aboutit à une classification TNM, établie pour chacun des principaux cancers à partir des recommandations de l'Union internationale contre le cancer (UICC, voit tableau 4.4).

Tableau 4.4 Principaux repères de la classification TNM.

T (tumeur)	mesure l'extension de la tumeur primitive.
T0 :	tumeur cliniquement non perceptible, révélée par ganglion ou métastase.
T1, T2, T3 :	l'indice traduit la dimension et/ou l'infiltration péritumorale.
T4 :	extension débordant l'organe d'origine et intéressant les structures voisines (peau et/ou paroi thoracique pour le sein par exemple).
N (*node* = ganglion en anglais)	décrit l'aspect des ganglions.
N0 :	correspond à l'absence de ganglions régionaux palpables.
N1 à N4 :	exprime des anomalies croissantes des ganglions régionaux dans leur aspect et dans leur distribution (homolatérale, controlatérale, etc.).
M (métastase)	signale l'absence (M0) ou la présence (M1) d'une localisation tumorale à distance (métastase par voie sanguine ou lymphatique).

L'inventaire des lésions cancéreuses commence par l'*examen clinique* qui apprécie aisément une tumeur accessible à la vue ou aux doigts, ou des organes où siègent les principales métastases (foie, peau, douleurs osseuses). Il peut relever des symptômes orientant vers des métastases pleuropulmonaires (dyspnée) ou cérébrales (signes neurologiques).

Les examens complémentaires seront mis en œuvre :

– selon leur simplicité et leur intérêt (sensibilité, spécificité) ;

– selon les chances qu'ils apportent une information intéressante en fonction de la tumeur primitive (exemple : recherche de métastases osseuses seulement en cas de cancer ostéophile) ;

– selon le retentissement de leur résultat sur le traitement (un examen dont le résultat normal ou anormal ne changera pas la thérapeutique est peu utile ou inutile).

- **Les examens radiographiques** (radiologie standard, échographie, scanographie, IRM) sont surtout utiles pour explorer les viscères du thorax, de l'abdomen et le cerveau.
- **Les explorations isotopiques** servent à examiner la thyroïde ou les os (scintigraphie squelettique).
- **Les examens endoscopiques** apprécient en général l'étendue d'une tumeur en même temps qu'ils permettent sa biopsie.
- **Une exploration chirurgicale** peut être nécessaire pour inventorier une tumeur profonde, en général juste avant son ablation (ovaire).
- **Des examens biologiques** sont intéressants dans certains cas. Les marqueurs sont des substances produites par des cellules cancéreuses qui les libèrent dans le sérum où on peut les doser; ce dosage sera surtout utile pour la surveillance.

La vitesse de croissance tumorale n'est pas très facile à apprécier. Un cancer d'évolution rapide est spontanément plus grave mais il répond habituellement mieux au traitement et a plus de chances de guérir qu'un cancer d'évolution lente, surtout en cas de généralisation.

Certains caractères biologiques sont parfois décisifs, comme une sécrétion à l'origine :

– d'un syndrome inflammatoire ;

– d'une dénutrition qui entraîne un amaigrissement et aboutira à une cachexie ;

– d'un syndrome paranéoplasique rare (lié au cancer mais sans relation directe avec la présence de cellules malignes).

Le malade

Son approche doit être organique et psychologique.

L'appréciation organique est importante pour déterminer si un traitement, et même parfois une exploration, est possible, surtout chez une personne âgée qui peut aussi souffrir d'atteinte cardiaque, vasculaire, rénale… Une insuffisance viscérale peut gêner ou interdire une anesthésie, une opération, une chimiothérapie… L'échelle de Karnofsky ou de l'OMS donne une appréciation globale simple et utile (voir figure 4.1 et tableau 4.5).

Tableau 4.5 Estimation des conditions de vie.

Échelle de Karnofsky			*Échelle de l'OMS (1979)*	
Capacité d'activité professionnelle ou physique	Intense sans difficulté	100 %	0	Activité extérieure normale sans restriction
	Normale + gêne modérée	90 %		
	Réduite	80 %	1	Réduction des efforts physiques intenses
Capacité d'activité domestique	Normale, sans aide mais efforts impossibles	70 %	2	Pas d'activité extérieure mais ambulatoire (50 % des heures de veille)
	Restreinte aux besoins personnels	60 %	3	Besoins personnels stricts (alitement > 50 % des heures de veille)
	Minime + aide occasionnelle	50 %		
Incapacité pour besoins élémentaires	Aide permanente	40 %	4	Incapacité totale
	Alitement fréquent	30 %		Alitement fréquent ou constant
	Grabataire	20 %		
	Moribond	10 %		

L'ABORD PSYCHOLOGIQUE est important en raison de la gravité réelle et plus encore supposée de la maladie. Il commence dès le premier contact, alors que le diagnostic n'est encore que suspecté. Il faut d'abord écouter le patient pour entendre ce qu'il redoute, ce dont il se doute, ce qu'il demande, ce qu'il attend, ce qu'il souhaite et ce dont il ne veut pas. Il faut répondre à ses questions en lui apportant avec tact et mesure, progressivement, au fur et à mesure qu'on les obtient, des informations authentiques. On ne peut cacher une certaine gravité, à plus forte raison une gravité certaine. On ne peut pas non plus garantir une guérison incertaine. Ces informations sont nécessaires, autant que souhaitées :

- pour *baliser* l'avenir et faire reculer l'inconnu qui est le plus redoutable élément ;
- pour *dédramatiser* une situation que le malade peut imaginer pire qu'elle n'est en réalité ;
- pour *aider* le malade à s'adapter, à partir de données réelles et non pas factices, à sa nouvelle situation présente et future probable, à court et moyen terme ;
- pour lui permettre de *s'organiser* en préservant autant que possible de larges secteurs de vie saine à côté de sa vie malade et médicalisée ;
- pour lui permettre de *prendre toutes les dispositions* qu'il juge opportunes en fonction de l'avenir prévisible ;
- pour qu'il *comprenne* ce qui lui arrive, le traitement nécessaire, et y apporte son indispensable coopération.

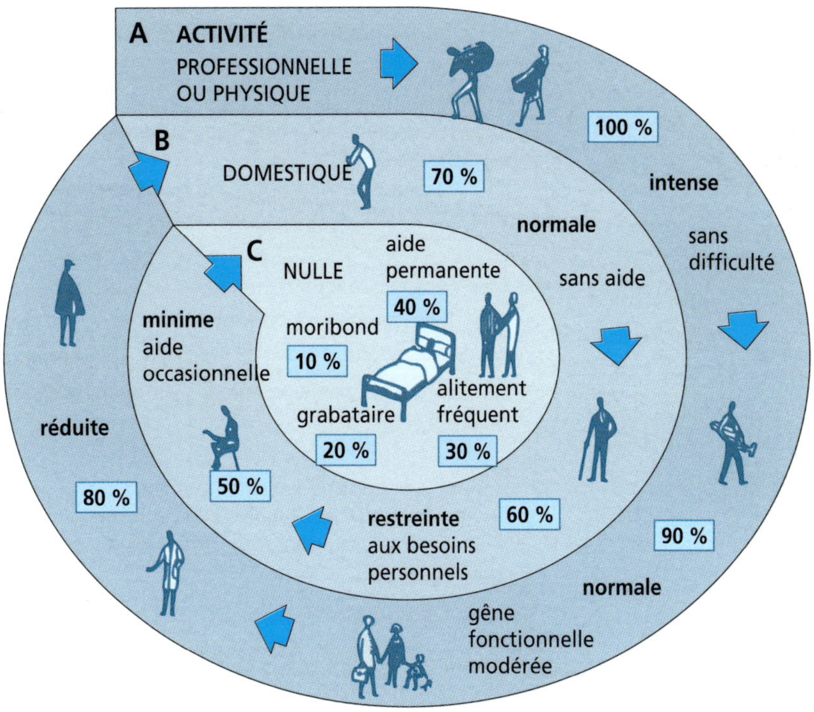

Fig. 4.1 Code des conditions de vie.

Cette information est indispensable pour fonder une bonne relation de confiance entre tous les intervenants avant de partir dans une aventure thérapeutique qui comporte des inconvénients, des risques et dont l'issue est incertaine.

© MASSON. La photocopie non autorisée est un délit

Prise en charge des patients par l'infirmier(e)

La qualité du soin commence ici. L'infirmier(e) a un rôle capital dans l'aide, l'information, l'écoute qu'il/elle peut apporter au patient dès son entrée dans l'univers hospitalier.

L'angoisse, la peur du diagnostic est omniprésente. La première prise de sang, les premiers examens dans le service de radiologie peuvent être traumatisants si le patient n'est pas guidé.

Tout examen est une expérience unique dans son histoire, qu'il se situe au début de la maladie ou lors de son évolution.

L'infirmier(e) en consultation ou en hospitalisation et surtout l'équipe technique soignante a un rôle *d'accueil* qui contribue à rassurer le patient.

Code de la Santé publique : règles professionnelles des infirmier(e)s

Article R. 4312-32

« *L'infirmier(e) informe le patient ou son représentant légal, à leur demande, et de façon adaptée, intelligible et loyale, des moyens ou des techniques mis en œuvre. Il en est de même des soins à propos desquels il donne tous les conseils utiles à leur bon déroulement.* »

Une gestion correcte des rendez-vous, un bon d'examen bien rédigé, une information claire, précise, efficace sont déjà le signe de la qualité des soins.

L'infirmier(e) participe ainsi à la recherche du diagnostic médical.

Code de la Santé publique : actes professionnels et à l'exercice de la profession d'infirmier

Article R. 4311-2

Les soins infirmiers ont pour objet : « *De concourir à la mise en place de méthodes et au recueil des informations utiles aux autres professionnels, et notamment aux médecins pour poser leur diagnostic et évaluer l'effet de leurs prescriptions.*

De contribuer à la mise en œuvre des traitements en participant à la surveillance clinique et à l'application des prescriptions médicales contenues, le cas échéant, dans des protocoles établis à l'initiative du ou des médecins prescripteurs. »

La technique évolue sans cesse. Plusieurs types d'examens peuvent être demandés. Seuls les plus courants ou les plus propres à la cancérologie sont détaillés ici :

Imagerie médicale

- **Par rayons X**
  - *Sans injection de produit de contraste*
    → radiographie simple, du thorax, des os
    → mammographie ①
  - *Avec injection de produit de contraste*
    → tomodensitométrie (scanner) ②
    → artériographie
    → phlébographie
- **Par champ magnétique**
  → imagerie par résonance magnétique (IRM) ③
- **Par ultrasons**
  → échographie ④

Examens biologiques

→ hémogramme ⑤
→ myélogramme ⑥

Examens morphologiques

→ cytologie après ponction
→ histologie après biopsie
– tumeur
– moelle osseuse ⑦

Endoscopies

→ du tube digestif : œsophage, estomac, duodénum ⑪, côlon, rectum ⑫
→ des bronches ⑬
→ de la vessie
→ du péritoine

Scintigraphies

→ Examens réalisés en médecine nucléaire ⑭

Ionographie

→ Tomographie d'émission de positons ⑮

Les *fiches techniques* se composent de connaissances nécessaires, d'actes médicaux et d'actions infirmières.

Elles constituent un *guide standard* permettant à l'infirmier(e) de donner une information complète et adaptée aux besoins du patient.

POINTS CLÉS

1. ▶ **Les conditions de découverte** d'un cancer sont très variables : symptôme, perception d'une tumeur, dépistage mais l'examen clinique suffit le plus souvent pour orienter correctement le diagnostic.
2. ▶ Le diagnostic d'un cancer doit être confirmé et précisé par une **biopsie** et un **examen anatomopathologique**.
3. ▶ Le **bilan préthérapeutique** doit évaluer tumeur et malade pour en déduire le traitement le plus adapté à chaque cas.
4. ▶ Dès ce moment, **l'infirmier(e)** a un rôle déterminant pour écouter, informer, intervenir, aider.

FICHE TECHNIQUE

① MAMMOGRAPHIE

Mme A., 35 ans, mariée, une fille de 5 ans, suivie depuis deux ans pour microcalcifications, entre pour exploration d'une grosseur du sein droit.

Définition

Radiographie sans préparation de la glande mammaire.

Buts

- Dépistage.
- Surveillance de lésions bénignes ou malignes.
- Illustration d'une lésion cliniquement évidente.
- Précision du caractère d'une lésion suspecte.
- Mise en évidence d'une lésion infraclinique et repérage.
- Évaluation de l'efficacité d'un traitement.
- Surveillance après traitement conservateur.

Action infirmière

1. Faire rédiger la demande d'examen par le médecin.
2. Prendre le rendez-vous (sans tenir compte du cycle menstruel).
3. L'inscrire sur le dossier de soins.
4. Pas de préparation spéciale.
5. Prévenir la patiente :
   - du jour et de l'heure de l'examen;
   - examen non douloureux mais désagréable par compression du sein entre deux plaques de plastique, nécessaire à une bonne image radiologique;
   - durée : 15 minutes.
6. Récupérer clichés et compte rendu.
7. Organiser un rendez-vous médecin-patient pour communication des résultats.

FICHE TECHNIQUE

② TOMODENSITOMÉTRIE (TDM)

M. X., 55 ans, suivi pour un carcinome au niveau du côlon, se plaint de douleurs hépatiques. Le médecin suspectant des métastases hépatiques, prescrit une tomodensitométrie abdominale (= scanographie).

Définition

Elle permet de réaliser des coupes transverses du corps et l'analyse de densités. Image précise, mais technique irradiante, allergisante par l'iode.

Buts

- Diagnostic.
- Bilan préthérapeutique.
- Surveillance post-thérapeutique.
- Radiologie interventionnelle (ponctions).
- Dosimétrie pour radiothérapie.

Action infirmière

1. Faire rédiger la demande d'examen par le médecin. Noter si allergie à l'iode ou à autre produit. Si oui, prévoir une préparation anti-allergique.
2. Prendre le rendez-vous.
3. L'inscrire sur le dossier de soins.
4. Voie veineuse à maintenir si elle existe. Prévoir le suivi du traitement pour le service de radiologie, si nécessaire.
5. Prévenir le patient du jour, de l'heure et du déroulement de l'examen :
   - à jeun (4 heures avant l'examen);
   - injection d'un produit iodé en unité de radiologie;
   - absorption d'1/2 litre d'eau + produit de contraste pour les explorations abdominales;
   - durée de l'examen = 30 minutes;
   - examen non douloureux mais pouvant entraîner une angoisse liée à l'immobilité prolongée, à l'isolement et au confinement dans l'appareil (parfois claustrophobie).
6. Récupérer clichés et compte rendu.
7. Organiser un rendez-vous médecin-patient pour communication des résultats.
8. Surveillance après l'examen du point de ponction s'il y a lieu.

© MASSON. La photocopie non autorisée est un délit

FICHE TECHNIQUE

③ IMAGERIE PAR RÉSONANCE MAGNÉTIQUE (IRM)

François, adolescent de 17 ans, ayant un sarcome du péroné, va bénéficier d'une IRM pour analyser l'étendue de la tumeur et adapter une thérapeutique chirurgicale et médicale.

Définition

Images obtenues grâce à l'analyse de variations des champs magnétiques.

Buts

- Diagnostic.
- Bilan préthérapeutique.
- Surveillance post-thérapeutique.
- Dosimétrie pour radiothérapie.

Action infirmière

1. Interrogatoire médical soigneux pour éliminer les malades porteurs de prothèses métalliques ferromagnétiques, pouvant se déplacer ou être détériorées.
   - *Contre-indications formelles :*
   – stimulateur cardiaque;
   – corps étranger métallique intra-oculaire;
   – certains clips vasculaires et filtre valve.
   - *Contre-indications relatives :*
   – prothèses et plaques d'ostéosynthèse;
   – couronnes dentaires.
   - *Les chambres implantables ne contre-indiquent pas l'examen.*
2. Faire rédiger la demande d'examen par le médecin.
3. Prendre le rendez-vous.
4. L'inscrire sur le dossier de soins.
5. Voie veineuse : si elle est indispensable, mettre un cathéter.
   Si la seringue électrique est maintenue, prévoir des transmissions infirmières pour la remise en route du traitement (la seringue électrique étant débranchée pendant l'examen).
   Prévoir le suivi du traitement si nécessaire.
6. Prévenir le patient du jour, de l'heure et du déroulement de l'examen :
   - Durée de l'examen : 3/4 d'heure à 1 heure.
   - Examen non douloureux mais pouvant entraîner l'angoisse du patient liée à l'immobilité prolongée, au bruit, à l'isolement et à l'enfermement dans l'appareil (claustrophobie).
   - Une injection de produit de contraste peut être nécessaire.
7. Récupérer clichés et compte rendu.
8. Organiser un rendez-vous médecin-patient pour communication des résultats.

FICHE TECHNIQUE

④ ÉCHOGRAPHIE

Mme X., âgée de 45 ans, présente des douleurs pelviennes depuis plusieurs mois. Le médecin, après un examen clinique complet, prescrit une échographie.

Définition

Image dynamique correspondant aux différences d'absorption des ultrasons dans les tissus.
Elle explore l'abdomen et les tissus mous.

Buts

- Diagnostic.
- Bilan préthérapeutique.
- Surveillance post-thérapeutique.
- Ponction échoguidée à visée diagnostique ou thérapeutique.

Action infirmière

1. Faire rédiger la demande d'examen par le médecin.
2. Prendre le rendez-vous.
3. L'inscrire sur le dossier de soins.
4. Prévenir le patient du jour, de l'heure et du déroulement de l'examen :
   - examen non douloureux;
   - dépôt d'un gel incolore, ne tachant pas la peau, qui sera enlevé après l'examen;
   - durée : 15 minutes;
   - pour l'échographie *pelvienne* : la vessie doit être pleine → boire 1 litre d'eau, 1 heure avant l'examen;
   - pour l'échographie *hépatique* : le patient doit être à jeun.
5. Récupérer clichés et compte rendu.
6. Organiser un rendez-vous médecin-patient pour communication des résultats.

FICHE TECHNIQUE

⑤ PONCTION VEINEUSE POUR HÉMOGRAMME

M. X., 50 ans, se présente dans le service pour recevoir un 3e cycle de chimiothérapie. Un hémogramme est pratiqué pour vérifier que les taux globulaires permettent l'administration du traitement.

Définition

Ponction veineuse ou piqûre au bout du doigt permettant un comptage automatique des hématies, leucocytes et plaquettes. L'hémogramme comprend la numération globulaire, la mesure de l'hémoglobine et de l'hématocrite, le calcul des constantes érythrocytaires et la formule leucocytaire.

Normes chez l'adulte

Hémogramme (valeurs normales)		*Formule leucocytaire (valeurs normales)*		
			%	Taux absolus (G/L)
• Hématies (T/L = 10^{12}/L)				
Homme	4,5-5,9			
Femme	4-5,4	• Granulocytes		
• Hémoglobine (g/100 mL)		neutrophiles	50-85	2,5-7,5
Homme	14-18	éosinophiles	1-4	0,03-0,5
Femme	12-16	basophiles	0-1	0,01-0,1
• Leucocytes (G/L = 10^9/L)	4-9	• Lymphocytes	20-40	1,5-4
• Plaquettes (G/L = 10^9/L)	150-400	• Monocytes	2-10	0,4-1

Buts

- Diagnostic (hémopathie).
- Bilan préthérapeutique.
- Surveillance des traitements (recherche d'une aplasie, compensation d'une anémie éventuelle).

Action infirmière

1. Examen effectué sur prescription médicale écrite ou protocole écrit.
2. Vérifier l'identité du patient et l'informer.
3. Effectuer le prélèvement.
4. Coller une étiquette sur le tube avec date, nom et prénom du malade, service demandeur, examen demandé.
5. Rédiger la demande d'examen étiquettée au nom du patient également.
6. Acheminer le prélèvement au laboratoire.
7. Récupérer le résultat lors de la visite médicale ou prévenir le médecin si des anomalies sont constatées.
8. Donner les résultats au patient en accord avec le médecin.

FICHE TECHNIQUE

⑥ MYÉLOGRAMME – PONCTION STERNALE

DÉFINITION

Prélèvement d'une petite quantité de moelle osseuse à l'aide d'un trocart au niveau du sternum où l'os est mince et plat, permettant d'effectuer une analyse quantitative et qualitative de la moelle prélevée, dans le but de diagnostiquer les anomalies primitives et secondaires de la moelle osseuse, ou de réaliser une analyse génétique des cellules de la moelle. Acte médical au lit du patient, durée de l'examen 15 à 20 minutes.

PRÉPARATION DU MATÉRIEL

- Chariot propre et désinfecté.
- Poche poubelle de couleur spécifique et conteneur à aiguilles.
- Gants stériles pour l'opérateur.
- Compresses stériles 3 paquets.
- Antiseptique pour la peau (*Bétadine*, *Chlorexidine*).
- Champ troué stérile.
- Pour anesthésie locale : *Xylocaïne* à 1 %, 1 seringue de 5 mL, 1 aiguille sous-cutanée.
- Trocart de Mallarmé.
- Seringue de 20 mL embout excentré non *Luer Lock*.
- Pansement compressif (*Elastoplast*).
- 6 lames pour étalement et 2 porte-lames.
- Demande d'examen cyto-hématologie, étiquettes du patient.

PRÉPARATION DU PATIENT

L'infirmier(e) explique le geste dans le but d'améliorer la tolérance et faciliter le travail du médecin.

Une séance de relaxation ou de sophrologie avant l'examen peut limiter l'anxiété et la douleur.

L'examen est impressionnant (ponction au niveau de la poitrine) et peut être douloureux (anesthésie locale, antalgie sur prescription ou application d'un patch anesthésiant pendant l'heure qui précède la ponction).

DÉROULEMENT DE L'EXAMEN

L'infirmier(e) et le médecin installent le patient en décubitus dorsal, dans son lit, parfaitement à plat, tête basculée en arrière.

Le médecin, aidé par l'infirmier(e) :

- réalise un lavage chirurgical des mains;
- réalise une 1re désinfection de la peau (compresses + antiseptique);
- met les gants stériles;
- réalise une désinfection rigoureuse de la peau (compresses + antiseptique);
- met en place le champ troué;
- repère le 2e espace intercostal, 2 cm au-dessous de la fourchette sternale;
- réalise l'anesthésie locale superficielle des téguments;
- introduit le trocart perpendiculairement à l'os avec un petit mouvement de pronosupination. Il enfonce le trocart pour passer la corticale;
- retire le mandrin;
- connecte la seringue au trocart;
- aspire rapidement quelques gouttes de moelle (les cellules restent dans le trocart, on ne voit rien arriver dans la seringue);
- retire le trocart;
- désinfecte la plaie et met en place un pansement compressif;
- dépose la moelle sur la lame (en poussant avec la seringue) et étale les gouttes de moelle sur les lames.

L'infirmier(e) fait acheminer les prélèvements au laboratoire avec une demande d'examen (les renseignements cliniques sont notés par le médecin).

Elle note l'examen et les réactions du patient sur le dossier de soins.

SURVEILLANCE APRÈS L'EXAMEN

L'infirmier(e) demande au patient de rester au repos pendant 1/2 heure.

Le pansement compressif est maintenu pendant 12 heures, et refait s'il existe un saignement.

Les résultats sont disponibles un à plusieurs jours après l'examen, selon l'urgence de la situation.

FICHE TECHNIQUE

⑦ BIOPSIE OSTÉO-MÉDULLAIRE (BOM)

Définition

Prélèvement de moelle osseuse à l'aide d'un trocart au niveau de l'épine iliaque postéro-supérieure ou latérale, permettant d'effectuer une analyse quantitative et qualitative du tissu hématopoïétique, dans un but diagnostique (recherche d'un envahissement médullaire, aplasie médullaire, lymphome...) ou de surveillance. Acte médical au lit du patient, durée de l'examen 15 à 20 minutes.

Préparation du matériel

- Chariot propre et désinfecté.
- Poche poubelle jaune et conteneur à aiguilles.
- Gants stériles pour l'opérateur.
- Compresses stériles 3 paquets.
- Antiseptique pour la peau (*Bétadine*, *Chlorexidine*).
- Champ troué stérile.
- Pour anesthésie locale : *Xylocaïne* à 1 %, 1 seringue de 20 mL *Luer Lock*, 1 aiguille IM longue.
- Lame de bistouri n° 11 sur manche.
- Trocart de Jamshidi à BOM.
- Stéristrips grande taille (100 x 12,5).
- Pansement compressif (*Elastoplast*).
- Flacon avec liquide de Bouin.
- 10 lames pour étalement et 3 porte-lames.
- Demandes d'examens anatomopathologique et cyto-hématologique, étiquettes du patient.

Préparation du patient

L'infirmier(e) explique le geste dans le but d'améliorer la tolérance et faciliter le travail du médecin.

Examen aisé sur le plan technique mais pouvant être douloureux : prévoir sur prescription une prémédication (disposer d'une voie veineuse, *Hypnovel* 3 mg IVD suffisent généralement), anesthésie locale et antalgie.

Déroulement de l'examen

L'infirmier(e) et le médecin installent le patient en décubitus ventral (ou latéral).

Le médecin, aidé par l'infirmier(e) :

- prend un repère sur l'épine iliaque postéro-supérieure et réalise un marquage au stylo;
- se lave chirurgicalement les mains et met les gants stériles;
- désinfecte rigoureusement la peau (compresses + antiseptique) et met en place le champ troué;
- réalise une anesthésie locale plan par plan jusqu'au périoste qui doit être infiltré et laisse à l'anesthésie le temps d'agir (2 minutes);
- réalise une incision de 5 mm au bistouri n° 11;
- introduit le trocart de Jamshidi perpendiculairement à l'os, 10° vers le sacrum;
- retire le mandrin une fois le périoste franchi;
- enfonce le trocart jusqu'à 20 mm par des mouvements de rotation;
- vérifie la longueur de la carotte en introduisant le mandrin dans le trocart;
- rompt la carotte (cylindre de biopsie) par des mouvements latéraux;
- retire le trocart de façon légèrement désaxée pour retirer la carotte;
- sort la carotte du trocart en la poussant à l'aide du mandrin (la fait sortir du trocart par le côté où elle est entrée pour ne pas léser les espaces médullaires prélevés au plus profond);
- dépose la carotte sur une lame;
- désinfecte la plaie et suture avec *Stéristrip* placés en étoile et met en place un pansement compressif;
- étale une petite quantité de suc de la carotte sur les lames puis met la carotte dans le Bouin.

L'infirmier(e) fait acheminer les prélèvements au laboratoire d'anatomopathologie avec le bon d'examen, les renseignements cliniques sont notés par le médecin. Les résultats sont disponibles 1 semaine après la biopsie.

L'infirmier(e) note l'examen et les réactions du patient sur le dossier de soins.

Surveillance après l'examen

L'infirmier(e) demande au patient de rester en décubitus dorsal pendant 1 heure pour faciliter la compression.

Le pansement compressif est maintenu pendant 48 heures.

Le pansement est refait s'il existe un saignement toutes les 48 heures. Les sutures sont enlevées 7 jours après.

© MASSON. La photocopie non autorisée est un délit

FICHE TECHNIQUE

⑧ PONCTION LOMBAIRE AVEC INJECTION

Définition

La ponction lombaire permet le prélèvement de liquide céphalorachidien pour analyses de laboratoire dans un but diagnostique. Elle est presque toujours associée à une injection intrathécale directe de produits de chimiothérapie dans les cas de leucémie aiguë et de lymphome malin non hodgkinien. Acte médical au lit du patient nécessitant l'aide de l'infirmier(e), durée de l'examen 15 à 20 minutes.

Préparation du matériel

- Chariot propre et désinfecté.
- Poche poubelle jaune et conteneur à aiguilles.
- Gants stériles pour l'opérateur.
- Compresses stériles 3 paquets.
- Antiseptique pour la peau (*Bétadine* ou *Chlorexidine*).
- Champ stérile.
- Aiguille à ponction lombaire de taille et de calibre adaptés à la morphologie du patient (20 GA 0,9 × 90 mm).
- Pansement stérile.
- 3 tubes stériles de prélèvement pour le LCR.
- Demandes d'examens biochimie, cyto-hématologie et bactériologie, étiquettes du patient.

L'infirmier(e) prépare le produit à injecter (*Aracytine*, *Dépomédrol*, *Méthotrexate* sans conservateur) en respectant le protocole de reconstitution des produits de chimiothérapie.

Préparation du patient

L'infirmier(e) :
- explique le geste dans le but d'améliorer la tolérance et faciliter le travail du médecin;
- informe le patient qu'il devra rester allongé au moins 2 heures après l'examen (lui proposer d'uriner avant l'examen);
- réalise une application d'*Emla* sur le point de ponction (demander au médecin de repérer le point de ponction) ou une prémédication éventuelle sur prescription.

Déroulement de l'examen

L'infirmier(e) et le médecin installent le patient en position assise sur le bord du lit, jambes pendantes et dos fléchi en s'enroulant au besoin autour de l'oreiller et/ou en s'appuyant sur l'adaptable (il fait le « dos rond »).

S'il est inconscient ou trop algique, le patient est positionné en décubitus latéral.

Le médecin, aidé par l'infirmier(e) :
- réalise un lavage chirurgical des mains;
- met les gants stériles;
- place le champ stérile derrière le patient;
- désinfecte largement la peau (compresses + antiseptique);
- pique entre les dernières vertèbres lombaires, en dessous de la moelle épinière, dans l'axe de la colonne;
- retire le mandrin, une fois l'aiguille dans les méninges. Le LCR s'écoule goutte à goutte (ne jamais aspirer).

L'infirmier(e) :
- met des gants;
- place les tubes stériles de prélèvement sous l'aiguille. Elle compte et recueille environ 10 gouttes de LCR par tube pour les analyses de laboratoire (au minimum on évacue la quantité de liquide correspondant au volume à injecter).

Le médecin, aidé par l'infirmier(e) :
- injecte le(s) produit(s) avec la même aiguille laissée en place;
- replace le mandrin et retire rapidement l'aiguille :
- désinfecte la plaie;
- masse le point de ponction avec une compresse stérile et met en place un pansement sec stérile.

L'infirmier(e) :
- installe immédiatement le patient à plat strict, sans oreiller, pendant 2 heures;
- fait acheminer les prélèvements aux laboratoires de biochimie, cyto-hématologie (dans l'heure qui suit) et bactériologie avec les demandes d'examens. Les résultats de cytologie et de biochimie sont disponibles dans l'heure qui suit la ponction;
- note l'examen et les réactions du patient sur le dossier de soins, la nature et la quantité du produit injecté.

Surveillance après l'examen

- Demander au patient de rester en décubitus ventral ou dorsal pendant 2 heures au minimum pour faciliter la diffusion jusqu'au cerveau du produit injecté.
- Assurer une hydratation suffisante dans les heures qui suivent (boisson ou perfusion).
- Surveiller les signes vitaux : pouls, TA, fréquence respiratoire toutes les 1/2 heures.
- Surveiller l'apparition de céphalées, nausées-vomissements et de douleurs lombaires.

FICHE TECHNIQUE

⑨ ADÉNOGRAMME (PONCTION GANGLIONNAIRE)

DÉFINITION

Prélèvement par ponction et aspiration de cellules dans une adénopathie superficielle, permettant d'effectuer un dépistage de cellules pathologiques.

Acte médical au lit du patient, durée de l'examen 10 minutes.

PRÉPARATION DU MATÉRIEL

- Chariot propre et désinfecté.
- Poche poubelle jaune et conteneur à aiguilles.
- Gants stériles pour l'opérateur.
- Compresses stériles 3 paquets.
- Antiseptique pour la peau (*Bétadine*, *Chlorexidine*).
- Seringue de 10 mL embout excentré *Luer Lock*.
- Aiguille trocart ou intramusculaire.
- Pansement.
- 3 lames pour étalement et 1 porte-lames.
- Demande d'examen cytologique, étiquettes du patient.

PRÉPARATION DU PATIENT

L'infirmier(e) explique le geste dans le but de diminuer son anxiété. La ponction est indolore.

DÉROULEMENT DE L'EXAMEN

L'infirmier(e) installe le patient en position confortable, dans son lit.

Le médecin, aidé par l'infirmier(e) :

- repère le ganglion à ponctionner;
- se lave les mains (lavage antiseptique) et met les gants stériles;
- désinfecte la peau (compresses + antiseptique) :
- immobilise le ganglion entre le pouce et l'index;
- introduit l'aiguille perpendiculairement;
- connecte la seringue à l'aiguille;
- aspire légèrement quelques millilitres de suc ganglionnaire;
- retire l'aiguille;
- désinfecte la plaie et met en place un pansement sec stérile;
- étale le suc ganglionnaire sur les lames.

L'infirmier(e) :

- fait acheminer les prélèvements au laboratoire de cytologie avec le bon d'examen (renseignements cliniques notés par le médecin);
- note l'examen sur le dossier de soins.

FICHE TECHNIQUE

⑩ PONCTION PLEURALE

DÉFINITION

Ponction d'un épanchement collecté entre les deux feuillets (viscéral et pariétal) de la plèvre, dans un but diagnostique ou thérapeutique (favoriser l'expansion pulmonaire et favoriser le retour à une dynamique respiratoire normale).

PRÉPARATION DU MATÉRIEL

- Chariot propre et désinfecté.
- Poche poubelle jaune et container à aiguilles.
- Gants stériles pour l'opérateur.
- Compresses stériles (2 paquets).
- Antiseptique pour la peau (*Bétadine*, *Chlorexidine*).
- Champ stérile.
- Pour anesthésie locale : *Xylocaïne* à 1 %, 1 seringue de 10 mL, 1 aiguille sous-cutanée.
- Tubulure de perfusion avec raccord *Luer Lock*.
- Cathéter 18 GA long (51 mm).
- Bocal 2 litres propre non stérile.
- *Stéristrip*.
- Tubes stériles de prélèvement.
- Pansement stérile.
- Demandes d'examens pour anatomopathologie, cyto-hématologie, biochimie et bactériologie, étiquettes administratives.

PRÉPARATION DU PATIENT

L'infirmier(e) explique le geste dans le but d'améliorer la tolérance et faciliter le travail du médecin.

Examen aisé sur le plan technique.

DÉROULEMENT DE L'EXAMEN

L'infirmier(e) et le médecin installent le patient assis au bord du lit, dos droit tourné à l'opérateur.

Le médecin ausculte les champs pulmonaires et repère le point de ponction : 2 cm sous l'omoplate, en pleine matité, près du bord supérieur de la côte inférieure.

Le médecin, aidé par l'infirmier(e) :

- réalise une 1re désinfection de la peau (compresses + *Bétadine*);
- se lave chirurgicalement les mains et met les gants stériles;
- désinfecte rigoureusement la peau (compresses + *Bétadine*);
- place le champ stérile derrière le patient;
- réalise l'anesthésie locale en regard du point de ponction;
- prépare la tubulure : il supprime la chambre de perfusion, conserve stérile l'extrémité côté raccord *Luer Lock*. L'infirmier(e) saisit l'autre extrémité et la fixe au niveau du bocal posé sur le sol;
- introduit le trocart perpendiculairement, sur le bord supérieur de la côte inférieure, jusqu'à l'apparition du liquide d'épanchement;
- retire le mandrin et connecte le raccord *Luer Lock* de la tubulure.

L'infirmier(e) met des gants pour le prélèvement des tubes.

Le médecin :

- sèche le point de ponction avec des compresses stériles;
- fixe le cathéter perpendiculairement à la peau à l'aide des *Stéristrip*.

À la fin de la ponction, le trocart est retiré par le médecin ou l'infirmier(e). Après désinfection de la plaie on réalise un pansement sec.

L'infirmier(e) fait acheminer les prélèvements au laboratoire avec la demande d'examen (les renseignements cliniques sont notés par le médecin).

L'infirmier(e) note l'examen sur le dossier de soins.

SURVEILLANCE APRÈS L'EXAMEN

Le pansement est maintenu pendant 24 heures.

L'infirmier(e) fait réaliser une radiographie pulmonaire de contrôle.

© MASSON. La photocopie non autorisée est un délit

FICHE TECHNIQUE

⑪ FIBROSCOPIE ŒSO-GASTRO-DUODÉNALE

Un homme de 65 ans décrit une dysphagie lors de la déglutition des aliments solides qui s'aggrave progressivement : une fibroscopie œso-gastro-duodénale s'impose.

Définition

Introduction d'un fibroscope par voie buccale après anesthésie locale ou neuroleptanalgésie pour visualiser les parois de l'œsophage, de l'estomac et du duodénum.

Buts

- Diagnostic – visualisation et biopsie.
- Thérapeutique.
- Contrôle thérapeutique.

Action infirmière

1. Faire rédiger la demande d'examen par le médecin.
2. Prendre le rendez-vous.
3. L'inscrire sur le dossier de soins.
4. Préparer le dossier du malade (observation et radiographies).
5. Informer le patient du jour, de l'heure et du déroulement de l'examen :
   - Prise en charge par un(e) infirmier(e).
   - À jeun (4 heures avant l'examen).
   - Anesthésie locale *Spray Xylo* 5 %.
   - Examen non douloureux, mais désagréable, effectué sous sédation intraveineuse.
   - Surveillance cardio-respiratoire : tension artérielle, pouls, respiration, état de conscience.
   - Durée de l'examen complet : 30 minutes.
   - Introduction du fibroscope par voie buccale.
   - Prise de clichés – biopsie.

   Retour dans le service
   - Reprise repas et boisson pas avant 1 heure car risque de fausses routes (anesthésie).
   - Éviter de conduire jusqu'au lendemain si retour à domicile le soir même.
6. Récupérer clichés et compte rendu.
7. Organiser les différents rendez-vous médecin-patient pour résultats et conduite thérapeutique.

FICHE TECHNIQUE

⑫ COLOSCOPIE

Une femme de 68 ans se plaint d'une alternance de diarrhée et de constipation et signale la présence de sang mélangé dans les selles. Une coloscopie est prescrite.

Définition

Introduction d'un coloscope par voie rectale, sous anesthésie générale ou neuroleptanalgésie dans 95 % des cas, nécessitant une hospitalisation de 24 heures.

Buts

- Diagnostic – visualisation et biopsie.
- Contrôle thérapeutique.
- Thérapeutique (ablation de polypes par exemple).

Action infirmière

1. Faire rédiger la demande d'examen par le médecin.
2. Prendre le rendez-vous.
3. L'inscrire sur le dossier de soins.
4. Faire le bilan d'hémostase, l'hémogramme, à joindre au dossier.
5. Consultation avec un anesthésiste.
6. Informer du jour, de l'heure et du déroulement de l'examen.

Préparation à l'examen

- Régime sans résidu strict selon prescription médicale.
- Si la coloscopie a lieu le matin :

  → Boire la veille 3 sachets de polyéthylène glycol (PEG) dans 3 litres d'eau durant 3 heures.

  → Prévoir des WC ou un seau près du lit car selles fréquentes, anus irrité.
- Si la coloscopie a lieu l'après-midi :

  → Boire la veille au soir et le matin 2 sachets de PEG dans 2 litres d'eau, en 2 heures (soit au total 4 sachets et 4 litres de solution).
- À jeun strict si examen le matin.

  Petit déjeuner autorisé jusqu'à 10 heures si examen l'après-midi.

Déroulement de l'examen

- Anesthésie générale.
- Toucher rectal.
- Lubrifiant pour introduire l'endoscope dans l'ampoule rectale.
- Visualisation du côlon jusqu'au cæcum avec prélèvements si nécessaire.
- Durée totale de l'examen : 3/4 d'heure (coloscopie courte : 20 minutes).
- Passage de quelques heures en salle de surveillance post-interventionnelle.

Retour dans le service

- Surveiller les éventuels saignements par voie rectale.
- Surveiller tension artérielle, pouls, respiration, état de conscience.

7. Récupérer clichés et compte rendu.
8. Organiser les différents rendez-vous médecin-patient pour résultats et conduite thérapeutique.

FICHE TECHNIQUE

⑬ BRONCHOSCOPIE

M. X., 62 ans, tousseur chronique connu, fumeur, vient après avoir craché du sang. Même si la radiographie pulmonaire est normale, un examen endoscopique des bronches est nécessaire.

DÉFINITION

Introduction d'un fibroscope bronchique par voie nasale.

BUTS

- Diagnostic.
- Contrôle thérapeutique.

ACTION INFIRMIÈRE

1. Faire rédiger la demande d'examen par le médecin. Noter les allergies.
2. Prendre le rendez-vous.
3. L'inscrire sur le dossier de soins.
4. Faire une radiographie pulmonaire (à joindre au dossier).
5. Informer le patient du jour, de l'heure et des conditions de l'examen.

Déroulement de l'examen

- À jeun.
- Si examen l'après-midi : petit déjeuner avant 10 heures.
- Anesthésie laryngo-trachéale avec spray. Introduction du fibro-bronchoscope jusqu'aux bronches.
- Durée de l'examen : 30 minutes.
- Examen non douloureux mais explication au fur et à mesure par l'infirmier(e) du déroulement de l'examen pour éviter l'angoisse du patient.

Retour dans le service ou à domicile

- Un repas peut être donné une heure après.

6. Récupérer résultats et compte rendu.
7. Organiser les rendez-vous médecin-patient.

⑭ EXAMENS RÉALISÉS EN MÉDECINE NUCLÉAIRE

DÉFINITION

C'est l'étude de la distribution, de la cinétique et du devenir des molécules radioactives dans l'organisme après injection intraveineuse d'une très faible quantité de radioactivité. Un détecteur externe « enregistre » en continu la distribution des rayonnements émis au sein de cet organisme, la gamma caméra, couplée à un ordinateur qui enregistre, stocke et exploite les images.

Les objectifs diagnostiques permettent l'évaluation *in vivo* du métabolisme de la molécule radioactive au sein d'un organe cible : os, thyroïde, poumons, myocarde, etc.

Les principaux examens réalisés en cancérologie sont : la scintigraphie osseuse, la lymphoscintigraphie, la fraction d'éjection ventriculaire (FEV), la scintigraphie pulmonaire de perfusion et la tomographie d'émission de positons (TEP).

BUTS

- Diagnostic.
- Bilan d'extension des cancers.
- Surveillance et évolution des cancers.

EXAMENS : PRINCIPE ET TECHNIQUE

- Aucune préparation particulière pour ces examens.
- Patient non à jeun.
- Ne pas interrompre les traitements en cours.
- Injection indolore, sans allergie.
- La dose administrée ne présente aucun risque pour le patient.

SCINTIGRAPHIE OSSEUSE (EXAMEN LE PLUS FRÉQUENT EN CANCÉROLOGIE)

La fixation osseuse des dérivés phosphorés est liée à l'apport sanguin, à la diffusion extra-vasculaire et à l'activité ostéoblastique. Elle se fait sur les cristaux d'hydroxyapatite récents et les fibres de collagène immature. Toute agression osseuse au sens large (traumatique, tumorale, vasculaire, infectieuse) entraîne très précocement une hyperfixation péri-lésionnelle du traceur.

Après injection intraveineuse du traceur radioactif, le patient attend 3 heures la réalisation de son examen dans le service de médecine nucléaire. Après avoir uriné dans les toilettes réservées à cet usage (reliées aux cuves de décroissance), le patient est ensuite installé confortablement sur la table d'examen en décubitus dorsal, il reste habillé, en ayant soin de retirer tout objet métallique. La table se déplace automatiquement sous la caméra qui détecte le rayonnement γ émis. Le balayage corps entier se déroule pendant vingt minutes et peut être suivi par des clichés centrés sur les zones douteuses.

Les images seront ensuite traitées, interprétées et transmises au médecin prescripteur.

LYMPHOSCINTIGRAPHIE (POUR DÉTECTION PEROPÉRATOIRE DU GANGLION SENTINELLE)

Examen de repérage du premier relais ganglionnaire drainant la tumeur du sein.

L'administration péri-aréolaire sous-cutanée du colloïde est effectuée par le médecin nucléaire, en respectant les règles d'asepsie. La patiente attend deux heures la réalisation de l'examen.

FRACTION D'ÉJECTION VENTRICULAIRE (FEV)

Cet examen permet l'étude de la fonction cardiaque, grâce à un marquage *in vivo* des globules rouges au moyen du traceur radio actif, avant l'administration de chimiothérapie cardiotoxique.

Deux injections intraveineuses sont pratiquées à une demi-heure d'intervalle. L'examen se déroule dès la fin de la deuxième injection, le patient est allongé sous la caméra inclinée à 45° synchronisée à un ECG.

La FEV normale est habituellement comprise entre 50 % et 70 %.

SCINTIGRAPHIE PULMONAIRE DE PERFUSION

Cet examen est réalisé en préopératoire (pneumectomie) afin d'évaluer la fonction du parenchyme à réséquer et prédire la fonction résiduelle (étude quantitative).

Le principe de l'examen est basé sur l'utilisation de traceur qui embolise le lit capillaire distal dont la distribution indique la perfusion régionale. Ces particules sont des macro-agrégats d'albumine marqués au Technétium 99 m injectés par voie veineuse. Des images statiques antérieures, postérieures et obliques sont réalisées dés la fin de l'injection.

ACTION INFIRMIÈRE

- Prendre le rendez-vous et s'assurer que la demande d'examen est rédigée par le prescripteur.
- Rassurer le patient sur le caractère indolore des injections et des examens.
- Le prévenir de la durée de la plupart des examens, ne pas oublier les lunettes pour la lecture…
- Ne pas laisser le patient à jeun.
- S'assurer qu'aucun autre rendez-vous d'examen ou consultation n'ait été programmé le même jour.
- Ne pas interrompre les traitements en cours, surtout antalgiques.
- Commander taxi, ambulance ou brancardier si nécessaire.
- Être à l'écoute des questions et des inquiétudes du patient.
- À son retour, récupérer les clichés pour le médecin.
- Noter la réalisation de l'examen sur le dossier.
- Prévoir une entrevue avec le médecin pour que celui-ci donne au patient les résultats et la suite du programme thérapeutique.

FICHE TECHNIQUE

⑮ TOMOGRAPHIE D'ÉMISSION DE POSITONS (TEP)

Définition

C'est une technique nouvelle particulièrement utile en oncologie pour le bilan initial de nombreuses tumeurs, la détection des récidives ou l'évaluation précoce de la réponse au traitement. Elle nécessite un appareillage spécial appelé caméra à positons couplée à un scanner X et l'utilisation de produits radioactifs à vie courte fabriqués dans un cyclotron.

C'est un analogue du glucose, le fluorodésoxyglucose marqué au fluor 18 (^{18}F-FDG) qui est utilisé actuellement pour réaliser *in vivo* une image scintigraphique de la consommation de glucose par les tissus, en particulier néoplasiques. La tolérance du traceur est excellente, aucun effet secondaire.

Buts

Un référentiel d'indications est élaboré dans le cadre des SOR (Standards, Options, Recommandations) :

- diagnostic différentiel bénin-malin;
- diagnostic différentiel des masses pulmonaires;
- bilan d'extension : lymphomes, mélanomes;
- recherche de métastases des cancers colo-rectaux et des cancers pulmonaires à petites cellules.

L'organisation pratique des rendez-vous est établie de façon consensuelle par le Groupe thématique régional (GTR) de Médecine nucléaire du Réseau de cancérologie d'Aquitaine.

Chaque demande d'examen est examinée par le médecin nucléaire référent qui donne ou non son approbation.

Le patient est convoqué par écrit (pour les patients externes) avec envoi d'un livret d'information. Il confirmera sa venue par téléphone.

Tous ces paramètres sont importants du fait du coût de la dose (~ 1 000 euros) et du manque crucial d'implantation de TEP en Aquitaine.

Préparation

- La préparation du patient est importante (*cf.* procédure particulière).
- Précision du poids pour la commande de la dose.
- Patient strictement à jeun pendant une durée de 6 heures.
- Ne prendre ni café, soda, chocolat, jus de fruits, bonbons, chewing-gum…
- Les efforts physiques sont à éviter la veille et le jour de l'examen.

L'examen est long : une heure d'attente après l'injection, patient au repos strict en position allongée. Pose d'une perfusion pour assurer une bonne hydratation, calcul de la glycémie (< 7 mmol/l) avant l'injection du traceur (pour les diabétiques un protocole particulier est mis en place) et 45 minutes d'enregistrement tomographique des images.

Action infirmière

- Le patient convoqué en externe est pris en charge par le service effectuant l'examen.
- Le patient hospitalisé est informé par l'infirmier(e) selon « la plaquette d'information ».
- Au retour du patient, la réalisation de l'examen est notée sur le dossier.
- Une entrevue avec le médecin est organisée pour donner le résultat au patient.

Principaux cancers 5

Tous les organes peuvent être atteints par une prolifération tumorale maligne.

Pour chacun des principaux cancers décrits, sont abordés successivement :

- **les facteurs étiologiques et épidémiologiques,** ainsi que les éventuelles mesures de prévention ou de dépistage ;
- **les moyens du diagnostic** avec les circonstances de découverte, les signes cliniques, les examens complémentaires et les moyens du diagnostic anatomopathologique ;
- **le bilan d'extension,** en tenant compte des risques de dissémination ganglionnaire et métastatique ;
- **les moyens et principes thérapeutiques.**

Les cancers de l'enfant, rares (1 % de tous les cancers) et traités dans quelques centres spécialisés, ne feront pas l'objet de développement particulier.

Cancers des voies aéro-digestives supérieures (VADS)

Les cancers des voies aéro-digestives supérieures représentent 10 à 15 % de l'ensemble des cancers. Ce sont surtout des carcinomes épidermoïdes, avant tout liés à la consommation d'alcool et de tabac. Ils surviennent surtout chez les hommes.

Rappel anatomique

LES VOIES AÉRO-DIGESTIVES SUPÉRIEURES comprennent les structures anatomiques dans lesquelles les cavités aériennes et digestives ont des filières communes (figure 5.1).

Elles s'étendent de la cavité buccale jusqu'à la partie inférieure du cou et comprennent la cavité buccale, l'oropharynx, l'hypopharynx et le larynx.

L'évolution des cancers est d'abord loco-régionale, locale et ganglionnaire, avant de donner lieu à des métastases. Le risque d'extension ganglionnaire dépend principalement de la localisation en cause.

LES GANGLIONS DU COU sont organisés en plusieurs chaînes ganglionnaires (voir figure 5.2) :

- **la chaîne jugulo-carotidienne** (a) avec le **ganglion principal appelé ganglion sous-digastrique** (b) ;
- **la chaîne du nerf spinal** (c) située en arrière ;
- enfin, à la partie inférieure, **la chaîne sus-claviculaire** (d).

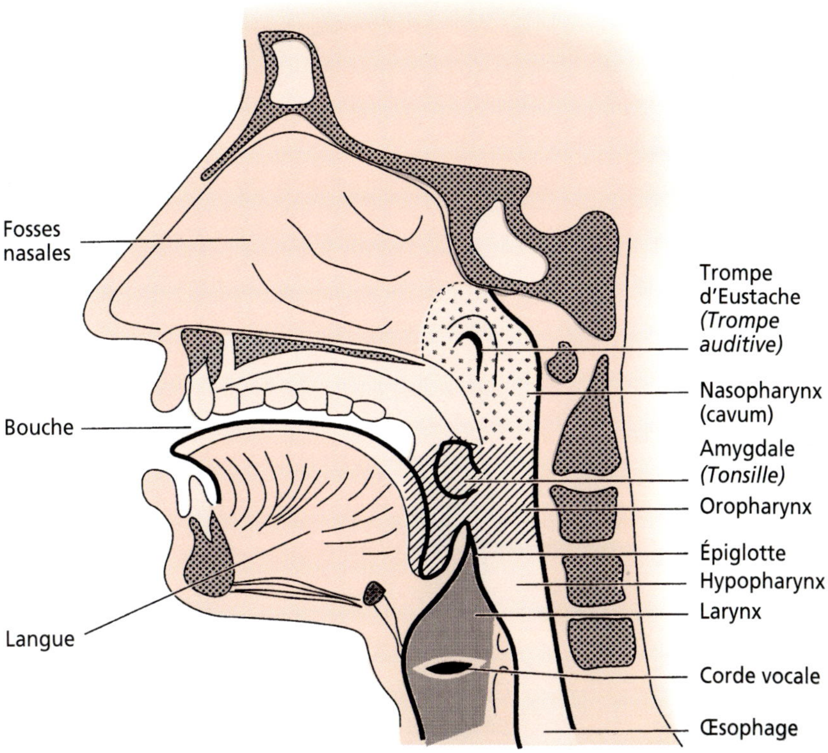

Fig. 5.1 Description des voies aéro-digestives supérieures.

© MASSON. La photocopie non autorisée est un délit

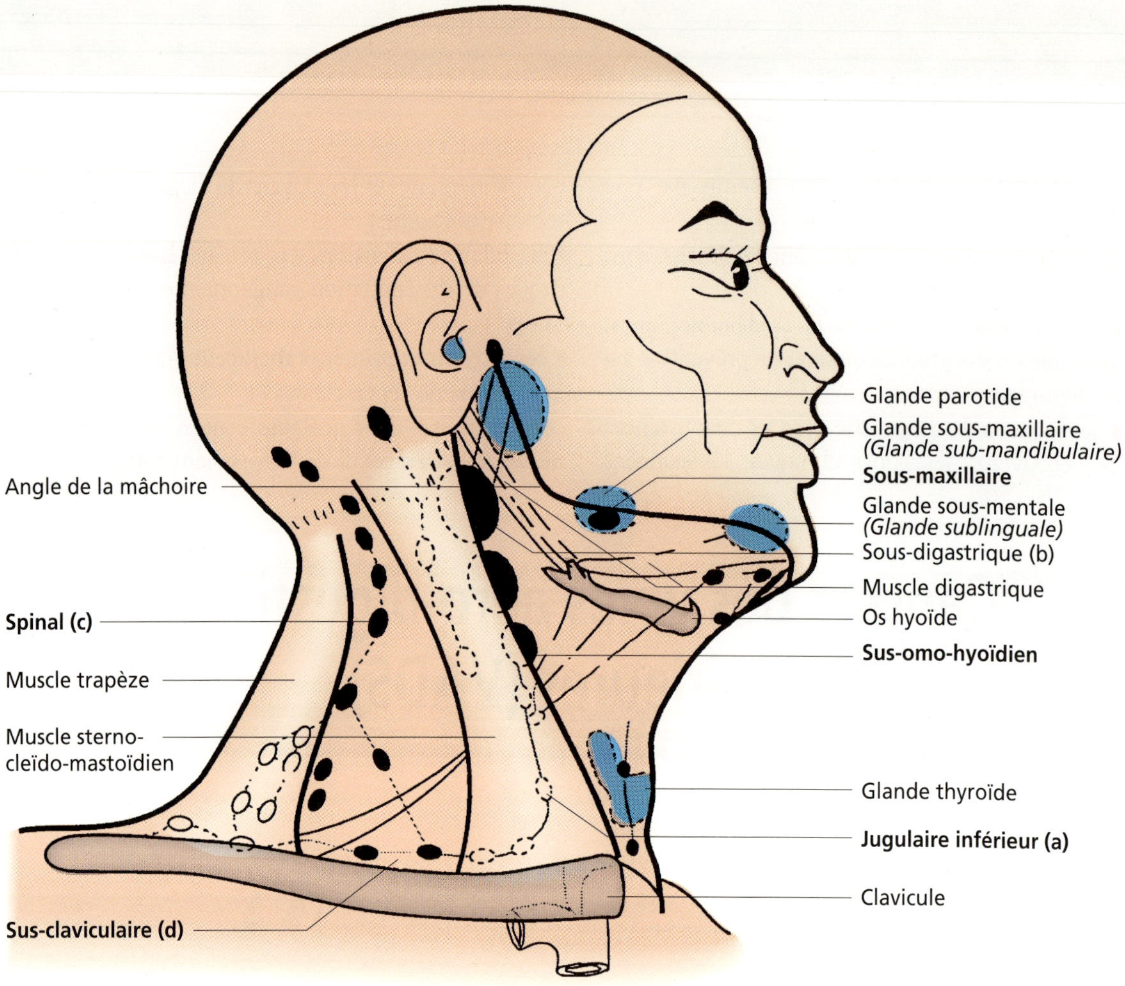

Fig. 5.2 Principaux ganglions du cou (Nœud lymphatiques) (en gras).

Le drainage lymphatique des différents cancers s'organise autour de ces trois chaînes. Le ganglion sous-digastrique est très souvent envahi dans la plupart de cancers lymphophiles. L'existence d'un envahissement sus-claviculaire signe déjà un cancer évolué avec un risque de métastase.

L'existence d'un ganglion d'une taille supérieure à 3 cm fait suspecter un risque de métastase par rupture de la capsule ganglionnaire.

Étiologie

Ces cancers sont liés à une intoxication alcoolo-tabagique. À noter que la fréquence des localisations dans les loges amygdaliennes, les vallécules et l'hypopharynx correspondent à des zones de stagnation du bol liquidien. À noter également que les cancers du larynx (en particulier des cordes vocales) sont principalement liés à l'intoxication tabagique.

DEUX CANCERS DES VOIES AÉRO-DIGESTIVES SUPÉRIEURES ont des facteurs étiologiques particuliers :

- **Les cancers des sinus de la face,** surtout de l'ethmoïde, en cas de risque professionnel chez les menuisiers et ébénistes.
- **Les cancers du nasopharynx (cavum)** ne sont pas liés à une intoxication alcoolo-tabagique; ils sont surtout observés chez des sujets jeunes, dans le pourtour méditerranéen et pourraient être liés à une infection virale associée (virus EBV).

L'histoire naturelle de ces deux derniers cancers est très différente des autres cancers des voies aéro-digestives supérieures.

Diagnostic

Clinique

Les signes cliniques sont souvent modérés avec une gêne cervicale, une douleur localisée, un trouble de la déglutition (traduisant une compression ou une atteinte de l'œsophage), un trouble de la phonation (traduisant soit une atteinte du larynx, organe phonatoire, figures 5.3 et 5.4, soit une atteinte des nerfs récurrents).

La présence d'un ganglion cervical, indolore ou non, aide souvent à la découverte. La taille du ganglion, sa topographie, son caractère mobile ou fixé, sont importants à préciser.

Il peut exister une grande discordance entre le caractère banal des signes, peu inquiétant pour le patient, et une extension locale déjà importante. Le contexte psychosocial du patient est aussi un élément de retard au diagnostic.

L'examen ORL comprend :

– l'examen de la cavité buccale (langue, plancher buccal);

– l'examen de l'oropharynx (base de langue, loge amygdalienne);

– l'examen de l'hypopharynx et du larynx peut être réalisé à l'aide d'un miroir en pharyngolaryngoscopie indirecte.

En cas de doute, une laryngoscopie directe effectuée sous anesthésie générale sera réalisée afin de mieux apprécier l'extension des lésions et de diriger d'éventuelles biopsies.

Histologique

La grande majorité des cas des cancers sont des cancers épidermoïdes, plus ou moins différenciés.

Bilan d'extension

Pour tous les cancers des voies aéro-digestives supérieures, le bilan d'extension comprend :

– une étude de l'extension locale de la tumeur;

– une recherche d'adénopathie homo- et controlatérale à l'examen clinique avec éventuellement un examen TDM du cou;

– une recherche d'une autre localisation ORL contemporaine;

– enfin, une recherche de métastases pulmonaires ou hépatiques.

Les différentes extensions locales et ganglionnaires sont précisées dans le tableau 5.1.

Traitement

Principes de traitement

Le traitement est surtout local avec, d'une part, le traitement de la tumeur et, d'autre part, le traitement des aires ganglionnaires cervicales. La chirurgie et la radiothérapie sont les deux principaux moyens du traitement local. Le choix de l'une ou de l'autre de ces méthodes dépend des possibilités d'exérèse chirurgicale, des risques de séquelles et d'invalidité et des risques d'extension ganglionnaire.

Tableau 5.1 Cancers des voies aéro-digestives supérieures (VADS) : exemples de localisations.

Localisation	*Extension locale*	*Risque ganglionnaire*	*Pronostic*
Langue mobile	Tumeur visible et palpable Diagnostic précoce possible	Extension précoce	Importance de la taille de la tumeur et de la qualité du traitement local (chirurgie, curiethérapie, radiothérapie externe)
Base de langue	Extension souvent volumineuse dans les muscles de la langue	Extension précoce	Grave Chirurgie mutilante et rarement possible
Amygdale	Dysphagie Troubles de la déglutition	Extension précoce	Importance de la taille de la tumeur Cancer curable si l'exérèse est possible
Cordes vocales	Dysphonie par atteinte des cordes vocales	Extension ganglionnaire rare	Excellent si le cancer est localisé au milieu de la corde vocale
Hypopharynx	Dysphagie Troubles de la déglutition	Extension précoce	Grave Importance de la taille de la tumeur

© Masson. La photocopie non autorisée est un délit

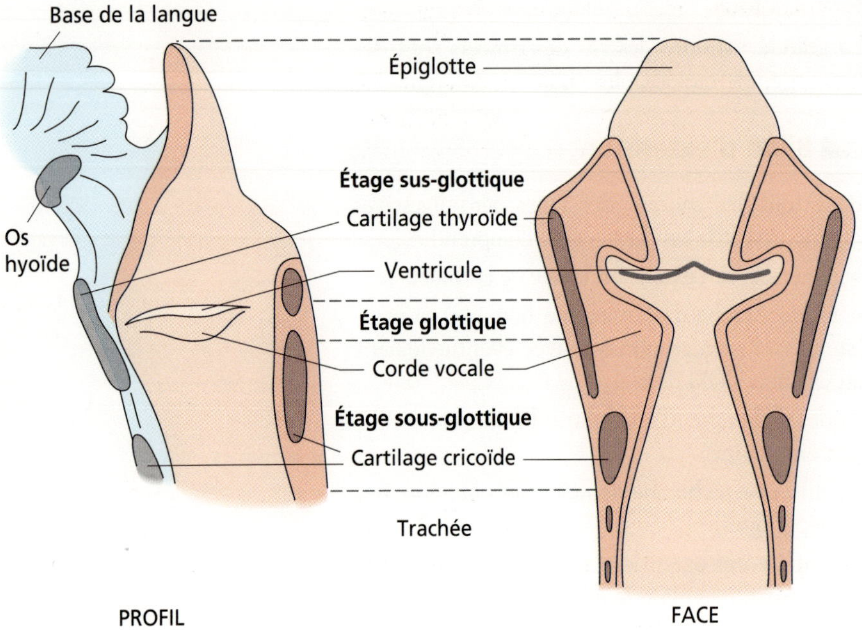

Fig. 5.3 Schéma de larynx.

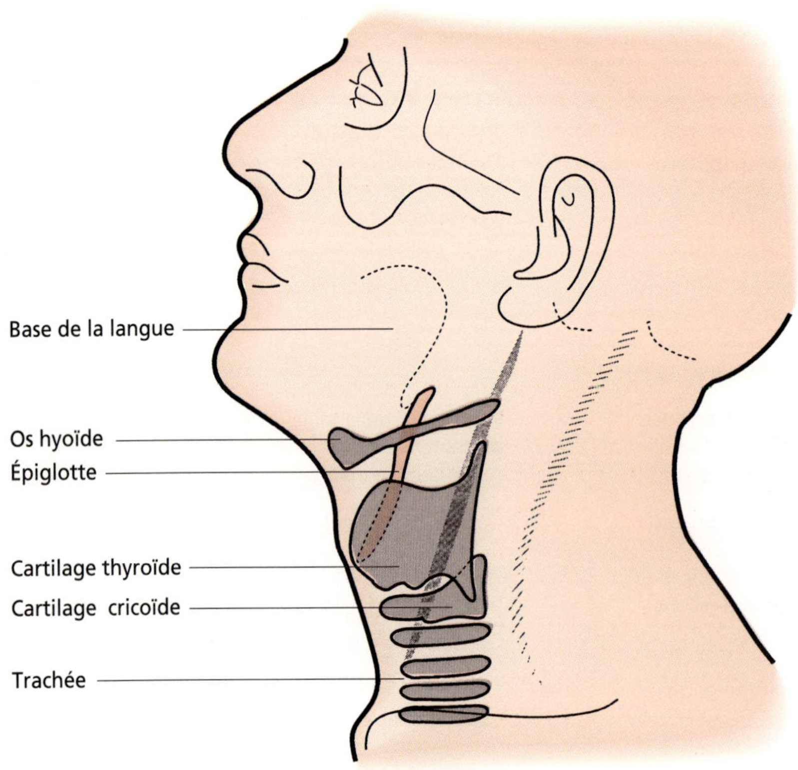

Fig. 5.4 Schéma de larynx (profil en situation).

Chirurgie

La chirurgie de la tumeur est le traitement de référence chaque fois qu'elle est possible. Il faut toutefois tenir compte de l'importance des séquelles et des risques :

- exérèse mandibulaire associée en cas d'atteinte de l'oropharynx ;
- importance des troubles de la déglutition en cas de chirurgie linguale ou de l'hypopharynx ;
- importance du retentissement vocal en cas de laryngectomie partielle ; possibilité de rééducation en cas de laryngectomie totale.

La chirurgie ganglionnaire comprend les évidements ganglionnaires cervicaux (appelés improprement curages).

Il peut s'agir :

- d'un évidement partiel qui comprend les ganglions sous-maxillaires et sous-digastriques (évidement triangulaire supérieur) ;
- d'un évidement fonctionnel qui enlève la totalité de la chaîne jugulo-carotidienne tout en respectant le muscle sterno-cléïdo-mastoïdien, la veine jugulaire interne et le nerf spinal. Ce type d'évidement est en général réalisé du côté de la lésion lorsque les adénopathies sont mobiles et de taille inférieure à 3 cm ;
- d'un évidement ganglionnaire radical qui enlève la veine jugulaire, le muscle sterno-cléïdo-mastoïdien et le nerf spinal. Il y a alors une modification de la stabilité du cou et une diminution de la mobilité de l'élévation de l'épaule.

Radiothérapie

La radiothérapie de la tumeur peut être réalisée soit en postopératoire, soit de façon exclusive. Dans cette deuxième situation, les doses sont en général plus élevées.

La radiothérapie des aires ganglionnaires est très souvent réalisée s'il existe un risque lymphophile, qu'il y ait eu ou non un évidement cervical préalable. En effet, le risque de rechute ganglionnaire après évidement seul est élevé et la radiothérapie des aires ganglionnaires permet de réduire ce risque.

Les principales séquelles de la radiothérapie sont liées aux troubles salivaires induits (hyposialie ou asialie), responsables de caries et de modification du comportement alimentaire.

L'irradiation des maxillaires pose également des règles particulières pour les soins dentaires.

Chimiothérapie

La chimiothérapie peut réduire la taille de la tumeur et permettre alors soit une exérèse chirurgicale qui n'était initialement pas possible, soit à l'opposé, éviter une mutilation chirurgicale par une radiothérapie.

La chimiothérapie est surtout utilisée en même temps que la radiothérapie : c'est la chimiothérapie concomitante. Le but de ce traitement associé est à la fois d'améliorer le contrôle local et d'allonger la survie, en prévenant le risque de métastase.

Cancer bronchique

Le cancer bronchique est le cancer le plus fréquent chez l'homme dans les pays développés (23 000 nouveaux cas par an en France en 2000 chez les hommes et 5 000 nouveaux cas chez les femmes).

Qu'il s'agisse des formes anaplasiques à petites cellules ou des autres cancers (épidermoïdes et adénocarcinomes), le pronostic est toujours très sombre.

Pour les *cancers anaplasiques*, malgré une réponse initiale à la chimiothérapie et à la radiothérapie, les récidives locales et générales sont fréquentes. La survie à 5 ans reste inférieure à 20 %.

Pour les *carcinomes épidermoïdes* et les *adénocarcinomes* (cancers non anaplasiques à petites cellules), le seul traitement permettant une survie prolongée reste le traitement chirurgical. Encore faut-il que ce traitement soit possible, c'est-à-dire que la maladie soit localisée et qu'il n'y ait pas de métastases, que le malade soit en bon état général, avec un état respiratoire suffisant pour supporter une intervention.

En réalité, la principale mesure actuelle pour le cancer des poumons reste la prévention primaire avec l'arrêt de toute intoxication tabagique, quels que soient l'âge, l'ancienneté et l'importance du tabagisme.

Étiologie

Dans plus de 80 % des cas, le tabagisme est responsable des cancers épidermoïdes ou à petites cellules. L'adénocarcinome bronchique est moins lié au tabagisme.

D'autres facteurs jouent un rôle moins important, qu'il s'agisse des pollutions ou des contacts avec certains minéraux ou métaux (amiante).

Risques du tabagisme

Une étude épidémiologique anglaise effectuée sur 34 500 médecins volontaires, suivis pendant 40 ans, permet d'évaluer et de chiffrer les risques du tabagisme.

L'incidence des cancers est très différente chez les fumeurs et les non-fumeurs, avec un risque chez les fumeurs augmenté d'un facteur 15 pour le cancer des bronches, 25 pour le cancer des voies aéro-digestives supérieures, 6 pour le cancer de l'œsophage, 2,5 pour le cancer de la vessie et 1,8 pour le cancer de l'estomac.

Il ressort de cette étude que le risque est important, même pour un tabagisme modéré (inférieur à 10 cigarettes par jour). L'espérance de vie est diminuée chez les fumeurs par rapport aux non-fumeurs : survie à 70 ans de 80 % chez les non-fumeurs et de 50 % chez les fumeurs et à 85 ans de 33 % chez les non-fumeurs et de 8 % chez les fumeurs.

L'arrêt du tabagisme permet d'allonger l'espérance de vie, *a fortiori* s'il a eu lieu tôt (avant 35 ans). Le gain en terme de survie est sensible quel que soit l'âge de l'arrêt du tabac.

Diagnostic

Clinique

Ce sont de petits signes cliniques qui attirent l'attention chez un fumeur de plus de 40 ans : modification d'une toux, existence d'une surinfection bronchique d'apparition récente, pneumopathie récidivante.

D'autres signes sont tardifs : hémoptysie, douleurs thoraciques localisées, dyspnée, signes d'épanchement pleural.

Le cancer bronchique peut rester longtemps asymptomatique et être découvert lors d'un examen systématique.

Quoi qu'il en soit, toute modification de symptomatologie clinique respiratoire chez un fumeur de

© MASSON. La photocopie non autorisée est un délit

plus de 40 ans conduit par principe à une recherche de cancer bronchique.

Examens complémentaires

- **La radiographie de thorax face et profil** reste l'examen de référence et montre :

– une opacité tumorale à contours plus ou moins réguliers avec des aspects variés (opacité ronde et régulière, opacité mal limitée, opacité avec un niveau liquide évoquant un abcès du poumon…) ;

– un éventuel retentissement ventilatoire avec une obstruction systématisée (atélectasie) ou non systématisée ;

– des signes d'extension associés : épanchement pleural, épanchement péricardique, élargissement médiastinal.

- **Le scanner thoracique** complète l'analyse obtenue par la radiographie standard. Il est surtout utile pour le bilan d'extension et d'opérabilité.
- **La fibroscopie bronchique** est le deuxième examen de référence. Son indication est posée dès l'existence de modifications cliniques ou d'anomalies radiologiques. Il permet de voir la lésion, de diriger les biopsies lorsqu'il s'agit d'une lésion proximale (trachée, bronches souches, bronches segmentaires). Il permet enfin de faire des aspirations cytologiques.

Histologique

Ce diagnostic est obtenu généralement grâce aux biopsies réalisées lors de la fibroscopie. Il est plus rarement obtenu par des ponctions dirigées.

Il existe trois grandes formes histologiques :

- **Les carcinomes épidermoïdes** qui sont les plus fréquents.
- **Les adénocarcinomes.**
- **Les cancers anaplasiques à petites cellules** (20 à 30 % des cas). Ces dernières formes ont la particularité d'être très sensibles à la chimiothérapie et à la radiothérapie et d'avoir des métastases précoces.

Bilan d'extension

État général et respiratoire du patient

L'état général du patient est très important pour le pronostic et les possibilités de traitement, en particulier chirurgical.

L'âge, l'étude des antécédents respiratoires et l'évaluation des conditions de vie (index OMS ou de Karnofsky, voir tableau 4.5, page 55) sont utilisés.

Les épreuves fonctionnelles respiratoires sont réalisées chaque fois qu'il existe une possibilité chirurgicale. L'importance d'un syndrome obstructif lié aux antécédents de bronchite chronique et d'un syndrome restrictif lié à une fibrose pulmonaire associée est mesurée.

Extension de la maladie

- **Extension thoracique.** Elle est appréciée au mieux après un scanner thoracique et une fibroscopie bronchique qui précisent :

– taille et topographie de la tumeur par rapport à la trachée et aux bronches souches ;

– adénopathies médiastinales ;

– épanchement pleural, métastases costales, vertébrales dorsales.

- **Extension extrathoracique.** D'autres localisations sont recherchées :

– par la scintigraphie osseuse pour les localisations osseuses ;

– par une exploration hépatique (échographie) ;

– enfin, en fonction des signes d'appel cliniques : scanner cérébral, exploration des surrénales…

Traitement

Cancer bronchique non à petites cellules

Chaque fois qu'elle est possible, la chirurgie est le traitement de référence.

- **Pour les formes inopérables.** La chimiothérapie pourrait retarder la survenue de métastases dans les formes localisées mais elle modifie peu la survie.

La radiothérapie a surtout pour but de retarder la survenue de complications compressives locales. Son gain en terme de survie n'est pas démontré.

Cancer anaplasique à petites cellules

Dans les formes localisées, le traitement comprend généralement une association de radiothérapie et de chimiothérapie, avec une réponse initiale spectaculaire. Le taux de survie à 2 ans est de l'ordre de 20 à 40 %.

Cancers digestifs

Cancer du côlon et du rectum

Ce sont les cancers les plus fréquents dans les deux sexes : près de 50 % des localisations sont situées dans le rectum.

Le dépistage est actuellement difficile du fait d'une pratique du toucher rectal non communément acceptée, des faibles spécificité et sensibilité de la recherche systématique de sang dans les selles.

Ces cancers présentent des risques de récidive locale et de métastases hépatiques.

Le traitement chirurgical est le traitement principal de première intention, chaque fois qu'il est possible.

Pour le cancer du rectum, se pose le problème de la conservation sphinctérienne.

Pour le cancer du côlon, du fait d'un diagnostic souvent tardif, se pose le problème d'une extension ganglionnaire augmentant le risque métastatique.

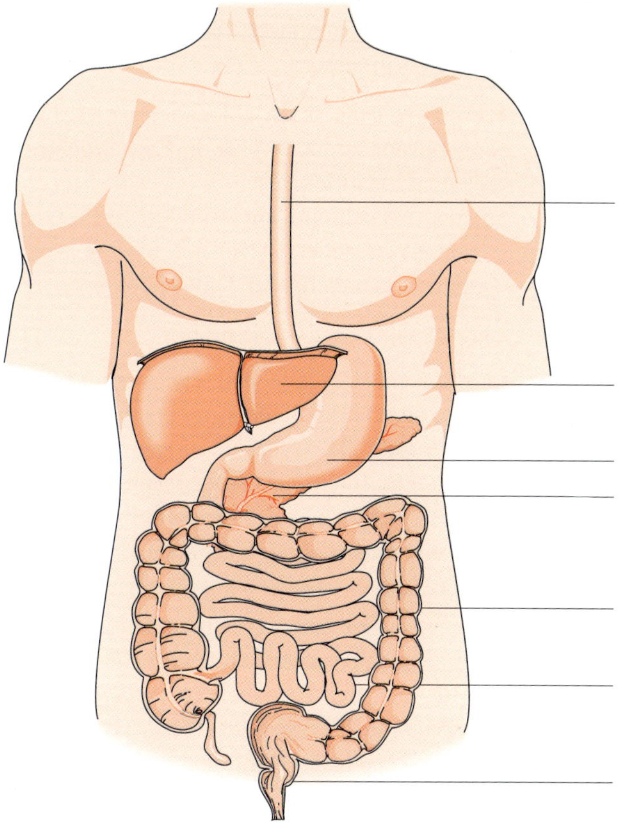

Fig. 5.5 **Fréquences relatives des cancers digestifs en France.**

Étiologie

Certains facteurs de risque sont importants mais restent rares : il peut s'agir de polyposes familiales diffuses qui imposent une colectomie totale. La recto-colite hémorragique représente également un facteur de risque important.

L'existence de polypes constitue le principal facteur de risque. Le risque évolutif (passage d'un polype à un cancer infiltrant) est important si la taille du polype est supérieure à 1 cm ou s'il existe une polypose multiple.

Prévention

Le traitement des polypes représente une indiscutable prévention des cancers colo-rectaux.

Toutefois, pour réaliser le diagnostic et l'ablation de ces polypes, il est nécessaire de réaliser une coloscopie longue (ce qui est impossible à proposer à l'ensemble de la population).

Une prévention par des modifications des pratiques alimentaires, en particulier par l'augmentation d'une ration riche en fibres, est actuellement en cours d'évaluation mais n'est pas définitivement prouvée.

Enfin, le dépistage précoce par la recherche de sang dans les selles présente de nombreux inconvénients, avec en particulier le dépistage d'un grand nombre de faux positifs et l'existence de nombreux faux négatifs.

Les tests des dépistages systématiques sont actuellement en cours d'évaluation.

Le dépistage par recherche de sang dans les selles a été retenu pour être expérimenté dans plusieurs départements.

Diagnostic

Clinique

- **Pour les cancers du rectum,** les principaux signes fonctionnels sont l'existence de saignements, de faux besoins, d'écoulement de glaires, de tension rectale (ténesme).

© MASSON. La photocopie non autorisée est un délit

Le toucher rectal permet de diagnostiquer une tumeur dont on précisera sa taille et sa topographie dans la hauteur de la lésion par rapport à la marge anale, pour évaluer les possibilités de conservation sphinctérienne. Généralement, il s'agit d'une tumeur végétante, éventuellement ulcérante et infiltrante.

- **Pour les cancers du côlon,** les signes d'appel sont souvent tardifs et plus discrets : troubles du transit, d'apparition récente, ou existence d'une anémie (hypochrome microcytaire) liée à un saignement. Ces signes d'apparition récente peuvent conduire à la prescription d'une endoscopie.

Endoscopique et radiologique

Une coloscopie totale doit être pratiquée. Elle permet de voir une tumeur, un bourgeonnement, une sténose. Elle permet de diriger la biopsie. Il s'agit le plus souvent d'un adénocarcinome. Une préparation rigoureuse est importante. L'examen est réalisé sous anesthésie générale (*cf. Fiche technique* n° 12).

Enfin, si aucune endoscopie ne peut être faite, un transit baryté, en général en double contraste, permet de montrer la tumeur et une éventuelle deuxième tuméfaction dans le cadre colique. On précisera la taille de cette lésion et sa topographie.

Biologique

L'augmentation du taux de marqueurs, en particulier de l'antigène carcino-embryonnaire (ACE), n'est pas constante et n'est pas spécifique. Ce taux n'a d'intérêt que pour l'évolution et le diagnostic ultérieur d'une rechute ou de métastases après exérèse chirurgicale.

Bilan d'extension

Il comprend :

– la recherche de localisations multiples dans le cadre colique ;

– la recherche de métastases hépatiques ou pulmonaires ;

– lors du temps opératoire et lors de l'analyse de la pièce opératoire, la recherche d'une atteinte ganglionnaire associée.

L'importance de l'infiltration tumorale en dehors de la musculeuse et de la séreuse conditionne largement le risque de métastases.

Pronostic

Il est à la fois local, par le risque de récidive locale, et général par le risque de métastases hépatiques. Ces risques dépendent de l'importance de l'infiltration de la tumeur et de l'extension ganglionnaire.

Traitement

Cancer du rectum

- **La chirurgie** reste le traitement de référence. En cas de forme située à proximité de la marge anale, l'amputation abdomino-périnéale est nécessaire. En cas de forme haute, on peut réaliser une résection-anastomose avec conservation sphinctérienne. L'intervention peut être réalisée en cœlioscopie dans le cadre d'études. L'exérèse chirurgicale enlève tout l'espace cellulo-graisseux autour du rectum : le mésorectum.
- **La radiothérapie** a un intérêt dans les formes infiltrantes pour la prévention du risque de récidive locale. Elle ne prévient pas le risque de métastases. Elle est faite avant la chirurgie (radiothérapie préopératoire) ou après la chirurgie (radiothérapie postopératoire).
- **La chimiothérapie** pour la prévention des métastases est nécessaire pour les formes avec infiltration.

Cancer du côlon

- **La chirurgie** reste le traitement de référence avec résection large et rétablissement de la continuité en un ou deux temps.
- En cas d'envahissement ganglionnaire, une **chimiothérapie** adjuvante a un intérêt pour prévenir ou retarder l'apparition de métastases hépatiques.

Cancer de l'œsophage

C'est un cancer rare, représentant 5 % des cancers, lié à une intoxication alcoolo-tabagique. Il peut constituer dans certaines régions françaises (en particulier l'ouest de la France), un réel problème de santé publique.

Il s'agit d'un cancer grave (moins de 5 % de survie à 5 ans).

Étiologie

L'intoxication alcoolo-tabagique est le facteur de risque prédominant. Toutefois, le reflux gastro-œsophagien pourrait induire des cancers de l'œsophage et du cardia.

Le cancer de l'œsophage est souvent un deuxième cancer apparaissant après le traitement initial d'un cancer ORL.

Diagnostic

Clinique

La dysphagie est le signe clinique principal avec une gêne à l'alimentation, de topographie variable, plus ou moins haute. Elle peut toucher l'ingestion des solides puis des liquides. Cela impose un contrôle endoscopique et peut avoir un retentissement pondéral. Il faut noter que ce signe peut être longtemps, paradoxalement, négligé par les patients.

Endoscopique

L'examen endoscopique permet de préciser la localisation du blocage, de la sténose œsophagienne et de faire un prélèvement pour confirmer le diagnostic (il s'agit soit d'un carcinome épidermoïde, soit glandulaire).

Bilan d'extension

L'étude de la lésion est importante pour préciser la topographie :

– œsophage cervical, étendu de la bouche œsophagienne jusqu'à l'entrée dans le thorax ;

– œsophage thoracique, en précisant les rapports avec la trachée, la bifurcation trachéale et la bronche souche gauche ;

– œsophage abdominal, en dessous de l'orifice œsophagien du diaphragme jusqu'à l'entrée dans l'estomac, au niveau du cardia.

L'extension ganglionnaire peut atteindre :

– les ganglions cervicaux (chaîne jugulo-carotidienne et surtout sus-claviculaire) ;

– les ganglions latéro-trachéaux ;

– les ganglions de la région cœliaque.

L'extension aux organes de voisinage est importante à considérer, en particulier l'atteinte trachéale ou bronchique avec le risque de fistule œso-trachéale en cas d'atteinte du tiers moyen.

Enfin, il est important d'apprécier la profondeur de l'infiltration œsophagienne (rôle de l'écho-endoscopie) et la possibilité de lésions œsophagiennes multiples.

La recherche de métastases concerne surtout les métastases pulmonaires et osseuses.

Pronostic

Le pronostic d'ensemble du cancer de l'œsophage est mauvais, du fait du terrain sur lequel il survient et de l'évolutivité de la maladie.

Les seules formes pour lesquelles on espère une survie prolongée sont les formes de petite taille (< à 5 cm), le plus souvent situées dans l'œsophage abdominal, plus accessibles à la chirurgie.

Traitement

Chirurgie

Elle est difficile, réservée aux localisations basses de l'œsophage abdominal ou de la partie inférieure du thorax. Les suites opératoires sont souvent difficiles chez des malades en mauvais état général.

Certains moyens thérapeutiques plus larges, avec une œsophagectomie totale et une plastie de l'estomac, ont été envisagés avec des résultats thérapeutiques bien modestes.

La gastrostomie d'alimentation est nécessaire précocement pour éviter une dénutrition rapide.

Radiothérapie et chimiothérapie concomitante

L'association de radiothérapie et de chimiothérapie peut permettre une amélioration de la survie et une amélioration de la dysphagie.

Traitements palliatifs

Peuvent être utilisées la radiothérapie pour réduire la dysphagie et une gastrostomie percutanée pour améliorer la dénutrition.

Cancer de l'estomac

C'est un cancer grave, survenant surtout chez le sujet âgé.

Étiologie

L'incidence du cancer de l'estomac diminue dans tous les pays en voie de développement, probable-

© MASSON. La photocopie non autorisée est un délit

ment du fait des modifications des pratiques alimentaires et de conservation au froid (réduction des taux de nitrosamines).

L'augmentation du risque par un antécédent d'ulcère gastrique n'est pas prouvée.

Récemment, le rôle favorisant de l'infection à *Helicobacter pylori* a été montré.

Diagnostic

Clinique

Les principales modalités de révélation sont une douleur épigastrique ou une asthénie d'apparition récente, révélant une anémie hypochrome par saignement.

La palpation d'une tumeur abdominale et la découverte d'une adénopathie sus-claviculaire gauche sont des signes de révélation tardifs.

Endoscopique

Les tumeurs de l'estomac sont le plus souvent des adénocarcinomes, situés dans la région du pylore. Parfois on observe une infiltration de toute la muqueuse.

Enfin, certaines formes rares correspondent à des lymphomes gastriques.

Bilan d'extension

Il recherche des métastases hépatiques ou une atteinte ganglionnaire cœliaque par échographie et TDM abdominale.

Traitement

La gastrectomie partielle avec évidement ganglionnaire cœliaque est le traitement de référence. Elle peut être associée à une radiothérapie et à une chimiothérapie.

Par contre, les lymphomes gastriques peuvent être traités sans chirurgie, par association de chimiothérapie et de radiothérapie et sont de bien meilleur pronostic (en particulier les lymphomes de type MALT).

Cancer du pancréas

C'est un cancer grave, de diagnostic souvent tardif avec une survie quasi nulle à 5 ans. Son traitement est difficile. L'incidence augmente dans les pays développés et avec l'âge.

Étiologie

Ce cancer représente 3 % de tous les cancers. Son incidence augmente rapidement avec l'âge : c'est un cancer fréquent à partir de 60 ans.

Le tabagisme représente le principal facteur de risque. Il n'existe pas de corrélation prouvée avec la pancréatite chronique ni avec la consommation d'alcool. Le diagnostic différentiel avec une pancréatite chronique reste difficile.

Diagnostic

Clinique

Il est souvent tardif et dépend de la topographie du cancer.

En cas de *cancer de la tête du pancréas*, le retentissement sur les voies biliaires peut être responsable d'un ictère obstructif, avec urines foncées et selles décolorées et parfois grosse vésicule palpable.

En cas de *cancer du corps du pancréas*, ce sont surtout des douleurs épigastriques avec irradiation postérieure qui sont présentes.

Dans tous les cas, une altération de l'état général, un amaigrissement, des nausées et des vomissements peuvent être associés.

Radiologique

Il repose sur TDM et échographie, montrant une zone inhomogène, mal limitée, de la tête ou du corps du pancréas.

Histologique

Il peut être obtenu par biopsies dirigées et peut être difficile en cas de pancréatite chronique.

Bilan d'extension

Il permet d'apprécier le retentissement sur les voies biliaires, le duodénum et l'existence d'adénopathies cœliaques ou de métastases hépatiques.

Traitement

Quelques formes sont opérables, correspondant à des formes bien limitées, chez des patients en bon état général.

La chirurgie comprend alors une résection étendue du pancréas et du duodénum, avec des dérivations biliaires. Les suites opératoires sont difficiles.

Pour les formes non opérables, le traitement est essentiellement palliatif, associant radiothérapie et chimiothérapie. Des dérivations biliaires peuvent être utiles en cas d'ictère.

Cancer du foie

C'est un cancer rare en France, d'une très grande gravité.

Dans les pays du tiers-monde, le cancer du foie est fréquent, du fait de l'association à des infections chroniques post-hépatite virale B.

Étiologie

Les infections chroniques post-hépatite virale, en particulier B et aussi C, sont les principaux facteurs de risque en Chine et en Afrique sub-saharienne.

La prévention par la vaccination anti-hépatite B a un retentissement actuel sur l'incidence de ces cancers, chaque fois qu'elle a pu être correctement réalisée.

En France, les carcinomes hépato-cellulaires surviennent le plus souvent sur cirrhose hépatique, en particulier alcoolique.

Diagnostic

Il repose sur l'existence d'une dégradation de l'état général, d'un gros foie ou d'un ictère.

L'augmentation de la taille du foie, localisée ou plus étendue, peut être appréciée par échographie ou TDM.

L'augmentation du taux d'alpha-fœto-protéine est un signe évocateur mais souvent tardif et inconstant.

Traitement

Dans les formes limitées et en fonction du terrain, le traitement chirurgical reste parfois une possibilité et l'indication d'une greffe est encore plus rarement posée.

Cancer du sein

Chez la femme occidentale, le cancer du sein est le plus fréquent des cancers et la principale cause de mortalité par cancer (sauf aux États-Unis où il est désormais dépassé par le cancer bronchique).

L'augmentation de l'incidence du cancer du sein dans tous les pays développés et l'intérêt d'un diagnostic précoce pour simplifier le traitement local et améliorer le pronostic font que cette maladie est un enjeu important de santé publique.

Le traitement est à la fois local (chirurgie et radiothérapie) et général pour essayer de prévenir ou traiter les métastases. Les indications du traitement conservateur se sont élargies depuis plusieurs années.

Étiologie

Population à risque

Plusieurs facteurs de risque augmentent la probabilité d'avoir un cancer du sein :

- **les antécédents familiaux** (en filiation maternelle directe, c'est-à-dire mère, sœurs, tantes ou filles) ;
- **les antécédents personnels** de cancer du sein augmentent le risque d'avoir un cancer de l'autre sein ;
- **une vie génitale longue** (premières règles précoces, ménopause tardive) ;
- **l'absence de grossesse ou une grossesse tardive** (après 35 ans) ;
- **l'alcoolisme** est signalé comme pouvant être un facteur de risque ;
- **l'obésité ou la prise de régimes riches en graisses** ont été signalés sans preuve formelle de risque de cancer du sein ;
- **enfin, la prise régulière d'une contraception orale** (faiblement ou fortement dosée en estrogènes) n'a pas jusqu'à présent de rôle démontré.

Dépistage

- **Modalités et indications.** Le dépistage du cancer du sein repose sur l'examen clinique et mammographique qui peut être facilement réalisé. L'intérêt d'un dépistage est de pouvoir faire des diagnostics précoces, de rendre le traitement local

© MASSON. La photocopie non autorisée est un délit

moins lourd (traitement conservateur) et de réduire le risque de métastases.

▸ **À l'heure actuelle, deux modalités de dépistage** se développent : le dépistage sur prescription individuelle et le dépistage de masse organisé.

– *Le dépistage sur prescription individuelle* est un acte volontaire. Il comprend un examen clinique et mammographique. Il est réalisé systématiquement sans signe d'appel clinique. Ce type de dépistage est recommandé à partir de 50 ans et à renouveler tous les deux ans. Il est particulièrement justifié en cas de personne appartenant à une population à risque.

– *Le dépistage de masse organisé* est un dépistage systématique, non volontaire, fait à la plus large échelle possible. Actuellement, ce dépistage est réalisé à l'échelon départemental (33 programmes départementaux en 1995). Le but est de réduire la mortalité dans la population. Les recommandations pour le dépistage sont : pour toutes les femmes de 50 à 74 ans une mammographie à 2 incidences tous les 2 ans, un contrôle de qualité avec une double lecture.

Ces deux modalités de dépistage sont en cours d'évaluation.

Diagnostic

Clinique

Le diagnostic clinique repose sur la découverte d'une tumeur mammaire isolée, non connue antérieurement par la patiente, s'accompagnant plus rarement de signes indirects tels qu'une rétraction cutanée ou un écoulement mamelonnaire (inquiétant parce qu'unilatéral ou sanglant).

La palpation des seins est un examen clinique difficile. Elle est bilatérale et comparative après une inspection chez une patiente allongée, la glande étant palpée quadrant par quadrant, à plat, de façon à ne pas créer de fausse sensation tumorale.

Mammographique

La mammographie est un examen bilatéral et comparatif. Les arguments en faveur d'une tumeur maligne sont :

▸ **une opacité tumorale suspecte** parce que d'apparition récente, mal limitée, associée à des microcalcifications ;

▸ **des calcifications suspectes** parce que petites (microcalcifications), irrégulières, groupées en amas ;

▸ **des anomalies de la trame du sein** appelées distorsions architecturales.

Toutes ces anomalies sont d'autant plus suspectes qu'elles sont récentes, non connues sur un examen antérieur et survenant chez une patiente de plus de 40 ans.

L'échographie peut aider au diagnostic en confirmant le caractère solide de la tumeur (permettant d'éliminer un kyste).

Histologique

Ce diagnostic est toujours nécessaire et doit être obtenu avant le traitement définitif. Plusieurs moyens sont possibles :

▸ **une simple ponction à l'aiguille** permet de montrer des cellules anormales prélevées dans la tumeur ;

▸ **une biopsie** permet de préciser le diagnostic et le type histologique (cancer glandulaire ou adénocarcinome) ;

▸ **une biopsie effectuée lors de la chirurgie d'exérèse** permet une analyse pendant l'intervention (biopsie extemporanée).

Bilan d'extension

Le risque de métastases est d'autant plus important que la tumeur primitive est volumineuse et que les ganglions axillaires sont envahis.

▸ **Examen clinique** à la recherche d'une localisation controlatérale, d'un envahissement ganglionnaire homolatéral (axillaire ou sus-claviculaire) ou controlatéral, de métastases cutanées, hépatiques, osseuses, etc.

▸ **Imagerie à la recherche de métastases** (hépatiques par échographie, pulmonaires par radiographie et TDM du thorax).

La recherche de métastases osseuses (scintigraphie osseuse), ou hépatiques (échographie), n'est pas systématique pour les petites tumeurs.

Traitement

Chirurgie

La chirurgie est plus ou moins mutilante, de la mastectomie (amputation du sein) à la tumorectomie (exérèse limitée à la tumeur). La tendance est à la conservation du sein chaque fois qu'elle est possible et souhaitée par la patiente.

La tumorectomie est réalisée pour les tumeurs de petite taille (taille inférieure à 3 cm). Ce critère est à moduler en fonction de la taille du sein (seins de petite taille ou à l'opposé volumineux). En cas de chirurgie conservatrice, une radiothérapie du sein est associée pour réduire le risque de rechute locale.

La mastectomie est réservée aux tumeurs plus volumineuses, en cas de formes multifocales, et enfin en cas de rechute locale.

Radiothérapie

La radiothérapie est un autre traitement local. Elle peut être faite soit dans la glande mammaire seule lorsqu'il y a eu un traitement conservateur, soit dans la glande mammaire et les chaînes mammaires interne et sus-claviculaire en cas d'envahissement ganglionnaire axillaire.

La radiothérapie est le plus souvent associée au traitement chirurgical.

En cas de mastectomie, une radiothérapie est moins nécessaire.

Curiethérapie

Une curiethérapie en peropératoire ou à la suite de la chirurgie est parfois réalisée. Son utilité par rapport à la radiothérapie externe est en évaluation.

Traitement médicaux

Les traitements médicaux ont pour but de prévenir ou retarder la survenue de métastases, le risque étant accru en cas d'envahissement ganglionnaire ou de tumeur à histologie peu différenciée.

La chimiothérapie est surtout réservée aux femmes jeunes, aux femmes non ménopausées (de moins de 50 ans).

L'hormonothérapie est plutôt réservée aux femmes ménopausées. Il peut s'agir de prise quotidienne d'anti-estrogènes (tamoxifène), de progestatifs (progestérone et dérivés) ou d'antihormones stéroïdes.

Traitement des formes métastatiques

Le traitement fait appel en premier lieu à la chimiothérapie ou à l'hormonothérapie. La radiothérapie antalgique en particulier pour les métastases osseuses et la chirurgie à but consolidateur sont indiquées chaque fois que cela est nécessaire, pour réduire les douleurs ou favoriser la mobilisation.

Cancers gynécologiques

Cancer du col utérin

Il survient surtout chez les femmes entre 40 et 50 ans (figure 5.6). Son incidence diminue actuellement grâce à l'amélioration des conditions socio-économiques, au dépistage et au traitement précoce des dysplasies du col utérin.

Le pronostic est excellent pour les formes peu étendues grâce à l'association de chirurgie et de radiothérapie. Il est plus réservé lorsque le cancer est localement plus évolué.

Étiologie

Facteurs de risque

Le cancer du col utérin s'observe surtout dans des groupes socio-économiques défavorisés, chez des femmes ayant eu des grossesses multiples.

Les notions d'infection virale ou de partenaires sexuels multiples sont signalées.

Les dysplasies du col utérin sont probablement un état précancéreux. Elles peuvent être minimes, modérées ou sévères. Leur diagnostic précoce, par l'examen clinique et par les frottis vaginaux, et leur traitement représentent une des meilleures causes de réduction de l'incidence des cancers du col utérin. La pratique régulière, chez les femmes en période d'activité génitale puis après la ménopause, d'un frottis tous les trois ans est actuellement recommandée.

Enfin, le tabagisme est un facteur favorisant le cancer du col utérin.

Diagnostic

Clinique

Les métrorragies sont les signes cliniques principaux. Il s'agit de saignements survenant en dehors des règles, éventuellement provoqués lors des rapports sexuels.

© MASSON. La photocopie non autorisée est un délit

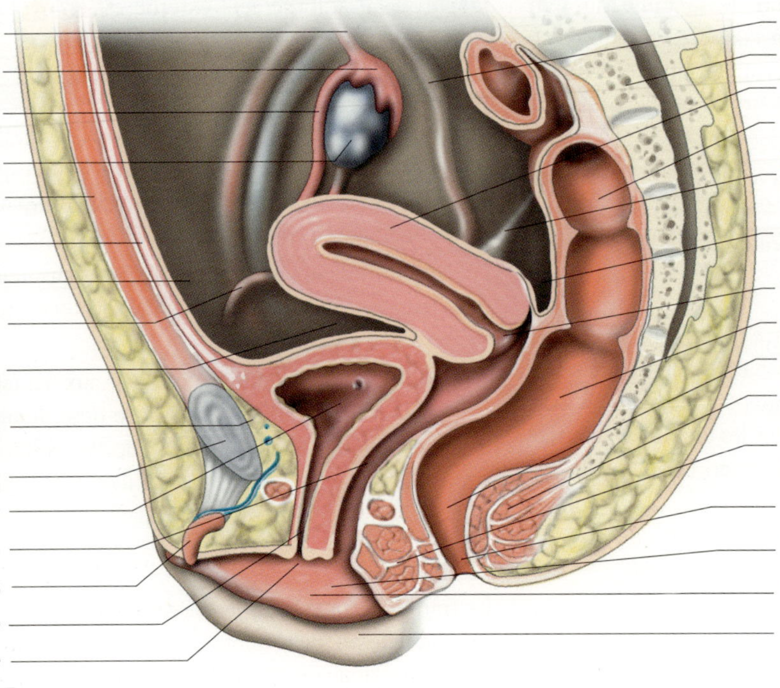

Fig. 5.6 Appareil génital féminin (coupe antéro-postérieure).

Il peut s'agir également d'une découverte systématique lors d'un examen gynécologique ou après un frottis de dépistage montrant une cytologie suspecte. Les biopsies confirment le caractère infiltrant.

L'examen gynécologique comprend un examen au spéculum, un toucher vaginal et un toucher rectal. L'examen au spéculum peut montrer une lésion du col utérin, plus souvent située à la jonction entre l'exocol et l'endocol. Cette lésion peut être de taille variable.

Histologique

La biopsie permet de confirmer le diagnostic. Le plus souvent il s'agit d'un carcinome épidermoïde. Lorsque l'extension est prédominante dans l'endocol; il s'agit le plus souvent d'un adénocarcinome.

Bilan d'extension

Il est d'abord local, permettant de mesurer la taille de la tumeur et d'apprécier son extension dans l'endocol, dans le vagin (en particulier les culs-de-sac vaginaux postérieurs, antérieurs ou latéraux) et dans la portion sus-vaginale, dans les paramètres.

Le toucher rectal permet au mieux d'apprécier l'extension postérieure dans les paramètres et dans la cloison recto-vaginale.

Une extension antérieure par la vessie peut être appréciée par cystoscopie.

Enfin, on recherche une atteinte ganglionnaire iliaque. Un retentissement urétéral peut être apprécié par TDM pelvienne et rénale et par urographie intraveineuse.

Pronostic

Il dépend :

- de la taille de la tumeur ;
- de l'extension en dehors de l'utérus ;
- de l'extension « de proximité » dans le tiers supérieur du vagin, dans le tiers interne des paramètres, accessible à un traitement local radiochirurgical avec un bon pronostic.

Une atteinte ganglionnaire (ganglions iliaques) et une compression urétérale sont des éléments de plus mauvais pronostic.

Traitement

FORMES LIMITÉES

Il comprend une association de chirurgie et de radiothérapie.

La chirurgie est le plus souvent une hystérectomie élargie aux paramètres et aux ganglions iliaques.

Une curiethérapie est souvent réalisée avant la chirurgie pour faciliter le contrôle local.

Une radiothérapie externe peut être nécessaire lorsque les ganglions iliaques sont envahis.

FORMES ÉTENDUES

Il comprend en premier lieu une radiothérapie externe associée à une curiethérapie utéro-vaginale.

Cancer du corps utérin

Il survient généralement après la ménopause, chez des femmes présentant un terrain particulier (obésité, hypertension artérielle, diabète).

Le cancer du corps utérin est généralement un cancer de l'endomètre de type adénocarcinome.

Le pronostic est souvent favorable.

Le traitement principal est chirurgical.

Étiologie

L'incidence de ce cancer augmente dans les pays développés en cas d'association avec une obésité, une hypertension artérielle ou un diabète. Il se développe aux dépens de la muqueuse utérine (endomètre). Il n'y a pas de corrélation connue avec les fibromyomes utérins.

Diagnostic

CLINIQUE

Les principales modalités de découverte sont l'existence de douleurs pelviennes ou de métrorragies.

Le toucher vaginal et le toucher rectal peuvent mettre en évidence un utérus augmenté de volume.

ÉCHOGRAPHIQUE ET RADIOLOGIQUE

L'échographie peut mettre en évidence une augmentation de la taille de l'utérus et une tuméfaction dont les caractères endo-utérin et hétérogène sont suspects, à différencier d'un simple fibromyome.

L'hystérographie peut montrer une image endo-utérine.

ENDOSCOPIQUE

L'hystéroscopie permet de voir la lésion à l'intérieur du corps utérin et de diriger des biopsies.

Pronostic

Il dépend du terrain et de l'extension tumorale.

Le terrain est important à considérer en raison de l'âge de survenue souvent tardif, de l'obésité, de l'hypertension artérielle et du diabète.

Les formes limitées à l'utérus sont de bon pronostic.

Deux autres facteurs sont de mauvais pronostic :
- une atteinte ganglionnaire pelvienne ;
- le type histologique.

Dans ces deux derniers cas, les principaux risques sont une récidive locale associée à une atteinte péritonéale et hépatique.

Traitement

CHIRURGIE

La chirurgie reste le traitement de référence. Il s'agit d'une hystérectomie avec évidement ganglionnaire. En raison du terrain, ce geste peut être réduit à une hystérectomie simple, réalisée éventuellement par voie vaginale.

L'évidement ganglionnaire peut être réalisé lors du temps d'hystérectomie.

RADIOTHÉRAPIE

La radiothérapie externe est indiquée en cas d'atteinte ganglionnaire associée, d'infiltration tumorale importante ou de forme histologique peu différenciée.

CURIETHÉRAPIE VAGINALE

Elle est faite après hystérectomie et peut être utile pour prévenir les récidives du fond vaginal en cas de localisation à la partie inférieure du corps utérin.

Cancer de l'ovaire

C'est un cancer dont la fréquence augmente. Il existe une grande variété histologique : les formes les plus fréquentes sont les cancers glandulaires ; il

© MASSON. La photocopie non autorisée est un délit

existe aussi des tumeurs germinales ou des formes à la limite de la malignité. Le pronostic est lié à l'importance de l'extension péritonéale.

Le traitement de référence est chirurgical, la chimiothérapie et la radiothérapie pouvant aider au contrôle postopératoire des formes évoluées.

Étiologie

Le cancer de l'ovaire est plus fréquent chez les nullipares. Son incidence est diminuée par une contraception hormonale.

Diagnostic

Clinique

Des douleurs pelviennes peuvent conduire au diagnostic de tumeur pelvienne. Le diagnostic est souvent tardif avec des formes étendues associées à une ascite.

Le toucher vaginal et le toucher rectal permettent de diagnostiquer d'une tumeur uni- ou bilatérale ovarienne dont on appréciera la taille.

Échographique et radiologique

Une échographie et un examen TDM permettent d'apprécier l'existence de la masse d'ascite et de rechercher des métastases hépatiques.

Pronostic

Il dépend surtout de l'extension de la tumeur. Pour les formes unilatérales localisées à l'ovaire, il est généralement très favorable. L'existence de métastases péritonéales associées, d'une atteinte ganglionnaire ou de métastases hépatiques sont des éléments de mauvais pronostic.

Traitement

Chirurgie

Le traitement initial est chirurgical. Pour les formes localisées à l'ovaire, une ovariectomie peut être réalisée. Pour les formes péritonéales étendues, le traitement comprend généralement l'exérèse de l'utérus, des trompes, des ovaires, du grand épiploon et d'éventuelles métastases péritonéales associées.

La qualité de l'exérèse initiale a une grande importance pour le pronostic ultérieur.

Chimiothérapie

Elle est réalisée dans les formes étendues, après le temps chirurgical. Il peut s'agir d'une mono- ou, plus souvent, d'une polychimiothérapie. Au terme de cette chimiothérapie, dans les formes étendues, peut être réalisée une nouvelle laparotomie pour s'assurer du maintien de la rémission et pour une exérèse éventuelle de petites localisations péritonéales.

Radiothérapie

Elle est réalisée soit après chirurgie pour les formes localisées, soit après chirurgie d'exérèse initiale et chimiothérapie pour les formes étendues. Il s'agit alors d'une irradiation de l'ensemble de la cavité abdominale.

Cancers uro-génitaux

Cancer de la prostate

Le cancer de la prostate représente la deuxième cause de mortalité par cancer chez l'homme (figure 5.7). L'incidence et la prévalence du cancer de la prostate augmentent avec l'âge. Du fait du vieillissement de la population masculine, l'augmentation du cancer de la prostate devient un problème de santé publique : on estime qu'1 homme sur 10 développera un cancer de la prostate (40 000 nouveaux cas ont été diagnostiqués en 2000).

Le diagnostic clinique repose sur le toucher rectal qui devrait être annuellement effectué chez l'homme après 50 ans. Pour le pronostic et le traitement, on oppose les formes localisées, souvent très lentement évolutives, aux formes localement plus étendues qui présentent un risque élevé de métastases osseuses associées.

Les dosages biologiques (PSA : *Prostatic Specific Antigen*), sont utilisés en dépistage individuel et ont surtout une utilité pour le traitement et le bilan d'extension (atteinte ganglionnaire et métastases osseuses) et la surveillance.

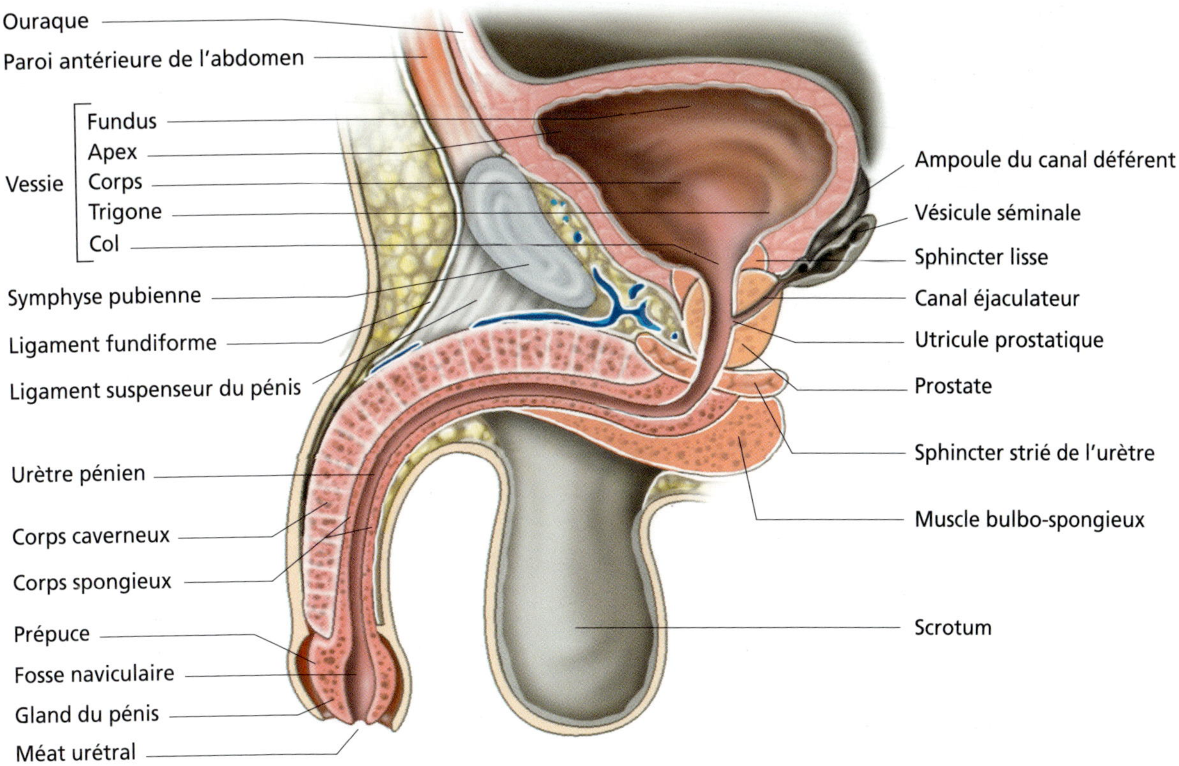

Fig. 5.7 **Appareil génital masculin (coupe antéro-postérieure).**

Étiologie

L'âge représente le principal facteur de risque : 40 % des hommes de plus de 90 ans ont un cancer de la prostate lors d'études autopsiques. Le risque apparaît à partir de 50 ans et augmente progressivement avec l'âge. Cependant, les formes latentes, peu évolutives, de petite taille, limitées à la glande prostatique, sont plus fréquentes.

À noter également le risque familial avec une augmentation du risque en cas d'antécédents familiaux dans la fratrie.

En ce qui concerne les facteurs de risque hormonaux, les cancers de la prostate sont influencés par l'augmentation des taux de testostérone. À l'opposé, il n'a pas été mis en évidence de variation de taux des hormones mâles circulantes lors des cancers de la prostate.

Enfin, l'incidence du cancer de la prostate n'a pu être rapportée à l'activité sexuelle ou à l'existence d'adénome prostatique associé.

Diagnostic

Clinique

Il repose sur l'existence de signes fonctionnels urinaires et sur le toucher rectal.

Les signes fonctionnels urinaires sont surtout liés à une dysurie qui peut être tardive.

Il faut signaler la fréquence des formes asymptomatiques révélées par le toucher rectal qui met en évidence soit une zone indurée limitée à une partie de la prostate, soit plus étendue avec une extension en dehors de la prostate, en particulier vers les vésicules séminales.

Échographique

En cas d'anomalie au toucher rectal, l'échographie peut aider au diagnostic, montrant une zone différente du reste de la glande prostatique, nodulaire ou diffuse. Cette échographie aide aussi à la réalisation de biopsies dirigées.

© Masson. La photocopie non autorisée est un délit

BIOLOGIQUE

Le dosage des PSA peut être utile pour le diagnostic du cancer de la prostate. Cet antigène est caractéristique des tissus prostatiques. L'augmentation modérée du taux est observée avec l'âge. L'augmentation importante du taux de PSA est évocatrice d'un cancer de la prostate. Cette augmentation n'est cependant pas spécifique car elle peut être observée en cas de volumineux adénome prostatique ou d'inflammation associée de la prostate (prostatite).

En cas de taux très élevé, on évoquera l'existence de métastases ganglionnaires et surtout osseuses. À l'opposé, un taux faible de PSA n'élimine pas formellement l'existence d'un petit cancer de la prostate.

L'intérêt diagnostique du dosage des PSA pour le dépistage des cancers de la prostate reste controversé. Ce dosage biologique n'exclut pas de toutes façons la réalisation d'un toucher rectal.

HISTOLOGIQUE

Il repose sur des biopsies multiples dirigées après les données du toucher rectal et de l'échographie. Souvent, il s'agit de cancers glandulaires (adénocarcinomes). Le degré de différenciation des cellules observées peut être évalué et avoir un intérêt pronostique.

Bilan d'extension

Le bilan d'extension repose sur le toucher rectal, le dosage de la fonction rénale, l'échographie et éventuellement l'IRM pour apprécier l'importance de la taille de la tumeur prostatique et son extension en dehors de la loge prostatique.

Le taux de PSA peut avoir un intérêt pour évaluer l'importance de l'extension en particulier ganglionnaire ou osseuse.

L'exploration chirurgicale par laparotomie ou surtout cœlioscopie permet de rechercher des ganglions envahis dans les formes localisées.

Enfin, la recherche de métastases osseuses est fréquemment réalisée, une scintigraphie osseuse et éventuellement des radiographies dirigées sur les foyers d'hyperfixation mis en évidence à la scintigraphie osseuse.

Pronostic

PLUSIEURS FACTEURS SONT IMPORTANTS pour l'évaluation du pronostic :

- **l'âge et l'état général** du malade ;
- **l'évolutivité de la lésion,** étant donné l'importance des formes lentement évolutives ;
- **le caractère limité ou étendu de la tumeur** en dehors de la loge prostatique ;
- **l'existence de métastases ;**
- **les formes bien ou peu différenciées.**

ON OPPOSE ACTUELLEMENT :

- **les formes limitées à la prostate ;**
- **les formes plus étendues localement** dont le risque de métastases osseuses est très élevé ;
- **enfin, les formes révélées d'emblée par des métastases.**

Traitement

FORMES LOCALISÉES (limitées à la loge prostatique)

Trois moyens thérapeutiques sont actuellement proposés : la chirurgie (qui consiste en une prostatectomie radicale), la radiothérapie externe conformationnelle et la curiethérapie.

La chirurgie présente un risque de séquelles sexuelles (impuissance). La radiothérapie présente des risques de séquelles digestives et urinaires (rectite et cystite).

La curiethérapie a de faibles risques urinaires et une toxicité réduite sur les séquelles par rapport à la chirurgie.

Les résultats en terme de contrôle local sont à peu près comparables.

Les indications sont à évaluer en fonction de l'importance des risques, des conditions de vie et des attentes des patients.

FORMES MÉTASTATIQUES

L'hormonothérapie permet de ralentir l'évolution des lésions et a également un intérêt fonctionnel en diminuant les douleurs. Les traitements hormonaux n'allongent cependant pas la durée de survie. Le principe de toutes les hormonothérapies consiste à réduire l'activité de sécrétion d'hormones mâles soit par castration, soit par inhibition centrale de la sécrétion des hormones (injections mensuelles d'agonistes de la LH-RH), soit enfin en utilisant des inhibiteurs périphériques des récepteurs des hormones mâles. La chimiothérapie peut aussi ralentir l'évolution des métastases.

Le traitement local des métastases osseuses par chirurgie et radiothérapie est également très utile pour le patient.

Cancer de la vessie

Le cancer de la vessie représente 3 % de la totalité des cancers. Le principal facteur de risque est le tabagisme. Le pronostic de ce cancer est lié à l'importance de l'infiltration de la vessie. Le traitement de référence reste la cystectomie partielle ou totale, nécessitant différentes modalités de dérivation urinaire.

Étiologie

Le tabagisme reste le principal facteur de risque : une partie des substances cancérogènes inhalées stagnent dans la vessie et sont éliminées par voie urinaire.

Des produits toxiques tels que l'aniline (colorant) sont des facteurs de risque moindres du fait des mesures légales de protection.

Il existe un facteur de risque important dans certaines régions du monde (Égypte en particulier) en raison d'une parasitose associée (la bilharziose).

Dans 1 cas sur 6, les cancers de la vessie peuvent être observés après des épisodes de polypose vésicale récidivante.

Diagnostic

Clinique

L'hématurie est le principal signe clinique d'appel. Deux explorations complémentaires peuvent aider au diagnostic : l'échographie, pouvant montrer une ou plusieurs tuméfactions endo-vésicales, et la cystoscopie qui permet de diriger les biopsies.

Bilan d'extension

Il comprend :

– la recherche de lésions multiples dans la vessie ;

– la recherche d'une atteinte ganglionnaire pelvienne, évaluée par la TDM et la cœlioscopie ;

– enfin, en cas de forme évoluée ou de douleurs osseuses, une scintigraphie à la recherche de métastases osseuses.

Pronostic

Il dépend principalement de la profondeur de l'extension :

– à la muqueuse vésicale, à la tunique superficielle et profonde du muscle vésical ;

– en dehors de la vessie.

Traitement

La chirurgie représente le traitement de référence. En cas de forme limitée, une cystectomie partielle peut être parfois réalisée. En cas de forme plus étendue, une cystectomie totale est nécessaire.

La cystectomie associe un geste de dérivation :

– par urétérostomie cutanée bilatérale (souvent très invalidante) ;

– par urétérostomie cutanée unilatérale après urétéroplastie pour que les deux uretères s'abouchent à la peau au même endroit ;

– par dérivation interne urétéro-colique ;

– par confection d'une néo-vessie avec une anse grêle.

Les traitements à visée conservatrice sont actuellement en cours d'évaluation en réalisant une chimiothérapie associée à la radiothérapie.

En cas de forme évoluée, les traitements associant radiothérapie ou chimiothérapie, sont réalisés dans un but palliatif.

Cancer du rein

Le cancer du rein est également lié au tabagisme. L'extension du cancer en dehors de la capsule rénale aux ganglions lombo-aortiques et aux vaisseaux, augmente le risque de métastases osseuses.

Diagnostic

Clinique

Les principaux signes cliniques sont une hématurie, une douleur lombaire ou l'existence de métastases osseuses révélatrices.

Le diagnostic repose sur la perception rare d'une masse rénale. Le diagnostic est plus souvent réalisé grâce à des examens échographiques de l'abdomen et par TDM.

Bilan d'extension

Il recherche une extension en dehors de la loge rénale et une atteinte ganglionnaire. Il est impor-

© MASSON. La photocopie non autorisée est un délit

tant de vérifier l'état de l'autre rein et de la fonction rénale.

Traitement

Le traitement de référence est la chirurgie de néphrectomie (ablation d'un rein). La place de la radiothérapie reste à définir.

Cancer du testicule

Le cancer du testicule est un cancer rare qui survient surtout chez l'adulte jeune, entre 20 et 30 ans.

Les cancers développés aux dépens des cellules germinales opposent deux types histologiques : les séminomes (dont le principal traitement est la radiothérapie) et les tumeurs embryonnaires (dont le principal traitement est la chimiothérapie).

Étiologie

Le cancer du testicule représente 1 % des cancers masculins. C'est classiquement le cancer du « conscrit ». Ce type de cancer est rare après 35 ans.

Il est plus fréquent après malposition testiculaire (cryptorchidie), traitée tardivement dans l'enfance (après 6 ans).

Diagnostic

Clinique

Il repose sur la perception d'un gros testicule. L'échographie peut aider au diagnostic de grosse masse testiculaire.

Biologique

Il peut être réalisé par un dosage des marqueurs — l'hormone β-HCG signant une différenciation placentaire et l'alpha-fœto-protéine (AFP) signant la présence d'une tumeur embryonnaire — qui seront surtout utiles pour la surveillance.

Histologique

La découverte d'un gros testicule impose un diagnostic histologique avec ablation du gros testicule (orchi-épididymectomie unilatérale). Des précautions opératoires sont nécessaires dans les modalités du prélèvement.

Bilan d'extension

Il comprend un examen scanographique à la recherche d'une atteinte ganglionnaire lombo-aortique. L'atteinte ganglionnaire pelvienne (iliaque) ou inguinale est beaucoup plus rare.

Les radiographies pulmonaires recherchent des métastases pulmonaires.

Pronostic

Le pronostic des cancers du testicule est dans l'ensemble très favorable, les séminomes répondant très bien à la radiothérapie et les tumeurs embryonnaires répondant bien à la chimiothérapie.

L'importance du traitement dépend cependant de l'extension, en particulier ganglionnaire, ou de l'existence de métastases.

Même en cas de métastases pulmonaires, la guérison des patients reste possible.

Traitement

Séminomes

Le traitement comprend plusieurs temps :

- **ablation du gros testicule** avec incision haute dans l'orifice inguinal ;
- **radiothérapie éventuelle lombo-aortique** en cas d'atteinte ganglionnaire ;
- **chimiothérapie** dans un premier temps s'il existe une volumineuse atteinte ganglionnaire lombo-aortique.

Tumeurs embryonnaires non séminomateuses

Il comprend également plusieurs temps :

- **ablation chirurgicale** du gros testicule ;
- **polychimiothérapie** ;
- **évidement ganglionnaire lombo-aortique** éventuel.

Cancers de la peau

Ce sont les plus fréquents de tous les cancers. Le principal facteur de risque est l'exposition solaire. Il existe trois grands types de cancers cutanés :

- **les carcinomes basocellulaires,** situés principalement au niveau de la face et dont le pronostic est local ;
- **les carcinomes spinocellulaires,** survenant souvent sur des lésions anciennes de la peau (dyskératose) et comportant un risque d'atteinte ganglionnaire et métastatique si elles sont évoluées ;
- **les mélanomes** sont des tumeurs pigmentées et ne sont pas nécessairement cutanés, car ils sont développés aux dépens des mélanocytes présents dans de nombreux revêtements. Ce sont des tumeurs graves dès qu'elles sont étendues en profondeur, avec un risque élevé d'atteinte ganglionnaire et surtout de métastases.

Étiologie

L'exposition solaire est le principal facteur de risque des tumeurs cutanées, ce qui explique leur topographie prédominant au niveau du visage, des mains et de la nuque et leur présence multiple, simultanée ou successive. Il semble que l'exposition précoce et brutale (plage) soit la plus dangereuse.

Certains terrains, en particulier les patients ayant une peau et des yeux clairs, favorisent le développement de ces cancers.

Les antécédents de brûlures et de traumatismes peuvent être des facteurs de risque pour les carcinomes spinocellulaires.

Enfin, l'existence de nævi multiples est un facteur de risque pour le mélanome, s'ils sont de taille supérieure à 2 cm.

Clinique

Carcinome basocellulaire

La forme la plus commune est une tumeur cutanée de la face, avec un petit bourrelet périphérique tumoral ou un bourgeon (perle). Cette lésion est lentement évolutive et survient surtout chez le sujet âgé.

Carcinome spinocellulaire

L'aspect ulcéré survenant sur des lésions préexistantes de dyskératose représente le signe le plus évocateur. Une adénopathie de voisinage est à rechercher.

Mélanome

Les signes qui font suspecter l'existence d'un mélanome devant une tumeur pigmentée sont :
– le caractère irrégulier de la pigmentation et sa modification récente ;
– les contours irréguliers de la tuméfaction ;
– le caractère non homogène de la tuméfaction.

Il existe plusieurs aspects cliniques :
– les formes superficielles, survenant souvent sur une mélanose ancienne ;
– les formes nodulaires.

Pronostic

Carcinome basocellulaire

Le pronostic est très favorable si l'exérèse est complète. Le traitement par chirurgie ou radiothérapie peut toutefois entraîner un retentissement fonctionnel ou esthétique dans certaines localisations du visage (paupières, aile du nez...). Une récidive locale est toujours possible. La qualité du traitement initial est très importante.

Carcinome spinocellulaire

Il existe des risques de rechute locale et d'atteinte ganglionnaire.

Mélanome

Le principal risque est métastatique. Ce risque est corrélé à l'épaisseur de la tumeur qui peut être décrite soit en millimètres, soit en fonction des niveaux d'invasion de l'épiderme. Le pronostic reste excellent. Le pronostic est intermédiaire dans le tissu sous-cutané. Le risque de métastase est quasi certain. La principale classification pronostique utilisée décrit cinq niveaux d'invasion (niveaux de Clark).

Traitement

Carcinome basocellulaire

Le traitement est local : chirurgical ou radiothérapique (radiothérapie de contact, curiethérapie ou électronthérapie).

© MASSON. La photocopie non autorisée est un délit

Carcinome spinocellulaire

Le traitement est local avec éventuellement traitement des aires ganglionnaires.

Mélanome

On pratique une exérèse de la lésion avec une marge de sécurité nécessaire. Un traitement adjuvant par chimiothérapie ou radiothérapie n'a pas d'efficacité prouvée.

Des essais d'immunothérapie sont en cours d'évaluation, pour les formes métastatiques.

Cancer de la thyroïde

C'est un cancer rare (moins de 2 % de l'ensemble des cancers), survenant surtout en zone de goitre.

On distingue trois types de cancers de la thyroïde :

- **les cancers bien différenciés** ont une évolution très lente sur plusieurs dizaines d'années, pouvant être associés à des atteintes ganglionnaires cervicales et des métastases, en particulier osseuses, accessibles à un traitement par iode radioactif, après le traitement initial du cancer thyroïdien ;
- **les cancers peu différenciés** ont à l'opposé un pronostic redoutable avec une évolution rapide, locale, compressive et générale ;
- **les cancers médullaires** liés à la sécrétion de thyrocalcitonine, sont des cancers familiaux ; leur évolution est souvent grave.

Diagnostic

Il peut s'agir de formes multinodulaires, associées ou non à des adénopathies cervicales, chez des patients ayant généralement des antécédents de goitre. L'augmentation de la taille des nodules et l'existence de troubles compressifs (dysphonie par atteinte récurrentielle, dysphagie par compression œsophagienne, dyspnée par compression trachéale) sont des signes tardifs suspects de malignité.

Le diagnostic d'un nodule thyroïdien isolé est difficile à distinguer du diagnostic d'un nodule bénin.

Un contrôle histologique est souvent nécessaire s'il s'agit d'une tumeur solide et non d'un kyste (comme peut facilement le montrer l'échographie cervicale), s'il existe des adénopathies cervicales associées ou si le nodule est hypofixant ou isofixant à la scintigraphie thyroïdienne.

La cytoponction à l'aiguille fine d'un nodule est le meilleur examen pour orienter vers le diagnostic de cancer.

Examens complémentaires

L'échographie cervicale permet d'apprécier la taille du corps thyroïde et de préciser le caractère solide de la tuméfaction palpée.

Une scintigraphie thyroïdienne à l'iode permet de montrer le caractère hypofixant ou isofixant du nodule.

Bilan d'extension

Il comprend la recherche d'adénopathies cervicales, de métastases osseuses (scintigraphie) et pulmonaires. À noter qu'après le traitement chirurgical du cancer thyroïdien, une nouvelle scintigraphie à l'iode du corps entier permet de rechercher au mieux des localisations métastatiques.

Traitement

Formes bien différenciées

Le principal traitement est chirurgical, comprenant une thyroïdectomie partielle, subtotale ou totale, associée à un évidement ganglionnaire cervical unilatéral ou bilatéral.

Le traitement à l'iode 131 est indiqué après le temps chirurgical cervical, le malade étant alors en hypothyroïdie non corrigée, les petits foyers tumoraux résiduels cervicaux ou métastatiques pouvant alors très facilement capter l'iode radioactif.

Des ingestions répétées d'iode radioactif sont généralement réalisées.

Une surveillance au long cours, clinique et scintigraphique, pendant plusieurs dizaines d'années, est nécessaire pour le diagnostic et le traitement de métastases tardives, lentement évolutives.

Un traitement hormonal substitutif est nécessaire à vie. Le dosage de la thyroglobuline est le meilleur examen de surveillance.

Formes peu différenciées

Il s'agit d'un traitement palliatif associant une radiothérapie externe et éventuellement une chimiothérapie.

Cancers médullaires

Il est difficile et comprend un traitement local, une radiothérapie cervicale et une éventuelle chimiothérapie.

Tumeurs cérébrales primitives

Ce sont des tumeurs rares et graves, surtout si elles surviennent après 50 ans et si elles s'accompagnent d'un retentissement fonctionnel avec un déficit, lorsqu'il s'agit d'un type histologique particulier avec nécrose (glioblastome polymorphe). La chirurgie et la radiothérapie permettent des survies prolongées. Les rechutes sont fréquentes voire quasi inéluctables dans les formes graves.

Diagnostic

Clinique

Des céphalées localisées, l'apparition d'une épilepsie localisée ou généralisée ou d'un syndrome déficitaire conduisent à réaliser des examens radiologiques complémentaires. L'imagerie TDM et IRM permet de montrer une localisation unique prenant le produit de contraste. On précise la topographie de cette lésion et l'existence d'une zone d'œdème périphérique autour de la lésion.

Histologique

La preuve histologique est le plus souvent obtenue par l'analyse de la pièce opératoire lorsque la chirurgie d'exérèse est possible, ou par une biopsie stéréotaxique. Les gliomes sont les plus fréquents. L'analyse histologique permet de séparer des formes bien différenciées (astrocytome de bas grade), des formes avec des néo-vaisseaux (astrocytome malin) et des formes avec nécrose (glioblastome polymorphe).

Pronostic

Les principaux facteurs du pronostic sont :

- **l'âge,** les tumeurs cérébrales primitives étant graves après 50 ans, quel que soit leur type histologique ;
- **l'état général ;**
- **l'importance du syndrome déficitaire ;**
- **l'histologie** : parmi les tumeurs gliales, les astrocytomes de bas grade ont un meilleur pronostic que les glioblastomes polymorphes.

Des lymphomes cérébraux peuvent être associés à une pathologie VIH, d'où la pratique régulière d'une sérologie VIH dans les tumeurs cérébrales primitives.

La récidive en territoire opéré ou dans le volume irradié est très fréquente, quel que soit le type histologique.

Traitement

Il comprend une chirurgie d'exérèse chaque fois qu'elle est possible et une radiothérapie localisée à la zone tumorale ou à la région opérée. La radiothérapie est généralement effectuée avec un étalement assez long, pour améliorer la tolérance des traitements.

La chimiothérapie a une efficacité limitée en terme de taux de réponse locale. Le gain de survie est modéré, il peut être important pour certaines formes particulières comme les tumeurs oligodendrogliales.

© MASSON. La photocopie non autorisée est un délit

Sarcomes des tissus mous

Ce sont des tumeurs rares, développées aux dépens des enveloppes ou des muscles. Leur origine est inconnue. Le pronostic est double : fonctionnel, le traitement essayant d'être le plus conservateur possible, et vital avec un risque de métastases.

Diagnostic

Il est difficile du fait de la grande fréquence des tumeurs bénignes par rapport aux tumeurs malignes (par exemple : il y a 100 lipomes pour 1 liposarcome).

Le diagnostic est souvent obtenu lors de l'analyse histologique d'un prélèvement d'une tumeur supposée bénigne.

Clinique

Il s'agit d'une tuméfaction ou d'une masse située dans les muscles ou les enveloppes (tissus sous-cutanés, aponévroses), les membres, la paroi ou les séreuses (sarcomes péritonéaux ou rétropéritonéaux).

Radiologique

L'échographie, la TDM et l'IRM permettent de définir la topographie de la masse.

Pronostic

Il dépend de la topographie superficielle ou profonde de la lésion, de la taille de la lésion et du type histologique. Lorsque la tumeur est peu différenciée avec de nombreuses mitoses, le risque de métastases pulmonaires augmente.

Traitement

Le principe du traitement est d'essayer d'être le plus conservateur et le plus fonctionnel possible.

Chirurgie

La chirurgie d'amputation est exceptionnellement réalisée pour les membres. Le plus souvent, la chirurgie d'exérèse est faite largement autour de la tumeur.

Radiothérapie

La radiothérapie permet d'améliorer le contrôle local, tout en ayant pu éviter une amputation.

Chimiothérapie

La chimiothérapie est réservée aux formes de mauvais pronostic (grade histologique défavorable), pour essayer de prévenir ou de retarder l'apparition de métastases.

Métastases

Les métastases sont graves dans l'évolution des cancers. Les principales localisations métastatiques des cancers sont pulmonaires, hépatiques, osseuses et cérébrales. Mais tous les organes peuvent être atteints par les métastases.

Diagnostic

Les métastases surviennent le plus souvent après une longue période d'évolution de la maladie cancéreuse. Les principaux signes cliniques et diagnostiques sont résumés dans le tableau 5.2.

Les métastases peuvent révéler un cancer, sans que le cancer primitif soit connu. Une enquête étiologique est réalisée, sans retarder le traitement des métastases.

L'examen clinique peut orienter : adénopathies cervicales et recherche d'un cancer thyroïdien ou ORL, palpation des seins, touchers pelviens…

Le type histologique peut aider à l'orientation diagnostique :

– cancer épidermoïde : recherche d'un cancer ORL ou bronchique ;

– adénocarcinome : recherche d'un cancer digestif.

La découverte du cancer primitif n'est pas toujours réalisée. Il peut s'agir en effet d'un petit cancer (surtout digestif) ayant déjà entraîné des métastases.

Traitement

Chirurgie

Les indications de la chirurgie sont réservées :

– aux biopsies pour confirmation diagnostique ;

– aux traitements des formes limitées, peu nombreuses, pulmonaires, cérébrales et exceptionnellement hépatiques ;

Tableau 5.2 Localisations métastatiques.

Organes	*Clinique*	*Diagnostic*	*Cancer primitif souvent en cause*
Métastases pulmonaires	• Découverte souvent asymptomatique • Plus rarement : toux, dyspnée	• Radiographie et TDM de thorax : – opacité ronde, unique ou multiple – signes associés : épanchement pleural, adénopathies médiastinales, atteinte osseuse, costale, sternale ou vertébrale	La plupart des cancers : ORL, mammaires, urologiques, digestifs
Métastases hépatiques	• Altération de l'état général : asthénie, anorexie, amaigrissement • Nausées et vomissements • Douleurs de l'hypochondre droit • Ictère	• Biologique • Échographie : nodule souvent hypo-échogène unique ou multiple • TDM : zone hypodense unique ou multiple prenant moins le produit de contraste que le reste du parenchyme hépatique	Cancers digestifs, du sein...
Métastases osseuses	• Cancer longtemps asymptomatique (recherche de principe dans les cancers du sein, de la prostate et du poumon) • Douleurs osseuses de type inflammatoire (nocturnes)	• Radiographie et TDM : lyse osseuse avec ou sans ostéo-condensation associée • Recherche de signes en faveur d'une fracture ou d'un risque mécanique	Sein, prostate, poumon, rein, thyroïde
Métastases cérébrales	• Céphalées • Syndrome déficitaire • Épilepsie	• TDM : zone unique ou multiple, hyperdense, prenant le produit de contraste, entourée d'une zone d'œdème hypodense	Sein, poumon...

– aux traitements de consolidation des métastases osseuses ou à l'exérèse d'une métastase cérébrale unique.

Les indications de la chirurgie sont en fait réduites à des cas particuliers.

Radiothérapie

Elle est surtout utile pour les métastases osseuses, permettant un effet antalgique rapide et une consolidation. Elle est également indiquée pour les métastases cérébrales.

Chimiothérapie

L'indication de la chimiothérapie dépend du cancer primitif connu et de l'évolutivité de la maladie. Elle permet un traitement général de certaines métastases, en particulier les métastases multiples du cancer du sein.

Pour les adénocarcinomes, sans que le cancer primitif soit connu, l'indication d'une chimiothérapie peut se justifier chez des patients en bon état général.

Hémopathies

6

Les hémopathies désignent étymologiquement tout état pathologique du sang, assimilé à un tissu liquide. Cependant, le terme d'hémopathie est en général réservé à la partie cellulaire, les globules — les maladies de la partie liquide, le plasma, à l'exception des immunoglobulines, étant rangées dans les troubles de l'hémostase.

La pathologie des globules peut être bénigne ou maligne. Dans ce dernier cas, on parle des hémopathies malignes, ce qui correspond aux cancers du sang. Ce terme est cependant vague et désigne des maladies très dissemblables.

Nous verrons dans un premier temps les états pathologiques qu'on peut constater dans diverses maladies, de différentes causes (anémies, hémorragies, affections immunodéficitaires), puis les hémopathies malignes.

La compréhension de ces chapitres exige la connaissance préalable de la partie « physiologie » relative au sang.

Anémies

L'anémie est définie par la diminution du taux de l'hémoglobine exprimé en grammes par décilitre ou en millimoles par litre de sang. Le chiffre des globules rouges peut suivre cette diminution, mais cela n'est pas obligatoire. À l'inverse, le chiffre des hématies peut diminuer sans que le taux de l'hémoglobine diminue de façon parallèle. Cette absence de parallélisme s'explique par les variations de taille des hématies.

Les anémies sont définies et classées de deux manières : en fonction de leur origine ou du caractère morphologique, plus précisément de la taille des hématies.

Séméiologie générale

Les signes cliniques des anémies sont liés à la diminution du taux d'oxygène circulant, transporté par l'hémoglobine. Ces signes sont enrichis éventuellement par ceux de la cause de l'anémie.

- **Signes cutanéo-muqueux :** pâleur de la peau et des muqueuses. La pâleur de la peau n'est pas évidente chez les personnes de peau foncée ; la pâleur de la paume des mains, des ongles et des muqueuses (conjonctives) est souvent plus nette. Elle peut être masquée par un ictère.
- **Signes cardio-vasculaires :** tachycardie au repos, aggravée à l'effort, baisse de la tension artérielle. Si le chiffre de l'hémoglobine baisse de façon importante, on peut observer oppression thoracique, voire douleur angineuse, en particulier chez les patients avec insuffisance coronarienne. À terme, on peut constater des signes d'insuffisance cardiaque, sous forme d'œdème des chevilles, surtout en fin de journée.
- **Signes respiratoires :** dyspnée, surtout à l'effort, mais pouvant se produire au repos si l'anémie s'accentue.
- **Signes neuro-encéphaliques :** asthénie physique et psychique (fatigue musculaire et neuropsychique, apathie). La baisse de l'oxygénation cérébrale peut entraîner des vertiges, voire des céphalées et des bourdonnements d'oreilles.

Classification

En fonction de l'origine

Il existe deux catégories d'anémies :

Anémies centrales (d'origine médullaire)

La formation et fabrication des hématies sont entravées, la moelle osseuse ne peut produire suffisamment de globules rouges et il s'ensuit progressivement une anémie.

- **Biologie.** L'anémie est souvent (sinon toujours) associée à des anomalies quantitatives ou qualitatives des leucocytes et à la baisse des plaquettes. Dans ce type d'anémie, la réticulocytose sanguine est toujours abaissée.

Les causes sont celles de l'atteinte médullaire :
– en premier lieu les leucémies et les cancers ;
– le traitement des cancers et des leucémies : chimiothérapie, radiothérapie ;
– une autre atteinte toxique (toxines chimiques, industrielles) ;
– infections, surtout virales (notamment hépatites) ;
– rarement idiopathique, de cause non précisée ;
– parfois congénitales.

Anémies périphériques (par fuite hémorragique ou par excès de destruction des hématies)

FUITE HÉMORRAGIQUE : nous excluons les hémorragies massives (qui constituent une urgence et n'ont pas de traduction biologique immédiate) pour considérer les hémorragies continues chroniques à faible débit.

Biologie : les hémorragies entraînent non seulement une anémie mais aussi une fuite du fer qui explique les signes. L'anémie est nette sur le taux de l'hémoglobine, les hématies peuvent être à un chiffre normal mais de petite taille. Les plaquettes et les leucocytes sont en règle normaux ou légèrement augmentés. Le taux du fer sérique est bas, le taux de sa protéine transporteuse (sidérophiline ou transferrine) est augmenté (par réaction), et le taux de la protéine de réserve (ferritine) est diminué. La réticulocytose est augmentée.

Les causes les plus fréquentes sont :
– les lésions digestives, passées inaperçues (ulcère gastrique, hernie hiatale, cancer ou polype du côlon) ;
– gynécologiques (règles abondantes non compensées ou hémorragies entre les règles, fibrome, cancer de l'utérus) ;
– plus rarement grossesses répétées ou syndrome hémorragique par trouble d'hémostase, ou des hémorragies par automutilation.

À ces anémies par fuite de fer, il faut rattacher celles liées à une carence en fer ou à un défaut d'absorption (fréquente en pays pauvres), sans hémorragie. C'est le groupe des anémies ferriprives.

DESTRUCTION EXCESSIVE DES HÉMATIES : elle se fait soit parce qu'il y a des anomalies structurales des hématies (de l'hémoglobine ou de la paroi des hématies), soit parce qu'il y a une agression contre la paroi de l'hématie, conduisant à son éclatement (agression immunologique, toxique, infectieuse ou mécanique).

Il s'agit du groupe des anémies hémolytiques.

En fonction du caractère morphologique et de la taille des hématies

La taille des hématies et le contenu en hémoglobine (leur charge) varient quand il y a des troubles de la maturation des cellules mères (érythroblastes). Ces variations sont une sorte d'adaptation à une situation pathologique, de façon à maintenir une concentration corpusculaire à peu près normale en hémoglobine. Elles conduisent à reconnaître trois catégories d'anémies :

Anémies microcytaires

La taille des hématies est plus petite que normalement. Il s'agit en général de troubles de la formation de l'hémoglobine et l'organisme « réagit » en réduisant la taille des hématies :
– *carence en fer* par carence d'apport ou hémorragies distillantes ;
– *états inflammatoires chroniques* : le fer est stocké et non utilisé ; la situation est celle des carences en fer ou des hémorragies, sans qu'il y ait réellement un manque de fer.

Le terme hypochrome est souvent associé à l'étiquette microcytaire car, malgré la réduction de la taille, la concentration en hémoglobine est fréquemment faible et l'hématie est plus pâle, d'où le terme d'hypochrome.

Anémies normocytaires (et normochromes)

Il n'y a aucune modification de la taille de l'hématie ni de sa charge en hémoglobine. C'est la quantité totale de l'hémoglobine sanguine qui est diminuée. Il y a parallélisme entre la baisse de l'hémoglobine et la baisse du chiffre des globules rouges. C'est le cas des anémies centrales de type aplasique (voir plus loin).

Anémies macrocytaires

La taille des globules est anormalement grande, la charge de l'hémoglobine est proportionnellement plus importante. C'est le cas des carences vitaminiques, en particulier en acide folinique (vitamine B_9) ou en vitamine B_{12} (anémie de Biermer).

Cette classification a une valeur d'orientation vers l'origine, mais ne précise que quelquefois la cause réelle de l'anémie qu'il faudra déterminer pour proposer le traitement, étiologique si possible ou palliatif.

Diagnostic étiologique

C'est à partir de la taille des hématies qu'il faut progresser (tableau 6.1).

Tableau 6.1 Orientation diagnostique des principales causes d'anémie

Causes centrales : rechercher des anomalies des autres lignées et la baisse de la réticulocytose. • *Anémies normocytaires :* hypoplasie, aplasie. • *Anémies macrocytaires :* déficits vitaminiques ; cause iatrogène, médicamenteuse.
Causes périphériques : réticulocytose en général élevée, les autres lignées sont normales. • *Anémie normocytaires :* causes hémolytiques acquises (recherche d'hémolyse). • *Anémies microcytaires :* ferriprive (déficit en fer) ; thalassémies et hémoglobinopathies ; maladie inflammatoire chronique.

Anémies d'origine centrale

(Certaines causes sont développées dans d'autres chapitres.)

Aplasies ou hypoplasies médullaires

La distinction des deux états réside dans l'importance des troubles du tissu hématopoïétique. Les causes sont primitives ou secondaires.

APLASIES PRIMITIVES liées à des anomalies de la moelle elle-même : fibrose médullaire, myélo-fibrose avec splénomégalie myéloïde, aplasie idiopathique.

APLASIES SECONDAIRES :

– aux irradiations médullaires larges, irradiation corporelle totale, quelles que soient leurs indications, ou irradiations accidentelles ;

– aux chimiothérapies : soit aplasie délibérée, soit accidentelle ;

– aux virus : certaines viroses.

Envahissements médullaires

– par leucémie aiguë : quel qu'en soit le type, l'anémie est constante (voir leucémies) ;

– par tumeurs solides étendues à la moelle, au début de la maladie ou au cours de l'évolution (voir tumeurs solides).

Dysfonctionnements secondaires

- **À des anomalies génétiques** : il existe plusieurs maladies congénitales d'origine génétique et qui s'accompagnent souvent de malformations.
- **À des troubles hormonaux** de l'hypophyse, de la thyroïde ou des surrénales (voir chapitre consacré à ces troubles).
- **À des carences vitaminiques :**

– en acide folinique : très fréquente chez les végétariens absolus, en cas de grossesses à répétition et surtout d'éthylisme en Europe et de dénutrition dans les pays pauvres ;

– en vitamine B_{12} : plus rare, se voit dans la maladie de Biermer (absence de facteur intrinsèque gastrique qui permet l'absorption de la vitamine B_{12}), ou dans les gastrectomies pour cancer ou ulcère (ce qui revient au même que dans la maladie de Biermer).

- **À des états inflammatoires.**
- **À une cause « périphérique »** (carence vitaminique).

Anémies d'origine périphérique

Déperdition ou manque de fer

La formation de l'hémoglobine est entravée, son taux intraglobulaire (et le taux sanguin total) diminue, donnant un aspect peu coloré des hématies (d'où le nom d'anémie hypochrome). Le métabolisme du fer étant en circuit relativement fermé, toute hémorragie non compensée par l'apport du fer ou l'insuffisance d'un apport régulier entraînent cette anémie, dont le tableau biologique est caractéristique :

ANÉMIE HYPOCHROME MICROCYTAIRE

– baisse de l'hémoglobine et de l'hématocrite, augmentation des réticulocytes ;

– baisse de la charge corpusculaire en hémoglobine ;

– baisse de la concentration corpusculaire de l'hémoglobine ;

– baisse du volume des hématies.

© MASSON. La photocopie non autorisée est un délit

Anomalies du métabolisme du fer

– baisse du fer sérique, augmentation de la protéine transporteuse (transferrine) ;
– baisse de la ferritine, reflet du stock de fer.

Ce tableau est à distinguer formellement de celui de l'anémie inflammatoire, auquel il ressemble beaucoup à quelques exceptions :
– les anémies inflammatoires sont cliniquement bien tolérées ;
– le taux de la transferrine est bas ;
– le taux de la ferritine est élevé.

La distinction est importante : l'apport du fer dans les anémies inflammatoires est illogique, inutile et ne modifie pas le tableau.

Anémies hémolytiques (AH)

Dans ces anémies, la membrane de l'hématie est rompue, l'hémoglobine est libérée dans le plasma puis catabolisée, d'où le terme d'hémolyse. Cette hémolyse entraîne un ictère si elle est quantitativement importante, ou est anictérique si elle se déroule de façon très modérée et chronique.

Anémies hémolytiques congénitales

Elles sont liées aux anomalies héréditaires de l'hémoglobine (qui est anormale), du stroma ou de la membrane de l'hématie.

◗ **Hémoglobinopathies** : il en existe deux principales catégories par le nombre de sujets atteints.

– *AH à hématies falciformes* (en forme de faux), liée à une hémoglobine anormale de type S *(sickle cell)*, fréquente en Afrique et en Amérique : l'intensité de l'anémie varie en fonction du caractère homozygote ou hétérozygote du gène. L'hémoglobine S a la particularité de précipiter en cas de raréfaction d'oxygène (altitude, avion dépressurisé, etc.) dans les petits vaisseaux.

– *AH liée à la thalassémie* (du grec *thalassa* : la mer) : cette anémie est liée à une mauvaise répartition des différentes chaînes (alpha et bêta) de l'hémoglobine. On distingue la thalassémie α, fréquente en Asie du Sud-Est et la thalassémie β autour de la Méditerranée (Italie, sud de la France, Grèce et Afrique du Nord).

– *Les autres AH* par hémoglobinopathies sont rares.

◗ **Enzymopathies** : l'hématie manque d'une ou de plusieurs enzymes indispensables à son fonctionnement et cette absence se traduit par une hémolyse à l'occasion de l'apport de certaines substances, notamment médicamenteuses. Le sujet fait brutalement une hémolyse et il est important de connaître la liste des substances interdites à ce type de malades, pour éviter les accidents aigus. Le tableau 6.2 donne un aperçu des substances pouvant entraîner une hémolyse chez les patients dépourvus de glucose-6-phosphate déshydrogénase qui est l'anomalie la plus fréquente. L'interrogatoire du patient sur ses antécédents hématologiques est primordial (accès hémolytiques à la prise médicamenteuse).

Tableau 6.2 Anémies hémolytiques déclenchées par des substances médicamenteuses ou alimentaires

Ces substances font partie des :
- antimalariques (surtout de synthèse) ;
- sulfamides ;
- antibiotiques ;
- antalgiques (aspirine, pyramidon…) ;
- fèves (d'où le terme de favisme utilisé pour ces anémies hémolytiques).

◗ **Anomalies de la membrane** : la plus fréquente en France est la maladie de Minkowski-Chauffard ou sphérocytose congénitale. La membrane laisse pénétrer l'eau et le sodium et l'hématie devient sphérique, ce qui entraîne une rupture de sa membrane au passage dans la rate.

Anémies hémolytiques acquises

Elles sont pour la plupart liées à des agressions extérieures contre la paroi de l'hématie.

◗ **Anémies hémolytiques immunologiques** : soit par auto-immunisation, soit par incompatibilité transfusionnelle.

– ***Auto-immunité.*** Cette situation survient quand le patient élabore des anticorps contre ses propres hématies. Les AH auto-immunes sont de spécificité variable, à auto-anticorps chaud (immunoglobulines agissant à 37°) ou à auto-anticorps froids (immunoglobulines agissant à 4°). Dans l'immense majorité des cas, cette anémie hémolytique implique le système Rhésus.

Les anémies hémolytiques auto-immunes sont rarement isolées, elles surviennent surtout dans des contextes pathologiques tels que les hémopathies lymphoïdes chroniques ou les désordres immunitaires primitifs ou secondaires, où l'anémie est un des éléments de l'ensemble du syndrome.

– ***Anémies hémolytiques*** par incompatibilité sanguine « donneur-receveur » :

Incompatibilité fœto-maternelle : quand le groupe de l'enfant est incompatible avec celui de la mère, elle produit des anticorps immuns, dont la quantité augmente avec le nombre des grossesses. Le premier enfant est indemne, les suivants sont atteints progressivement. La cause d'une telle incompatibilité est en général le groupe Rh positif du père quand la mère est Rh négatif et que l'enfant hérite de Rh positif paternel. L'incompatibilité avec les autres groupes est plus rare. La prévention dans l'incompatibilité Rhésus se fait par l'administration du sérum anti-Rhésus (anti-D) après l'accouchement. Ce sérum empêche le développement d'anticorps immuns anti-D chez la mère en vue de grossesses ultérieures.

Erreur transfusionnelle ou apparition d'allo-anticorps contre des antigènes très répandus. Les erreurs transfusionnelles sont mentionnées pour qu'elles ne se produisent pas. Il s'agit presque toujours d'erreurs dans la lecture ou la transcription du groupe ou dans la commande du sang à transfuser, malgré la grande vigilance demandée au personnel infirmier. Les allo-anticorps, en revanche, apparaissent chez des patients multitransfusés qui finissent par élaborer des anticorps à la plupart des donneurs potentiels : lors d'une transfusion, le patient présente une hémolyse qui peut passer immédiatement inaperçue, se traduisant seulement par une inefficacité de la transfusion ; cela justifie la recherche d'agglutinines irrégulières (RAI) préalable.

Anémies hémolytiques par infection bactérienne ou infestation parasitaire : en particulier les septicémies à perfringens, en général post-abortum, et le paludisme.

Anémies hémolytiques sur obstacle mécanique : les valves cardiaques, mais aussi les anémies micro-angiopathiques des cancers par apparition des filaments de fibrine dans la circulation.

Anémies hémolytiques par substances chimiques ou physiques.

Conclusion

L'anémie est le signe ou la conséquence d'un état pathologique sous-jacent. Son traitement doit être *a priori* étiologique.

La transfusion d'une anémie n'est ni urgente, ni souvent nécessaire. Il convient dans tous les cas de faire la démarche diagnostique avant de faire quoi que ce soit, en particulier des transfusions, faute de quoi le diagnostic peut être « brouillé » et donc retardé.

DÉMARCHE INFIRMIÈRE

ATTITUDE À ADOPTER DEVANT UNE PERSONNE ANÉMIQUE

Évaluer les répercussions de l'anémie, son importance clinique

- Pouls, tension artérielle.
- État respiratoire, fréquence.
- État de la peau : coloration, anomalies.
- Possibilités physiques : évaluer la fatigue, proposer de l'aide.

Évaluer l'importance biologique de l'anémie

- Hémogramme et taux d'hémoglobine.
- Anomalies associées éventuelles : leucocytes, plaquettes, réticulocytes.
- Prendre des mesures immédiates pour compenser le déficit en oxygène en cas de dyspnée : repos, oxygénothérapie.

Prévoir les gestes indispensables à une éventuelle transfusion

- Carte de groupe sanguin ou grouper le patient ou 2e détermination du groupe sanguin (tests prétransfusionnels, RAI).
- Prélèvement de 20 à 40 mL de sang avant toute transfusion pour démarche diagnostique et/ou prévision de sang à transfuser, compatible ou de qualité spéciale (tests prétransfusionnels).

POINTS CLÉS

1. ▶ **L'anémie** est toujours le symptôme d'une maladie sous-jacente et son traitement doit être de préférence toujours étiologique. La transfusion sanguine est un traitement palliatif en attendant le traitement étiologique de l'anémie qu'il faut donc privilégier.

Syndromes hémorragiques

Dans cette partie sont étudiées les causes des hémorragies liées aux anomalies du sang, à l'exclusion des traumatismes vasculaires qui font saigner par rupture de la paroi vasculaire, le sang étant qualitativement normal. Les syndromes hémorragiques sont complexes et leur compréhension exige la connaissance de la physiologie normale de l'hémostase.

Rappelons seulement ici que l'hémostase normale passe par :

– une première étape appelée *hémostase primaire*, avec prépondérance de l'action des plaquettes ;

– une deuxième étape appelée *coagulation* qui transforme le sang liquide en coagulum solide.

Ces deux étapes sont *interdépendantes*, mais il est classique de parler des troubles de l'hémostase primaire, puis de la coagulation.

Troubles de l'hémostase primaire

Certains sont liés aux anomalies des plaquettes, d'autres d'origine plasmatique agissent par l'intermédiaire des plaquettes, enfin certains troubles sont liés aux anomalies vasculaires.

DÉMARCHE INFIRMIÈRE

CONDUITE À TENIR DEVANT UNE THROMBOPÉNIE

SURVEILLANCE

- Surveillance de la peau et des muqueuses deux fois par jour à la recherche de purpura, épistaxis, gingivorragie.
- Surveillance de l'état de la conscience.
- Surveillance de la vision.
- Surveillance du pouls et de la tension artérielle.
- Surveillance des urines et des selles : risque d'hémorragie.
- Demande de « fond d'œil ».
- Interdiction d'injection intramusculaire.
- Contre-indication de traitement anticoagulant, anti-agrégant ou aspirine.
- Éviter le rasage.
- Préférer les bains de bouche au brossage des dents.

TRAITEMENT

- *En l'absence d'hémorragie* : surveillance stricte. La transfusion de concentré plaquettaire n'est pas obligatoire.
- *En présence d'hémorragie liée à la thrombopénie* : possibilité de concentrés plaquettaires :

– standard (plusieurs donneurs) : 1 unité/10 kg de poids ;

– d'aphérèse (d'un seul donneur) : 1 unité.

Troubles plaquettaires

Ces troubles sont quantitatifs, les thrombopénies, ou qualitatifs, les thrombopathies.

Thrombopénies

La diminution du nombre des plaquettes expose le patient à une hémorragie de façon proportionnelle. Normalement, les plaquettes sont au-dessus de $150 \cdot 10^9$/L. Un chiffre au-dessus de $80 \cdot 10^9$/L n'a aucune conséquence clinique, entre 40 et $80 \cdot 10^9$/L, on note une facilité aux hémorragies après traumatisme, les hémorragies spontanées sont possibles à moins de $20 \cdot 10^9$/L.

Séméiologie

Quand elle est importante, la thrombopénie entraîne un purpura pétéchial ou ecchymotique, associé aux hémorragies muqueuses.

– Les *pétéchies* sont de petites hémorragies sous-cutanées, en « tête d'épingle », sur les jambes, là où la pression veineuse est plus importante, et surtout sur leur face antérieure et s'étendent vers le haut au fur et à mesure que la thrombopénie s'accentue, pour atteindre les parois abdominale et thoracique. À ce stade, l'aspect peut varier, les hémorragies sont plutôt en taches de 2 à 10 mm de diamètre, et des éléments de taille variable coexistent. Aux membres supérieurs, c'est la prise de tension artérielle ou surtout la pose de garrot pour prise de sang, qui les déclenchent (signe du lacet).

– *Les ecchymoses* sont des hémorragies sous-cutanées, en nappes plus ou moins étendues, en général favorisées ou déclenchées par un traumatisme minime.

– *Les hémorragies muqueuses* ont divers sièges :

Les *épistaxis* constituent une hémorragie nasale de la partie antérieure ou de la partie postérieure descendant dans l'arrière-gorge. Les épistaxis doivent être méchées ou de préférence traitées par sonde quand elles apparaissent dans ce contexte de thrombopénie profonde.

Les *gingivorragies* ou hémorragies gingivales à la base de dents, surviennent spontanément ou après brossage dentaire que, dans ces conditions, il faut éviter.

– Les *hémorragies oculaires* se manifestent par des troubles visuels (voile, trou noir) et sont souvent révélées par l'examen du « fond d'œil » à la lampe. Ces hémorragies annoncent en général des *hémorragies méningées* qui se traduisent par des céphalées et/ou troubles de la conscience. Elles sont gravissimes.

– *Les hémorragies viscérales* sont rares dans les thrombopénies pures. Il faut évoquer une atteinte concomitante de la coagulation ou la présence d'une lésion préexistante (ulcère de l'estomac, lésion du côlon ou autres) qui favorise l'hémorragie.

Origine des thrombopénies

Nous utiliserons un plan identique à celui des anémies.

THROMBOPÉNIES CENTRALES PAR ATTEINTE DE LA MOELLE (voir anémies)

Envahissement médullaire par leucémie aiguë, autre hémopathie d'évolution rapide ou par tumeur solide avec métastases médullaires.

Aplasie médullaire toxique (chimiothérapie, radiothérapie ou toxines industrielles), médicamenteuses (sulfamides) ou virale.

Aplasie virale.

THROMBOPÉNIES PÉRIPHÉRIQUES

Thrombopénie immunologique :

– le purpura thrombopénique idiopathique atteint surtout l'enfant et se traduit par un purpura rapidement extensif quelques jours après un syndrome rhino-pharyngé ;

– le purpura immunitaire auto-immun est l'équivalent plaquettaire des anémies hémolytiques auto-immunes. L'organisme élabore un anticorps contre ses propres plaquettes qui sont détruites au fur et à mesure. Le purpura auto-immun survient également dans un contexte de désordre immunitaire (Sida) ;

– pour mémoire, purpura thrombopénique post-transfusionnel.

La coagulation intravasculaire aiguë disséminée s'accompagne de la consommation massive et brutale des plaquettes au cours du processus (voir ci-dessous). La thrombopénie à l'héparine fait surveiller les plaquettes lors d'un tel traitement.

Splénomégalie : quelle que soit son origine, l'hypertrophie de la rate entraîne une « consommation » ou plus exactement une destruction excessive des plaquettes à l'intérieur de la rate. L'ablation ou la réduction de la taille de la rate améliore ou corrige la thrombopénie.

Thrombopathies

Le nombre des plaquettes est normal ou en tout cas suffisant, mais leur qualité médiocre est responsable d'hémorragies en général muqueuses. Les thrombopathies sont souvent héréditaires, plus rarement acquises.

THROMBOPATHIES HÉRÉDITAIRES, DITES CONSTITUTIONNELLES. Il en existe plusieurs variantes dans des familles souvent répertoriées. Ces thrombopathies sont liées à des anomalies du métabolisme intraplaquettaire, les rendant lentes ou incapables d'agir en cas de lésion vasculaire. Les principales sont :

– la thrombopathie de Glanzmann : anomalie de formation du clou hémostatique ;

– la maladie de Bernard-Soulier : anomalie de l'adhésion plaquettaire aux vaisseaux ;

– le déficit en facteurs plaquettaires notamment en facteur 3.

THROMBOPATHIES ACQUISES

Les maladies malignes de la lignée myéloïde, telles que les leucémies myéloïdes aiguës ou chroniques, s'accompagnent souvent d'anomalies qualitatives des plaquettes, masquées par les anomalies quantitatives.

Dysglobulinémies monoclonales : myélome ou maladie de Waldenström au cours desquels l'immunoglobuline en quantité anormale « enrobe » les plaquettes dont l'expression fonctionnelle est perturbée.

Thrombopathies médicamenteuses : les anti-agrégants en général et l'aspirine en particulier.

Les coagulations intravasculaires aiguës disséminées où la présence des produits de dégradation de fibrine et de fibrinogène perturbe le fonctionnement du peu de plaquettes qui restent.

Troubles plasmatiques

Quelques anomalies plasmatiques retentissent sur les fonctions plaquettaires alors que les plaquettes elles-mêmes sont normales. Ces troubles sont relativement rares. On relève surtout l'absence congénitale de fibrinogène et la maladie de Willebrand. La maladie de Willebrand est en fait une maladie héréditaire complexe avec troubles de l'hémostase primaire par défaut d'un facteur appelé facteur de Willebrand et des troubles de la coagulation au niveau du facteur VIII ou facteur antihémophilique A (voir page 104).

© MASSON. La photocopie non autorisée est un délit

Troubles vasculaires

- **Les syndromes hémorragiques** liés aux anomalies de la paroi des microvaisseaux sont surtout limités aux purpuras vasculaires, notamment le purpura rhumatoïde où il n'y a pas à proprement parler un syndrome hémorragique, mais aussi des atteintes vasculaires dans les maladies auto-immunes ou dans les infections. Il faut rapprocher de ces troubles vasculaires l'atteinte liée à la carence en vitamine C (scorbut) qui se voit moins de nos jours.
- **Purpura d'hypercorticisme** par excès de catabolisme protidique en particulier au niveau de la peau et des parois vasculaires.
- **Purpura des personnes âgées** par affinement de la peau et fragilité des vaisseaux, qui survient en particulier au niveau des mains et des avant-bras et n'a pas de gravité particulière.

Troubles de la coagulation

Dans ces troubles, l'hémostase primaire est normale, mais nous avons vu qu'il y a intrication des deux étapes et que certains troubles de la coagulation retentissent sur l'hémostase primaire. Les troubles de la coagulation sont tantôt par excès, tantôt par défaut. Nous n'étudions ici que les troubles par défaut car l'hyperfonctionnement de la coagulation est difficile à cerner, favorise bien entendu les thromboses et se déroule dans des contextes pathologiques très divers.

Exploration de la coagulation

Différents tests sont utilisés pour explorer la coagulation et déterminer avec plus ou moins de précision le point de la chaîne qui est anormal.

Tests globaux ou plus exactement semi-globaux

Ils explorent la coagulation en totalité, soit sur la voie extrinsèque, soit sur la voie intrinsèque (voir physiologie de l'hémostase).

Exploration de la voie extrinsèque

Le test le plus utilisé est le taux de prothrombine (TP) ou temps de Quick. Il explore la séquence suivante :

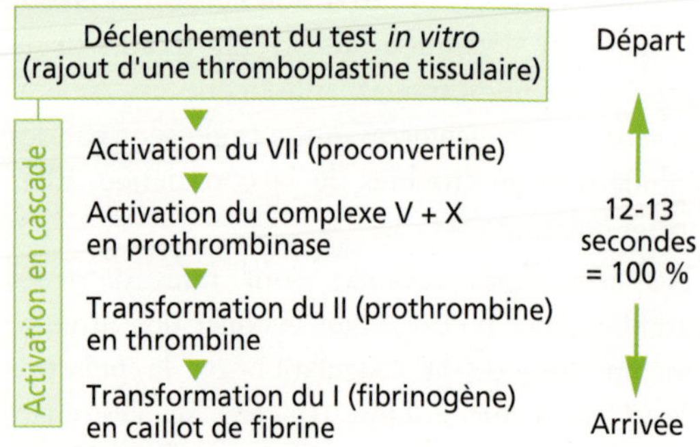

Ce test est exprimé en pourcentage (normalement 70 à 100 %).

Exploration de la voie intrinsèque

Plusieurs tests peuvent être utilisés :

– le temps de coagulation est infidèle et obsolète ;

– le temps de Howell est très peu utilisé et dorénavant obsolète ;

– le temps de céphaline activée (TCA) ou céphaline-kaolin (TCK) est le test le plus courant. Il explore la séquence suivante :

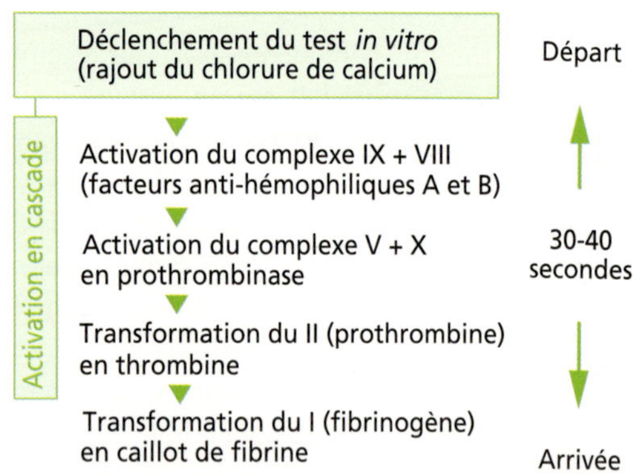

Ce test est exprimé en secondes par rapport à un témoin.

Aucun des tests semi-quantitatifs usuels n'explore la quantité ou la qualité des plaquettes qu'il faut donc compter par hémogramme.

Tests analytiques

Quand l'un des tests semi-globaux est pathologique, on procède aux tests analytiques pour définir le facteur responsable.

Si le TP seul est anormal, dosage des facteurs du « complexe prothrombinique » :

– facteur II ;

– facteur X + VII ;

– facteur V.

Si le TCA seul est anormal, dosage des facteurs antihémophiliques A ou B (VIII ou IX).

Dosage du fibrinogène.

D'autres tests sont utilisés quand il y a des troubles fonctionnels. Ils relèvent de l'exploration approfondie de l'hémostase dans des cas particuliers.

Différents troubles de la coagulation

On distingue les troubles acquis des troubles congénitaux.

Anomalies acquises de la coagulation

Coagulation intravasculaire disséminée (CIVD)

Dans certaines conditions pathologiques, une coagulation inappropriée est déclenchée dans la circulation sanguine, sans qu'il y ait de brèche vasculaire. Cette coagulation intravasculaire peut avoir une expression chronique subaiguë ou aiguë. Dans les premières hypothèses, elle se traduit par des thromboses à répétition dans les petites veines, dans la troisième par une hémorragie liée à la consommation brutale et massive des facteurs de la coagulation.

Circonstances d'apparition : le facteur déclenchant est l'apparition de la thromboplastine anormale dans la circulation à l'occasion :

– d'infections, en particulier à germe Gram négatif ;

– de traumatisme et de délabrement tissulaire ;

– de chirurgie viscérale, souvent par traumatisme ou par infection secondaire ;

– de cancers et en particulier de cancers digestifs, prostatiques et gynécologiques mais aussi de leucémies aiguës ;

– d'hémolyse par incompatibilité transfusionnelle ou autre cause ;

– de mort fœtale *in utero*, embolie du liquide amniotique ou avortement provoqué et infection.

Signes cliniques : quand la coagulation apparaît dans les petits vaisseaux, les organes atteints sont ceux qui sont riches en microvascularisation d'où :

– dyspnée par troubles de la circulation pulmonaire ;

– troubles confusionnels par troubles de la circulation cérébrale ;

– insuffisance rénale par mauvaise circulation rénale ;

– insuffisance hépatique par des anomalies intrahépatiques liées à la coagulation ;

– syndrome hémorragique par atteinte de l'hémostase primaire et de la coagulation.

Signes biologiques :

– effondrement des facteurs labiles et des plaquettes d'où l'allongement de TP et de TCA ;

– diminution du fibrinogène et du facteur V ;

– apparition des produits de dégradation de fibrinogène et de fibrine (PDF) ;

– apparition des stigmates de la coagulation (test à l'éthanol positif).

Ce tableau peut varier en fonction de la gravité de la CIVD et s'enrichir de signes d'insuffisance hépatique ou rénale.

Déficit en vitamine K

Plusieurs facteurs dépendent de la vitamine K synthétisée dans l'intestin, d'où la possibilité d'un syndrome hémorragique dans les conditions suivantes :

Maladie hémorragique du nouveau-né qui apparaît avant que l'intestin de l'enfant ne commence à produire de la vitamine K (premiers jours après la naissance) et en l'absence de prophylaxie par apport de vitamine K.

De façon plus atténuée chez les personnes « nourries » exclusivement par perfusions intraveineuses, sans apport de vitamine K, le déficit en vitamine K apparaît vers le 8e jour. La prévention consiste soit en apport de vitamine K hebdomadaire, soit plutôt en reprise alimentaire normale si cela est possible.

Prescription des antivitamines K chez les patients atteints de cardiopathies ou opérés cardiovasculaires. Dans des conditions thérapeutiques, on tâche de maintenir le TP entre 20 et 40 % en agissant sur la dose de l'antivitamine K prescrite. Cependant, l'effondrement du TP peut se voir à l'occasion de déséquilibres, en particulier la diarrhée, et expose ces patients à des hémorragies.

Dans tous ces cas, le TP est abaissé, le dosage des facteurs du complexe prothrombinique montre un effondrement des facteurs « vitamine K-dépen-

© MASSON. La photocopie non autorisée est un délit

dants » (facteurs II, VII et X) sans modification de l'accélerine (facteur V).

Anomalies congénitales

Elle ne sont pas nombreuses, souvent incompatibles avec la vie. La plus fréquente est l'hémophilie.

Hémophilie

C'est une maladie hémorragique héréditaire à transmission liée au sexe. Les mères sont porteuses et les fils atteints. Les filles sont épargnées mais potentiellement transmettrices de la maladie.

Aspect génétique

L'anomalie est portée par le chromosome X, son expression est récessive, elle se manifeste chez les garçons.

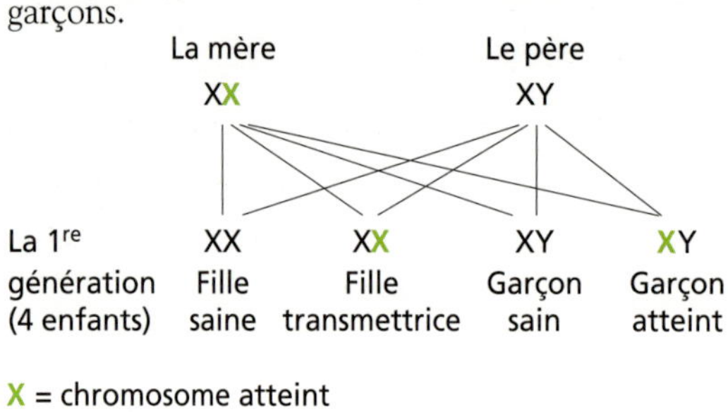

La maladie peut sauter une ou plusieurs générations s'il n'y a que des filles dans la lignée.

Il existe deux types d'hémophilie en fonction du facteur responsable :

– l'hémophilie A, la plus fréquente (plus de 80 % des cas) et la plus grave, atteint le facteur antihémophilique A (facteur VIII) ;

– l'hémophilie B, la moins fréquente (moins de 20 %), atteint le facteur antihémophilique B (facteur IX).

L'anomalie de l'hémostase touche la voie intrinsèque, l'hémostase primaire est en principe normale.

Clinique

Les premières manifestations hémorragiques apparaissent quand l'enfant commence à avoir une activité motrice entre le 6e et le 12e mois, par l'apparition d'abord d'hémarthroses, c'est-à-dire épanchements de sang dans les articulations, en particulier les genoux. Elle se manifeste aussi par des hémorragies extériorisées au niveau des plaies, au niveau de la bouche, du frein de la langue et des lèvres ou de la sphère ORL, parfois sous forme d'hémorragies digestives.

Les hémorragies articulaires sont particulièrement graves par leur retentissement sur les fonctions articulaires.

Biologie

L'hémostase primaire est normale. Il n'y a pas d'anomalie plaquettaire. Au niveau des tests de coagulation, le TP est *a priori* normal, c'est le temps de céphaline activée qui est pathologique et l'analyse des facteurs de coagulation montre un effondrement de facteurs antihémophiliques A ou B selon le cas.

En fonction du taux de facteurs antihémophiliques, on définit l'hémophilie modéré avec environ 5 % de facteur antihémophilique et l'hémophilie grave à moins de 1 % de facteur antihémophilique, cette forme grave étant plus fréquente.

Traitement

Il fait appel d'une part à l'apport du facteur antihémophilique manquant, jusqu'à présent extrait du sang et qui a été responsable de la contamination de beaucoup de patients par le virus du sida, mais qui est maintenant élaboré par génie génétique. L'autre aspect du traitement est la transfusion en cas d'hémorragies et surtout la prévention et le traitement des arthropathies de l'hémophile.

Maladie de Willebrand

Si l'hémophilie est la diathèse hémorragique la plus connue, la maladie de Willebrand est l'affection hémorragique héréditaire la plus fréquente. Elle se distingue de l'hémophilie par plusieurs points :

– elle est due à la diminution d'un facteur appelé facteur Willebrand (du nom du médecin qui a décrit la maladie en 1924) qui précipite *in vitro* en même temps que le facteur antihémophilique A dont il est distinct. En réalité, le facteur Willebrand est le « porteur » du facteur antihémophilique A ;

– ce facteur a un rôle majeur dans l'hémostase primaire (l'agrégation plaquettaire) alors que l'hémostase primaire est normale chez l'hémophile ;

– cette maladie est à transmission autosomique dominante (d'où 50 % d'atteinte dans la progéniture) et atteint les garçons et les filles de la même manière ;

– cette maladie a des phases d'aggravation et d'amélioration avec variation des signes cliniques et biologiques.

Clinique. Les manifestations ressemblent à celles des troubles plaquettaires : hémorragies cutanéo-muqueuses favorisées par les traumatismes, quels qu'ils soient (extraction dentaire, amygdalectomie, coupure, opération chirurgicale) ou d'autres traumatismes vus habituellement chez l'enfant. Les hémorragies peuvent être spontanées (épistaxis, gingivorragie). Chez la femme, l'hémorragie peut se produire pendant ou après les règles, l'avortement, l'accouchement ou en toute autre circonstance, en particulier chirurgicale.

Biologie. Les signes ressemblent à ceux d'une thrombopathie et ceux d'une hémophilie fruste (car le taux du facteur antihémophilique A est diminué en même temps que celui du facteur transporteur) :

– allongement du temps de saignement mesuré par la méthode d'Ivy (voir technique d'exploration chez le patient), parfois de façon discrète ;
– allongement du temps de céphaline activée (coagulation intrinsèque), de façon variable ;
– diminution du taux de facteur antihémophilique A ;
– anomalies *in vitro* de l'agrégation plaquettaire ;
– surtout diminution du facteur Willebrand mesuré par la méthode immunologique ; il existe des variantes de la maladie avec signes biologiques différents.

Traitement

Il se fait soit par l'apport de plasma frais en prévention, avant un acte opératoire ou éventuellement en cas d'hémorragie sévère, soit par l'administration préventive de *Desmopressine* qui augmente le facteur Willebrand pendant quelques heures.

Il est nécessaire d'établir le diagnostic de la maladie de Willebrand afin de prévoir, le cas échéant, les problèmes hémorragiques qui pourraient se produire au cours des actes opératoires mais aussi pour avertir le patient des possibilités de transmission de la maladie à ses enfants.

Autres maladies hémorragiques

(Pour mémoire, car très rares.)

- **Dysfibrinogénémies congénitales ou acquises.**
- **Déficit en facteur II** (autosomique récessif).
- **Déficit en facteur XI** (autosomique dominant).
- **Déficit en facteur VII** (autosomique récessif).
- **Anticoagulants circulants acquis** (lupus érythémateux, myélome, maladie de Waldenström).

POINTS CLÉS

1. Les **syndromes hémorragiques**, congénitaux ou acquis, mais avec des manifestations cliniques, mettent toujours potentiellement la vie du patient en danger.
2. **Les syndromes hémorragiques congénitaux** nécessitent l'information du jeune patient, leur traitement est presque toujours palliatif par apport du facteur manquant.
3. **Les syndromes hémorragiques acquis** sont toujours secondaires à une pathologie sous-jacente et leur traitement étiologique doit être privilégié.
4. La notion importante pour tous les cas est qu'il n'y a pas de compensation de l'anomalie par le caractère normal du reste du système hémostatique.

Déficits immunitaires

Les moyens de défense de l'organisme contre les infections de différente nature sont de deux ordres. On définit un *système spécifique* comprenant anticorps et lymphocytes, et un *système non spécifique* mettant en jeu surtout granulocytes, macrophages et leur système phagocytaire.

Sans les exclure des moyens de défense organique, nous écartons le rôle de *la peau et des muqueuses* dont l'intégrité est cependant primordiale.

Pour une meilleure compréhension des différentes parties, nous invitons le lecteur à revoir la partie physiologique correspondante.

Les déficits immunitaires, quel qu'en soit l'aspect, peuvent avoir comme origine soit des *anomalies congénitales*, éventuellement héréditaires, soit des *causes acquises* (chimique, virale ou néoplasique). D'une façon générale, il n'y a pas de déficit pur : tous les déficits sont plus ou moins complexes. La plupart des déficits immunitaires sont caractérisés par une grande susceptibilité aux infections et mettent en jeu le pronostic vital, en raison de l'aspect et de l'évolution toujours grave des infections dans ce contexte.

Anomalies du système spécifique

Elles intéressent l'immunité humorale (les anticorps ou immunoglobulines = Ig) ou l'immunité cellulaire (les lymphocytes).

Déficits congénitaux

Ils sont complexes, les uns liés au sexe, les autres autosomiques, récessifs ou dominants, voire sans contexte héréditaire.

Déficits humoraux

Ils intéressent la production d'anticorps. Nous citerons les principaux :

- **L'agamma-globulinémie de Bruton** (liée au sexe et au chromosome X) s'exprime chez les garçons et se traduit par l'absence de lymphocytes B et d'anticorps.
- **Dans l'hypogamma-globulinémie,** d'expression variable, il y a des lymphocytes B qui ne produisent pas d'anticorps.
- **Déficit en IgA,** isolé ou associé au déficit en IgG, déficit en IgG ou en IgM.
- **Déficit transitoire des premiers mois chez le nourrisson** (situation « congénitale », non héréditaire et physiologique) : sans conséquence, se voit vers 2-4 mois quand les anticorps maternels disparaissent progressivement alors que les anticorps de l'enfant sont encore à des taux rudimentaires. La situation se normalise en quelques mois.

Déficit immunitaire cellulaire

L'absence de thymus (syndrome de Di George) se caractérise par l'absence simultanée de parathyroïde, la présence d'autres malformations et d'une lymphopénie de type T. La production d'anticorps est diminuée.

Déficits mixtes

- **L'ataxie-télangiectasie,** à transmission autosomique récessive, associe une ataxie d'origine cérébelleuse, des télangiectasies cutanéo-muqueuses, un déficit combiné en IgA, en IgG et une lymphopénie.
- **Syndrome de Wiskott-Aldrich récessif,** lié au sexe (chromosome X).

Déficits immunitaires acquis

Ils ont pour cause la destruction du système lymphoïde par agents physiques, chimiques ou viraux, ou le dysfonctionnement acquis du système immunitaire au cours des hémopathies lymphoïdes.

Immunodépression par chimiothérapie ou radiothérapie

En fonction de leur nature et de leur action, certains produits utilisés en chimiothérapie ont un effet négatif sur les lymphocytes qu'ils dépriment. Il s'agit surtout des agents dits alkylants, tels que chlorambucil ou cyclophosphamide. Les irradiations larges ont les mêmes effets. Par conséquent, dans les chimiothérapies prolongées ou les radiothérapies étendues il existe un risque réel de dépression immunitaire, mais ces traitements sont nécessaires pour certaines maladies.

Immunodépression des hémopathies lymphoïdes

L'immunodépression est de deux ordres :

- **Dysfonctionnement du système immunitaire lié à la maladie** : c'est le cas du déficit cellulaire et humoral de la leucémie lymphoïde chronique et le déficit humoral des dysglobulinémies monoclonales. On note des déficits cellulaires dans la maladie de Hodgkin et de type variable dans les lymphomes non hodgkiniens.
- **Déficit immunitaire additionné par le traitement de ces hémopathies par chimiothérapie et radiothérapie.**

Immunodépression d'origine virale : syndrome d'immunodéficience acquise (Sida)

Le virus de l'immunodéficience humaine (VIH) est un rétrovirus à ARN. Il possède une affinité pour la cellule lymphoïde porteuse de l'épitope CD4, protéine de membrane qui est le récepteur de ce virus et par où il pénètre la cellule. L'ARN du virus est transcrit en ADN qui va s'intégrer dans le génome de la cellule et permet alors la prolifération du virus. Cette infection cellulaire conduit à la cytolyse et à la destruction de la cellule infectée. La progression de l'infection détruit progressivement les cellules lymphocytaires porteuses de CD4 (cellules T4) et aboutit à un déficit immunitaire majeur.

ÉPIDÉMIOLOGIE

Le tableau clinique constaté au début des années 1980, chez des patients homosexuels, a été rattaché en 1983 à un virus. Ce virus est présent dans le sang, le sperme, les sécrétions cervico-vaginales, mais aussi dans d'autres liquides (salive, sueur, urines et lait), en plus faible quantité.

La transmission se fait par :

- **le sang** (transfusion, seringue ou instruments médicaux non ou mal stérilisés, piqûre accidentelle ou transmission fœto-maternelle) ;
- **le sperme** (rapports sexuels, hétérosexuels ou homosexuels) ;
- **les sécrétions vaginales** (rapports hétérosexuels surtout).

Les autres modes de contamination sont rares.

Initialement prépondérante chez les sujets à risque (transfusés, drogués, homosexuels), la maladie est actuellement plus étendue surtout chez les hétérosexuels.

CLINIQUE

La contamination par le VIH est suivie de deux stades : l'un asymptomatique ou paucisymptomatique et l'autre caractérisé par les signes du sida.

- **La séroconversion** se définit par l'apparition des anticorps contre les antigènes du VIH, 6 à 9 semaines après le contact. La séroconversion plus tardive est exceptionnelle, la période de « silence sérologique » pouvant aller jusqu'à 3 mois. Cette primo-infection peut se manifester par une polyadénopathie et un syndrome mononucléosique dans le sang. L'évolution vers le sida se fait plusieurs mois à plusieurs années plus tard, favorisée par d'autres infections virales telles que la cytomégalovirose.
- **L'évolution vers le Sida** se traduit soit par l'apparition d'un lymphome ou d'une maladie de Kaposi, soit par l'apparition d'infections dites opportunistes, c'est-à-dire par des germes habituellement inoffensifs chez les sujets sains, mais qui montrent une grande agressivité chez le sidéen. Ces infections se traduisent par :

– *fièvre* souvent liée à une infection spécifique (elle peut avoir une autre origine) ;

– *diarrhée* profuse et au long cours, justifiant une coproculture et un traitement en attendant les résultats ;

– *aphtes, candidose bucco-pharyngée et œsophagienne* à l'origine de dysphagie ;

– *toux et dyspnée* liées à une pneumopathie à germe banal ou à une pneumocystose de très haute gravité ;

– *troubles neuro-psychiques* avec ou sans rapport avec un abcès cérébral ou un lymphome cérébral ;

– *amaigrissement* massif confinant à la cachexie.

Les tumeurs cancéreuses telles que lymphome malin non hodgkinien ou maladie de Kaposi ont une évolution défavorable.

Malgré l'amélioration de la prise en charge, le pronostic reste péjoratif et le décès survient par cachexie, infection respiratoire ou par lymphome.

Autres déficits

Il faut rappeler, pour mémoire, les déficits liés à une très grande déperdition des immunoglobulines dans le syndrome néphrotique et dans les entéropathies exsudatives, les grandes dénutritions et chez les grands brûlés.

DÉMARCHE INFIRMIÈRE

CONDUITE À TENIR DEVANT UN PATIENT SÉROPOSITIF

- **S'assurer :**

– de la positivité du test et de son ancienneté (le confirmer éventuellement) ;
– du mode de contamination ;
– des infections parallèles : hépatite B par exemple, syphilis, tuberculose...

- **S'inquiéter de la symptomatologie** : dyspnée, diarrhée...
- **Examiner le patient :** poids, peau, sphère ORL, ganglions, système nerveux (déficit moteur ou sensitif).
- **Prévoir :** radiographie pulmonaire, hémogramme et plaquettes, VS, évaluation des T4 et T8 et leur rapport, bilan hépatique, β2-microglobuline, antigénémie P24.
- **Si le bilan est rassurant, il est à renouveler périodiquement** (6 mois après, sauf signe clinique nouveau).
- **Si le bilan est pathologique, réagir en conséquence** (voir Sida avéré).

DÉMARCHE INFIRMIÈRE

CONDUITE À TENIR DEVANT UN SIDA AVÉRÉ

- **S'enquérir des informations et des gestes à faire pour un patient séropositif.**
- **Pallier les manifestations pénibles :**

– toux et infection respiratoire (pneumocytose ou autre infection) ;
– diarrhée (soulager en attendant le résultat de la coproculture) ;
– aphtes, candidose bucco-pharyngée ou œsophagienne, mycose cutanée, dermite séborrhéique ;
– troubles psychologiques ;
– cachexie.

- **Support psychologique en particulier en phase avancée.**

© MASSON. La photocopie non autorisée est un délit

Anomalies du système non spécifique

Elles intéressent particulièrement les granulocytes neutrophiles.

Anomalies quantitatives

Chez l'enfant

La diminution des granulocytes neutrophiles, ou neutropénie, peut être acquise, d'origine toxique (chimiothérapie), infectieuse, virale ou immunitaire, mais aussi congénitale. Il s'agit de maladies très rares, héréditaires et de mauvais pronostic.

Chez l'adulte

Les causes toxiques et néoplasiques dominent presque exclusivement, en particulier dans les hémopathies malignes et/ou la chimiothérapie des cancers (voir chapitre 7).

Anomalies qualitatives

Intéressant les fonctions d'élimination des germes, ces maladies congénitales et parfois héréditaires sont très rares. Nous les citons pour mémoire :

- **Le syndrome de Chediak-Higashi** associe les infections à germes pyogènes et des anomalies morphologiques des granulocytes à un albinisme partiel.
- **La granulomatose septique** (liée au sexe) est caractérisée par un défaut d'élimination des germes.

Conclusion

Qu'ils soient liés aux anomalies du système lymphoïde (cellulaire ou humoral) ou à des anomalies granulocytaires (par exemple neutropénie ou troubles fonctionnels des granulocytes), les déficits immunitaires constituent toujours une situation grave, mettant en jeu le pronostic vital des patients. En dehors de la neutropénie liée à la chimiothérapie et du Sida, les autres syndromes de déficit immunitaire, quelle qu'en soit la forme, sont relativement rares et se voient dans des services spécialisés où leur prise en charge obéit à des conditions particulières.

POINTS CLÉS

1. ▶ Les **déficits immunitaires** cellulaires ou humoraux mettent potentiellement en danger la vie du patient en raison de la prédisposition aux infections bactériennes ou virales difficilement contrôlables avec les thérapeutiques actuelles.

Hémopathies malignes 7

Les hémopathies malignes sont les cancers des cellules, tissus ou organes qui produisent le sang. Toute cancérisation de ces lignées aura des répercussions sur la composition du sang, mais le terme de cancer du sang est incorrect.

Le sang, tissu liquide, est composé d'une partie fluide, non cellulaire, le plasma, et d'une partie cellulaire, les globules, caractérisés par leur diversité morphologique et fonctionnelle. Cette hétérogénéité explique qu'on parle des hémopathies (au pluriel) dont il existe plusieurs catégories selon les cellules concernées : on définit les différentes hémopathies à partir du tissu normal correspondant.

Beaucoup de ces cancers ont bénéficié d'avancées thérapeutiques majeures au cours de ces dernières décennies, transformant des maladies toujours mortelles en affections parfois ou souvent curables. À ce titre, ces « maladies du sang » sont souvent prises comme modèles en cancérologie.

Différents types d'hémopathies

(voir tableau 7.1)

Hémopathies myéloïdes

Issues de la moelle osseuse, elles englobent les cancers des lignées rouge, granuleuse ou plaquettaire.

- **La polyglobulie primitive** (dite de Vaquez) est liée à la cancérisation du tissu érythroblastique précurseur des globules rouges.
- **Les leucémies myéloïdes** correspondent aux maladies malignes des précurseurs des granulocytes ; tantôt elles sont aiguës (leucémie myéloblastique ou myéloïde aiguë), tantôt chroniques (rangées dans la rubrique des syndromes myéloprolifératifs chroniques).

Tableau 7.1. Principaux types d'hémopathies.

Cellule d'origine	*Aiguë*	*Chronique*
	HÉMOPATHIES MYÉLOÏDES	
Cellules souches Myéloblastes Érythroblastes Mégacaryocytes	Leucémie myéloblastique	Syndromes myéloprolifératifs : – leucémie myéloïde chronique – polyglobulie de Vaquez – thrombocytémie primitive – splénomégalie myéloïde (ou myélofibrose)
	HÉMOPATHIES LYMPHOÏDES	
Lymphocytes B T	Leucémie lymphoblastique B Leucémie lymphoblastique T	Leucémie lymphoïde chronique B (90 %) Leucémie lymphoïde chronique T (10 %)
B ou T	Lymphomes à grandes cellules lymphoblastiques	Lymphomes de « bas degré de malignité » ou chroniques (ou peu agressifs) Maladie ou lymphome de Hodgkin

© MASSON. La photocopie non autorisée est un délit

- **La thrombocytémie primitive**, faisant partie de syndromes myéloprolifératifs, touche les plaquettes ; elle est rare.

HÉMOPATHIES LYMPHOÏDES

Issues des cellules des ganglions lymphatiques, elles touchent tout ce qui est en rapport avec les lymphocytes et leurs précurseurs. Les hémopathies lymphoïdes sont elles aussi hétérogènes, tantôt aiguës, tantôt chroniques, et on les regroupe sous le nom de leucémies lymphoïdes et de lymphomes malins.

L'hétérogénéité du sang et par conséquent des hémopathies malignes ne permet pas de dessiner un tableau unique. On peut seulement souligner que d'une façon ou d'une autre, en fonction de la vitesse de l'évolution de la maladie, ces hémopathies entravent la formation du sang et donc perturbent le plus souvent son image, l'hémogramme.

Hémopathies myéloïdes

Touchant des cellules issues de la moelle, les unes sont chroniques, les autres aiguës.

Hémopathies myéloïdes chroniques ou syndromes myélo-prolifératifs chroniques

Polyglobulie de Vaquez

Affection du sujet d'âge mûr (plus de 60 ans), elle se caractérise par l'augmentation progressive du nombre des globules rouges.

LES CONSÉQUENCES DE CETTE AUGMENTATION sont les suivantes :

- **érythrose faciale** ou teint rouge (mais non violacé) du visage ;
- **augmentation de la tension artérielle et de la viscosité du sang,** entraînant des céphalées ;
- **prurit d'ordre fonctionnel sans cause cutanée,** s'aggravant au contact de l'eau (par exemple sous la douche).

LES ANOMALIES qui caractérisent cette maladie sont une augmentation :

- **du nombre des globules rouges,** de l'hémoglobine et de l'hématocrite ;
- **de la masse sanguine** mesurée par méthode isotopique ;
- **partiellement des granulocytes et des plaquettes.**

L'évolution est spontanément lente, sur plus d'une dizaine d'années, dominée par les complications cardio-vasculaires.

Le traitement vise à réduire la masse globulaire, par des saignées, ou à tarir leur production, principalement par hydroxyruée ou phosphore 32 radioactif.

Leucémie myéloïde chronique (LMC)

Cette maladie de l'âge moyen (environ 45 ans) se caractérise par la prolifération dans la moelle de la lignée granuleuse et se traduit par l'augmentation dans le sang, non seulement des granulocytes (polynucléaires), mais aussi des cellules parentales : métamyélocytes, myélocytes, promyélocytes voire myéloblastes. Cette maladie est caractérisée par une translocation d'une partie du chromosome 9 sur le chromosome 22 que l'on appelle chromosome Philadelphie, du nom de la ville où elle a été mise en évidence (chromosome Ph1). Cette maladie s'accompagne presque toujours d'une grosse rate. Ses signes sont surtout biologiques.

DANS LE SANG, il existe :

- **une hyperleucocytose à granulocytes neutrophiles avec myélémie**, c'est-à-dire présence de cellules parentales normalement exclusivement médullaires ;
- **une augmentation des granulocytes basophiles ;**
- **une augmentation modérée des plaquettes ;** il n'y a pas d'anémie au départ ;
- **une augmentation des phosphatases alcalines granulocytaires** : enzyme granulocytaire mise en évidence par une technique cytochimique ;
- **une augmentation de la vitamine B_{12} sérique ;**
- **un chromosome Philadelphie (Ph1)** révélé par l'étude cyto-génétique des cellules du sang ou de la moelle.

DANS LA MOELLE, l'analyse effectuée plutôt par biopsie que par ponction sternale montre une hyperplasie importante de la lignée granuleuse qui constitue près de 90 % de la population de la moelle.

L'ÉVOLUTION spontanée de la leucémie myéloïde chronique se fait en général vers une leucémie myéloblastique aiguë (acutisation), de pronostic fâcheux et plus rarement vers une fibrose de la moelle dont le pronostic n'est pas favorable non plus.

LE TRAITEMENT s'est récemment diversifié :

- **des médicaments** tels que hydroxyurée *(Hydréa)* ou busulfan *(Myléran)* permettent de contrôler la maladie pendant quelque temps (en général entre 3 à 5 ans) avant son évolution vers la leucémie aiguë ;
- **l'interféron** permet d'obtenir la rémission hématologique et parfois cytogénétique et probablement un allongement de la survie ; une nouvelle molécule, imatinib (*Glivec*) permet aussi des réponses très favorables.
- **une greffe avec donneur compatible de la fratrie** permet de guérir un petit nombre de patients au prix d'une mortalité thérapeutique.

Thrombocytémie essentielle

Elle est caractérisée par l'augmentation du nombre des plaquettes liée à la prolifération des mégacaryocytes qui les produisent dans la moelle. Cette affection rare est à distinguer de l'augmentation réactionnelle et secondaire des plaquettes dans les maladies inflammatoires ou cancéreuses, autres que les hémopathies.

Son diagnostic est biologique, souvent fortuit après une prise de sang, par l'hémogramme et le compte des plaquettes, confirmé par la biopsie ostéomédullaire. Son traitement est basé sur l'hydroxyurée, le phosphore 32 radioactif ou anagrélide (*Xagrid*).

Splénomégalie myéloïde

Elle est rare et caractérisée par la fibrose de la moelle et l'hypertrophie secondaire de la rate. Elle se traduit par une insuffisance médullaire partielle et une importante splénomégalie qui contribue (par hypersplénisme) aux anomalies du sang. Son traitement dépend du tableau clinique : il va du simple traitement symptomatique à l'irradiation de la rate, en passant par l'interféron.

Autres hémopathies myéloïdes chroniques

Elles sont rares et posent des problèmes diagnostiques et thérapeutiques non résolus :

- **leucémie myélomonocytaire chronique ;**
- **érythroleucémie ;**
- **leucémie à basophile** (variante de LMC).

© MASSON. La photocopie non autorisée est un délit

Leucémies myéloblastiques

Elles apparaissent chez le jeune ou plutôt chez le sujet âgé. Ce sont des affections graves.

Clinique

Ces hémopathies sont caractérisées par la prolifération de myéloblastes (cellules parentales des granulocytes). Cette prolifération anarchique dans la moelle étouffe les autres cellules.

Les signes cliniques sont caractérisés surtout par la répercussion de la maladie sur les autres lignées : anémie, granulopénie et thrombopénie (l'ensemble dénommé pancytopénie).

- **L'anémie** apparaît lentement et se traduit par une fatigue, d'abord à l'effort puis au repos, par la pâleur de la peau et des muqueuses, et par des signes cardiaques tels que tachycardie, palpitations, baisse de la tension artérielle. Les autres signes de l'anémie se complètent progressivement en l'absence de diagnostic et de traitement.
- **La granulopénie** (diminution des granulocytes neutrophiles) facilite les infections, en particulier au niveau des portes d'entrée que sont l'oropharynx (angine ulcéro-nécrotique), les organes génitaux féminins et le périnée d'une façon générale.
- **La thrombopénie** facilite les hémorragies cutanéo-muqueuses sous forme de purpura, d'abord pétéchial puis ecchymotique, mais aussi gingivorragies et épistaxis et facilité aux hémorragies.

Biologie

Ces anomalies sont rapportées à leur origine par un hémogramme qui peut faire le diagnostic s'il y a des myéloblastes dans le sang. Sinon il faut pratiquer un myélogramme par ponction sternale pour étayer le diagnostic et confirmer le type cytologique de la leucémie.

Complications

Elles sont en rapport avec l'insuffisance médullaire et sont aggravées par la chimiothérapie, ou avec l'excès des myéloblastes dans le sang.

COMPLICATIONS DE L'INSUFFISANCE MÉDULLAIRE

- **L'anémie** est constante dès le diagnostic, elle est chronique et s'aggrave avec le traitement mais de façon moins brutale que la neutropénie. Elle altère l'état des patients âgés, surtout quand ils sont cardiaques.

La granulopénie ou la neutropénie, souvent d'emblée présente (à moins de 1.10^9/L), favorise les infections et conditionne les lésions bucco-pharyngées.

La thrombopénie ou baisse des plaquettes est à l'origine des hémorragies ou de la tendance hémorragique. Cette tendance est proportionnelle à la thrombopénie et aggravée par la chimiothérapie et par les désordres de la coagulation. Elle peut entraîner le décès par hémorragie, en particulier cérébro-méningée.

Complications de l'excès des myéloblastes

Trois situations sont à guetter et éventuellement à prévenir :

Poumons hyperleucoblastiques : quand le chiffre des myéloblastes est élevé (au-dessus de 30.10^9/L), ils peuvent obstruer en partie la microcirculation des poumons ce qui se traduit par une dyspnée.

Troubles de la coagulation : le cytoplasme des myéloblastes contient des propriétés pour coaguler le sang (activité thromboplastinique). Le déversement du cytoplasme, spontanément ou après traitement et leur destruction, entraîne des troubles qui aggravent les conséquences de la thrombopénie en induisant une coagulation intravasculaire aiguë disséminée (CIVD).

Troubles métaboliques : la destruction des myéloblastes et de leur ADN peut entraîner un excès d'acide urique qui déborde les reins et entraîne une insuffisance rénale. C'est le syndrome de lyse tumorale qu'on peut voir dans toutes les leucémies, myéloblastiques mais aussi lymphoblastiques, surtout quand il y a une importante masse tumorale.

Variantes de la leucémie myéloblastique

Variantes cytologiques

Forme promyélocytaire plus rare, caractérisée par la fréquence de CIVD et par sa sensibilité à un facteur de différenciation qu'est l'acide tout-trans-rétinoïque (ATRA).

Forme indifférenciée : plus rare.

Variantes en fonction de l'origine

Formes primitives apparaissant sans antécédents d'intoxications ou de troubles hématologiques antérieurs.

Formes secondaires à la suite de la leucémie myéloïde chronique, des autres syndromes myéloprolifératifs ou des myélodysplasies, ou après utilisation des médicaments anticancéreux tels que la chimiothérapie.

Hémopathies lymphoïdes

Issues de la transformation des cellules lymphoïdes, elles sont plus hétérogènes, les unes sont « liquides » (leucémies), les autres « solides » (lymphomes). La distinction entre formes aiguës et chroniques se fait à l'intérieur de chaque type.

Leucémies lymphoïdes

Leucémie aiguë lymphoblastique

Forme aiguë des leucémies lymphoïdes, elle est la principale leucémie de l'enfant et le cancer le plus fréquent de l'enfance (30 % de tous les cancers à cet âge). Elle se voit aussi chez l'adolescent et l'adulte. Elle est caractérisée par la prolifération des cellules lymphoïdes jeunes appelées lymphoblastes qui colonisent la moelle osseuse, les ganglions puis le sang et les autres organes hématopoïétiques. La rapidité de l'évolution explique la symptomatologie et les possibilités des complications.

Clinique

Le début est souvent brutal, en quelques jours ou quelques semaines, par l'apparition :

- **d'anémie** qui explique la fatigue, la dyspnée, la pâleur cutanéo-muqueuse et les autres signes de l'anémie ;
- **de thrombopénie** qui est responsable des hémorragies de type purpura pétéchial et/ou ecchymotique et des hémorragies muqueuses ;
- **de leucopénie** ou plus exactement granulopénie, plus modérée que dans les leucémies aiguës myéloblastiques ;
- **du syndrome tumoral** responsable des adénopathies, superficielles et étendues qu'il convient de différencier des ganglions cervicaux infectieux fréquents chez l'enfant ; il existe parfois une masse médiastinale décelée par radiographie pulmonaire, une splénomégalie ou une hépatomégalie ;
- **des douleurs osseuses** liées à l'envahissement de la moelle ;
- **de la présence dans le sang des lymphoblastes** dont le nombre détermine le pronostic.

DIAGNOSTIC

Il est évoqué chez l'enfant devant l'un de ces signes et cette suspicion contre-indique toute corticothérapie avant que le diagnostic soit établi. Il est fait par hémogramme et confirmé par myélogramme (après ponction sternale).

L'évolution des leucémies lymphoblastiques sans traitement est rapidement fatale. Avec le traitement, un enfant sur deux et un adulte sur trois guérissent au prix d'un traitement adapté aux facteurs pronostiques.

COMPLICATIONS

Ce sont celles de toutes les leucémies aiguës, avec une prédominance du syndrome de lyse tumorale en raison de la grande sensibilité des lymphoblastes aux traitements (même aux corticoïdes) et une habituelle grosse masse tumorale. Les consignes de prévention du syndrome de lyse tumorale sont fondamentales et obligatoires (voir *Démarche infirmière*). En revanche on voit peu de CIVD et rarement des poumons hyperleucoblastiques (les blastes sont plus petits et moins rigides que dans les leucémies myéloblastiques).

Leucémie lymphoïde chronique (LLC)

Maladie du sujet plutôt âgé, la leucémie lymphoïde ou lymphocytaire chronique est fréquente et souvent compatible avec une vie normale. Elle se manifeste par une polyadénopathie superficielle dans un contexte de bon état général, mais le diagnostic est plus souvent évoqué devant un hémogramme fait pour toute autre chose et qui montre une hyperleucocytose avec lymphocytose périphérique importante, sans adénopathie.

La leucémie lymphocytaire chronique n'est pas traitée obligatoirement, en particulier quand il n'y a aucun ganglion ni signe fonctionnel, ni répercussion hématologique (anémie ou thrombopénie).

Son traitement est modulé en fonction du tableau et de l'agressivité de la maladie. À base de chimiothérapie, il est souvent ambulatoire.

On décrit 3 stades pour ces leucémies : A , B et C :

– A n'a pas d'adénopathie,

– B comporte des adénopathies,

– C est le stade des complications (anémie ou thrombopénie).

Seuls les stades B et C sont traités à base de chlorambucil, fludarabine ou éventuellement des anticorps monoclonaux.

© MASSON. La photocopie non autorisée est un délit

Leucémie à tricholeucocytes

Hémopathie lymphoïde relativement rare, la leucémie à tricholeucocytes est caractérisée par une grosse rate, une hypoplasie médullaire, la présence dans le sang des lymphocytes « chevelus », d'où le nom de tricholeucocytes. Cette hémopathie du sujet plutôt âgé bénéficie d'un traitement par interféron.

DÉMARCHE INFIRMIÈRE

PRÉVENTION DU SYNDROME DE LYSE TUMORALE

La dislocation des acides nucléiques des noyaux des cellules tumorales entraîne un excès d'acide urique. Ce syndrome de lyse tumorale survient en cas de grosse masse tumorale et d'efficacité thérapeutique rapide.

C'est le cas habituel des hémopathies aiguës lymphoïdes, plus rarement myéloïdes.

L'acide urique est soluble sous forme d'urate de sodium à pH alcalin.

Devant toute hémopathie, avant le traitement, il faut prévoir :

1. Une hydratation alcaline : par voie orale, 2 à 3 litres sous forme d'eau minérale alcaline, par voie parentérale par hydratation de 2 à 3 litres dont 1/3 de sérum bicarbonaté à 14 ‰ en dérivation.
   • Vérifier le pH urinaire à chaque miction de façon à conserver le pH entre 7 et 8.
   En cas de pH < 7, augmenter la quantité de sérum bicarbonaté perfusé.
   • Vérifier la diurèse qui doit être équivalente à la quantité d'eau ingérée ou de sérum perfusé.
   • Vérifier la tension artérielle.
   • Peser le patient une fois par jour, dans les mêmes conditions.
2. Allopurinol *(Zyloric)* en comprimés de 100, 200 ou 300 mg à la dose de 300 à 500 mg/m^2 en comprimés. Il bloque la formation d'acide urique.
3. Rasburicase (*Fasturtec*) à la dose de 0,20 mg/kg/jour en petite perfusion pendant 5 jours.
4. Contrôle des constantes métaboliques tous les jours tant que le chiffre des blastes reste élevé ou qu'il y a danger d'hyperuricémie.
5. Variante du syndrome de lyse : hyperphosphorémie-hypocalcémie par le même mécanisme. Le traitement est préventif par hyperhydratation.

Dysglobulinémies monoclonales

Ce sont des états « frontières » entre leucémies et lymphomes, caractérisés par la prolifération d'une famille de cellules lymphoïdes et la sécrétion dans le sang d'une immunoglobuline de type variable, d'où le terme de dysglobulinémie monoclonale. Le terme monoclonal indique que l'anticorps en question est issu du même clone cellulaire.

Myélome multiple

Affection essentiellement du sujet âgé, il se caractérise par la prolifération des plasmocytes dans la moelle et la sécrétion inappropriée d'une immunoglobuline monoclonale de type G, de type A ou de façon exceptionnelle, D, E ou M. Comme les plasmocytes sont habituellement intramédullaires, ce développement entraîne des troubles essentiellement osseux.

Clinique

- **Des douleurs des vertèbres** simulant les douleurs d'arthrose chez ces patients âgés, sont constantes et ont tendance à s'aggraver avec le temps. Ces douleurs peuvent siéger sur n'importe quel segment osseux, en particulier sur les côtes, rendant la respiration un peu douloureuse, les membres ou le bassin. Elles sont en rapport avec des localisations ostéolytiques de la maladie.
- **Des tuméfactions osseuses,** assez rares, sont en rapport avec la prolifération plasmocytaire au niveau des os plats, en particulier les côtes ou le crâne.
- **Des fractures pathologiques** surviennent après de petits traumatismes au niveau des zones ostéolytiques et des tuméfactions osseuses, là où l'os est fragilisé.

Biologie

La prolifération plasmocytaire dans la moelle peut entraîner anémie, thrombopénie, leucopénie, augmentation du taux des immunoglobulines et apparition d'un pic monoclonal d'immunoglobuline à l'électrophorèse. L'immuno-électrophorèse détermine le type de l'immunoglobuline.

Une hypercalcémie apparaît quand la destruction osseuse est rapide.

Dans certains cas, des fragments (chaînes courtes) d'immunoglobuline passent par le filtre rénal et se retrouvent dans les urines : il en résulte une protéinurie, dite de Bence-Jones, que l'on détecte par la recherche de la protéinurie des 24 heures et l'immuno-électrophorèse des urines.

Traitement. Il est basé sur la chimiothérapie telle que melphalan *(Alkéran)* ou cyclophosphamide *(Endoxan)*, associée à des corticoïdes. Une radiothérapie au niveau des lésions douloureuses peut être utile, voire nécessaire en cas de menace de fracture. Le pronostic de myélome n'est pas très favorable. Des tentatives de greffe de moelle sont en cours pour améliorer la survie.

Greffe de moelle

Principe

Sur le plan pratique, elle ressemble à une simple transfusion sanguine qui consiste à introduire dans le sang une quantité de cellules souches hématopoïétiques.

Ces cellules souches injectées dans la circulation sanguine vont retrouver et coloniser spontanément leur habitat naturel : la moelle hématopoïétique.

En quelques semaines, renouvellement rapide et reconstitution de la fonction de la moelle et production de cellules sanguines (GB, GR, plaquettes).

Indications

- **Hémopathies**

En traitement complémentaire d'une chimiothérapie initiale, quand cette chimiothérapie n'est pas certaine de guérir la maladie (cas particuliers des leucémies aiguës, certains myélomes, certains lymphomes), dans tous les cas, selon un protocole défini.

Pour greffer un patient, il faut qu'il soit en rémission complète, c'est-à-dire que sa moelle soit débarrassée de toute cellule anormale. La préparation pour la greffe de moelle ou de cellules souches périphériques s'appelle le conditionnement, il permet d'éradiquer les cellules malignes résiduelles.

- **Certaines tumeurs solides**, actuellement en recherche.

Différents types de greffe

Il s'agit de deux traitements fondamentalement différents.

- **L'autogreffe**

Le greffon vient du patient lui-même et s'effectue avec ses propres cellules médullaires. Les cellules sont prélevées dans la moelle osseuse, soit au niveau des os iliaques sous anesthésie générale, soit recueilli dans la circulation sanguine par cytaphérèse, ce qui est le plus souvent le cas. À l'état basal, il y a très peu de cellules souches dans le sang. Elles peuvent apparaître dans la circulation soit en sortie d'aplasie d'une chimiothérapie, soit après injection de facteur de croissance.

Une fois le prélèvement réalisé, les cellules peuvent dans certains cas subir une purge *in vitro* (pour éviter de réinjecter des cellules malignes) ; elles sont ensuite congelées en attendant la réinjection.

- **L'allogreffe**

C'est est un traitement à part entière qui vise à remplacer la moelle déficiente ou à produire un effet contre la maladie.

Dans un premier temps, il faut un donneur : il faut sélectionner un donneur identique dans les systèmes tissulaires HLA.

Comme pour l'autogreffe, le prélèvement de moelle se fait par ponction des os iliaques, mais on peut aussi prélever des cellules souches dans la circulation sanguine, après stimulation de leur production par facteur de croissance.

Possibilité aussi d'allogreffe à partir du sang de cordon ombilical qui est riche en cellules souches hématopoïétiques. Ce type de prélèvement est sans effet secondaire sur l'enfant. Le sang placentaire est congelé après avoir obtenu le consentement éclairé de la mère. Cette banque de cordon permet la greffe d'enfants atteints d'hémopathies malignes. Cette technique est encore expérimentale.

Complications inhérentes à la greffe

Liées au conditionnement

Avant de pouvoir greffer un patient, il convient de détruire sa moelle pour la nettoyer. Pour cela, le patient reçoit en pré-greffe, un conditionnement qui comprend une chimiothérapie intensive, associée ou non à une irradiation corporelle totale. Après le conditionnement, on effectue la greffe proprement dite qui consiste à réinjecter la moelle par voie veineuse. Les cellules ainsi transfusées sont capables de retrouver, via la circulation sanguine, leurs sites de fixation au sein du tissu hématopoïétique du malade et de proliférer afin de reconstituer une moelle et un niveau de production en globules et plaquettes normal.

La chimiothérapie couplée ou non à la radiothérapie exerce une toxicité à l'encontre des autres organes (voir effets secondaires de la chimiothérapie).

Les complications sont liées à la toxicité propre des médicaments utilisée et à leurs doses.

Complications de la greffe proprement dite : l'effet greffon contre l'hôte dans l'allogreffe (GVH)

Les cellules greffées reconnaissent comme étranger leur nouvel habitacle et ainsi l'agressent. Elles suscitent alors une réaction du greffon contre l'hôte (lors des greffes d'organe comme dans l'allogreffe, c'est l'effet inverse qui se produit c'est le receveur qui attaque le greffon). Dans le contexte des greffes de moelle, la situation est tout autre car le receveur est théoriquement incapable de se défendre en raison du conditionnement alors que les cellules greffées sont pleinement immunocompétentes. Le retentissement clinique peut débuter entre 10 et 15 jours après la greffe on parle alors de GVH aiguë.

Le traitement de l'effet GVH est préventif par l'administration de cyclosporine.

L'autre complication est le rejet du greffon malgré les précautions prises (conditionnement et cyclosporine).

Il s'agit de techniques lourdes pour le patient et la société dont l'utilité à terme et la supériorité par rapport à la chimiothérapie doivent être évaluées. Ceci suppose que ces deux techniques soient effectuées dans la cadre de protocoles d'études et en milieu spécialisé.

Maladie de Waldenström

C'est une dysglobulinémie monoclonale à IgM qui apparaît chez des personnes d'âge mûr. Elle se présente avec ou sans petites adénopathies et splénomégalie. En règle générale, il n'y a pas d'atteinte osseuse.

Son diagnostic est basé sur la détection d'un excès d'IgM monoclonale dans le sérum. Son évolution est lente et chronique.

Elle se traite en ambulatoire par une chimiothérapie à base d'alkylants (chlorambucil, cyclophosphamide ou fludarabine).

Lymphomes malins

Ils sont divisés en deux grandes familles : la maladie ou lymphome de Hodgkin et les lymphomes non hodgkiniens. Cette opposition est relative ; il existe quelques similitudes et quelques différences dont la principale est la curabilité de la maladie de Hodgkin dans plus de 70 % des cas, alors que pour les lymphomes non hodgkiniens, l'attitude thérapeutique n'est pas unanime et le pronostic varie en fonction des sous-types.

Maladie ou lymphome de Hodgkin

Maladie du sujet jeune de 20 à 40 ans surtout, la maladie de Hodgkin se voit également chez des personnes de 50 à 70 ans. Elle est caractérisée par des ganglions d'évolution lente et fatale sans traitement, mais curable à plus de 70 % des cas par un traitement adapté aux facteurs pronostiques. C'est

© MASSON. La photocopie non autorisée est un délit

l'une des hémopathies qui guérit le mieux avec peu de complications thérapeutiques.

Clinique

La maladie se manifeste toujours par des ganglions, en général cervicaux, sus-claviculaires ou axillaires, parfois médiastinaux révélés par une radiographie pulmonaire.

D'autres signes peuvent être révélateurs ou accompagner les ganglions, en particulier fièvre persistante, sueurs nocturnes obligeant le patient à se changer, plus rarement amaigrissement ou prurit.

Diagnostic

Il exige toujours une biopsie ganglionnaire et son analyse histologique. Néanmoins, dans tous les cas, un bilan de l'extension de la maladie doit être réalisé. Il recherche d'autres localisations ganglionnaires profondes et éventuellement une atteinte viscérale en réalité très rare.

Bilan préthérapeutique

Il comporte de façon systématique une radiographie pulmonaire à la recherche d'adénopathies médiastinales et la recherche d'adénopathies sous-diaphragmatiques, scanner ou IRM. Une biopsie ostéo-médullaire peut être envisagée mais n'est pas obligatoire dans les formes sans signes généraux. Enfin, le bilan est complété par l'évaluation de l'état sanguin, de la vitesse de sédimentation, de l'état rénal et hépatique, de l'état cardiaque compte tenu de la possibilité d'utiliser des médicaments cardiotoxiques.

Tableau 7.2 Classification selon l'extension.

Stade I	Un seul ou 2 groupes ganglionnaires contigus	***80 % des cas***
Stade II	Plusieurs groupes ganglionnaires du même côté du diaphragme	
Stade III	Deux ou plusieurs groupes de part et d'autre du diaphragme	***15 % des cas***
Stade IV	Avec atteinte viscérale	***5 % des cas***
A	Absence de signe général	
B	Présence d'au moins un des signes suivants : fièvre > 38°, amaigrissement > 10 %, sueurs nocturnes profuses.	

Au terme de ce bilan, on classe la maladie de Hodgkin en quatre stades (voir tableau 7.2). Cette classification permet d'adapter le traitement.

Traitement

Il fait appel à la chimiothérapie, à la radiothérapie ou à l'association des deux.

Dans les stades I et II (80 % des cas) et en fonction des facteurs pronostiques, on associe la chimiothérapie à la radiothérapie.

Dans les stades III et IV, on associe chimiothérapie et radiothérapie ou la chimiothérapie est isolée.

Le pronostic de la maladie de Hodkgin est excellent pour les stades I et II, moins bon pour les stades III et IV. Dans l'ensemble, 2/3 des patients guérissent.

Tableau 7.3 Lymphones non hodgkiniens.

Lymphomes de faible malignité	*Lymphome* • lymphocytique • lymphoplasmocytaire • folliculaire grade I-II
Lymphomes intermédiaires	*Lymphome* • folliculaire grade III • "manteau"
Lymphomes de grande malignité ou agressifs	*Lymphome* • lymphoblastique • à grandes cellules • anaplasique

Lymphomes non hodgkiniens

Ils sont définis par contraste avec la maladie de Hodgkin, mais cette distinction terminologique n'est pas fondamentale.

Les lymphomes non hodgkiniens (LNH) sont les affections néoplasiques issues des cellules lymphoïdes à différentes étapes de leur fonctionnement. De ce fait, ils sont hétérogènes dans leur origine, leur présentation et leur pronostic. On en distingue deux grands groupes (tableau 7.3) :

- **Les lymphomes peu agressifs** (ou de faible malignité, avec suffixe *cytique*) ont une évolution chronique et sont issus des cellules plutôt mûres. Ils apparaissent chez les personnes de plus de 50 ans, souvent étendus à l'ensemble de l'organisme, ne guérissent que rarement mais sont traités de façon palliative et adaptée à l'état du patient.

- **Les lymphomes agressifs** (ou de grande malignité, avec suffixe *blastique*) sont souvent localisés, d'évolution aiguë, surviennent chez les jeunes comme chez les personnes âgées, et sont souvent sensibles à la chimiothérapie et à la radiothérapie. Ils guérissent en fonction de leur extension et de leur sensibilité initiale au traitement.
- **Les lymphomes intermédiaires** représentent un petit groupe hétérogène entre les deux précédents.

Clinique

L'affection se manifeste par une tuméfaction ganglionnaire dans un territoire superficiel, cervical, sus-claviculaire, axillaire ou inguinal ou parfois par des adénopathies abdominales, responsables de troubles divers, en particulier digestifs. Des localisations médiastinales sont responsables de signes d'irritation trachéo-bronchique, voire de syndrome cave (compression de la veine cave supérieure et œdème cervico-facial). Compte tenu du caractère ubiquitaire des cellules lymphoïdes, ces tuméfactions peuvent se situer dans n'importe quel organe (dans environ 50 % des cas).

Diagnostic

Il se fait exclusivement par biopsie : elle permet de préciser le type de lymphome, de faible ou de grande malignité, car le traitement n'est pas identique. À l'intérieur de chaque grand groupe de lymphomes, cette biopsie précise le sous-type qui a également son importance pronostique.

Bilan préthérapeutique

Il comporte l'évaluation de tous les territoires lymphoïdes, par l'examen clinique, par l'examen radiologique thoracique et par scanner ou IRM abdominal ou pelvien ou TEP (tomographie à émission de positon). Cet examen clinique et radiologique est complété par l'évaluation des fonctions hépatiques, rénales et immunitaires, ainsi que par biopsie de la moelle osseuse au niveau de la crête iliaque. C'est en fonction de ce bilan que la maladie est classée. On utilise la même classification que pour la maladie de Hodgkin, bien qu'elle soit moins adaptée aux lymphomes non hodgkiniens. C'est en fonction du stade de la maladie et du type histologique et des facteurs pronostiques que le traitement est proposé.

Traitement

Il comporte dans beaucoup de cas une chimiothérapie et parfois une radiothérapie. Les médicaments les plus utilisés sont : vincristine (*Oncovin*), cyclophosphamide (*Endoxan*), doxorubicine (*Adriblastine*), corticoïdes. Récemment, l'introduction des anticorps monoclonaux dirigés contre certains antigènes de ces lymphomes ont quelque peu modifié le schéma thérapeutique. Les lymphomes sont en général très sensibles à la plupart des chimiothérapies et, plus que le choix du type de médicament, c'est surtout la réponse au traitement qui détermine le pronostic ultérieur. Dans la prise en charge des lymphomes non hodgkiniens, en particulier dans les formes agressives, on a la même approche que dans les leucémies aiguës, compte tenu de leur sensibilité habituelle à la chimiothérapie, de la présence d'importantes masses tumorales, et donc du risque de syndrome de lyse tumorale (voir page 113).

POINTS CLÉS

1. ▶ Les **leucémies aiguës** menacent rapidement la vie et constituent souvent des urgences médicales.
2. Les leucémies chroniques sont souvent l'apanage des sujets d'âge mûr et ont bénéficié des progrès des thérapeutiques moléculaires, permettant une survie « décente ».
3. ▶ Les lymphomes agressifs sont souvent localisés, chimiosensibles et donc potentiellement curables dans plus de la moitié des cas.
4. ▶ Les lymphomes chroniques sont des maladies de sujets d'âge mûr, leur traitement est souvent palliatif.
5. ▶ Seule la **maladie de Hodgkin** peut prétendre à une guérison dans plus de 75 % des cas.
6. ▶ Les hémopathies aiguës sont donc des urgences, les hémopathies chroniques sont des maladies des sujets plutôt âgés et à traiter en conséquence.

Deuxième partie
TRAITEMENTS

Généralités

8

La cancérologie est une discipline récente, pour les médecins comme pour les infirmier(e)s, justifiée par l'augmentation de fréquence des cancers, les compétences et les moyens mis en œuvre pour traiter les malades. C'est une discipline pilote utilisant des techniques particulières comme la radiothérapie et qui a développé des approches nouvelles comme la prise en charge de la douleur ou les soins palliatifs. La prise en charge des malades justifie le plus souvent une concertation et une collaboration multidisciplinaires, les plus propres à offrir aux patients les meilleurs résultats avec le minimum de désagrément.

Différentes structures de soins en cancérologie

La prise en charge des patients atteints de cancer s'effectue au sein de diverses structures hospitalières ou extrahospitalières chargées, pour certaines d'entre elles, d'enseignement et de recherche. Des associations privées contribuent aussi à lutter contre les cancers.

Structures hospitalières

LES STRUCTURES HOSPITALIÈRES en France sont les suivantes :

- **les centres de lutte contre le cancer** (tableau 8.1) ;
- **les hôpitaux publics ;**
- **les hôpitaux privés à but non lucratif ;**

(ces trois structures assurent le service public)

- **les cliniques privées.**

AU SEIN DE CES STRUCTURES, le médecin peut adapter la prise en charge du patient à ses besoins thérapeutiques grâce aux différentes unités qui lui sont offertes :

- **hospitalisation conventionnelle ;**
- **hospitalisation de semaine ;**
- **hospitalisation de jour ;**
- **hospitalisation à domicile ;**
- **soins externes ;**
- **consultation.**

Tableau 8.1 Les centres de lutte contre le cancer (CLCC).

- Établissements privés à but non lucratif participant au service public.
- Créés par l'ordonnance du 1er octobre 1945.
- Leurs missions :
  1. dépistage, examen, hospitalisation et traitement des malades ;
  2. surveillance prolongée des résultats thérapeutiques, établissement et tenue à jour des dossiers médicaux ;
  3. recherches sur les causes, la prophylaxie et la thérapeutique des cancers ;
  4. enseignement.
- Il existe 20 centres rassemblés en une fédération nationale (FNCLCC), qui met en œuvre des activités communes dans le domaine médical et scientifique, développe la communication intercentres et avec les autres structures françaises et étrangères luttant contre le cancer.
- Le directeur est un médecin responsable devant un conseil d'administration.
- Ces centres ont été créés pour rassembler des médecins de différentes spécialités, regrouper des appareils coûteux de haute technicité, concentrer les moyens de recherche statistiques paracliniques.

Un système de santé en mutation : les réseaux de santé

On assiste depuis quelques années à la montée en charge des maladies chroniques. De plus en plus de patients ont donc besoin de plus en plus de services, plus souvent et par plus d'un professionnel. Les traitements et surveillances qui auparavant se faisaient à l'hôpital sont actuellement possibles en médecine ambulatoire. L'équilibre entre soins hospitaliers et soins extra-hospitaliers s'en trouve modifié. Ce nouvel équilibre à trouver renvoie à la

© MASSON. La photocopie non autorisée est un délit

notion de réseaux pour réaliser coordination et coopération (Schweyer FX et al. *Créer et piloter un réseau de santé*, ENSP, 2002).

Les réseaux ont pour objectifs de pallier au cloisonnement des systèmes de santé, de donner du poids aux sociétés savantes et de participer à un apprentissage collectif. Les réseaux peuvent être ainsi structurés autour d'une maladie (cancer, VIH, diabète), d'une période de la vie (périnatalité, personnes âgées) ou sur un espace géographique (ville, territoire de santé, région).

Les réseaux de santé : une volonté de réforme de l'organisation des soins

Depuis le 4 mars 2002, le Code de la Santé Publique en son article L6321-1 définit ainsi les réseaux de santé : « Les réseaux de santé ont pour objet de favoriser l'accès aux soins, la coordination, la continuité ou l'interdisciplinarité des prises en charge sanitaires, notamment de celles qui sont spécifiques à certaines populations, pathologies ou activités sanitaires. Ils assurent une prise en charge adaptée aux besoins de la personne tant sur le plan de l'éducation à la santé, de la prévention, du diagnostic que des soins. Ils peuvent participer à des actions de santé publique. Ils procèdent à des actions d'évaluation afin de garantir la qualité de leurs services et prestations ».

Mais l'idée de coordonner les soins est ancienne et nous citerons comme exemples le dispositif de lutte contre la tuberculose mis en place au début de la première guerre mondiale ou celui de lutte contre le cancer institué avec les premiers centres de lutte contre le cancer à la fin de la seconde guerre mondiale. L'idée de prise en charge globale du patient au cours de la trajectoire du patient dans sa maladie a été développée dans les années 1970 pour le secteur psychiatrique. Dans les années 1980, à cette notion de coordination s'ajoute la finalité supplémentaire de rationalisation des prises en charge. Progressivement, le concept de réseau va s'imposer jusqu'aux ordonnances d'avril 1996 qui donnent une base légale aux réseaux et incitent à l'expérimentation de nouvelles collaborations entre professionnels.

Les réseaux de cancérologie : 1998-2003

C'est la circulaire de 1998 sur l'organisation des soins en cancérologie (ref : Circulaire DGS/DH/AFS n° 98-213 du 24 mars 1998 relative à l'organisation des soins en cancérologie dans les établissements d'hospitalisation publics et privés) qui a véritablement défini les missions et le mode de fonctionnement des réseaux de cancérologie, même si depuis 1996 des initiatives préexistaient à ces recommandations.

Les principes de cette circulaire englobent, dans une même idée directrice de pluridisciplinarité et de collaboration concertée, les exigences propres au fonctionnement interne des structures ou unités de cancérologie et les exigences relatives aux coopérations entre les dispensateurs de soins dans la volonté d'une organisation coordonnée en réseaux. Le réseau est un regroupement de toutes les structures prenant en charge un patient tout au long de la maladie : structures hospitalières publiques et privées (hospitalisations conventionnelles et autres type d'hospitalisations) et le réseau intègre les médecins traitants pour assurer la continuité des soins.

Dès cette période de nombreuses expériences régionales vont se développer (Rhône-Alpes, Provence-Alpes-Côte d'Azur, Lorraine, Aquitaine, Midi-Pyrénées, Languedoc-Roussillon…). Ces réseaux se sont construits historiquement de façon différente mais ils ont tous en communs 1) la généralisation de la pluridisciplinarité des décisions pour la prise en charge du patient (« schémas de prises en charge ») ; 2) l'adaptation régionale de recommandations de pratiques pour la prise en charge des différents cancers ; 3) l'évaluation de la qualité des soins et 4) la formation en cancérologie des professions médicales et paramédicales. Ces réseaux régionaux ont pour objectifs de fédérer des réseaux locaux ou de proximité qui ont en charge la prise en charge coordonnée et continue du patient atteint de cancer.

Les réseaux de cancérologie dans le plan cancer national

Depuis fin 2003, avec la publication du plan cancer et de 70 mesures, cette modalité d'organisation des soins a été affirmée avec la volonté de coordonner systématiquement les soins en ville et à l'hôpital autour du patient (mesures 29 à 38).

Tous les nouveaux patients atteints de cancers devront bénéficier d'une concertation pluridisciplinaire autour de leur dossier et le parcours thérapeutique prévisionnel sera remis et expliqué au patient (« programme personnalisé de soins »). Ce programme a pour objet de faciliter la transmission d'informations entre les professionnels. Des Centres de Coordinations en Cancérologie (3C) seront identifiés dans chaque établissement traitant des patients atteints de cancer (figure 8.1). Ces centres seront un point de repère pour le patient ; en 2004, des expérimentations sont lancées avant généralisation en 2005. Un dossier médical communicant pour la prise en charge du patient atteint de cancer sera mis en place. Aujourd'hui, il existe déjà des régions pilotes pour ce dossier (Aquitaine, Pays de la Loire, Basse Normandie Réunion).

Le plan a pour ambition de faire bénéficier chaque région française d'un réseau régional du cancer coordonnant l'ensemble des acteurs de soins, en ville et à l'hôpital d'ici 2007. Un pôle régional de cancérologie sera constitué en coordonnant les missions régionales du centre de lutte contre le cancer et du centre hospitalier universitaire : recours, enseignement, recherche.

Enfin, ce plan identifie des actions spécifiques pour la prise en charge des enfants (sites spécialisés) et des personnes âgées (adaptation des traitements).

Autour du patient, les relations entre les acteurs des soins en cancérologie sont nombreuses. Elles concernent l'infirmière, la pharmacie, le médecin (chirurgien, oncologue, radiothérapeute, médecin généraliste et médecin traitant) dans le secteur libéral ou le secteur public mais aussi d'autres acteurs : l'assistante sociale, le psycho-oncologue, l'aide ménagère. Ce constat montre la difficulté de la coordination et de la continuité des soins, mais aussi leur nécessité pour le patient. En effet, aujourd'hui, 90 % du temps de traitement de cette maladie se passerait en dehors de l'hôpital.

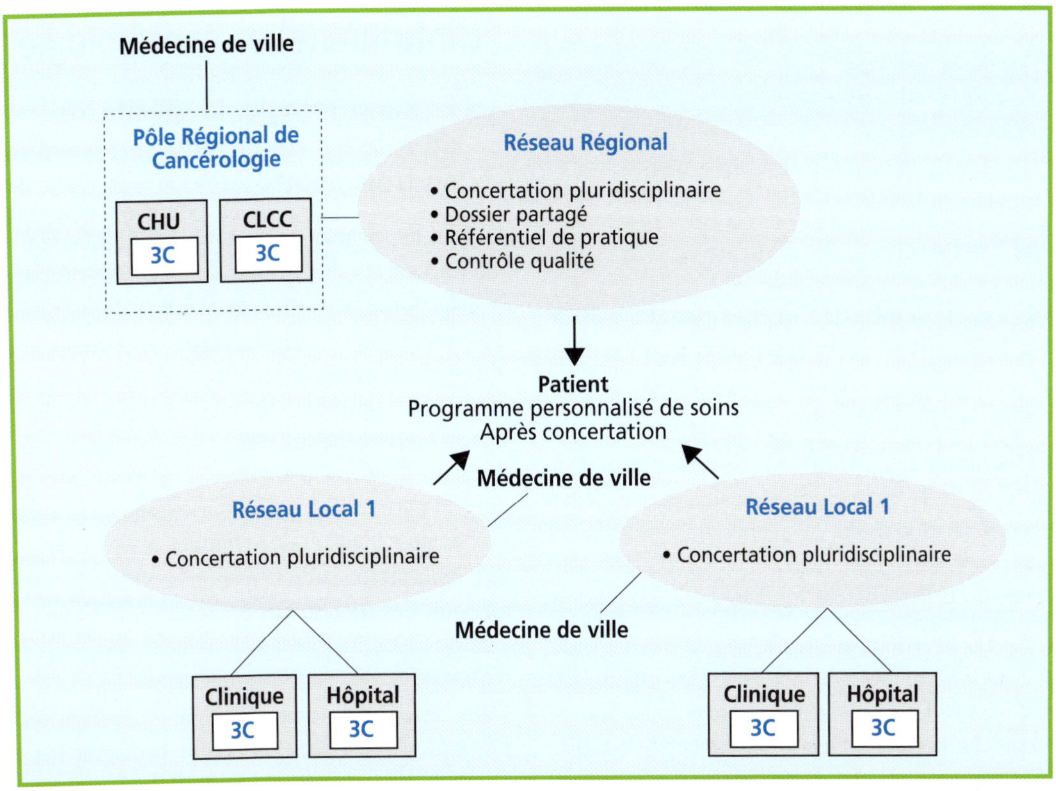

Fig. 8.1 Organisation des soins du cancer en réseau d'après le Plan Cancer National en France ; en écriture bleue, les nouvelles modalités d'organisation des soins [d'après le Plan Cancer National (2003-2007)].

© MASSON. La photocopie non autorisée est un délit

Associations

Elles se préoccupent d'apporter des réponses aux problèmes quotidiens auxquels le malade et sa famille ne peuvent répondre. Elles apportent un soutien psychologique et matériel et facilitent la réinsertion.

Les associations de malades regroupent les patients atteints d'un même handicap (tableau 8.2).

Tableau 8.2 Associations de malades.

Ligue nationale contre le cancer • Aide à la recherche. • Aide au malade et à sa famille. • Aide à la réinsertion. • Information et formation du public.
« Vivre comme avant » • Aide aux femmes avant ou après l'ablation du sein.
« Vivre avec » • Aide aux stomisés.
Fédération nationale des laryngectomisés et **Union des associations des mutilés de la voix** • Aide à résoudre les problèmes de réglementation. • Aide à la rééducation vocale. • Location d'appareils.

Recherche

- **L'accent est mis sur l'amélioration des méthodes de diagnostic et de traitement.** Cette activité de recherche est contrôlée et animée par un Conseil scientifique national.
- **Des unités de l'INSERM** (Institut national de la santé et de la recherche médicale) et du CNRS (Centre national de la recherche scientifique) implantées dans certains CLCC et CHR établissent le lien entre la recherche fondamentale et clinique.
- **La coopération médicale** intercentres élargit son action par des travaux avec des organismes tels que l'OERTC (Organisation européenne de recherche et de traitement des cancers), le CIRC (Centre international de recherche sur le cancer) ou l'élaboration des Standards, Options, Recommandations (SOR) en cancérologie.
- **Des associations privées** telles que la Ligue nationale contre le cancer peuvent participer financièrement à certains programmes de recherche.

Enseignement

L'enseignement est l'une des missions confiées aux centres de lutte contre le cancer ainsi qu'aux hôpitaux publics :

- **formation initiale** des élèves infirmier(e)s puis complémentaire des infirmier(e)s, visant à améliorer les connaissances techniques, théoriques et relationnelles en constante évolution;
- **formation des étudiants en médecine;**
- **formation continue des médecins généralistes** (stages, colloques, journées de cancérologie, CIRCAN).

Toutes ces structures proposent à l'infirmier(e) un vaste champ dans lequel il/elle pourra choisir le lieu de son activité professionnelle. Cette diversité lui permet de changer de secteur, de développer ses connaissances, ses compétences et ainsi d'accroître son efficacité dans la prise en charge des patients atteints de cancer.

L'infirmier(e) en cancérologie

En cancérologie, la spécificité du rôle infirmier peut se résumer en trois points

1. Tous les organes du corps pouvant être atteints, il est nécessaire de posséder de *solides connaissances en anatomie, physiologie et pathologie.*

2. Cette maladie envahissante, entraînant une altération des fonctions de la vie et perçue comme conduisant souvent à la mort, confronte l'infirmier(e) *aux problèmes éthiques et moraux*, générateurs de doute et d'angoisse, tant pour elle que pour le patient. C'est elle qui est souvent le plus proche du malade et de sa famille.

3. L'omniprésence de la recherche visant à mettre au point des traitements plus efficaces demande à l'infirmier(e) une *adaptation constante aux nouvelles techniques et aux nouveaux traitements.*

Dans une institution, le champ d'activité de l'infirmier(e) est multiple. Il/elle peut prendre en charge des patients en consultation, en soins externes pour quelques heures, au bloc opératoire, en réanimation, en hospitalisation de semaine, en hospitalisation classique. Les soins qu'il/elle dispense s'inscrivent au sein d'une collaboration avec différents partenaires : médecin, réanimateur, psychiatre, kinésithérapeute, diététicien(ne), assistant(e) social(e), aide-soignant(e) et agent de service.

Être infirmier(e) en cancérologie, c'est avant tout être technicien(-ne) de haut niveau, capable de lire et préparer un protocole de chimiothérapie, d'injecter un produit à travers une chambre implantée dans le système endoveineux, de régler une pompe portable à perfusion continue de morphine, d'effectuer un pansement avec drainage, d'enregistrer une transfusion sur informatique, etc. Tous ces actes infirmiers doivent être maîtrisés, adaptés à l'évolution technique.

Être infirmier(e), c'est aussi s'impliquer avec l'équipe médicale et paramédicale dans les soins complémentaires qui, tout en améliorant la qualité de vie des malades, permettent d'intensifier le traitement et ainsi augmenter les chances de guérison.

Être infirmier(e), c'est encore, à travers une présence permanente auprès des malades, respecter leurs droits à une médecine de qualité, négocier avec eux un protocole éducatif de prise en charge d'une stomie, écouter pour mieux évaluer la douleur, aider et accompagner dans leur nouvelle situation et en fin de vie.

Les trois systèmes suivants sont en interaction constante, tant pour le malade que pour l'équipe soignante :

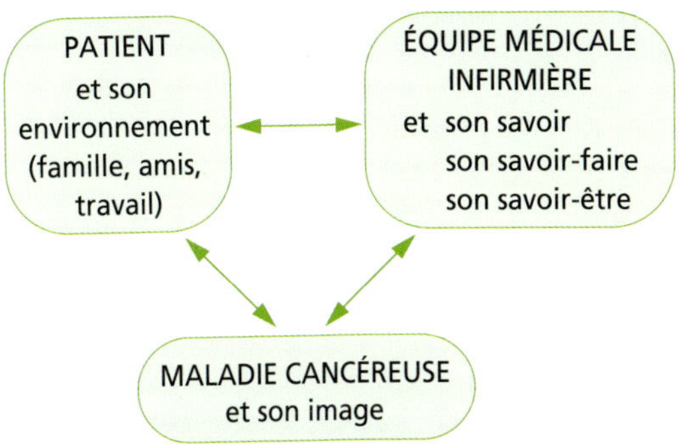

L'infirmier(e) est confronté(e) en permanence à la souffrance, la mutilation, la peur, l'angoisse, la mort du patient, mais aussi renvoyé(e) à sa propre vie.

Il lui faudra beaucoup d'expérience et de maturité personnelle et professionnelle pour surmonter ses peurs afin de pouvoir venir en aide au patient, assumer sa maladie et lui donner la possibilité de se prendre en charge s'il le peut seul, ou avec ses proches, ou le faire pour lui.

Il semble possible de dégager quelques règles essentielles. Ces règles, ces valeurs débattues ensemble — médecin et infirmier(e) — doivent permettre à l'équipe une cohésion rassurante pour elle-même et sécurisante pour le patient.

L'annonce du diagnostic et du schéma thérapeutique

Lorsque la décision du schéma thérapeutique est prise, fruit d'un cheminement intellectuel (écoute du patient, observation, résultats d'examens, expérience, compétence), le médecin va *informer* les différents partenaires (tableau 8.3).

Conception du soin infirmier

« C'est aider l'individu, malade ou en santé, au maintien ou au recouvrement de la santé (ou l'assister dans ses derniers moments) par l'accomplissement de tâches dont il s'acquitterait lui-même s'il en avait la force, la volonté ou possédait des connaissances voulues, et d'accomplir ces fonctions de façon à l'aider à reconquérir son indépendance le plus rapidement possible. »

Guide du service infirmier. *Le dossier de soins*, n° 1, Série soins infirmiers, 1985.

Le patient

Le médecin le rencontre seul ou avec l'infirmier(e). Il est difficile de faire accepter à un patient le programme thérapeutique pénible et astreignant, sur plusieurs mois, sans lui en expliquer les raisons.

La plupart des malades souhaitent être informés le plus précisément possible sur le diagnostic et les traitements qu'ils doivent suivre. Un patient qui sait peut se battre, se prendre en charge et organiser en conséquence son existence.

L'information doit être claire, honnête, adaptée et aura un double objectif :

Aider le patient à s'adapter à sa maladie, à sa nouvelle situation.

La distorsion est souvent grande entre ce qui est dit, entendu et compris. L'infirmier(e) va rechercher le niveau de connaissance du patient sur sa

© Masson. La photocopie non autorisée est un délit

Tableau 8.3 La consultation d'annonce.
Recommandations du Réseau des malades.
Extrait du Programme national de lutte contre le cancer 2000-2004 par la Ligue contre le cancer.

Contexte	Normes supérieures
Lieu d'annonce	• Bureau du médecin. • Sans éléments perturbateurs extérieurs. • Espace clair, aéré. • Ambiance calme, sereine et accueillante.
Intervenants médicaux	• Oncologue et assistante médicale. • Échange d'informations avec le généraliste. • Possibilité de prolonger cette consultation en accueil différé ou immédiat, avec assistante médicale ou infirmière nommée, compétente, formée.
Programmation du rendez-vous et temps consacré	• Idéalement, lors des premiers rendez-vous en première partie de journée. • Durée minimum : 30 min. • Jours : du lundi au jeudi. • Éviter le vendredi.
Attitude, écoute, ton	• Patient habillé et bien installé. • Corps et visages en face à face. • Regard direct. • Écoute, mise en confiance. • Disponibilité. • Dialogue vrai entre adultes. • Empathie. • Respect de l'expression des émotions. • Mots simples.
Reformulation, échanges, liberté !	• Énoncé clair de la pathologie. • Explications de la spécificité du cas en terminologie usuelle. • Vérification de la compréhension. • Précisions des traitements avec leurs contraintes et effets secondaires et prise en compte de la vie « sociale » du patient. • Dossier médical à disposition pour prendre un deuxième avis. • Délai de réflexion. • Pas d'évaluation et de formulation subjectives (« gentil cancer, petite chimio… »).
Remise de documents et compléments d'information, points-relais	• Relais assistante médicale et/ou consultation infirmière. • Fiche-relais téléphonique avec horaires et numéros de téléphone de l'équipe pluridisciplinaire identifiée et nommée. • Livret : carnet de route de prise en charge globale : – personnelle (aide psychologique, groupes de parole…) ; – familiale et socioprofesionnelle (aide à domicile, assistante sociale). • Classeur avec fiches sélectionnées (pour la pathologie spécifique. • Fiches d'information, d'associations et de contacts utiles.
Présence de tiers à la demande du malade	• Présence et soutien d'un proche, si angoisse d'être seul. • Dialogue « vrai » avec le malade.

maladie et repérer son état psychologique et émotionnel.

E. Kübler-Ross a décrit les cinq étapes que tout être humain traverse lors d'une rupture dans sa vie qui l'oblige à un travail de deuil (perspective de la mort mais aussi séparations diverses) : le déni, la colère, le marchandage, la dépression, l'acceptation (figure 8.2).

Ces étapes ne sont pas nécessairement retrouvées, d'autres se chevauchent, certaines reviennent, mais leur connaissance peut aider l'équipe soignante à comprendre ce que vit le patient.

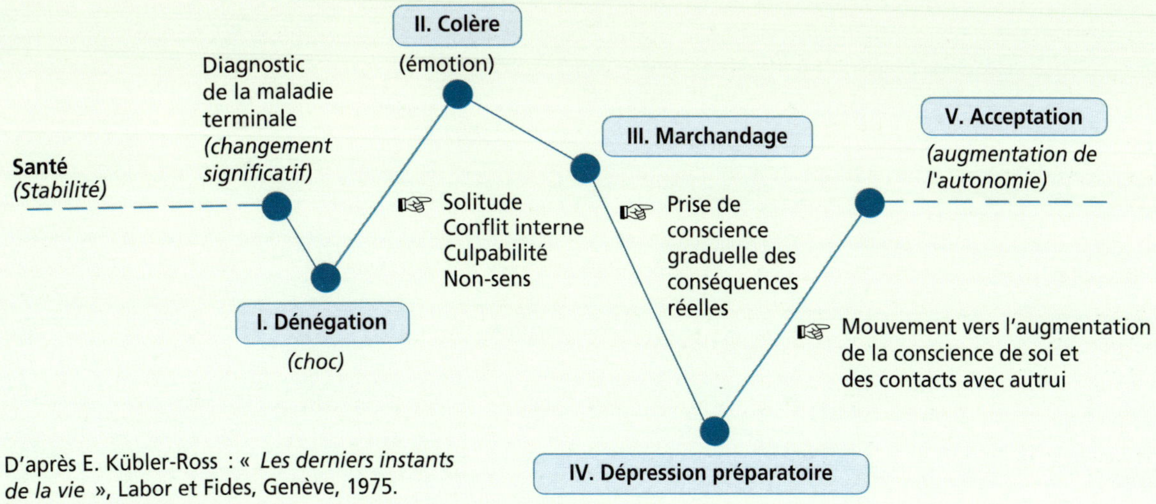

Fig. 8.2 Les cinq étapes de Kübler-Ross.

L'information est progressive, par palier, au fur et à mesure des résultats pour permettre au patient de franchir les étapes nécessaires à l'acceptation si possible.

ÉTABLIR UNE RELATION DE CONFIANCE MÉDECIN-MALADE-ÉQUIPE SOIGNANTE, POUR RÉALISER LE TRAITEMENT DANS DE BONNES CONDITIONS.

Cela demande disponibilité, écoute, empathie.

Qui est ce patient ? Quelles sont ses ressources intellectuelles, psychologiques, affectives pour adapter l'information ?

La famille, les proches

Pour respecter le droit de la personne, l'information des proches ne peut se faire qu'après l'accord de l'intéressé.

Une information identique est souhaitable pour éviter la gêne, le mensonge entre conjoints, parents et amis.

Les membres de l'équipe soignante infirmière

Le médecin donne le diagnostic, le schéma thérapeutique proposé, un compte-rendu, ce qu'il a dit au patient, de ses réactions. Tout cela est consigné sur le dossier de soins par l'infirmier(e) pour permettre le suivi de la prise en charge du patient.

Le suivi infirmier dans l'information

- L'infirmier(e) écoute le patient, son entourage.
- Il/elle évalue ce qu'il sait, ce qu'il désire connaître, ce qu'il comprend des explications médicales, ce qu'il souhaite.
- Il/elle répète, complète si nécessaire.
- À l'aide de son savoir, de son expérience, il/elle analyse ces données pour déterminer un objectif et réaliser les actions proposées en équipe.

La complexité des relations qui se nouent défie la description.

Chaque être est unique, à plus forte raison chaque relation soignant-patient.

Conception de l'homme

« Un être, unique, qui a des attentes et des besoins biologiques, psychologiques, sociaux et culturels, un être en perpétuel devenir et en interaction avec son environnement.

Un être responsable, libre et capable de s'adapter.

Un tout indivisible. »

Guide du service infirmier. *Le dossier de soins*, n° 1, Série soins infirmiers, 1985.

© MASSON. La photocopie non autorisée est un délit

Chirurgie

9

La chirurgie est le plus ancien traitement des cancers, pratiquée dès l'Antiquité. La chirurgie moderne n'a toutefois été inventée qu'à la fin du XIXe en même temps que l'anesthésie. Elle commence par le consentement du patient à être opéré. Outre les informations données par le chirurgien, le patient doit pouvoir disposer des informations standardisées et validées selon les normes de l'Anaes (Agence nationale d'accréditation et d'évaluation en santé). Elle a bénéficié au XIXe siècle de l'anesthésie et de l'asepsie puis au milieu du XXe siècle des moyens de la réanimation moderne. Ses possibilités en cancérologie sont très diversifiées, souvent associées à d'autres moyens thérapeutiques.

Généralités

Période préopératoire

L'opéré peut avoir déjà bénéficié de traitements réduisant le volume tumoral. Dans ce cas, l'intervention est une étape du traitement. L'infirmier(e) adapte la prise en charge en fonction du vécu des traitements précédents.

Pour de nombreux patients, l'intervention proposée en début de traitement « signe » l'entrée dans la maladie (mise en évidence du diagnostic, analyse de la tumeur qui oriente le traitement...).

Cette étape est lourde de conséquences et source d'anxiété pour le malade qui se pose de nombreuses questions. Ainsi, le diagnostic d'anxiété préopératoire et de manque de connaissance est mis en évidence pour tout futur opéré.

Arrivée du patient dans le service de chirurgie

Les interventions pratiquées au pronostic vital sévère sont pour la plupart mutilantes et génératrices de séquelles.

Elles sont précédées d'une consultation d'anesthésie obligatoire, environ 3 semaines avant l'intervention. Un bilan préopératoire est demandé par l'anesthésiste-réanimateur (groupe sanguin, RAI, bilan sanguin, ± ECG, ± radiographie pulmonaire).

L'hospitalisation est généralement prévue la veille de l'intervention.

Des visites du chirurgien et de l'anesthésiste réanimateur sont alors organisées afin de lever les dernières interrogations du patient.

Une préparation préopératoire est réalisée par l'infirmier(e) et/ou l'aide-soignante, selon les protocoles définis.

Par exemple : préparation cutanée, préparation colique (régime, évacuation intestinale), information spécifique.

Cette information, donnée par le chirurgien en consultation préopératoire, se poursuit lors d'un entretien avec l'infirmier(e), la veille de l'intervention, oralement ou avec support écrit et/ou audiovisuel. L'infirmier(e) informe le patient des modalités de l'hospitalisation et lui présente son nouvel environnement. Il(elle) est confronté(e) systématiquement à deux problématiques de soins ou diagnostic infirmiers qu'il (elle) doit résoudre avec le patient.

Diagnostics infirmiers prévalents à l'arrivée

Toutes les informations et observations recueillies par l'infirmier(e) font l'objet d'un recueil d'information.

Le résumé d'entrée fait apparaître des cibles en soins infirmiers qui seront le départ du plan d'action évalué et réajusté tout au long du séjour.

Préparation de l'opéré. Elle est faite par l'infirmier(e) et l'aide-soignant du service d'hospitalisation, avant d'aller au bloc opératoire.

Soins préopératoires. *Check list* documentée par l'infirmier(e) du service d'hospitalisation avant que le patient se rende au bloc opératoire.

Elle sert de fiche de liaison entre le service et le bloc.

© Masson. La photocopie non autorisée est un délit

Tableau 9.1 Diagnostics infirmiers prévalents à l'arrivée.

Manque d'information *Objectif : rechercher un meilleur niveau d'informations sur le déroulement du séjour*	***Anxiété préopératoire*** *Objectif : réduire l'anxiété*
Actions • Assurer l'accueil du patient et de sa famille, éventuellement l'installer et lui présenter sa chambre (voir procédure). • Évaluer les connaissances du patient par rapport à son motif d'intervention : son niveau de compréhension pose-t-il des questions, cherche-t-il à comprendre, a-t-il bien compris en quoi consiste l'intervention et quelles vont être les séquelles, ses conséquences sur son image corporelle. Si difficultés, prévenir le chirurgien qui adoptera la conduite à tenir. • L'informer sur l'anesthésie et la prise en charge de la douleur. • Lui expliquer le déroulement de l'intervention (durée, heure…). • Repérer la personne ressource, son niveau de compréhension et lui donner les moyens de prendre des nouvelles (appel téléphonique, heure visite, présence auprès du patient, relais d'information…). • Mesurer son état psychologique et émotionnel : acceptation, démission, fuite de la réalité, colère, agressivité, prostration, apathie, repli sur soi.	Actions • Diagnostiquer l'anxiété, dépister les signes de l'anxiété (pleurs, propos…). • Déterminer les causes de l'anxiété (peur de l'anesthésie, de la douleur, du diagnostic, de la perte de l'image de soi…). • Évaluer le degré d'anxiété du patient. • Lui faire reformuler ce qu'il a entendu ou compris. • Le rassurer, l'écouter, lui donner des informations complémentaires et si besoin, l'orienter vers d'autres professionnels (chirurgien, service social…). • Le mettre en confiance.

Soins peropératoires. Fiche de liaison remplie par l'infirmier(e) du bloc opératoire destinée au service de soins.

Retour de la salle de réveil. Macrocible documentée par l'infirmier(e) du service avec l'infirmier(e) de la salle de réveil.

Tous ces documents font partie du dossier de soins individualisés du patient.

DÉMARCHE INFIRMIÈRE

PRÉPARATION DE L'OPÉRATION

Elle sera réalisée par l'infirmier(e) en collaboration avec l'aide-soignante.

La veille de l'intervention

• Vérifier que tous les examens nécessaires ont été pratiqués, validés et récupérés : carte de groupe sanguin avec deux déterminations avec phénotypage, recherche d'agglutinines irrégulières (RAI), ECG, bilan sanguin…
• Prévenir le patient de la préparation.
• Effectuer la dépilation de la zone d'intervention avec une tondeuse : le faire ou le faire réaliser par le patient s'il est autonome. Dans ce cas, vérifier par la suite.
• Lui demander de prendre une douche et un shampooing avec un savon antiseptique (*Bétadine scrub* ou *Hibitane scrub* si allergie à l'iode) en insistant sur les creux axillaires, les plis inguinaux, la région génitale et entre les orteils.
• Changer l'alèse du lit et la taie d'oreiller.
• Lui donner une chemise d'opéré propre.
• Si l'intervention a lieu entre 8 h et 12 h, laisser la personne à jeun…
• Si l'intervention a lieu l'après-midi, le patient peut avoir droit à une boisson (café, thé ou tisane), en accord avec l'anesthésiste. Pour les interventions digestives, repas léger sans résidu le soir. Pour les autres types d'intervention, un repas normal est autorisé.
• Après passage de l'anesthésiste : effectuer la prémédication selon la prescription.
• Identifier le patient à l'aide d'un bracelet avec son nom, son prénom et le numéro de dossier.

Le matin de l'intervention

• Vérifier que le patient est à jeun.
• Faire le lit en changeant taie d'oreiller et alèse.
• Lui demander de prendre une douche avec un savon antiseptique (2 heures avant l'intervention) et de mettre ensuite la chemise d'opéré.
• Administrer la prémédication (bas anti-thrombo-embolique…).
• Identifier le patient à l'aide d'un bracelet avec son nom, son prénom et le numéro de dossier.
• Vérifier que le patient a bien ôté bijoux, prothèses dentaires, auditives (rangés dans un lieu sûr), vernis à ongles.
• Remplir la fiche préopératoire et prendre les paramètres : pouls, température, tension artérielle (voir document ci-après).
• Installer le patient confortablement dans son lit et favoriser un environnement calme.
• Accompagner le patient au bloc opératoire avec son dossier de soins sur son lit identifié.

Le départ du bloc se fait dans le calme.

La famille est prévenue des modalités pour obtenir « des nouvelles », de la durée du passage en salle de réveil ou du séjour en réanimation.

DÉMARCHE INFIRMIÈRE

SOINS PRÉOPÉRATOIRES

CHAMBRE :
Type d'intervention :

TA : **PULSATIONS :** **TEMPÉRATURE :**

Allergies : OUI (préciser) : NON

Préparation		
– Toilette faite	OUI	NON
– Douche avec savon liquide	OUI	NON
– Cheveux lavés	OUI	NON
– Vernis enlevé (pieds, mains)	OUI	NON
– Bijoux ôtés	OUI	NON
– Chemise et bottes mises	OUI	NON
– Prothèses enlevées : dentaire, oculaire (lunettes, verres de contact), auditive	OUI	NON
– Région préparée, rasée	OUI	NON
– Prémédication faite	OUI	NON
– A uriné avant d'aller au bloc	OUI	NON
Prothèses fixes		
– Pacemaker	OUI	NON
– Prothèse de hanche	OUI	NON
– Autres	OUI	NON
Voies veineuses		
– SIEV	OUI	NON
– Périphériques	OUI	NON
– Autres	OUI	NON
Surveillance particulière		
– Stomie	OUI	NON
– Trachéotomie	OUI	NON
– Autres (drains, sondes, etc.)	OUI	NON
Dossier		
– Radios (personnelles)	OUI	NON
– Infirmier	OUI	NON

Entourer réponse **NOM de l'IDE** **Date**

SOINS PER-OPÉRATOIRES

Date : **Heure d'arrivée :** **Heure de départ :**

Type d'intervention :

Noms des intervenants et participants :

Chirurgien : Interne :
Anesthésiste : Interne anesthésie : IADE :
IBODE : Instrumentiste :

Type d'anesthésie :

Générale ☐ Locale ☐ Nom du produit :
Quantité :

Installation :

Décubitus dorsal ☐ Position demi-assise ☐ Autres ☐ Bras en croix ☐
Décubitus latéral ☐ Position gynéco ☐ Bras le long du corps ☐
Autres ....

© MASSON. La photocopie non autorisée est un délit

DÉMARCHE INFIRMIÈRE

SOINS PER-OPÉRATOIRES *(suite)*

Plaque de bistouri électrique :

Sondage vésical :

Badigeon chirurgical :

Drainage :

Compte des compresses : **Oui** ☐ **Non** ☐

Vignettes des prothèses

- Mammaire
- SIEV
- Vasculaire

Fermeture

Fil résorbable ☐ Fil non résorbable ☐ Agrafes ☐

Points séparés ☐ Surjet ☐ Ventrofils ☐

Pansement :

RETOUR DE LA SALLE DE RÉVEIL

Le patient peut redescendre en chambre après 2 h de passage obligatoire en SSPI. L'infirmier(e) va chercher le patient en SSPI, prend les transmissions et élabore une macrocible de retour dans le dossier de soins.

Cette macrocible doit comprendre :

- l'état de conscience (somnolence, bien éveillé, agité...) ;
- l'évaluation de la douleur (EVA, échelle numérique, échelle verbale) ;
- l'état des voies veineuses (périphérique, centrale, fonctionnalité...) ;
- le site opératoire :
  - état du pansement (propre, taché),
  - drainages (lames, redons aspiratifs ou non, noter les quantités),
- l'élimination (porteur d'une sonde vésicale ou non, a uriné ou non...) ;
- l'état hémodynamique (TA, pouls, température, fréquence respiratoire).

Suivant l'intervention, le patient pourra être porteur d'autres types de matériel : sonde nasogastrique, sonde ou lunettes à oxygène, drain pleural ou autres drains qu'il faudra prendre en compte dans la surveillance.

Cette surveillance doit s'effectuer toutes les heures pendant les 3 premières heures après le retour de SSPI, puis toutes les 6 heures pendant 24 heures.

Risque	Manifestations	Actions
Hémorragique (essentiellement les 24 premières heures)	– Hypotension – Pouls filant, rapide – Saignement – Pâleur, sueurs – Douleur locale	– Prise des constantes (TA, pouls) – Surveillance du pansement : cercler toute tache de sang et noter l'évolution. – Surveillance des drainages : noter l'aspect, comptabiliser les pertes. Surveillance du faciès du patient.
Douleur	– Faciès tendu. – Plaintes. – Recherche d'une position antalgique. – Prostration, agitation.	– Interroger le patient. – Repérer les manifestations. – Évaluer l'intensité : EVA, EN, EV. – Si prescription d'une pompe PCA de morphine, s'assurer de la bonne utilisation.

DÉMARCHE INFIRMIÈRE

Risque	Manifestations	Actions
Thromboembolique	– Dissociation pouls/température. – Au niveau du mollet : rougeur, chaleur, douleur, absence de ballonnement du mollet.	– Surveiller le pouls et la température. – Rechercher les signes de phlébite. – Appliquer les prescriptions médicales (anticoagulants…)
Infectieux	– Hyperthermie. – Frissons. – Écoulement local suspect ou liquide de drainage douteux.	– Surveiller la température. – Surveiller les plaies et l'aspect des liquides de drainage. Si besoin, faire un prélèvement bactériologique sur écouvillon humide. – Si T° ≥ 38°5, faire hémocultures + ECBU.

En fonction des signes observés, il sera nécessaire d'appeler le médecin pour une prescription supplémentaire et savoir la conduite à tenir.
L'alimentation sera reprise en fonction de l'intervention et des pratiques propres au service.

En oto-rhino-laryngologie

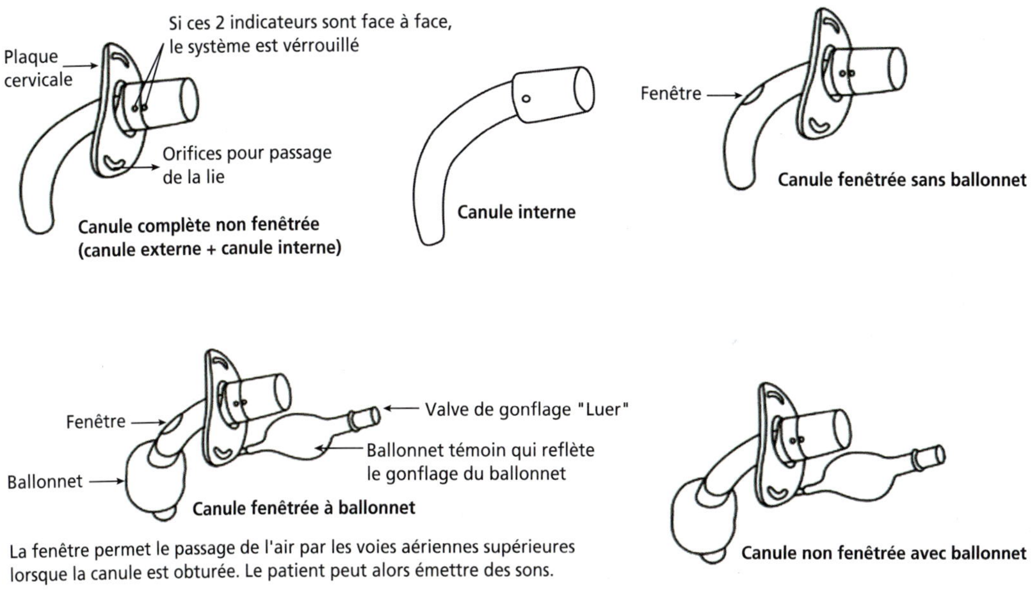

Fig. 9.1 Différentes sortes de canules.

Les cancers des voies aéro-digestives supérieures (VADS) atteignent les organes essentiels dont les fonctions physiologiques sont multiples et nécessaires à la vie.

Les associations thérapeutiques permettent de diminuer les séquelles fonctionnelles et esthétiques et d'améliorer le pronostic de ces malades.

De nombreuses interventions en ORL nécessitent une trachéotomie transitoire ou la mise en place définitive d'une trachéostomie.

La période postopératoire des malades porteurs d'une trachéotomie ou d'une trachéostomie est difficile, car elle entraîne de nombreuses perturbations des besoins essentiels à la vie (alimentation, respiration, communication).

DIFFÉRENCES ENTRE TRACHÉOTOMIE ET TRACHÉOSTOMIE

- **La trachéotomie** est une ouverture de la trachée au cou, pour mettre directement en communication ce conduit et l'extérieur, au moyen d'une canule (figure 9.2a).

La trachéotomie est proposée en postopératoire pour faciliter la respiration et éviter la gêne due à l'œdème. Elle est toujours provisoire lors d'une glossectomie, larygectomie partielle. Cet orifice pouvant se refermer rapidement, surtout à quelques jours de sa confection, le corps de la canule doit rester en place lors des soins.

- **La trachéostomie** est un abouchement définitif de la trachée, largement ouverte, au cou après l'ablation du larynx. Il s'agit d'une plaie opératoire, avec sutures. Elle est l'unique moyen pour le patient de respirer (figure 9.2b).

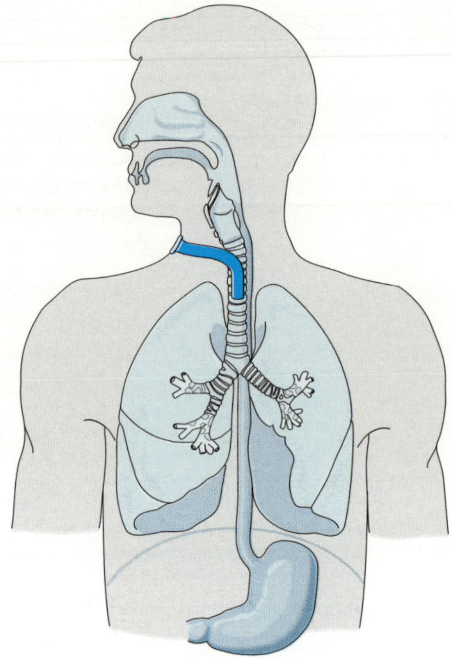

Fig. 9.2a Schéma de la trachéotomie.

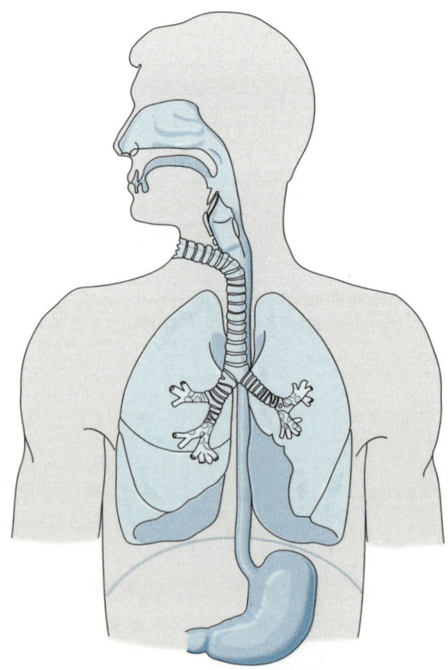

Fig. 9.2b Schéma de la trachéostomie.

Besoins perturbés

BESOIN DE RESPIRER

La présence d'une trachéotomie entraîne des modifications de la respiration et augmente les risques d'infection locale et/ou bronchique. Tous les soins concernant le trachéostome, la trachétomie, la canule de trachéotomie, les aspirations des sécrétions, ainsi que la plaie opératoire nécessitent la plus grande asepsie.

Du bon déroulement des soins au cours des premiers jours dépend l'acceptation de la trachéostomie. Le malade peut très vite apprendre à éliminer les sécrétions par aspirations trachéales. Celles-ci sont effectuées fréquemment dans les premiers jours puis s'espacent en fonction de l'encombrement trachéal. Le rôle de l'infirmier(e) est aussi d'éviter la formation de bouchon muqueux compromettant gravement la ventilation.

La mise en place d'aérosols ou de brumisation permanente peut être nécessaire. L'entretien des bocaux à aspiration, des appareils à aérosols, se fait quotidiennement pour éviter la prolifération des germes (rapide en milieu humide).

Il existe différentes sortes de canules : en argent ou en acrylique, fenêtrée ou non. Elle sont toujours composées de deux tubes (interne et externe), emboîtés l'un dans l'autre.

Besoin de boire et manger

Les interventions en ORL empêchent souvent l'alimentation par voie orale. En postopératoire, l'alimentation se fait, selon les équipes, soit par voie entérale (avec sonde naso-gastrique ou gastrostomie), soit par voie parentérale (à l'aide d'un cathéter central ou d'une chambre implantable).

Cette alimentation permet une bonne hydratation et un apport calorique. La voie parentérale sert de vecteur aux antalgiques et aux autres traitement (antibiotiques, anti-inflammatoires...) selon les prescriptions médicales. L'alimentation par sonde et la trachéotomie altèrent lourdement l'intégrité physique avec d'autant plus d'intensité que ces malades ne peuvent s'exprimer oralement.

Besoin de communiquer

Les soins du trachéostome sont des temps privilégiés entre le malade et l'infirmier(e). Celui(celle)-ci fait participer le malade autant que possible. Il/elle explique toutes les étapes et évite les gestes brusques pouvant entraîner douleurs ou gêne.

La perte provisoire ou définitive de la parole entraîne souvent un repli sur soi, un refus de recevoir des visites, voire de l'agressivité envers le personnel et l'entourage.

L'information — en particulier celle de la famille — avant l'intervention de cette conséquence postopératoire est indispensable.

Le patient traverse les différentes phases liées au deuil. Le personnel soignant l'aide à accepter en lui proposant :

- **une réelle écoute**, qui demande de prendre le temps de comprendre ce que veut dire le malade ;
- **une mise en place de moyens palliatifs :** ardoise effaçable, questions ouvertes/réponses fermées (oui, non), ordinateur...
- **une aide** pour répondre au téléphone, communiquer avec les membres de sa famille (en faisant le résumé de la journée par exemple).

L'infirmier(e) a un rôle de coordination entre le malade et les différents membres de la famille, afin d'éviter la rupture des liens affectifs. Au départ du patient, il/elle s'assure qu'il a été informé des différents moyens de rééducation de la parole (phoniatrie, centre de rééducation) et si besoin rééducation de la déglutition.

Éducation du malade

Elle se fait durant toute l'hospitalisation, dès les premiers jours. Néanmoins, il semble préférable d'attendre la phase d'acceptation pour demander au malade d'apprendre à effectuer ses soins. De plus, la participation d'un proche (conjoint) paraît souhaitable.

Apprentissage des soins du trachéostome

Les explications données par l'infirmier(e) au cours des soins quotidiens contribuent à dédramatiser l'acte, à expliquer le déroulement et à se familiariser avec le matériel.

Puis les soins du trachéostome peuvent être expliqués, montrés et faits sous le regard de l'infirmier(e).

Progressivement, l'infirmier(e) laisse l'opéré faire ses propres aspirations en se regardant dans un miroir, l'encourage et rectifie au besoin la méthode.

La prise en charge des différents soins améliore nettement la qualité de vie et régénère l'estime de soi.

En gynécologie

Chirurgie mammaire

Cancer essentiellement féminin, le cancer du sein est la première cause de décès par cancers chez les femmes. S'il n'atteint pas un organe essentiel à la vie, le cancer du sein est lourd de symboles (féminité, maternité, jeunesse, sexualité) et la perte du sein marque durement la femme.

La prévention et le suivi régulier par mammographie permet de déceler les tumeurs précocement et permettent de diminuer la morbidité du traitement et la mortalité. D'autre part, l'association avec les autres traitements (chimiothérapie, radiothérapie) permet un traitement conservateur du sein.

© MASSON. La photocopie non autorisée est un délit

DÉMARCHE INFIRMIÈRE

PROTOCOLE EN SOINS INFIRMIERS AUPRÈS D'UN PATIENT TRACHÉOTOMISÉ

Effectué par un(e) infirmier(e) ou par le patient lui-même s'il a bénéficié d'un plan d'éducation.

Préparation du matériel pour la réalisation des différents soins

- Source de vide avec système aspiratif.
- Sondes aspirations souples stériles.
- Bocal contenant un antiseptique (*Dakin*, *Bétadine*).
- Gants à usage unique non stériles.
- Sérum physiologique.
- Compresse de protection spéciale trachéotomie.
- Lie de canule.
- Sparadrap antiallergique.
- Canule de rechange au diamètre souhaité.
- Matériel à oxygène, aérosols.
- Huile ou silicone en spray pour lubrifier la canule.
- Goupillon.
- Seringue pour dégonfler ou gonfler le ballonnet s'il y a lieu.

Installation du patient

- Selon convenance personnelle.
- Demi-assis ou assis.
- Décubitus dorsal.

Réalisation du soin

Humidification des voies respiratoires

L'air inspiré n'est plus humidifié par son passage dans les fosses nasales, d'où un risque important d'épaississement et d'assèchement des sécrétions bronchiques.

L'humidification est nécessaire les premiers jours.

- Mise en place d'aérosols ou de système d'humidification permanente ou temporaire, 3 à 4 fois par jour, 1 à 2 fois par nuit si possible, durée 15 minutes.
- Contenu de l'aérosol : sérum physiologique ou bicarbonate de sodium auquel on pourra adjoindre un autre médicament sur avis médical (fluidifiant des sécrétions bronchiques, sans excès car risque d'hypersécrétion, corticoïdes, antibiotiques).

Aspirations trachéales

Elles doivent être pratiquées à la demande, et suffisamment répétées pour que le malade ne s'encombre pas.

- Lavage antiseptique des mains.
- Mettre des gants.
- Introduire une sonde stérile (sonde à usage unique) dans la canule, la source de vide n'étant pas en marche.
- Retirer doucement la sonde en aspirant et en s'arrêtant aux endroits où l'aspiration est particulièrement productive.
- Parfois, instillation préalable, dans la canule, de fluidifiant en gouttes (pour fluidifier les sécrétions) et d'anesthésique local en spray (pour diminuer les douleurs dues à l'irritation de la trachée), sur prescription médicale.

Nettoyage de la canule

Dans le cas d'une trachéostomie

Les premiers jours, nettoyer exclusivement la canule interne. Au bout de quelques jours, avec présence médicale, décanulation complète et nettoyage canule interne + canule externe ; ceci doit ensuite être pratiqué à chaque soin.

Nettoyage de la canule interne

Le soin de canule doit être effectué au minimum 4 fois par jour.

- Effectuer un lavage des mains.
- Mettre des gants.
- Enlever le pansement ou la compresse autour de la trachéotomie.
- Nettoyer selon le protocole en vigueur dans le service.
- Remettre une compresse péritrachéale.
- Remplacer la lie puis couper l'ancienne. En cas d'érosion cutanée, une plaque hydrocolloïde peut être mise en place.
- Jeter les gants.
- Passer les mains au Stérilium ou autre désinfectant pour les mains.
- Remettre des gants.
- Retirer la canule interne en tenant la canule externe de l'autre main.
- Faire tremper la canule dans un haricot contenant du sérum physiologique + Dakin. Nettoyer la canule à l'aide d'une pince Kocher avec compresse ou à l'aide d'un écouvillon.
- Rincer la canule.
- La sécher.
- La remettre en place en tenant la canule externe avec l'autre main.

Nettoyage de la canule externe

- Sortir la canule entièrement.
- Désadapter la canule interne de la canule externe.
- Utiliser la même méthode de nettoyage que pour la canule interne seule.
- Pour remettre la canule, possibilité d'utilisation de produit lubrifiant (Silkospray…).

Dans le cas d'une trachéotomie

- Nettoyage de la canule interne uniquement.
- La canule externe peut être enlevée dans le cas de problèmes respiratoires mais avec présence médicale.

Quant la trachéotomie n'est plus utile, que le patient peut tout à fait respirer par les voies aériennes supérieures, elle est retirée, le plus souvent avec le chirurgien et on effectue alors des pansements occlusifs, voire compressifs, à changer si nécessaire.

Le ballonnet

Rôle : protéger les voies aériennes (accumulation de sécrétions/vomissements).

Entretien : il doit être dégonflé à chaque soin de canule pour permettre la vidange des sécrétions qui stagnent au-dessus du ballonnet, ces sécrétions sont alors soit expectorées, soit éliminées par aspiration trachéale. Il est important de penser à regonfler le ballonnet avec une seringue. Celui-ci doit alors être souple (pour éviter les escarres de la trachée dues à la compression), mais aussi assez gonflé pour permettre son efficacité.

Surveillance générale

- des sécrétions (si douteuses, faire un prélèvement à adresser en bactériologie) ;
- de la fixation de la canule ;
- de l'état péritrachéal ;
- de l'état général du patient : TA, rythme respiratoire, état du patient (cyanose, agitation) ;
- sur prescription médicale : radiographie pulmonaire, gaz du sang.

Chez les patients trachéotomisés, il est nécessaire de pratiquer des soins de bouche et de nez 2 à 3 fois par jour.

Transmissions

Noter les informations recueillies sur le dossier de soins.

Contacter le médecin si nécessaire.

DÉMARCHE INFIRMIÈRE

ALIMENTATION PAR SONDE

Elle est effectuée par un(e) infirmier(e), sans délégation.

- Utiliser des produits industriels adaptés :
  - *Fresubins, Sondalis*, etc. 500 mL / 500 kilocalories
  - *Rénutryl 500* (remboursé par la Sécurité sociale) 375 mL / 500 kilocalories
  - *Réabilan* : réservé aux malabsorptions digestives
- Installer le malade en position semi-assise ou assise.
- S'assurer de la bonne position de la sonde dans l'estomac en administrant de l'air avec une seringue et en vérifiant le passage de l'air avec un stéthoscope. Vérifier aussi que la sonde soit bien attachée.
- Passer chaque flacon, très lentement (le temps d'un repas, environ une heure), soit à la seringue, soit avec une tubulure adaptée, ou avec une minipompe ou pompe réfrigérée selon les habitudes du service.
- Commencer par 1 flacon (ou boîte) par jour et augmenter d'1 tous les jours ou tous les 2 jours, pour arriver à 4, soit 2 000 kilocalories (idéal).
- Rincer la sonde avec de l'eau après chaque passage. Rajouter de l'eau dans la journée.

Il faut au moins autant de mL d'eau que de kilocalories (ne pas concentrer).

- Fractionner les prises : 1 boîte toutes les 4 heures environ, s'il y en a plusieurs. Essayer de respecter les horaires de repas.
- Bien refermer la sonde après le repas.

Risques

- Diarrhée → passer plus lentement (± utilisation de pompe) ou changer de produit.
- Constipation → hydrater et donner en plus des jus de fruits (pruneaux par exemple).

Il existe plusieurs types de chirurgie mammaire, la plus simple étant la tumorectomie (exérèse d'une tumeur mammaire), qui peut être associée à un curage axillaire consistant en l'ablation d'une partie ou de la totalité des ganglions axillaires. Selon le type de tumeur, le chirurgien peut être amené à pratiquer une mastectomie simple (ablation de la glande mammaire), plus ou moins complétée d'un curage axillaire (Patey).

Suivant le type d'intervention, l'IDE se doit d'informer la patiente sur les risques liés au curage axillaire et les conduites à tenir pour les prévenir.

Une gêne à la mobilité peut exister après un curage axillaire. L'infirmier(e) propose à la patiente des mouvements doux pour favoriser la rééducation et éviter l'ankylose.

En cas de mastectomie, l'infirmier(e) informe la patiente des différents moyens de remplacement du sein qui sont :

– la reconstruction mammaire chirurgicale qui pourra être faite à distance (environ 1 an),

– les prothèses mammaires externes.

La relation d'aide établie par l'infirmier(e), la visite des bénévoles ayant eu une mastectomie, intégrée dans le plan de soins, contribuent à soutenir la patiente dans cette étape de « deuil », de mutilation.

PROTOCOLE DE SOINS

PRÉVENTION DU LYMPHŒDÈME

Vous pouvez reprendre de façon progressive vos activités habituelles. L'activité normale des muscles représente le meilleur massage pour favoriser la circulation de la lymphe. Dans un premier temps, il est préférable de vous faire aider si possible.

Il est nécessaire de ne pas solliciter à outrance votre bras.

Exemple : éviter de porter ou de soulever des objets trop lourds, de façon répétée et/ou prolongée.

Il est préférable de limiter les compressions du bras opéré pour permettre une circulation correcte de la lymphe.

Exemple : proposer l'autre bras pour une prise de tension, éviter de dormir systématiquement sur le bras opéré.

En cas de fatigue du bras, ou si une sensation de lourdeur apparaît, il faut dès que possible mettre le bras au repos, c'est-à-dire légèrement surélevé par rapport au reste du corps.

Exemple : en position assise ou allongée, installer deux coussins sous le bras opéré.

© MASSON. La photocopie non autorisée est un délit

PROTOCOLE DE SOINS

PRÉVENTION DE LA LYMPHANGITE

En cas de lymphœdème, en raison de l'accumulation de lymphe au niveau du membre supérieur du côté opéré, les risques infectieux sont plus importants lors de blessures. Pour cette raison, il est conseillé d'éviter toute plaie, même minime (due à l'épluchage des légumes, aux piqûres de rosier, aux brûlures, etc.), et s'il s'en produit, de ne jamais la négliger.

Prévention

Prendre l'habitude de porter des gants pour le jardinage, le ménage, mettre un dé pour la couture, proposer l'autre bras lors d'une prise de sang.

En cas de blessure

Par cette brèche, il y a un risque de passage de germes environnants dans l'organisme. Des micro-infections répétées peuvent conduire à la lymphangite.

Conduite à tenir

Nettoyer avec du savon de Marseille, désinfecter avec un antiseptique (*Bétadine* dermique, *Héxomédine* ou *Dakin*).

Si votre température augmente, si un trajet ou une plaque rouge apparaît et si la douleur persiste, vous contacterez votre médecin car un traitement peut être nécessaire.

Si malgré ces conseils de prévention, vous avez l'impression que votre bras augmente de volume, parlez-en à votre médecin. Des mesures sont possibles : drainage lymphatique ou autres techniques de kinésithérapie.

PROTOCOLE DE SOINS

LE GANGLION SENTINELLE

La recherche du ganglion sentinelle

C'est une technique chirurgicale nouvelle qui permet de prélever au niveau de l'aisselle le premier relais ganglionnaire susceptible d'être atteint par les cellules cancéreuses. La présence ou l'absence de cellules cancéreuses au niveau de ce premier ganglion est le reflet de la situation des autres ganglions localisés dans l'aisselle. Le principe étant de réaliser un curage axillaire complet uniquement aux patientes dont les ganglions sont porteurs de cellules cancéreuses et en contrepartie d'éviter des curages axillaires aux patientes dont les ganglions sont sains. En effet, si le curage axillaire a des vertus thérapeutiques indéniables lorsque les ganglions axillaires sont envahis, il est malheureusement responsable d'effets secondaires (douleurs, fatigabilité de l'épaule ou « gros bras »). Limiter les prélèvements ganglionnaires au groupe ganglionnaire sentinelle, c'est aussi limiter les effets indésirables du curage axillaire. Cette technique est prometteuse mais a besoin d'être évaluée : l'équipe chirurgicale de l'Institut Bergonié s'y emploie.

Comment procède-t-on ?

Tout d'abord, il est nécessaire d'avoir la preuve du diagnostic de cancer. Pour cela une biopsie de la tumeur du sein est obligatoire ; elle est faite sous anesthésie locale et peut être réalisée par le radiologue. Le ganglion sentinelle est repéré grâce à l'utilisation de marqueurs que l'on va injecter dans le territoire de la tumeur. Ces marqueurs vont emprunter les voies lymphatiques et vont se concentrer dans le premier ganglion. Celui-ci va essayer de les retenir remplissant ainsi est rôle de barrière protectrice comme il le ferait pour une cellule cancéreuse.

Les marqueurs sont de deux types : un produit faiblement radioactif et un produit coloré.

Habituellement le marqueur radioactif est injecté le matin ou la veille de l'intervention chirurgicale. Son injection est précédée par la mise en place d'une crème anesthésiante afin que la patiente ne ressente aucune douleur au moment de l'injection. Deux heures après l'injection, on réalise une lymphoscintigraphie, il s'agit d'un examen radiographique indolore qui permet de visualiser les ganglions sentinelles, on connaît ainsi leur nombre et leur situation. Une fois au bloc opératoire, dés que la patiente est endormie, on injecte le marqueur coloré (il s'agit d'un colorant bleu). Grâce à une sonde de détection radioactive et à la présence du colorant, le chirurgien va lui aussi suivre les vaisseaux lymphatiques qui vont naturellement le conduire au ganglion sentinelle. Une fois le ganglion sentinelle détecté, le chirurgien le prélève et le laboratoire d'anatomopathologie en fait l'analyse. Au cours de la même intervention, le chirurgien enlèvera aussi la tumeur qui est dans le sein. La patiente pourra rentrer chez elle le lendemain en attendant les résultats définitifs du laboratoire.

Au bout de 5 à 8 jours, le laboratoire confirmera le résultat d'analyse du ganglion sentinelle. Soit le ganglion sentinelle est dépourvu de cellules cancéreuses et le traitement chirurgical est terminé, soit dans 15 % des cas le ganglion sentinelle est porteur de cellules cancéreuses et il est nécessaire d'enlever la totalité des ganglions c'est-à-dire de faire un curage axillaire complet. Cette intervention nécessite une hospitalisation de 5 à 6 jours.

À qui peut-on proposer cette technique ?

Il faut proposer la recherche du ganglion sentinelle aux femmes qui ne présentent pas, a priori, d'atteinte ganglionnaire. On sait par expérience que plus la tumeur est petite, plus le risque ganglionnaire est faible, voire absent. Cette technique paraît être un traitement de choix par exemple, pour les lésions du sein découvertes grâce au dépistage de masse organisé qui va démarrer en Aquitaine cette année. C'est ce que l'on appelle des lésions infracliniques, c'est-à-dire uniquement visibles sur la mammographie.

Inconvénients de cette méthode

Comme toutes les techniques nouvelles, le ganglion sentinelle présente malheureusement des inconvénients. Pour être performant le chirurgien doit être rompu à cette technique, bien connaître la chirurgie du creux axillaire et pratiquer souvent la recherche du ganglion sentinelle pour en avoir l'habitude. Parfois le ganglion sentinelle peut ne pas être détecté. Cette situation est heureusement rare, le risque est limité par l'utilisation des deux marqueurs de manière concomitante. Si cette situation est rencontrée, devant l'absence de ganglion sentinelle, le chirurgien réalisera un curage axillaire complet. Lorsque le ganglion sentinelle est dépourvu de cellules cancéreuses, mais qu'il en existe dans les ganglions laissés en place dans l'aisselle on se trouve face à ce que l'on appelle un faux négatif ; cette situation est heureusement rare puisqu'elle toucherait moins de 5 % des patientes.

PROTOCOLE DE SOINS

Pour cette raison, les patientes bénéficiant de cette technique sont étroitement surveillées.

Le ganglion sentinelle est une technique chirurgicale d'avenir qui pour le moment ne s'adresse qu'à certaines patientes sélectionnées et participant à des études cliniques.

Les patientes sont informées de tous les risques et bénéficient d'une surveillance rigoureuse.

Si les résultats initiaux se confirment, nous devrions pouvoir rapidement étendre cette nouvelle méthode thérapeutique et ainsi alléger le traitement chirurgical du cancer du sein et diminuer les séquelles du curage axillaire pour améliorer la qualité de vie de nos patientes.

En pneumologie

Les campagnes de prévention du tabagisme ont faiblement réduit le nombre de fumeurs ; c'est pourquoi, malheureusement, le cancer des bronches continue de frapper de nombreux hommes et de plus en plus de femmes. On estime qu'il y a eu au XXe siècle 100 millions de décès dans le monde dus au tabac. Si les habitudes tabagiques persistent, on en prévoit 1 000 millions au XXIe siècle. La plupart des cancers broncho-pulmonaires sont au-delà des possibilités chirurgicales ; seules les tumeurs localisées peuvent bénéficier d'un traitement à visée curative par la chirurgie.

Selon la situation de la tumeur, le chirurgien enlève :

– un lobe (lobectomie) ou deux (bi-lobectomie),

– le poumon entier (pneumonectomie droite ou gauche).

La particularité du thorax par rapport aux autres régions anatomiques est d'être naturellement en pression négative par rapport à la pression atmosphérique. De ce fait, le drainage du site opératoire thoracique doit être en dépression, pour évacuer l'air et les épanchements séro-hématiques. Ainsi, le drainage aspiratif permet au poumon restant de bien se ré-expander et d'occuper la totalité de la cavité thoracique, en cas de chirurgie partielle du poumon.

En cas de pneumonectomie, l'utilité d'un drainage est contesté et mis en balance avec le risque de contamination infectieuse de la loge thoracique qui va être comblée par un épanchement séro-hématique évoluant en quelques mois vers un fibrothorax rétractile.

Admission du patient

Prévoir un isolement géographique en chambre particulière, pour prévenir les risques d'infection et favoriser le repos.

L'ENTRETIEN D'ACCUEIL ABORDE LES POINTS SUIVANTS :

- **vérifier la présence du bilan préopératoire** ou le compléter selon prescription médicale (carte de groupe, RAI, numération formule sanguine, bilan de coagulation, biochimie, sérologies VIH et hépatites B et C…) ;
- **vérifier la présence des bilans respiratoire et cardiaque** selon prescription médicale ;
- **vérifier que le patient est pourvu de son traitement habituel** s'il est reconduit. Si le patient est habituellement sous traitement anticoagulant, celui-ci aura été adapté pour la phase opératoire ;
- **informer des visites de l'anesthésiste et du chirurgien** et de l'heure de l'intervention ;
- **prévenir l'anxiété préopératoire** du patient et de la famille par un entretien approprié,
- **expliquer le déroulement global du séjour** : le séjour en salle de surveillance post-interventionnelle, les étapes postopératoires, les modalités de prise en charge de la douleur, l'organisation des soins et des visites médicales… ;
- **si besoin, compléter les informations** données par le chirurgien et l'anesthésiste ;
- **prévoir la préparation cutanée préopératoire** (selon le protocole), les douches avec un savon antiseptique et le rasage de l'hémithorax concerné.

Bloc opératoire et SSPI

Après l'intervention, le patient restera au moins 24 heures en salle de surveillance post-interventionnelle.

Organiser un entretien entre le chirurgien et la famille.

© MASSON. La photocopie non autorisée est un délit

Préparer la chambre en vue du retour du patient, vérifier le bon fonctionnement des manomètres à aspiration et à oxygène, prévoir une longueur de tuyau suffisante.

Transfert SSPI/Unité de soins

Transfert réalisé par une infirmière et une aide-soignante, équipées si besoin d'un obus à oxygène. En fonction de l'intervention, le patient présente :

– 0 à 2 drains pleuraux reliés à un système de récupération des produits de drainage (*Pleurévac* ou bocaux),
– un cathéter intra-pleural,
– un pansement sur le site de la thoracotomie,
– des perfusions sur une voie veineuse centrale,
– une sonde urinaire.

Après les transmissions, clamper le drain pleural (qui possède toujours une valve anti-retour), pour le transfert. Le drain devra rester clampé le moins longtemps possible.

À l'arrivée en chambre

Rebrancher :
– le *Pleurévac* et déclamper le drain, une douleur peut apparaître surtout si un pneumothorax s'est constitué,
– l'oxygène si nécessaire,
– les perfusions.

Installer le patient demi-assis.

Organiser la reprise alimentaire et le premier lever en fonction des prescriptions médicales.

Le patient est apaisé par son retour dans le service mais inquiet d'être seul et de ne pas pouvoir se mobiliser. La famille peut être rassurante, mais elle peut aussi montrer de l'inquiétude vis-à-vis du patient et du matériel. Les informations de l'infirmier(e) viseront à les rassurer (utilisation de l'appel malade, disponibilité de l'équipe...).

Prescriptions médicales

Une voie veineuse est maintenue fonctionnelle.

Les traitements systématiques sont les antalgiques et les anti-coagulants, et ce jusqu'à l'ablation des drains ou les 3 premiers jours s'il n'y a pas de drainage.

Traitement antalgique

Il est composé :

– d'injections d'anesthésiques locaux systématiques dans un cathéter intra-pleural ou péridural,
– de morphine intraveineuse sur PCA (Patient Control Analgésie), initiée si les injections intra-pleurales sont insuffisantes,
– de paracétamol et d'anti-inflammatoires,

Après l'ablation des drains, le traitement sera prescrit pour administration par voie orale. Les anticoagulants seront poursuivis jusqu'au 28e jour postopératoire. L'antibiothérapie per-opératoire de prophylaxie est systématique et poursuivie en phase postopératoire, en fonction de l'état du patient.

Ventilation

Le contrôle et le maintien d'une bonne ventilation sont obtenu grâce à :

– la kinésithérapie respiratoire quotidienne,
– l'incitation à tousser et à expectorer selon les techniques enseignées au patient (respiration en pression positive),
– les aérosols (trois fois par jour),
– un système de drainage.

Drainage pleural par Pleurévac

Les drains sont placés entre les 2 plèvres : la viscérale et la pariétale. Les drains sont reliés généralement à un dispositif à usage unique, le *Pleurévac*. Il sert à drainer les épanchements liquidiens et gazeux du site opératoire et à garder une pression négative entre ces 2 plèvres.

Surveillance

La fréquence de la surveillance dépend de l'état du patient et comporte les paramètres suivants :

– tension artérielle, fréquence cardiaque, fréquence respiratoire et ventilation par auscultation si besoin, couleur des téguments, douleur, état des sécrétions bronchiques ;
– pression affichée sur le *Pleurévac* au manomètre est de –15 mm H_2O ;
– drain déclampé et non plié : à l'aspiration effective, on aperçoit « des bulles » et du liquide séro-hématique dans le *Pleurévac* ;
– absence de fuites gazeuses ou liquidiennes sur l'ensemble du circuit ;
– radiographie pulmonaire de face ;
– quantités de liquide de drainage.

Si le système de drainage n'est plus en pression négative, il existe un risque majeur de pneumothorax.

L'hypoventilation du patient, par diminution de sa capacité respiratoire, entraîne une hypercapnie, une cyanose des extrémités, une difficulté à respirer normalement ou une augmentation de la fréquence respiratoire.

L'hypercapnie peut se traduire aussi par une agitation ou des sueurs.

Face à ces symptômes, on réalisera en urgence un dosage des gaz du sang.

Soins

Le pansement de thoracotomie est réalisé une fois tous les 2 jours.

Après l'ablation des drains, la plaie de thoracotomie reste à l'air. Elle est nettoyée et désinfectée tous les jours.

Les points des orifices de drains sont recouverts d'un pansement occlusif.

En cas de changements d'éléments du dispositif, clamper le drain.

Mobilisation

Avant les mobilisations et en fonction de l'état du patient, les antalgiques par voie injectable peuvent être utilisés.

Les premiers levers sont faits en présence de l'infirmière et de l'aide-soignante.

Vérifier la fixation des drains contre le thorax pour éviter une mobilisation douloureuse des drains et/ou une torsion des tuyaux provoquant une obstruction du circuit.

Maintenir le dispositif de drainage en position verticale, prévoir une longueur de tuyau suffisante.

La position assis au fauteuil est rapidement jugée la plus confortable pour le patient. Le lever a lieu deux fois par jour au moins. Dès le 3e jour postopératoire, le patient pourra faire sa toilette au lavabo avec une aide.

Ablation des drains et du cathéter intra-pleural

L'acte est fait par le chirurgien avec l'aide de l'infirmière.

Selon prescription médicale, prévoir une injection (locale ou IV) d'antalgiques 30 mn avant.

L'infirmier(e) sera présent(e) pour l'ablation du drain et aider le chirurgien éventuellement à « serrer » les fils d'attente (déjà mis en place pendant l'intervention) pour fermer les orifices et éviter une entrée d'air par changement des pressions.

Le cathéter intra-pleural sera retiré au même moment.

Une radiographie pulmonaire de contrôle sera réalisée en vue de dépister la formation d'un pneumothorax.

POINTS CLÉS

1. ▶ La **lutte contre le tabagisme** reste l'arme la plus sûre contre le cancer du poumon.
2. ▶ Depuis l'amélioration du **contrôle antalgique**, cette intervention est beaucoup mieux supportée par les patients.
3. ▶ L'utilisation du **système d'aspiration à usage unique** (*Pleurévac*) représente un gain considérable en fiabilité et en simplicité par rapport aux autres systèmes de drainage.
4. ▶ Les **dispositifs médicaux** sur le marché sont quasiment silencieux, ce qui est un progrès incontestable pour le repos et le confort du patient.

En gastro-entérologie

Apanage du sujet d'âge mur, le cancer du côlon et du rectum est un des cancers le plus fréquents chez l'adulte entre 60 et 65 ans. Selon l'emplacement de la tumeur et de ses rapports avec les autres organes, il est parfois souvent nécessaire de créer une stomie.

Définition

Une stomie consiste en l'abouchement chirurgical temporaire ou permanent d'un organe creux à la peau. On distingue les entérostomies (segment intestinal) des urostomies.

Actuellement, en France, il y a environ 75 000 stomisés digestifs qui peuvent, grâce aux progrès de l'appareillage, mener une vie familiale et sociale, prendre des vacances et voyager. Cependant, pour cela, une éducation suffisante concernant le fonctionnement de la stomie et les soins quotidiens adaptés, est nécessaire.

Dans tous les cas, il n'y a plus de contrôle d'émission des matières, une stomie ne comportant pas de sphincter.

La colostomie ou l'iléostomie peut être provisoire ou définitive. Elle est définitive quand l'anastomose n'est pas possible (lésion trop proche de l'anus, tissus de mauvaise qualité…).

© MASSON. La photocopie non autorisée est un délit

Soins préopératoires

Dans tous les cas (sauf urgence), le patient est averti par le chirurgien de la création de ce nouvel orifice. Il est souhaitable que le futur opéré accepte ce moyen, comprenne la nécessité de ce geste et soit informé des moyens d'appareillage.

Le rôle de l'infirmier(e), à l'arrivée du malade dans le service, est de vérifier les connaissances du patient et d'éclaircir les zones d'ombre.

DÉMARCHE INFIRMIÈRE

RÉGIME SANS SEL ET RESTRICTION HYDRIQUE

Buts

- Diminuer le volume plasmatique pour alléger le travail du cœur.
- Augmenter la concentration en globules rouges (hématocrite) pour faciliter les échanges.
- Augmenter la concentration en globules rouges (hématocrite) pour faciliter les échanges gazeux au niveau du parenchyme pulmonaire (réduit de moitié quelquefois par l'intervention).

Actions infirmières

- Informer le patient de la raison du régime, régime généralement élargi au terme de 2-3 mois.
- Éliminer de l'alimentation : toutes conserves, charcuteries, pâtisserie, confitures industrielles, ainsi que tout apport de sel dans la cuisine.
- Proposer des sels de remplacement.
- Améliorer la présentation des plats et proposer d'autres condiments (poivre, épices, herbes...).
- Veiller aux quantités d'eau absorbées en général, toutes boissons comprises (thé, café, bouillon...), elles ne doivent pas dépasser 1 litre par jour.
Au besoin, une carafe est graduée et vidée d'autant de liquide absorbé en dehors de l'eau.
L'été, des glaçons sont proposés pour rafraîchir et diminuer la sensation de soif.
- Demander à la famille de ne porter aucun aliment sauf fruits, confiture maison, gâteau sans sel.

Outre la préparation habituelle de l'opéré, l'infirmier(e) réalise, avec la participation du patient, la préparation colique selon la prescription médicale (régime sans résidu, lavement, purgation, antiseptiques coliques…).

Un marquage de la stomie est fait par le chirurgien avec l'aide d'un(e) infirmier(e) ou d'un(e) stomathérapeute. Il doit se faire en position couchée, debout et surtout assise, être toujours visible du patient et tenir compte des ses habitudes de vie (habillement, sport, profession…).

La position idéale d'une colostomie définitive est deux doigts en dessous de l'ombilic, deux doigts à gauche soit à travers la colonne des muscles droits.

Soins postopératoires

En postopératoire immédiat, le patient est dépendant de l'équipe du fait des sondes gastrique et urinaire. La surveillance est celle de tout opéré (constantes, drainages, pansement, réhydratation, bilan d'entrées et de sorties).

Tableau 9.2 Conséquences physiologiques.

	Fonctions métaboliques et mécaniques	*Aspect des selles*
Colostomies transverses et gauches	Conservées	Normales
Iléostomies ***Colostomies droites***	Eau non réabsorbée dans le cæcum : risque de déshydratation et de troubles électrolytiques	Liquides, fréquentes, abondantes (700 à 2 000 mL par jour), irritantes pour la peau

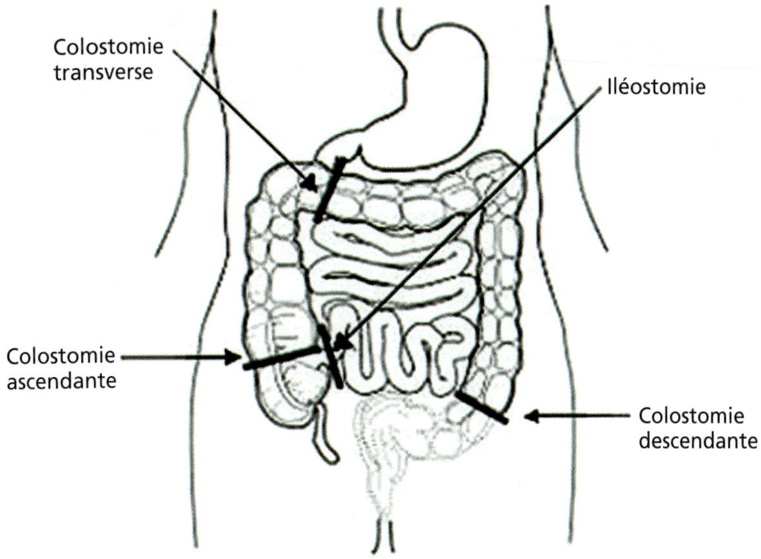

Fig. 9.5 Différentes localisations des stomies.

Tableau 9.3 Aspect des selles.

Colostomie	• Élimination d'abord de sang de sérosité, mucus puis selles. • Reprise du transit plus ou moins longue selon la situation de la stomie. • Si colostomie transverse : selles liquides puis semi-molles. • Si colostomie gauche : semi-liquides puis moulées.
Iléostomie	• Selles liquides, verdâtres et abondantes après la reprise du transit. • Plus épaisses, moins irritantes et plus sombres. • Transit régularisé en six semaines environ.

Surveillance de la stomie

La surveillance de sa coloration permet de dépister d'éventuelles complications.

Aspect normal : rose foncé, muqueuse lisse et brillante.

Cyanose : pourpre.

Nécrose : foncée ou noire.

Un œdème est le plus souvent présent en postopératoire et se résorbe en quelques jours.

D'autres complications précoces peuvent apparaître :

– hémorragie : sang dans la poche ;

– désinsertion : stomie peu ou pas visible ;

– éviscération : extériorisation des anses grêles au contact de la stomie.

Libéré des différentes contraintes matérielles, le patient se trouve dans une phase de récupération physique. Chaque soin est alors l'occasion d'enseigner au patient sa nouvelle condition. Le succès de l'apprentissage est favorisé par des explications détaillées, un soutien constant de la part des infirmier(e)s et le choix d'un appareillage adapté ; les soins se font en collaboration avec le patient et, s'il le souhaite, avec une personne ressource (conjoint, famille, ami).

Appareillage

En postopératoire immédiat, il doit permettre la surveillance de la stomie (poche transparente) et de la reprise du transit (poche sans filtre).

© Masson. La photocopie non autorisée est un délit

PROTOCOLE DE SOINS

SOINS DE STOMIE

MATÉRIEL

- Eau (non stérile).
- Compresses.
- Savon de Marseille.
- Marqueur et ciseaux.
- Poche de stomie adaptée.
- Poche poubelle.

ABLATION DE LA POCHE ET NETTOYAGE

- Compresses humides et froides : en poser une à l'intérieur de la poche et l'autre sur la stomie quand on décolle la poche pour diminuer les odeurs.
- Laver la peau péristomiale à l'eau et au savon avec compresse, sans frotter.
- Rincer à l'eau claire.
- Sécher sans frotter (si la peau est irritée, on peut utiliser un sèche-cheveux, pas trop près de la peau).

MESURE DE LA STOMIE ET POSE DE LA POCHE

- À l'aide d'un papier transparent, mesurer et dessiner au marqueur le diamètre de la stomie.
- Découper l'intérieur de ce tracé.
- Le reporter sur le papier du support à découper ou prendre une poche du même diamètre.
- La peau doit être recouverte le plus exactement possible par le support. Tout contact de la peau avec les matières entraîne son irritation.
- Chauffer le protecteur cutané avant la pose en le frottant dans les mains pour une meilleure adhérence.
- Bien appliquer le protecteur cutané pour éviter les fuites et l'inconfort du patient.

☞ **À PROSCRIRE**

- Éther.
- Antiseptiques.
- Dérivés mercuriels.
- Dérivés iodés.
- Éosine.
- Pommades.

Tous ces produits ne permettent ni une bonne surveillance de la peau péristomiale, ni une bonne adhérence de l'appareillage.

L'appareillage doit être parfaitement étanche pour éviter les fuites de matières et d'odeurs (mise en confiance du patient par rapport à sa stomie et aux soins) et protéger la peau péristomiale des matières et enzymes digestifs (meilleur appareillage par la suite).

Pour les colostomies, on peut prévoir des poches vidangeables ou non.

Pour les iléostomies, on utilise des poches vidangeables de préférence à cause de la quantité d'effluents par jour.

Dès le départ, le système doit être efficace et le plus confortable possible pour le stomisé.

▸ **Il existe deux types d'appareillage :**

– à 1 pièce : support et poche solidaires ;

– à 2 pièces : support et poche de recueil indépendants ;

– poche transparente ou opaque, vidable ou non ;

– filtre intégré ou non, prédécoupé ou à découper ;

– gomme ou gomme + micropore pour le support.

Une poche monobloc est changée au minimum une fois par jour en fonction de la quantité des selles.

Dans le cas d'un système à deux pièces, le support peut être maintenu deux à trois jours selon la sensibilité et la mise en place.

SOINS DE STOMIE

Voir *Protocole de soins*.

ALIMENTATION

▸ **Le patient est à jeun** jusqu'à la reprise des gaz (trois à cinq jours).

▸ **Réalimentation progressive** (eau, bouillon, thé, tisane), puis divers aliments légers pour permettre une reprise progressive du travail du tube digestif).

▸ **Par la suite, il n'y a pas de régime strict à suivre mais plutôt une bonne hygiène alimentaire :** manger calmement, bien mâcher les aliments, boire suffisamment (environ 1 litre et demi par jour).

Chaque patient tient compte des ses intolérances personnelles : lui rappeler les effets de certains aliments pouvant le gêner.

Habillement

Pour empêcher les fuites, il faut éviter la compression de la stomie et de la poche par des vêtements trop ajustés ou des ceintures.

Vie courante du stomisé

À la sortie de l'hôpital, les premières activités se font progressivement en fonction de l'état de fatigue du patient. La vie quotidienne et professionnelle ne doivent pas être modifiées du fait de la stomie (sauf pour les professions nécessitant des efforts physiques intenses et des soulèvements de charge).

Le problème qui se pose est souvent celui de la maladie initiale. La reprise des activités et la réinsertion sociale rapide permettent à certains stomisés de mieux accepter ce handicap.

Chaque patient étant différent, on ne peut généraliser. L'acceptation se fait différemment selon chacun : elle est plus ou moins longue et parfois le patient accepte son état longtemps après la sortie de l'hôpital.

La vie familiale et la vie sexuelle peuvent être perturbées en fonction de cette acceptation. Hormis pour les perturbations organiques, dont le patient est prévenu par le chirurgien, ce sont le plus souvent des perturbations psychologiques pour lesquelles une bonne préparation avant l'intervention est la meilleure des préventions.

Tableau 9.4 Actions de certains aliments sur la fonction intestinale.

Aliments constipants		***Aliments ayant des vertus laxatives***	
• banane	• compote de coing	• fruits crus	• rhubarbe
• chocolat	• riz	• glace	• laitages (lait, yaourts)
• pomme rapée crue	• carottes	• légumes crus	• bière
• tapioca		• épinards	• jus d'orange
Aliments entraînant fermentation et ballonnement		***Aliments diminuant la fermentation***	
• légumes secs	• bière	• yaourts	• sirop d'airelles
• pain frais	• boissons gazeuses	***Aliments ayant une action corrosive pour la peau péristomiale***	
• pain complet	• avocats	• épices fortes (piment)	• jus de citron
• noix et noisettes	• olives		
• dattes	• artichauts		
• chou et chou rave	• concombre		
• oignons	• petits pois		
Aliments occasionnant des gaz malodorants		***Aliments diminuant les gaz malodorants***	
• œufs	• champignons	• épinards	• yaourts
• poissons	• oignons	• salade verte	• airelles
• asperges	• ail	• persil	
Les viandes produisent souvent des selles malodorantes et doivent donc être absorbées en quantité modérée en fonction de chacun.			

© MASSON. La photocopie non autorisée est un délit

Radiothérapie

10

La radiothérapie est le traitement des maladies cancéreuses utilisant des rayonnements ionisants dont le but est de détruire les cellules malignes.

Les services de radiothérapie sont des plateaux médico-techniques associant des activités médicales de cancérologie générale et des activités techniques utilisant des moyens technologiques sophistiqués.

Selon les indications, la radiothérapie peut être utilisée soit à visée curative dans le but de guérir le patient en éradiquant la totalité des cellules cancéreuses d'une tumeur, soit à visée palliative (purement symptomatique) dans un but antalgique surtout ou décompressif ou hémostatique.

La radiothérapie peut être utilisée seule ou en association avec les autres moyens anticancéreux disponibles telles que la chirurgie et la chimiothérapie. Il peut s'agir d'une association séquentielle : par exemple avant (radiothérapie néo-adjuvante) ou après (radiothérapie adjuvante) la chirurgie ou d'une association concomittante par exemple avec la chimiothérapie. Les indications de traitement sont déterminées de façon collégiale lors de réunions multidisciplinaires (RCP = Réunion cancérologique pluridisciplinaire).

IL EXISTE TROIS TYPES PRINCIPAUX DE TRAITEMENTS PAR RADIATIONS IONISANTES :

- ***La radiothérapie externe*** : la source de rayonnement est à distance de la peau du patient, le rayonnement traverse le corps du patient.
- ***La curiethérapie*** : des sources radioactives scellées sont placées à l'intérieur de cavités naturelles (curiethérapie endocavitaire) ou au sein des tissus (curiethérapie interstitielle) pendant une période plus ou moins longue en fonction de la dose à délivrer et de l'activité de la source.
- ***La radiothérapie métabolique*** : les substances radioactives sont ingérées ou injectées dans l'organisme du patient et se fixent sur certaines zones du corps en fonction de leur transporteur et de la zone à traiter, ce sont des sources non scellées.

Radiothérapie externe

Généralités

Radiations ionisantes

On dit qu'une radiation est ionisante si elle transporte une énergie suffisante pour ioniser une molécule organique. Il s'agit principalement des photons et des électrons.

LES PHOTONS

- **les photons X** sont produits par des accélérateurs de particules à partir d'un flux d'électrons ;
- **les photons γ** proviennent d'une substance radioactive permanente (source de cobalt 60 dans les anciens télécobalts, sources d'iridium utilisées en curiethérapie) par désintégration nucléaire.

LES ÉLECTRONS SONT PRODUITS PAR DES ACCÉLÉRATEURS DE PARTICULES. LES ÉLECTRONS SONT CHARGÉS NÉGATIVEMENT ET ONT LA PROPRIÉTÉ D'ÊTRE *DIRECTEMENT IONISANTS*.

Modes d'action des rayonnements ionisants

RADIOBIOLOGIE FONDAMENTALE

Elle explique l'action des radiations. L'irradiation d'un tissu entraîne des lésions, puis secondairement la mort des cellules de ce tissu.

- **La mort cellulaire** : c'est l'action biologique principale.

Les radiations ionisantes entraînent une ionisation des molécules avec formation de radicaux libres. Ceux-ci altèrent l'ADN des chromosomes et la cellule devient alors incapable de se diviser. C'est pourquoi :

© MASSON. La photocopie non autorisée est un délit

– seules les cellules qui se divisent sont radiosensibles ;
– la mort cellulaire est différée et non immédiate ;
– cette notion de destruction cellulaire différée explique les réactions retardées des rayons.

La restauration cellulaire est différente pour les cellules saines que pour les cellules cancéreuses. Les cellules irradiées réparent certaines lésions de leur ADN grâce à des mécanismes enzymatiques. Ces mécanismes de réparation enzymatique sont plus performants dans la cellule saine que dans la cellule tumorale, ainsi la restauration cellulaire est meilleure pour les tissus sains. Pour augmenter cet effet différentiel, on fractionne la dose d'irradiation.

L'effet oxygène : une même dose d'irradiation éradique environ trois fois plus de cellules en présence d'oxygène. Ce phénomène explique la radiorésistance relative de certaines tumeurs mal vascularisées ou nécrotiques (dans lesquelles le taux d'oxygène cellulaire est faible).

Les radiolésions de tissus dépendent du rythme de renouvellement du tissu.

Certains tissus ont un temps de renouvellement rapide : sang, peau, muqueuse, intestin…, leur irradiation entraîne des réactions précoces (leuco thrombopénie, radiodermite, radiomucite, diarrhée…) qui obligent parfois à interrompre le traitement. Ces lésions sont en général réversibles rapidement.

D'autres tissus ont un temps de renouvellement long : os, muscle, tissu nerveux… dans ce cas, les réactions aiguës sont nulles ou peu fréquentes mais des réactions tardives peuvent survenir et évoluer vers des séquelles irréversibles telles que des fibroses, des nécroses… ces réactions tardives sont le facteur limitant en radiothérapie.

Radiobiologie clinique

La radiosensibilité

Chaque tissu et chaque type histologique de tumeur possèdent leur propre radiosensibilité. Le radiothérapeute doit donc connaître la dose qui permet de contrôler la tumeur (dose de contrôle tumoral) et la dose que peuvent supporter les organes voisins (dose de tolérance des organes critiques).

La dose de contrôle tumoral est la dose nécessaire pour obtenir la stérilisation locale et définitive de la tumeur dans 90 % des cas.

La dose de tolérance des organes critiques est liée :

– aux réactions tissulaires propres aux tissus concernés ;
– au volume irradié : plus un volume irradié est important, plus la dose de tolérance est faible.

Exemple : si on irradie un poumon en totalité, la dose tolérée maximale est de seulement 16 Gy alors qu'on peut irradier jusqu'à 60 ou 70 Gy des zones pulmonaires limitées (en règle au moins inférieures à 20 % du volume pulmonaire total).

Équipement en radiothérapie externe

Appareils de repérage et de préparation de traitement

Le simulateur

C'est un appareil qui possède toutes les caractéristiques mécaniques et géométriques d'un appareil de radiothérapie, le faisceau de traitement ayant été remplacé par un faisceau de radiodiagnostic. Il permet ainsi d'effectuer un repérage de la région à irradier avec précision ainsi qu'un certain nombre de vérifications de différents paramètres si besoin. La grande majorité des simulateurs actuels ont, outre le statif et l'équipement radiologique classique, un tomographe c'est-à-dire un ensemble source RX, détecteur tournant autour d'un axe permettant l'acquisition d'une image du patient en coupe transversale.

La tomodensitométrie (TDM)

Il s'agit soit de TDM diagnostiques, soit de TDM dédiées à la radiothérapie. Ce sont les outils de référence pour la radiothérapie de conformation car ils permettent d'acquérir des coupes scanographiques du patient dans la zone d'intérêt à irradier.

Les modes d'acquisition du scanner sont définis par le radiothérapeute qui réalise l'examen du patient en position de traitement avec ou sans injection de produit de contraste (tumeur en place, recherche de ganglions…). Des coupes jointives (plus ou moins hélicoïdales) sont acquises pour faciliter la reconstruction en 3 dimensions. Des modes d'acquisition d'images rapides (scanners multibarettes) sont nécessaires chaque fois que le volume d'irradiation est grand ou qu'il faut tenir compte de la mobilité des organes.

Les coupes tomodensitométriques sont transférées sur un logiciel de dosimétrie 3D. Celui-ci permet, dans un premier temps, d'acquérir coupe par coupe la zone à irradier et ses rapports avec les organes critiques qui sont situés autour : c'est la définition des volumes d'irradiation permettant la réalisation d'une simulation virtuelle avec dosimétrie 3D.

Appareils de traitement

Accélérateur linéaire de particules

Son rayonnement est produit à partir de l'électricité. Les électrons sont émis par un canon à électrons, puis fortement accélérés selon une trajectoire linéaire par l'intermédiaire d'une onde électromagnétique.

Cet appareil (figure 10.1) a deux possibilités de rayonnements :

– soit les électrons accélérés sortent directement de la tête de l'accélérateur et il y a émission d'un faisceau d'électrons : les électrons s'atténuent rapidement dans la matière et donc permettent de traiter les lésions superficielles du corps ;

– soit les électrons accélérés sont projetés sur une plaque de tungstène fixée à la tête de l'appareil, il y a alors émission de rayons X : les photons de haute énergie s'atténuent progressivement dans la matière et permettent de traiter des régions plus profondes du corps.

Les accélérateurs produisent ces deux types de rayonnements, électrons et photons, dont on peut faire varier l'énergie. En faisant varier la vitesse d'accélération des électrons dans le tube, on module ainsi l'énergie de la radiation émergente.

Les énergies utilisées en radiothérapie varient :

– de 4,5 à 25 MV (mégavolts) pour les photons X ;

– de 3 à 25 MeV (méga électronvolts) pour les électrons.

En conclusion, en fonction du type de rayonnement et son énergie choisie, les accélérateurs permettent de traiter à la fois des tumeurs superficielles (peau, ganglions superficiels...), c'est l'électronthérapie et à la fois des tumeurs profondes (thorax, abdomen, pelvis...), c'est la photonthérapie.

Remarque : les télécobalts sont des appareils robustes, mais qui sont actuellement obsolètes (car porteurs d'une source radioactive permanente), leur utilisation est progressivement amenée à disparaître.

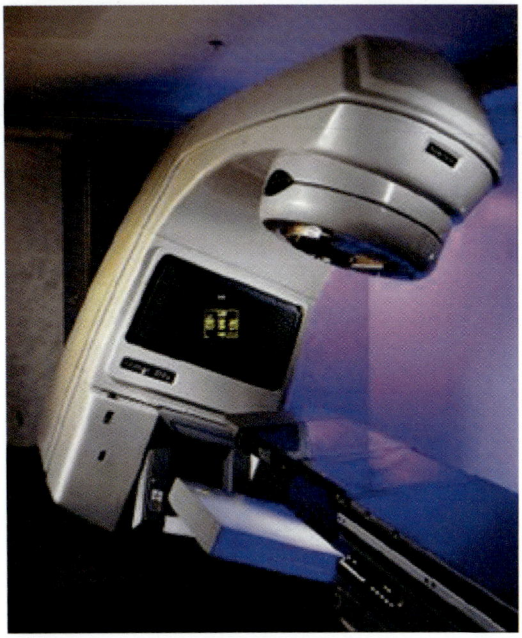

Fig. 10.1 Accélarateur de particules.

Étapes d'une radiothérapie externe conformationnelle

Repérage des volumes à traiter et l'acquisition des données anatomiques

Il s'agit de la première étape nécessaire à la réalisation d'une irradiation correcte. Elle fait intervenir le médecin radiothérapeute et le manipulateur.

▸ **Le premier temps** est celui de la mise en place du malade dans une position adéquate pour la réalisation de l'irradiation de la zone à traiter. Cette position doit être reproductible car elle va correspondre à la position de traitement dans laquelle le patient va se remettre à chaque séance. Pour cela, le patient doit être confortablement installé dans une position non algique. Afin de renforcer le caractère reproductible de la position, le médecin s'aide de moyens de contention (standards ou personnalisés) afin d'augmenter la précision de repositionnement du patient lors de son traitement. Pour cela, il existe à notre disposition grand nombre d'accessoires tels que des plans inclinés, des masques ou des mousses thermoformées.

▸ **Dans un second temps**, le médecin réalise un prérepérage de la zone à irradier. Des points de

© MASSON. La photocopie non autorisée est un délit

repère en regard de cette zone sont tracés à la peau et un cliché radiologique peut matérialiser la définition des axes de prérepérage. Des fiches techniques, schémas et photos sont également réalisées permettant de voir la position dans laquelle se trouve le patient et l'endroit où sont dessinés les points de repère à la peau.

- **Ensuite**, un scanner du patient en position de traitement est effectué. Les points de repère dessinés à la peau sont matérialisés sur le scanner par des billes ou fils radio opaques. Dans certains centres, la simulation se fait directement au scanner, grâce à des lasers mobiles permettant la détermination d'axes de pré positionnement. Le scanner est réalisé avec ou sans injection de produit de contraste en fonction des besoins du médecin pour la détermination du volume cible à irradier.

Simulation virtuelle

Ce temps est plus ou moins long en fonction de la complexité de la région à traiter. Il occupe le radio physicien, le dosimétriste et le médecin.

L'ENSEMBLE DES COUPES SCANNERS est transféré sur un logiciel de dosimétrie 3 D. Celui ci permet, dans un premier temps, au médecin radiothérapeute de délimiter coupe par coupe la zone à irradier par la délinéation de différents volumes. On appelle ses volumes : le volume tumoral macroscopique ou GTV, le volume cible anatomo-clinique ou CTV et le volume cible prévisionnel ou PTV (figure 10.2).

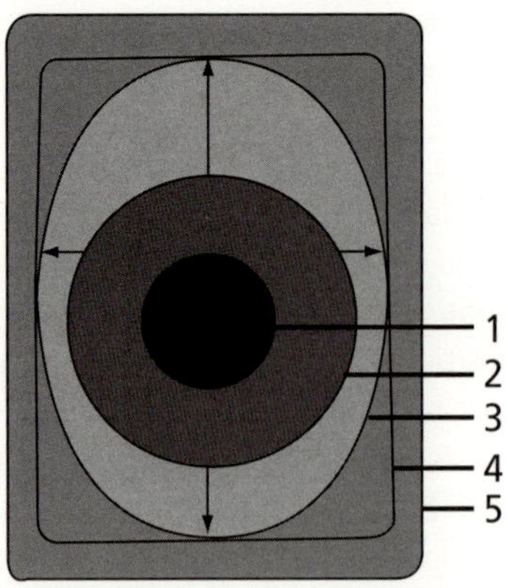

Fig. 10.2 Volume tumoral : 1. Volume tumoral macroscopique (GTV) ; 2. Volume cible anatomo-clinique ; 3. Volume cible prévisionnel (PTV) ; 4. Volume traité ; 5. Volume irradié.

- **Le volume tumoral macroscopique ou GTV** (pour Gross Tumour Volume) correspond à la délinéation de la tumeur macroscopiquement visible.
- **Le volume cible anatomo-clinique ou CTV** (pour Clinical Target Volume) englobe le GTV et les extensions microscopiques de la maladie que le médecin juge nécessaire de traiter.
- **Le volume cible prévisionnel ou PTV** (pour Planning Target Volume) correspond au volume à traiter, il englobe le CTV associé à une marge de sécurité nécessaire pour palier les mouvements d'organe et les incertitudes de repositionnement.

LE SCANNER permet également d'établir les rapports de la tumeur avec les organes critiques qui sont en rapport. Chaque organe critique possède des contraintes de doses à ne pas dépasser, au delà desquelles on peut observer une toxicité liée à l'irradiation.

CETTE SIMILATION VIRTUELLE (figure 10.3) comprend ensuite la mise en place des faisceaux pour l'obtention de la meilleure balistique c'est à dire le meilleur compromis entre la dose nécessaire à délivrer dans le volume cible et la dose minimale aux organes critiques.

Ainsi pour chaque faisceau, sont déterminés la taille du champ d'irradiation (qui sont la projection à la peau des points d'entrée des faisceaux), l'angle du faisceau, sa pondération et son énergie. Pour chaque faisceau sont réalisés des protections personnalisées afin de protéger au maximum les organes sains. Ces protections sont :

– soit des caches par collimateur multilames (MLC) directement téléguidés dans la tête de l'accélérateur (figure 10.4) ;

– soit des plombs coulés focalisés fixés à la tête de l'appareil lors du traitement.

Contrôle qualité

LA REPRÉSENTATION DES FAISCEAUX ET DES VOLUMES TRAITÉS EST OBTENUE :

– soit par la réalisation de films radiologiques lors d'un deuxième repérage éventuel (simulation de vérification) ;

– soit par reconstruction numérique de données anatomiques acquises lors du scanner. Ces images sont appelées DDR (Digitalized Reconstructed Radiography).

Si l'ensemble des données sont satisfaisantes, les points de repère définitifs sont marqués sur le patient (points de tatouage et/ou traits de feutre, fuscine) des projections à la peau des axes et/ou des champs d'irradiation. L'ensemble du dossier de radiothérapie (photos, paramètres de centrage, radios) est rassemblé pour le traitement et sera conservé pour être éventuellement réexaminé si besoin lors d'une autre mise en traitement sur une région voisine.

Mise en place sous l'appareil

Cette mise en place se passe en deux temps :

– le repositionnement du malade sous l'appareil de traitement à l'aide des photos, des points de repère à la peau. Il est vérifié une nouvelle fois la bonne concordance des paramètres d'irradiation ;

– le contrôle par imagerie faite sous l'appareil soit par films radiologiques, soit par imagerie portale, soit par télémesure. Ses images sont comparées soit aux clichés de repérage, soit aux images reconstruites en dosimétrie (DDR) (figure 10.5).

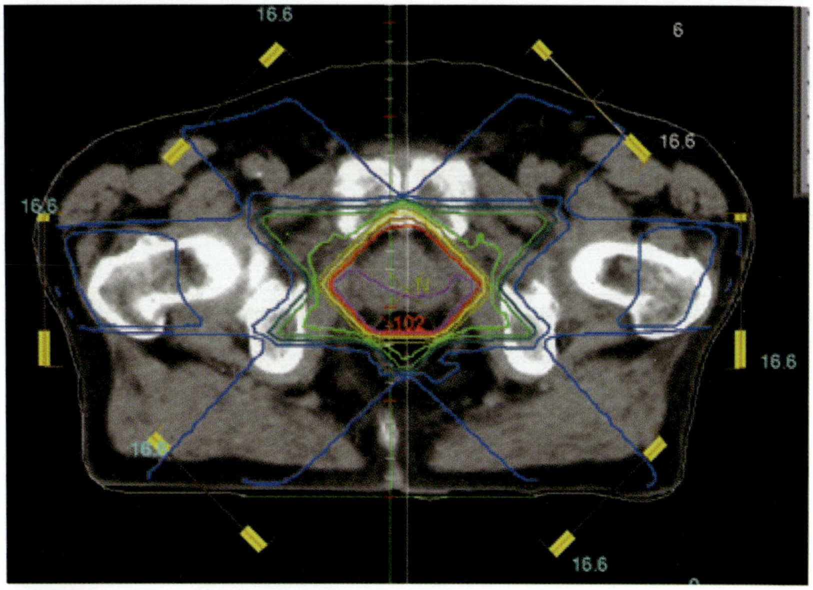

Fig. 10.3 Scanner simulation.

Techniques de radiothérapie externe

Choix du rayonnement

Il dépend de la profondeur de la tumeur que l'on veut traiter. On choisit entre l'électronthérapie et la photonthérapie.

Choix des volumes d'irradiation

Pour la définition des volumes (GTV, CTV et PTV) et donc des champs d'irradiation qui en découlent, le médecin a besoin d'avoir à sa disposition un bilan complet du malade.

Ce bilan comprend :

– la description précise de la tumeur : clinique, endoscopie et compte rendu opératoire ;

– le compte rendu histologique ;

– l'ensemble des documents iconographiques : radiographies, échographie, scintigraphie, scanner, IRM, TEP…

Ce bilan permet au médecin de connaître précisément le volume tumoral, ses voies d'extension potentielles microscopiques ainsi que ses rapports avec les organes de voisinage. De l'ensemble de ces constatations en découlent la mise en place des volumes d'irradiation dont le but est de délivrer la dose optimale à la tumeur en préservant au maximum les tissus sains.

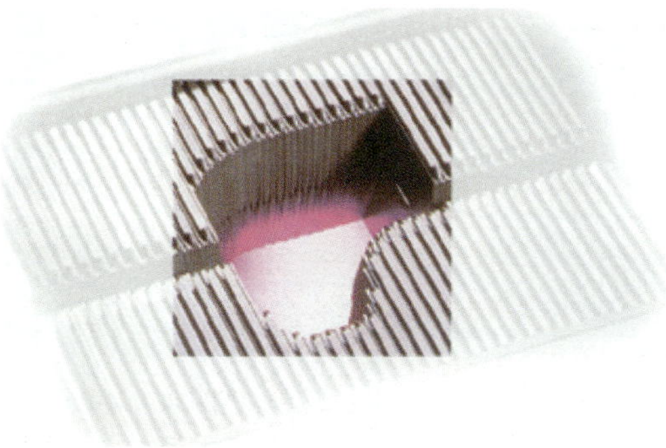

Fig. 10.4 Exemple de collimateur multilames visible à la tête d'un accélérateur linéaire de particules.

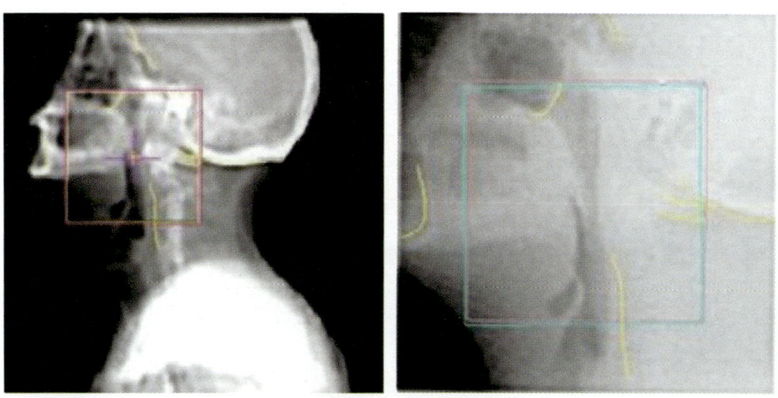

Fig. 10.5 Exemple de contrôle qualité avec technique du matching dans le cadre du traitement d'une tumeur ORL : à gauche, une image DDR et à droite, une image portale réalisée sous l'appareil de traitement.

© MASSON. La photocopie non autorisée est un délit

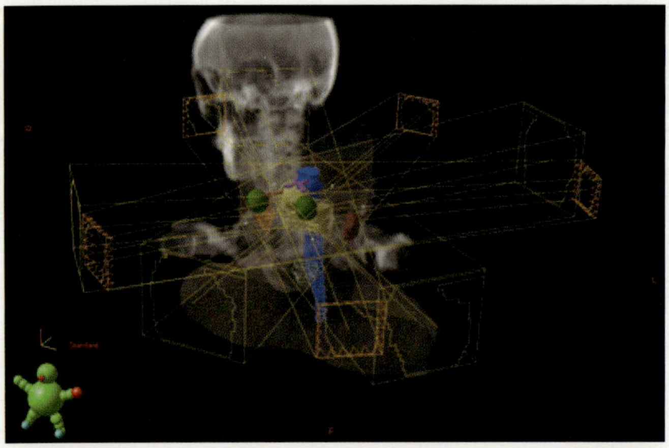

Fig. 10.6 Exemple de traitement par IMRT d'une tumeur ORL (plan de dosimétrie 3D virtuelle).

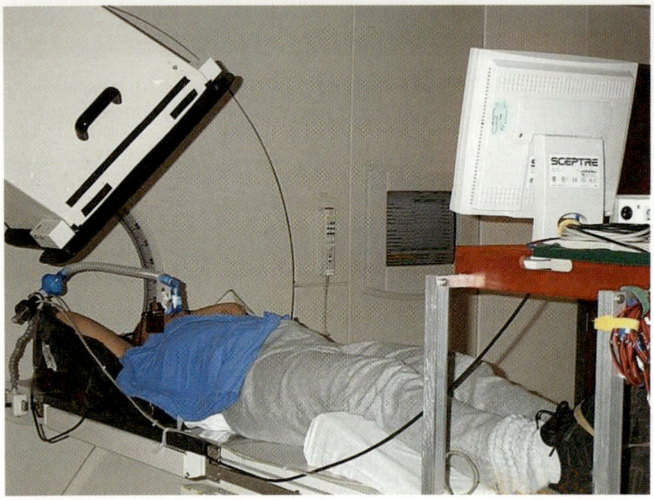

Fig. 10.7 Exemple de traitement sous l'appareil en technique avec asservissement respiratoire.

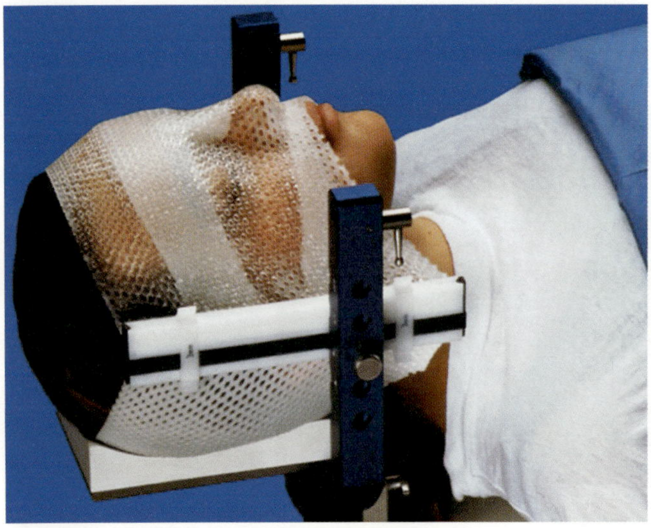

Fig. 10.8 Exemple de contention utilisée pour la radiothérapie stéréotaxique.

Prescription de la dose

Dose totale

- **La dose d'irradiation** correspond à l'énergie absorbée par les tissus en un temps donné.
- **Cette dose dépend** :

– de la nature de la tumeur : du type de l'organe dont elle dérive, de son type histologique, de la qualité de sa résection en cas de chirurgie préalable ou au contraire de son volume en l'absence de geste chirurgical ;

– de l'objectif curatif, palliatif ou symptomatique de l'indication de la radiothérapie.

Fractionnement et étalement

En plus de la dose totale prescrite, la notion de dose est inséparable du temps pendant laquelle elle est distribuée. Ceci fait appel à deux notions fondamentales qui sont le fractionnement et l'étalement.

- **Le fractionnement** correspond à la dose délivrée par séance. Habituellement, elle est de deux grays par séance et par jour. Plus on augmente la dose par fraction plus le risque de toxicité, surtout tardive, est élevé.
- **L'étalement** correspond au rythme auquel on applique ses fractions au malade. Habituellement, le rythme classique des irradiations curatives est une séance quotidienne de deux grays, 5 fois par semaine.

Mais il existe plusieurs rythmes d'irradiation :

– les irradiations en étalement classique sont utilisées dans un but curatif ;

– les irradiations concentrées (augmentation de la dose par fraction avec étalement identique) sont adaptées à un traitement à visée palliatif et permettent de limiter le nombre de venues du patient ;

– les irradiations hypofractionnées (augmentation de la dose par fraction et augmentation de l'étalement) peuvent être utilisées dans certains cas de traitement curatif chez les personnes âgées par exemple ;

– les irradiations hyperfractionnées (diminution de la dose par fraction mais augmentation de l'étalement soit plusieurs séances quotidiennes) sont en règle réservées à des essais thérapeutiques.

Techniques en développement

IMRT : radiothérapie avec modulation d'intensité des faisceaux (figure 10.6).

Grâce à des logiciels de calculs dosimétriques inverses, le médecin dicte les contraintes de doses à délivrer au volume cible et aux organes critiques. Ainsi chaque faisceau d'irradiation module son intensité afin d'apporter sa contribution de dose au PTV et d'épargner au maximum les organes sains qu'il traverse.

Cette technique complexe commence à être développée dans certains centres, elle est particulièrement intéressante pour les tumeurs à géométrie complexe qui « entoure » un organe sain (tel que la moelle pour les tumeurs ORL, l'intestin grêle pour les tumeurs rétropéritonéales, le poumon pour les tumeurs de la plèvre...).

Radiothérapie asservie à la respiration

Il s'agit d'une technique de synchronisation du faisceau d'irradiation à la respiration du patient (figure 10.7). Soit le patient bloque sa respiration à un moment donné et déclenche le faisceau, soit le faisceau suit les paramètres de mobilité de la tumeur. Cette technique actuellement à l'étude permettrait de diminuer le volume d'irradiation des tissus sains pour certains tumeurs très mobiles lors de la respiration (cancers broncho-pulmonaires, cancers mammaires, tumeurs hépatiques...).

Stéréotaxie

C'est une technique complexe de repositionnement de haute précision à l'intérieur d'un cadre de stéréotaxie permettant le repérage de la tumeur en 3 dimensions (figure 10.8). Elle permet le traitement de tumeurs cérébrales de petite taille et de formes complexes.

Surveillance des patients en radiothérapie externe

Règles générales

Toxicité aiguë et toxicité retardée

Il existe deux types de réactions à la radiothérapie : des réactions précoces et les réactions tardives :

- **Les réactions précoces** surviennent pendant le traitement ou pendant les semaines qui suivent le traitement. Elles sont à la toxicité directe du rayonnement sur le tissu irradié (par exemple l'érythème cutané). Elles sont d'autant plus fréquentes que la dose totale augmente c'est-à-dire que ces effets secondaires sont rares en début d'irradiation pour aller à fréquence croissante jusqu'à la fin de l'irradiation. Mais elles sont transitoires et facilement contrôlées par un traitement symptomatique. L'arrêt du traitement est rare en raison d'une toxicité aiguë trop importante. La connaissance du volume irradié permet le plus souvent de prévoir ce type de toxicité et d'en informer le patient.
- **Les réactions tardives** surviennent plusieurs mois (en règle au-delà de 6 mois) voire plusieurs années après la radiothérapie. Il s'agit le plus souvent de séquelles liées à une modification de vascularisation des tissus qui ont reçu des rayons. La prise en charge de ces séquelles peut être plus difficile et nécessite souvent un avis spécialisé. Le diagnostic différentiel avec une rechute est toujours nécessaire.

Surveillance des patients irradiés

Le rythme des consultations de surveillance est donc dicté par le type de toxicité imputable aux rayons. Ainsi, le médecin verra régulièrement ses patients en cours d'irradiation (en règle une fois par semaine) pour donner les recommandations de prévention d'apparition de la toxicité aiguë et la mise en place de traitement symptomatique si besoin. Entre les visites médicales, le manipulateur et l'infirmier(e) (si le patient est hospitalisé) doit surveillé les zones d'irradiation et prévenir le médecin en cas de l'apparition d'une toxicité aiguë.

A distance de la radiothérapie, le médecin voit régulièrement le patient en consultation pour s'assurer de la rémission de la maladie. Outre vérifier l'absence de rechute potentielle, il doit également surveiller l'apparition éventuelle de séquelles liées à l'irradiation et en permettre le traitement précoce afin d'en limiter les symptômes.

Sein

Irradiation transcutanée

L'irradiation concerne la glande mammaire seule ou la glande et les aires ganglionnaires satellites : mammaire interne, sus-claviculaire, axillaire.

Cette irradiation peut avoir lieu avant ou après chirurgie ou chimiothérapie.

Ce traitement se fait en irradiation étalée.

Prévention

Elle est exclusivement cutanée.

© MASSON. La photocopie non autorisée est un délit

FICHE TECHNIQUE

PRISE EN CHARGE D'UN PATIENT SOUS IODE 131

Objectif

Assurer les soins nécessaires tout en protégeant de façon optimale le personnel.

L'iode 131 va s'éliminer prioritairement au niveau des liquides naturels (urines +++, salives ++, sueurs +, mais aussi vomissements, règles, selles).

Ceci impliquera une conduite à tenir respectant les règles de radioprotection (distance, temps, écran).

Pour la prise en charge de ce patient, plusieurs diagnostics infirmiers peuvent être mis en évidence :

1. anxiété : liée à l'isolement;

2. demande d'informations : liée à l'isolement, au diagnostic, à la radioprotection et au devenir;

3. nausées : liées à la prise d'iode (majeures dans les 6 h);

4. douleurs (cou, glandes salivaires) : liées aux réactions inflammatoires;

5. isolement : lié aux impératifs de la radioprotection;

6. constipation : liée à l'arrêt du traitement hormonal substitutif;

7. fatigue : liée à l'arrêt du traitement hormonal substitutif (*Cynomel*).

Déroulement du séjour

J 1

• Consultation médicale.

• Hospitalisation en chambre dont les murs sont plombés.

• En standard, le bilan comprend : hémogramme, plaquettes, calcium, phosphore, T3, T4, TSH, thyroglobuline + βHCG si femme non ménopausée, radiographie pulmonaire de face, échographie cervicale, éventuellement d'autres examens indiqués sur la feuille de liaison.

• S'assurer que le patient a bien arrêté le *Cynomel* depuis 15 jours ou *Levothyrox* (4 semaines), et qu'il n'a pas mangé de fruits de mer depuis 15 jours.

• L'inviter à aller à la bibliothèque, à se munir de journaux (avant la prise d'iode) le lendemain.

• Lui proposer un poste de radio, des cassettes.

• Vérifier que le téléphone de la chambre et la télévision soient fonctionnels.

• L'informer sur le déroulement du séjour avec isolement de J 2 après la prise d'iode au J 7 matin (en chambre individuelle, aux murs plombés, sans visite de la famille). Vérifier qu'il a bien reçu le livret d'information.

• L'informer sur la nécessité de boire (citron), d'avoir un bon transit, sur les précautions à prendre avec les déchets exposés (mouchoirs, serviettes gynécologiques...), sur les règles d'isolement.

J 2

• Petit déjeuner normal le matin avant la prise de la gélule (vers 11 h 30 par exemple).

• Repas, 1 h après :

1. surveiller l'apparition de nausées, de vomissements dans l'après-midi (rejet de la gélule possible);

2. surveiller l'apparition de signes inflammatoires cervicaux et d'œdèmes : appeler l'interne si besoin pour prescription;

3. surveiller les douleurs parotidiennes sous-maxillaires : dans ce cas, appeler l'interne de médecine nucléaire. Informer le patient de la nécessité de boire 1,5 L d'eau par 24 h avec citron ou orange, ce qui permet d'acidifier la bouche pour vidanger les glandes salivaires (évite l'inflammation par stagnation de l'iode), et de sucer des bonbons acidulés.;

4. surveiller le transit, il doit être quotidien sinon appeler l'interne pour prescription médicale. Adapter le régime alimentaire (jus de pruneau ou d'orange pressée, le matin par exemple).

Limiter au maximum la présence du personnel dans la chambre après la prise d'iode.

Prise de la température et des pulsations avec les gants.

Utilisation de l'interphone si appel.

J 3

• Même surveillance (douleur, transit, inflammation locale ± nausées).

• Souvent constat d'une fatigue intense due à l'arrêt du *Cynomel*.

• Limiter la présence du personnel dans la chambre après la prise d'iode : prise de la température et des pulsations avec des gants, utilisation de l'interphone si appel.

• Entretien de la chambre selon le protocole.

J 4

• Même surveillance (douleur, transit, inflammation locale).

• Reprise du *Cynomel* après passage de l'interne : reprise fractionnée et progressive, suivre la prescription écrite.

J 5 – J 6

• Même surveillance (douleur, transit, inflammation locale).

• Prise de *Cynomel* selon la prescription médicale (ou *Levothyrox*).

• Visites et sorties selon avis médical après comptage de la radioactivité résiduelle (fait en général J 4 au soir).

• Le patient peut sortir de sa chambre en prenant certaines précautions :

– ne pas jeter mouchoirs ou cigarettes à l'extérieur;

– ne pas toucher, serrer les mains de quelqu'un (salive et sueurs étant encore réactives).

J 7

Prise de *Cynomel*.

En vue de la scintigraphie qui a lieu vers 8 h, prévoir :

1. douche et shampooing pour éliminer la sueur qui peut contenir encore de la radioactivité;

2. faire uriner le patient avant;

3. une élimination intestinale est conseillée : la veille, un protocole à base de PEG peut être prescrit afin de libérer au maximum l'intestin et obtenir une image à la scintigraphie la plus dégagée possible.

Le patient est vu après la scintigraphie par le médecin.

Le patient part avec son ordonnance, son bon de transport et son prochain rendez-vous.

Le patient est prévenu :

• qu'il faudra éviter pendant la semaine le contact avec les femmes enceintes et les jeunes enfants (plus sensibles aux radiations que les adultes);

• la contraception est nécessaire pendant le traitement et ceci jusqu'à un an après la dernière prise.

Diagnostics infirmiers rencontrés

Risque d'atteinte de l'intégrité de la peau. L'infirmier(e) informe la patiente qu'il faut éviter tout frottement avec des tissus irritants. Le mieux est de porter des vêtements en coton, soie ou lin. Pas de vêtements serrés sur la zone traitée.

Le port de chaînes en métal est déconseillé.

Proscrire les lotions alcoolisées sur la zone traitée, les déodorants.

Ne pas mettre de crème.

Si la patiente a une forte poitrine, éviter la macération de la peau (mettre des compresses).

Pas d'exposition au soleil de la région irradiée.

Effets secondaires

Atteinte de l'intégrité de la peau : c'est la principale préoccupation des soignants.

Traitement des effets secondaires

– *Érythème léger, dermite*

Applications d'éosine conseillées et surveillance de l'évolution cutanée.

– *Dermite exsudative*

Elle est toujours régressive après le traitement. Poursuivre les applications d'éosine, avec pansement si besoin. On rassure la patiente sur la récupération des tissus à l'arrêt de l'irradiation.

Curiethérapie

Les tubes vecteurs de sources sont placés sous anesthésie générale. Ils sont enlevés après le temps de traitement fixé par le radiothérapeute.

La peau peut être irritée : pansement sec, éosine.

Thorax

Les irradiations concernent le médiastin, les poumons, les bronches, la plèvre.

Les zones irradiées peuvent être très variables, limitées à la tumeur ou étendues à la tumeur et aux aires ganglionnaires médiastinales et sus-claviculaires.

Le rythme de l'irradiation peut être étalé, le plus souvent séquentiel et parfois concentré lors d'une compression-obstruction de la carena.

Effets secondaires

- **Irritation de la muqueuse bronchique et œsophagienne.**
- **Toux irritative.**
- **Dysphagie, œsophagite.**
- **Troubles de l'alimentation.**
- **Douleurs.**
- **Altération de l'état général.**

Ces irradiations sont parfois associées à des chimiothérapies lourdes qui majorent leurs effets.

Les diagnostics infirmiers qui vont prédominer sont :

– dégagement inefficace des voies respiratoires;

– déficit nutritionnel.

Surveillance

- **Courbe de poids.**
- **Adaptation de l'alimentation** : mixée, enrichie en calories, par repas fractionnés.
- Traitements symptomatiques prescrits et adaptés aux différentes situations.
- **Aide psychologique** au patient et à la famille. L'infirmier(e) a un rôle de soutien et de conseil dans tous les cas. Ce sont des traitements très lourds qui altèrent la qualité de vie du patient.

ORL

Une tumeur ORL est, dans la majorité des cas, irradiée avec les chaînes ganglionnaires cervicales, spinales et sus-claviculaires.

La dose d'irradiation est moins élevée s'il y a eu chirurgie dans un premier temps.

Le rythme d'irradiation est étalé, parfois multifractionné.

Prévention

- **État buccal à surveiller** : toutes les dents cariées doivent être soignées ou arrachées préalablement.
- **Fabrication de gouttières « porte-fluor ».**
- **Bains de bouche.**
- **Éviter l'irritation de la peau :**

– pas de rasoir mécanique;

– pas de lotion après rasage;

– pas de frottement (vêtements, chaînes).

- **Connaître le poids du patient au départ.**

Effets secondaires

- **Transformation de la salive** : quantité et qualité de la salive modifiées.
- **Muqueuses** (irritation, mucite).
- **Peau** (érythème).
- **Dysphagie.**

© MASSON. La photocopie non autorisée est un délit

Diagnostics infirmiers

L'infirmier(e) est en situation de faire des diagnostics infirmiers multiples :

- **Atteinte de l'intégrité de la muqueuse buccale** : il faut adapter les soins de bouche, avec si besoin des antibiotiques et antifongiques.
- **Atteinte de l'intégrité de la peau.**
- **Douleur.**
- **Incapacité de s'alimenter** : alimentation mixée avec nécessité parfois de poser une sonde nasogastrique.
- **Altération de la communication verbale** pour les malades trachéotomisés.

Éducation du patient et de sa famille

- **Un travail important d'information doit être réalisé.** Il faut s'assurer que celle du médecin a été bien comprise.
- **Hygiène de vie** : arrêter le tabac.
- **Conseils alimentaires.**
- **Dans tous les cas, on stimule le patient et on soutient sa famille** qui doit se sentir aidée. Cela implique une grande disponibilité de l'équipe soignante.

Le contexte social doit être connu et une aide apportée.

L'autonomie du patient est conservée. Des soins de bouche sont indispensables ainsi qu'une alimentation adaptée, liquide ou semi-liquide.

Si le patient présente une gêne importante de la déglutition, due à la présence des tubes de curiethérapie, le radiothérapeute pose une sonde nasogastrique lors de l'application. Une nutrition entérale classique aide l'alimentation du patient pendant la durée du traitement.

Cerveau et nerfs

Prévention

La corticothérapie est souvent utile pour contrôler un œdème cérébral induit ou aggravé par la radiothérapie. Cet œdème est fonction de la dose par fraction délivrée et de l'importance du volume cérébral irradié.

Effets secondaires

- **Alopécie**

Localisée, dessinant les champs d'irradiation de l'encéphale, en cas d'irradiation partielle de l'encéphale.

Totale, en cas d'irradiation totale de l'encéphale.

L'alopécie est transitoire, la repousse des cheveux étant acquise en 3 à 6 mois après la fin de la radiothérapie.

- **Asthénie**

Elle augmente progressivement au fil des séances, et elle peut être très marquée à la fin de la radiothérapie demandant des temps de repos au décours de la séance. En général, il s'agit d'une fatigue qui reste compatible avec un exercice professionnel. La séquelle principale qui peut survenir dans les mois ou années suivant la radiothérapie cérébrale est l'apparition d'un ralentissement idéo moteur plus ou moins associé à des altérations des fonctions cognitives supérieurs (mémorisation ou exécution de plusieurs actions simultanées, fatigabilité à l'effort intellectuel…).

Diagnostics infirmiers

- Surveillance régulière pour adaptation de la corticothérapie
- Évaluation du degré d'autonomie du patient et de l'absence de dégradation de son état.

Éducation du patient et de sa famille

Il faut s'assurer que tout patient autonome prend régulièrement son traitement (corticothérapie et traitement antiépileptique en particulier). En cas de difficulté d'observance, on passe si nécessaire à une corticothérapie intramusculaire.

Minifaisceaux

C'est une technique complexe qui permet de traiter de petites tumeurs (ou malformations) cérébrales ≤ 2 cm, par des faisceaux de photons très fins (quelques millimètres) avec des doses uniques.

Il faut placer la tête du malade dans un cadre stéréotaxique, afin de pouvoir repérer la tumeur dans les trois dimensions. En fixant la tête dans ce cadre par l'intermédiaire de vis, on peut reproduire toujours la même position.

Les minifaisceaux nécessitent l'intervention d'un neurochirurgien pour la mise en place du cadre stéréotaxique, d'un physicien pour faire l'étude dosimétrique à partir du scanner et de l'IRM, d'un radiothérapeute pour déterminer le volume cible, le choix des portes d'entrée et la dose à délivrer.

Le rôle du soignant est, à tout moment, de sécuriser et d'informer le patient qui passe de service en service pendant 48 à 72 heures. C'est également de s'assurer que le malade a reçu, avant et après l'intervention, un traitement corticoïde.

Abdomen

La tolérance de l'irradiation de l'abdomen est différente selon l'étendue des champs d'irradiation.

Tout l'abdomen est irradié avec un rythme étalé (exemple : ovaire, péritoine).

DÉMARCHE INFIRMIÈRE

PRÉVENTION DES CARIES ET APPLICATIONS QUOTIDIENNES DE FLUOR

L'irradiation des glandes salivaires entraîne soit une diminution (hyposialie), soit une disparition (asialie) de la sécrétion des glandes salivaires. Ces modifications de quantité et de qualité salivaire ont un retentissement sur le comportement alimentaire du patient et accroissent le risque de caries dentaires. Les caries observées surviennent en périphérie de la gencive; ce sont « les caries du collet » (qui surviennent également au cours du diabète). Ces caries surviennent en l'absence de prévention par des gouttières fluorées après un délai de 6 à 9 mois et détruisent rapidement un très grand nombre de dents.

• ***La prévention*** réside dans l'application quotidienne d'un gel fluoré. Le fluor qui s'échange avec le calcium dans la trame des dents, rend les dents plus dures et réduit ainsi les possibilités d'agression bactérienne déclenchant les caries.

• ***Pour que le traitement soit efficace,*** il doit être réalisé quotidiennement avec des applications de plusieurs minutes par jour (4 à 5 minutes). On confectionne généralement une gouttière en matière plastique souple dans laquelle une très petite quantité de gel est déposée.

Il est important de conseiller au patient de ne pas utiliser de quantité importante de gel qui, en débordant sur la gencive, est irritant et est une source d'arrêt du traitement.

L'application quotidienne de gel fluoré doit être faite tant que la salive reste de mauvaise qualité. Elle est le plus souvent définitive.

Soins dentaires après radiothérapie du maxillaire : quelques règles précises

L'irradiation au cours du cancers des VADS et du maxillaire entraîne une modification des possibilités de réparation du maxillaire, avec un risque accru d'ostéite en cas de traumatisme direct du maxillaire. C'est la raison pour laquelle des soins dentaires sont effectués avant la radiothérapie. Les dents situées dans le champ d'irradiation et de mauvaise qualité sont extraites avant la radiothérapie.

Dans un deuxième temps, dans les suites de l'irradiation, on déconseille l'extraction dentaire ou des soins dentaires trop agressifs dans les zones du maxillaire qui ont reçu de la radiothérapie. En cas de nécessité de soins dentaires dans ces zones, il est alors nécessaire d'avoir recours à des avis spécialisés et d'effectuer des soins en évitant les traumatismes, en réduisant également l'anesthésie locale et en pratiquant une fermeture de la gencive systématique avec une couverture antibiotique.

Prévention

- **Information du patient sur les effets secondaires.**
- **Tout patient doit avoir un régime sans résidus** dès le début de l'irradiation, associé à un traitement antinauséeux.
- **L'infirmier(e) doit signaler les effets secondaires** dès leur apparition : traitement symptomatique.

Effets secondaires

Ils sont liés à l'action des rayons sur les intestins, l'estomac, les reins, le foie, la rate, les organes hématopoïétiques :

– nausées et vomissements;
– diarrhée, spasmes coliques;
– altération des globules sanguins;
– asthénie intense.

Ils sont accentués si l'irradiation est associée à une chimiothérapie.

Diagnostics infirmiers et actions infirmières

- **Traitement symptomatique** en cas de diarrhée, douleurs ou spasmes coliques.
- **Surveiller l'alimentation qui doit être adaptée** (fractionnement).
- **Vérifier que les traitements symptomatiques antinauséeux** sont efficaces.
- **Éducation du malade** inappétent, difficile, souvent nauséeux.
- **Vérifier que le contrôle hématologique** est bien effectué.
- **L'infirmier(e) doit être rassurant(e)** et bien préciser que ces désagréments s'apaisent et disparaissent en 1 à 2 semaines après l'arrêt du traitement.

© MASSON. La photocopie non autorisée est un délit

Dans le cas où seul un organe situé au niveau de l'abdomen est irradié, les champs d'irradiation sont réduits et les effets secondaires concernent seulement la région traitée.

Radiothérapie peropératoire

La technique d'irradiation peropératoire est surtout utilisée dans le cas de tumeurs abdominales. Elle permet de distribuer la dose d'irradiation directement au niveau du lit tumoral ou de la tumeur résiduelle, en épargnant les tissus sains.

Cette dose d'irradiation est unique et se fait par un faisceau d'électrons. Elle peut être précédée ou suivie d'une irradiation de protraction classique.

Cette irradiation se fait pendant l'intervention, après que le chirurgien ait enlevé macroscopiquement la tumeur et placé le localisateur nécessaire à l'irradiation dans l'abdomen du patient.

Un film transparent stérile recouvre le champ opératoire, afin d'assurer l'asepsie.

Le malade endormi quitte le bloc opératoire pour aller dans la salle de traitement de radiothérapie.

Pendant l'irradiation, la surveillance du médecin réanimateur se fait par l'intermédiaire d'une caméra qui permet de visualiser les scopes.

Après l'irradiation, le chirurgien finit son intervention au bloc opératoire.

La technique du peropératoire nécessite une parfaite coordination de l'équipe du bloc opératoire [chirurgien, anesthésiste, infirmier(e)] et de l'équipe de radiothérapie (radiothérapeute, physicien, manipulateur).

Curiethérapie pelvienne (colpostats)

La curiethérapie pelvienne est une radiothérapie qui nécessite une prise en charge spécifique du fait de l'appareillage (voir *Comportement infirmier*).

Les sources radioactives au contact de la tumeur sont amenées par un matériel vecteur.

Les malades sont alités car solidaires d'un appareil permettant de mettre en place les sources et de les maintenir en contact direct avec la zone à traiter (voir *Curiethérapie endocavitaire*).

Pelvis

Quel que soit l'organe irradié (vessie, utérus, gros intestin, une partie du grêle, prostate), les effets secondaires dus aux traitements sont les mêmes.

L'irradiation se fait selon un rythme étalé.

Prévention

- **Régime sans résidus systématique.**
- **Apport hydrique augmenté.**
- **Injections vaginales.**

Effets secondaires

- **Parfois on observe des nausées, un amaigrissement, une fatigue.**
- **Il y a généralement des syndromes intestinaux et vésicaux :** diarrhée, cystite aiguë, vaginite, rectite.

Diagnostics infirmiers et actions infirmières

- **Traitement symptomatique** en cas de diarrhée, douleurs et de spasmes.
- **Altération de l'intégrité des muqueuses** (intestinale, vésicale, vaginale et rectale).
- **Les actions sont adaptées aux situations pour les muqueuses externes.**
- **Hygiène stricte génito-urinaire** : la toilette est effectuée avec un savon surgras après chaque selle ou miction avec rinçage abondant et séchage doux.
- **En cas de vaginite** : injections vaginales auxquelles on ajoute des antiseptiques et antifongiques selon le cas.
- **En cas de cystite** entraînant dysurie et pollakiurie, des antiseptiques et des anti-inflammatoires sont prescrits.
- **Surveiller le poids tout au long du traitement.**

À la fin du traitement, tous ces effets secondaires s'atténuent puis disparaissent.

Éducation du patient et de sa famille

- **Information des effets secondaires et soutien lors de leur apparition.**
- **Ne pas oublier d'aborder les problèmes sexuels** inhérents aux suites de l'irradiation. Souvent, le malade n'ose pas en parler de lui-même. Le partenaire peut être associé à cette information.

Os

Deux cas sont possibles :

- **Tumeur osseuse primitive.** L'irradiation est faite selon un rythme d'irradiation étalé, en association avec une chimiothérapie.
- **Métastase osseuse.** L'irradiation est le plus souvent à visée antalgique et consolidatrice, selon un rythme concentré.

PRÉVENTION

Toute nouvelle douleur chez un patient cancéreux connu faisant penser à une localisation osseuse, doit être signalée au médecin qui va prescrire scintigraphie osseuse ou radiographie.

EFFETS SECONDAIRES

Ils ne sont pas dus à l'action des rayons sur l'os mais aux effets des rayons sur les tissus avoisinants : une irradiation du rachis cervical entraîne une œsophagite. Les précautions à prendre sont les mêmes que lors des traitements de ces localisations.

ÉDUCATION

Le patient doit être conscient de la fragilité de l'os concerné, donc informé sur les possibilités de mobilisation (minerve, cannes anglaises...).

Informations sur les effets secondaires s'il y a lieu.

Peau

En radiothérapie transcutanée, la peau reçoit toujours une dose de radiations. Les réactions cutanées sont presque constantes, le plus souvent minimes, parfois plus gênantes pour le patient et la poursuite du traitement.

PRÉVENTION

Information du patient sur les effets secondaires prévisibles.

Pendant la radiothérapie

– Éviter dans la région cutanée qui reçoit des rayons le port de vêtements majorant la sudation et la macération (tissus synthétiques).

– Éviter les pressions importantes (ceinture, élastique, soutien-gorge trop serré...).

– Éviter les savons et les cosmétiques allergisants et utiliser des produits peu caustiques (savon de Marseille par exemple).

– Éviter les surinfections cutanées en particulier dans les régions des plis (aine, aisselle) qui reçoivent des rayons.

– Éviter les pommades qui augmentent toujours le risque de macération et d'irritation cutanée et qui peuvent éventuellement majorer inutilement la dose de radiations à la peau.

Après la radiothérapie

– Éviter l'exposition solaire des régions cutanées qui ont reçu des radiations (la peau irradiée est plus fragile à l'exposition solaire pendant 1 à 3 ans).

– Les baignades sont bien entendu autorisées avec utilisation régulière d'un écran total de bonne qualité.

EFFETS SECONDAIRES

Pendant la radiothérapie, les réactions cutanées dépendent des susceptibilités individuelles et de la dose de radiations reçue à la peau. Pour un traitement en étalement classique, peuvent apparaître :

– À partir de 30 à 40 Gy (3e ou 4e semaine), un érythème associé à une éventuelle dépilation; l'érythème est généralement facilement toléré grâce à l'application régulière d'éosine aqueuse.

– À partir de 40 à 50 Gy, une desquamation sèche (pelade).

– À partir de 50 à 60 Gy, des phlyctènes qui traduisent des lésions de la couche profonde de la peau.

Après la radiothérapie, la peau irradiée peut se modifier et devenir plus pigmentée. Quelques années plus tard, peuvent apparaître quelques petites varicosités (télangiectasies) et la peau peut avoir une consistance moins souple, plus fibreuse.

Ganglions

Deux cas sont possibles :

LOCALISATION PRIMITIVE : lymphomes, maladie de Hodgkin.

L'irradiation se fait en association avec une chimiothérapie. Les champs d'irradiation sont volumineux.

L'irradiation se fait sur un rythme étalé.

Les effets secondaires sont liés aux volumes irradiés :

Les chaînes médiastino-sus-claviculaires correspondent à une irradiation du thorax.

Les chaînes inguino-iliaques et lombo-aortiques correspondent à une irradiation abdomino-pelvienne (voir ci-dessus).

La surveillance hématologique est stricte.

LOCALISATION MÉTASTATIQUE. Dans ce cas, on peut être amené à irradier un ganglion seul ou une chaîne ganglionnaire.

Tous les rythmes d'irradiation peuvent être réalisés en fonction de l'état du malade et de l'évolution de la maladie.

© MASSON. La photocopie non autorisée est un délit

Sang

Certaines leucémies sont traitées par des greffes de moelle.

Le but du traitement qui précède la greffe est de détruire le plus complètement possible les cellules sanguines souches. Pour cela, deux solutions sont possibles : soit une chimiothérapie exclusive, soit une chimiothérapie associée à une irradiation corporelle totale (ICT).

Une ICT permet de délivrer à l'ensemble du corps une dose d'irradiation homogène. La mise en place d'une protection pulmonaire plombée en cours d'irradiation permet de ne pas dépasser la dose critique au niveau des poumons.

La technique d'irradiation, le rythme et la dose peuvent varier en fonction de la pathologie initiale.

Ce traitement est programmé sur 3 jours : soit une fois par jour, soit deux fois par jour.

Les locaux dans lesquels se font l'irradiation doivent être préalablement désinfectés et des draps stériles placés sur le lit de traitement.

Si le malade est déjà en aplasie sévère, il portera un masque.

Dès le début de la radiothérapie, le malade est en aplasie, c'est pourquoi il est hospitalisé dans une chambre protégée : c'est une chambre particulière qui subit une désinfection journalière stricte.

Précautions alimentaires

La diététicienne prépare un plateau spécial qui comporte des aliments cuits et des produits emballés.

Le pain est remplacé par des biscottes en sachets individuels.

Seuls les fromages à pâte cuite en portion individuelle sont autorisés.

Pour la boisson, l'eau minérale et les jus de fruits stérilisés industriellement sont permis.

Les desserts sont également conditionnés.

Sont proscrits les viandes, les légumes, les fruits crus, la charcuterie, les œufs, le lait cru et les potages.

Actions infirmières

Le malade a une prescription qui concerne sa désinfection buccale. Il a une hyper-hydratation (environ 4 litres par jour) avec un protocole antiémétique.

Surveillance hématologique journalière ainsi que de la diurèse et de la température.

Ce traitement demande une prise en charge psychologique du malade qui accompagne la greffe de moelle de toute une symbolique en plus de son intérêt thérapeutique.

Au terme du 3e jour, l'aplasie quasi totale est atteinte. Le malade est translaté dans une unité stérile afin d'être greffé.

Conclusion

La grande majorité des traitements sont effectués à titre externe.

Parfois, les radiothérapeutes prescrivent des soins à domicile qui sont réalisés par un(e) infirmier(e) libérale.

Une minorité des malades nécessitent une hospitalisation durant leur traitement, du fait de l'altération de leur état général ou d'une chimiothérapie concomitante.

Leur prise en charge est plus importante du point de vue infirmier. Dans ce cas, pour un meilleur suivi du patient, le manipulateur et l'infirmier(e) doivent collaborer, travailler en synergie.

Ces deux catégories de personnel, selon leurs spécificités, privilégient la dimension soignante de leur profession.

Radiothérapie métabolique

La radiothérapie métabolique utilise des radioéléments appelés isotopes. Ces radioéléments sont absorbés par le malade afin de traiter les cellules cancéreuses.

- **L'iode 131** agit sélectivement sur les cellules cancéreuses résiduelles après thyroïdectomie.

C'est un isotope radioactif, présentant une demi-vie de 8 jours et émettant des rayons gamma.

Parce que l'iode se concentre dans la thyroïde, l'iode 131 administrée par voie orale permet de délivrer une dose localisée de rayons gamma au niveau de la thyroïde ou de la loge de thyroïdectomie.

- **D'autres isotopes** sont utilisés pour traiter d'autres localisations : par exemple, le Samarium 153 (*Quadramet*), dans le traitement antalgique des métastases osseuses ostéoblastiques douloureuses (prostate, sein).

Une seule cure d'iode est rarement suffisante. Les cures se font en général tous les 3 mois. Elles seront arrêtées lorsqu'il n'existe plus aucun îlot de fixation à la scintigraphie osseuse et lorsque la thyroglobuline est nulle.

Ces traitements sont en général bien tolérés.

Pendant ce traitement, il faut être vigilant et respecter les règles de la radioprotection.

Curiethérapie

Elle est utilisée seule ou en association avec la radiothérapie transcutanée.

C'est une technique de traitement visant à implanter chirurgicalement ou à mettre au contact de la tumeur des sources d'irradiation par l'intermédiaire de matériel vecteur non radioactif.

Dans tous les cas, on ne traite que des tumeurs facilement accessibles.

Chaque localisation tumorale impose un mode d'implantation adapté aux conditions anatomiques, ce qui amène à différencier deux grands types d'applications :

- **L'endo-curiethérapie (curiethérapie interstitielle)** : le radioélément est introduit dans la tumeur par l'intermédiaire de matériels guides ; on utilise l'iridium 192.

- **La plésio-curiethérapie (curiethérapie endocavitaire)** : la source d'irradiation est placée au contact ou à une courte distance de la lésion par l'intermédiaire d'applicateurs ; on utilise le césium 137.

Les implants radioactifs utilisés en France étaient le plus souvent des implants temporaires, que cela soit en curiethérapie endocavitaire ou interstitielle.

Depuis 1998, on utilise également en France des implants radioactifs permanents. En effet, pour la curiethérapie de prostate à l'Iode 125, les grains d'Iode 125 restent à vie au sein de la prostate du patient.

Indications et techniques de curiethérapie

Curiethérapie interstitielle

TUBES PLASTIQUES. C'est la technique la plus utilisée sous différentes formes. Des tubes plastiques sont introduits dans la lésion par l'intermédiaire d'aiguilles vectrices métalliques. L'immobilisation du système est assurée par des plaques perforées et des boutons métalliques. Ce n'est qu'après un contrôle radiologique et un calcul dosimétrique qu'est mis en place dans les tubes le fil d'iridium 192 introduit lui-même dans un tube de diamètre inférieur, facilitant sa manipulation.

La souplesse de ce système permet de nombreuses variantes de géométrie d'implantation. Les indications sont donc vastes, la plupart des localisations sont accessibles, même au niveau des grosses tumeurs.

GOUTTIÈRES VECTRICES. Elles permettent de guider et de positionner des épingles d'iridium simples ou doubles dans le volume cible. En fin d'application, la gouttière est retirée et l'épingle est laissée directement au contact des tissus après avoir été immobilisée par une suture.

La taille des gouttières est adaptée à la taille des épingles et varie entre 30 et 50 mm.

Cette technique est réservée à des lésions orificielles ou endocavitaires aisément accessibles, dont l'extension reste minimum ou modérée.

Indications : langue mobile, plancher, amygdale, voile du palais, base de langue, paroi vaginale.

© MASSON. La photocopie non autorisée est un délit

Aiguilles vectrices permanentes. Elles sont particulièrement utilisées en curiethérapie anale, en multiapplicateurs. Le fil d'iridium est introduit dans une gaine plastique qui est elle-même glissée dans les aiguilles obturées à leurs extrémités distales.

Aiguilles hypodermiques et petits tubes plastiques. Les aiguilles hypodermiques sont de simples aiguilles à injection de petit diamètre et biseautées aux deux extrémités. Après mise en place dans la lésion et introduction du fil d'iridium, les extrémités sont obturées par des olives plombées.

Les cathéters vasculaires de faible diamètre ont le même domaine d'application.

Les indications de ces deux techniques concernent les plans superficiels au niveau de tumeur de faible extension. On peut citer : l'oreille externe, le nez, la lèvre inférieure, les paupières inférieures, le pénis (figure 10.9).

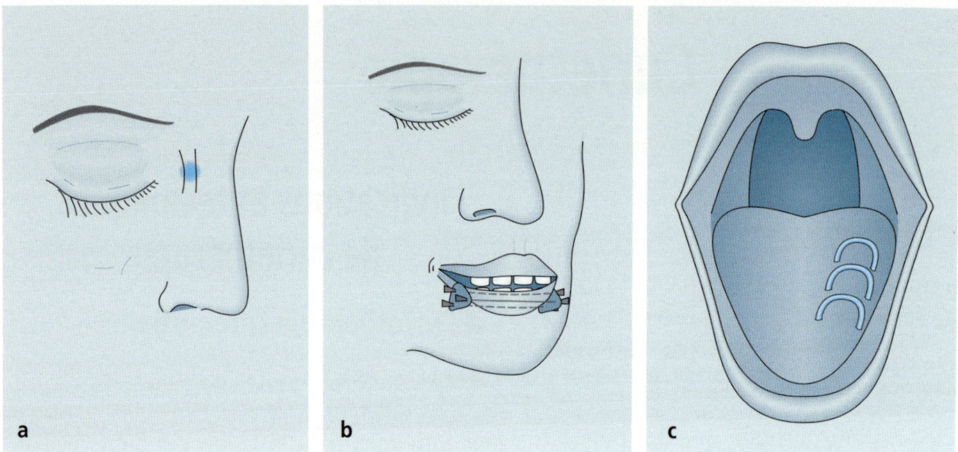

Fig. 10.9 **Exemples de curiethérapies interstitielles :**
a. petits tubes plastiques pour une tumeur cutanée de l'angle interne de l'œil;
b. aiguilles hypodermiques pour une tumeur de la lèvre inférieure;
c. exemple de tubes plastiques pour une lésion linguale.

Curiethérapie endocavitaire gynécologique dite colpostat

Dans cette technique, les sources radioactives sont mises dans la cavité où se trouve la tumeur par l'intermédiaire d'applicateurs gynécologiques.

Ils doivent s'adapter aux différentes anatomies des patientes, conserver aux sources une position fixe par rapport à la lésion et permettre un chargement différé.

La plupart des systèmes d'application (figure 10.10) comprennent une sonde utérine de longueur variable adaptée à la profondeur de l'utérus et un applicateur vaginal dont la forme est variable suivant la technique utilisée.

La mise en place de ce matériel se fait sous anesthésie générale. Un contrôle radiologique est effectué pour vérifier le bon positionnement de l'appareil par rapport à la lésion.

Une dosimétrie est réalisée. Elle permet de déterminer la durée du traitement et de connaître la dose reçue par les chaînes ganglionnaires et les organes critiques : vessie, rectum. Après vérification, la mise en place de sources se fait manuellement ou par l'intermédiaire d'un projecteur automatisé.

Le projecteur de sources (césium 137) est un appareil mobile qui stocke et renvoie les sources par l'intermédiaire de commandes. La circulation des sources du projecteur vers l'applicateur et dans l'autre sens, se fait par des télécommandes situées à l'extérieur de la chambre.

Dans ce cas, la radioprotection du personnel est totale puisque l'accès de la chambre n'est possible que lorsque les sources radioactives ont réintégré le projecteur.

Un signal lumineux donne la position des sources :
– *rouge* : les sources sont en place dans le matériel guide au niveau de la patiente;

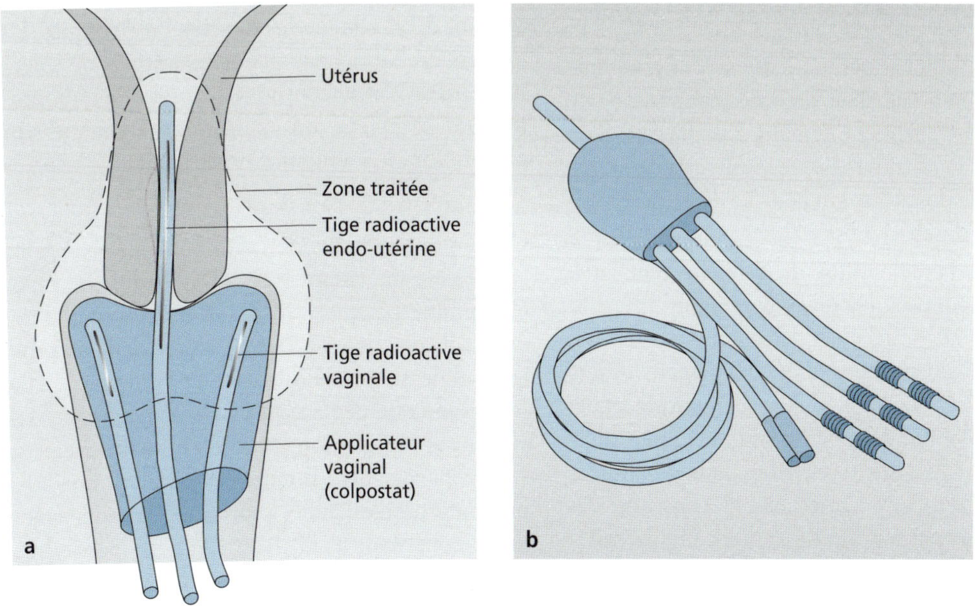

Fig. 10.10 Exemple de curiethérapie gynécologique :
a. application utéro-vaginale;
b. applicateur moulé vaginal (type Chassagne).

– *vert* : les sources sont dans le projecteur et l'accès dans la chambre est possible.

Un affichage électronique visualise la durée du traitement et le temps écoulé pour limiter le temps d'interruption du traitement et pour ne pas pénaliser le patient en allongeant la durée de son traitement (figure 10.11), en effectuant un décompte par rapport au temps de traitement déterminé.

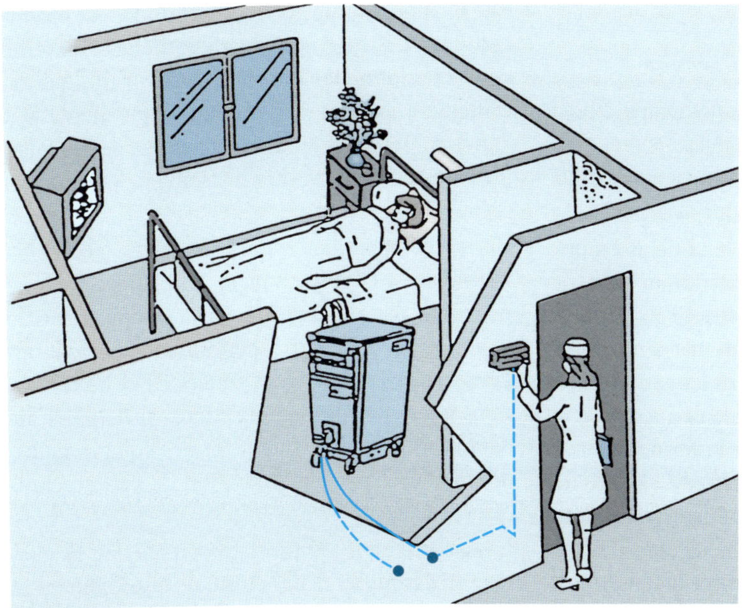

Fig. 10.11 Installation type en curiethérapie gynécologique.

© MASSON. La photocopie non autorisée est un délit

Évolution de la curiethérapie

Depuis de nombreuses années, la curiethérapie était réalisée à bas débit de dose permettant une efficacité thérapeutique remarquable du fait de la spécificité de la curiethérapie au niveau de la distribution de dose (fort gradient de dose, hétérogénéité de la dose).

Cette curiethérapie utilise des radioéléments artificiels miniaturisés : sources de césium 137, fils d'iridium 192, projecteurs de sources automatisés et informatisés permettant le chargement différé (source de césium 137). Habituellement, le calcul de la distribution de dose est individualisé, informatisé et réalisé sur des clichés radiographiques orthogonaux. Cette curiethérapie constitue des traitements continus qui nécessitent une hospitalisation en chambre protégée.

Il y a eu plusieurs évolutions :

– concernant la dosimétrie, évolution vers une dosimétrie sur imagerie avec calcul en 3D permettant des curiethérapies hautement conformationnelles et adaptées à l'anatomie (imagerie TDM, IRM) ;

– utilisation depuis 1998 en France de radioéléments permanents sous forme de grains d'iode 125 pour les curiethérapies de prostate ;

– développement de la curiethérapie avec des débits différents.

La curiethérapie à haut débit de dose

Dans les années 1980 est née la curiethérapie à haut débit de dose, avec l'obtention de microsources d'iridium 192 d'activité 10 000 fois supérieure à celle utilisée pour des traitement classiques à bas débit.

En France, cette curiethérapie à haut débit est utilisée depuis 1990. La source d'iridium 192 de 2,5 mm de long et 1,1 mm de diamètre est située dans un projecteur de source automatisé et informatisé et se déplace pas à pas dans les cathéters ou applicateurs adaptés à chaque localisation. Cette technologie permet de moduler la forme des isodoses et d'optimiser le volume irradié. L'activité très forte de la source (10 Ci) permet des traitements très courts, de l'ordre de 5 à 10 mm. Il n'y a pas d'hospitalisation pour certaines localisations, le traitement étant réalisé en ambulatoire (pour les cicatrices vaginales, 4 séances de curiethérapie à haut débit en ambulatoire remplacent 3 jours de curiethérapie à bas débit en hospitalisation).

De plus, certains traitements peuvent être réalisés en haut débit comme les cancers bronchiques, les cancers de l'œsophage avec des critères de sélection stricts. Cette technique permet une radioprotection complète du personnel soignant (ni préparation, ni manipulation de source).

La curiethérapie à bas débit pulsé

Une autre technique de curiethérapie à bas débit pulsé s'est développée en France depuis 1996. Cette curiethérapie utilise une microsource d'iridium 192 d'activité 500 mCi, située dans un projecteur de source automatisé et informatisé. La microsource se déplace pas à pas dans le matériel vecteur et l'irradiation est réalisée habituellement sous forme de pulses horaires, nécessitant une hospitalisation en chambre protégée. Plusieurs avantages sont liés à la technologie : possibilité d'optimisation de la distribution de la dose, choix du débit de dose. La même source est utilisée par la curiethérapie endocavitaire ou interstitielle et permet une radioprotection complète du personnel soignant (ni préparation, ni manipulation). La plupart des localisations peuvent être traitées par ce type de curiethérapie, excepté les cancers de la verge et les cancers cutanés (paupière, lèvre, nez) pour des raisons de confort.

La curiethérapie de prostate par implants permanents

Elle est une alternative thérapeutique à la prostatectomie radicale et à la radiothérapie externe conformationnelle. En effet, cette technique de traitement permet des résultats équivalents aux autres traitements en donnant moins de séquelles urinaires et préserve le plus souvent la fonction sexuelle.

Cette thérapeutique a pris son essor aux États-Unis grâce à la mise en place échoguidée par voie périnéale des implants et au développement de logiciels de dosimétrie performants (1982). En France, son essor date des années 1998. Sa réalisation nécessite des autorisations spécifiques de détention de radioéléments et des équipes multidisciplinaires pour la réalisation de cette technique spéciale.

La curiethérapie de prostate permet une irradiation très localisée à dose forte de la prostate avec une marge de sécurité minimum de 3 mm, tout en épargnant la zone de l'urètre. L'irradiation est réalisée par la mise en place d'implants dans la prostate qui y restent de façon permanente.

FICHE TECHNIQUE

PRISE EN CHARGE D'UNE PATIENTE SOUS COLPOSTAT

LE JOUR DE L'ARRIVÉE

Accueil

Présentation de la chambre

• Caractéristiques de la chambre plombée.
• Présentation : sonnette, TV, coffre...

Présentation du déroulement du séjour

• Explication du traitement (le lendemain).
• Explication du matériel (stockeur, fils conducteurs).
• Explication des précautions à prendre pendant le séjour :
– mobilisation ;
– sonde vésicale ;
– perfusion ;
– gestion de la douleur ;
– régime ;
– transit...
• Explication concernant les visites : temps programmé.
• Réponses aux questions.

Prise des constantes

• Température.
• Pulsations.
• Tension artérielle.
• Poids.

Préparation du dossier

• Récupérer les examens préopératoires : carte de groupe sanguin, biochimie, ECG...
• Consulter l'ordinateur pour la lecture de la consultation anesthésique.
• Consulter le médecin pour la prémédication (soit l'anesthésiste, soit le curie-thérapeute).

Préparation de la patiente

• Mise en place d'un régime sans résidus :
– feuille de repas avec AS ;
– repas léger le soir (un bouillon et 2 desserts).
• Prémédication :
– passage de l'anesthésiste le soir ;
– à jeun après 24 h (ni manger, ni boire, ni fumer).
• Préparation préopératoire :
– rasage si besoin ;
– irrigation vaginale selon prescription médicale ;
– lavement selon prescription médicale.
• Toilette préopératoire :
– douche (bétadinée) vers 21 h ;
– vérifier les ongles, le maquillage, les bijoux pour le lendemain.

LE JOUR DE L'INTERVENTION

Préparation de la patiente

• Douche entre 6 h 30 et 7 h 30 (selon le prescripteur).
• Mise de la chemise d'opéré (bas TED selon prémédication).
• Faire la prémédication.
• Remplir la fiche préopératoire.
• Monter la patiente au bloc :
– vérifier si tous les examens sont présents dans son dossier de soins ;
– vérifier si les bijoux sont enlevés, l'absence de maquillage, les ongles sans vernis...

Retour de la patiente dans le service de soins

• soit transéat directement au simulateur pour vérification de la bonne mise en place du dispositif ;
• soit retour dans la chambre puis transéat au simulateur + scanner.

Installation dans la chambre

Mobilisation :
– pas de lever ;
– mobilisation des jambes dans le lit ;
– mobilisation du bassin (D – G) ;
– tête relevée, selon avis de la patiente.

Transmissions

• Faire une macrocible dès le retour dans la chambre si patiente porteuse :
– d'un dispositif vaginal sur lequel sont disposés les fils conducteurs ;
– d'une sonde vésicale ;
– d'une perfusion.
• Prise en charge
– gestion de la douleur (voir prescription avec les curiethérapeutes) ;
– dans la journée :

Après-midi	– soins de confort, – prise de constantes, – alimentation : boisons (thé, tisane, café),
Soir	– alimentation : repas léger sans résidus (bouillon et 2 desserts), – soins de confort pour la nuit.

Attention : si reprise du transit (gaz, selles, diarrhée) : avant ou après pose du matériel ➨ prescription médicale sur feuille de prescription.

À PARTIR DE J1

Matin

– Prise de constantes.
– Installation pour le petit déjeuner : à moitié assise selon le désir de la patiente.
– Ablation de la perfusion.
– Reprise du traitement *per os* : traitement personnel ou traitement pour la douleur ➨ feuille de prescription.
– Toilette au lit : visage/buste par la patiente et dos/siège « petite toilette » par AS.
– Vigilance par rapport au matériel.
– Change de garniture, d'alèze.

Midi

Repas complet sans résidus.

Après-midi

– Soins de *nursing*.
– Surveillance de la douleur.
– Prise de constantes.

© MASSON. La photocopie non autorisée est un délit

FICHE TECHNIQUE

PRISE EN CHARGE D'UNE PATIENTE SOUS COLPOSTAT *(suite)*

DERNIER JOUR

Ablation du matériel

• Prémédication suivant prescription médicale 1 h avant ➨ feuille de prescription médicale.

• Prise des constantes.

• Ablation du matériel par le radiothérapeute ➨ préparer un chariot avec :

– compresses ;
– *Bétadine* ;
– gants stériles ;
– réniforme ;
– poche poubelle jaune.

• Enlever la sonde vésicale.

• Faire une toilette vulvaire (par IDE).

• Faire le premier lever (TA) : si la patiente va bien ➨ douche avec ± d'aide.

• Après le débranchement, si la patiente ne part pas rapidement, prévoir un repas normal le soir.

Organisation du départ

Penser :

• ordonnances ;
• arrêt de travail ;
• bon de transport ;
• rendez-vous.

Les implants les plus utilisés sont des grains d'Iode 125, libres ou liés par un fil de vicryl. Ces grains sont peu énergétiques (énergie 27,4 Kev) et ont une demi-vie courte de 59,4 jours.

Les critères de sélection sont stricts. Ils dépendent de l'âge du patient, de son espérance de vie, des critères liés au cancer de la prostate lui-même. En effet, seuls sont retenus des cancers de la prostate au stade localisé intracapsulaire, T1c-T2a ayant des critères de pronostic favorables (PSA ≤10 ng) et adénocarcinome de Gleason ≤6.

Pour des raisons techniques, le volume de la prostate ne doit pas dépasser 50 cc et pour des raisons fonctionnelles ultérieures, la fonction urinaire doit être évaluée au préalable (score IPSS).

Déroulement de la curiethérapie

La mise en place des grains radioactifs nécessite une anesthésie générale et une courte hospitalisation de 24 à 48 heures. Le patient est anesthésié , installé en position de lithotomie avec mise en place d'une sonde urinaire. Une échographie de la prostate est réalisée par voie endorectale. Sur les images échographiques sont contourés la prostate, l'urètre et le ballonnet de la sonde. Le physicien réalise avec le curiethérapeute une dosimétrie en 3 dimensions (calcul de la distribution de la dose avec courbe histogramme dose-volume). Par cette dosimétrie, on connaît exactement le nombre et la position des aiguilles dans la prostate et le positionnement des grains dans chaque aiguille.

La phase d'implantation proprement dite est réalisée sous contrôle échographique continu. Les aiguilles sont implantées à travers une grille située contre le périnée. Il n'y a pas d'ouverture chirurgicale.

Dans un deuxième temps, une fois les grains préparés selon le calcul établi, les grains sont mis en place dans chaque aiguille sous contrôle échographique permettant un ajustement permanent et une dosimétrie en temps réel. Les grains déposés, les aiguilles sont ensuite rétractées.

Le patient peut en général regagner son domicile le lendemain de l'implantation.

Surveillance

La faible énergie des grains radioactifs permet le retour à domicile sans risque d'irradiation pour l'entourage. Des précautions sont néanmoins à respecter pendant 2 mois, qui concernent le fait de ne pas porter d'enfant sur les genoux et pas de contact étroit avec une femme enceinte. De plus, pendant 21 jours, les patients doivent vérifier leurs urines en cas d'émission de grains à ce niveau. Les rapports sexuels doivent être protégés pour les trois premiers rapports après la curiethérapie.

Les traitements par alphabloquants et corticoïdes permettent d'atténuer les effets secondaires urinaires pouvant survenir après la curiethérapie.

Quatre semaines après l'implantation, un scanner de la prostate est réalisé avec étude dosimétrique permettant un contrôle de qualité du traitement réalisé.

Remarque : la curiethérapie de prostate peut également être réalisée à haut débit de dose ou à bas débit, mais concerne alors des surimpressions au niveau de la prostate, réalisées après radiothérapie externe et s'adresse à des cancers de la prostate ayant des critères pronostiques intermédiaires ou plus avancés.

Radioprotection

Généralités

La radioactivité naturelle existe, et nous recevons tous en permanence, à très faible dose, des rayonnements cosmiques ou terrestres.

Nous pouvons recevoir aussi un rayonnement ionisant (RI) de faible intensité lorsque nous passons en examen radiologique.

À très faible dose, le RI n'est pas nocif pour la santé mais les RI sont invisibles et nous ne les ressentons pas. C'est pourquoi il est impératif de prendre des précautions quand nous sommes exposés, en milieu professionnel, à une source ionisante. Le fait que les RI ne soient pas perçus par les organes des sens, a conduit à déterminer des zones d'accès réglementées dites « zones contrôlées ».

Zone contrôlée

Voir figure 10.12.

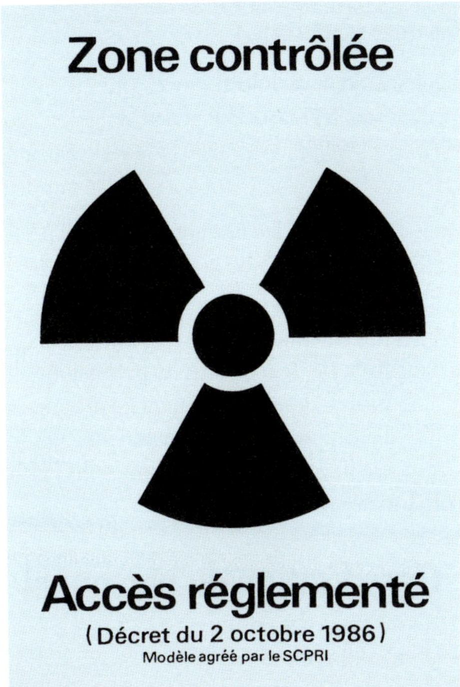
Zone contrôlée
Accès réglementé
(Décret du 2 octobre 1986)
Modèle agréé par le SCPRI

Fig. 10.12 Panneau agréé (13 cm x 18 cm) indiquant l'accés d'une zone contrôlée (le trèfle est de couleur verte).

© MASSON. La photocopie non autorisée est un délit

Délimitation des zones contrôlées

Sont donc considérées comme zones contrôlées toutes les zones où un travailleur est susceptible de recevoir une dose d'exposition annuelle supérieure ou égale à 20 mSv (milli-Sievert).

CES ZONES CONTRÔLÉES SIGNALÉES par un panneau réglementaire sont :

- **pour la radiothérapie externe :** les salles de simulateur et de traitement ;
- **pour la curiethérapie et la médecine nucléaire :** les salles de préparation, d'examens, de stockage ainsi que l'unité d'hospitalisation.

La radioprotection a pour but de limiter, avec des marges de sécurité importantes, les expositions aux rayonnements ionisants pour tous les individus.

LES TEXTES RÉGLEMENTANT LA RADIOPROTECTION sont précis et complexes. Ce règlement doit être affiché devant toute zone contrôlée dans laquelle vont être utilisées des radiations ionisantes. De plus, un panneau agréé doit signaler l'entrée de cette zone contrôlée.

Le ministère des Affaires sociales et de l'Emploi a publié une notice, intitulée la radioprotection en milieu hospitalier, qui répond à l'obligation qu'à l'employeur d'informer tout travailleur affecté dans une zone contrôlée ou appelé à y pénétrer occasionnellement (notice éditée par le Comité français d'éducation pour la santé, 18-24, rue Lecourbe, 75015 Paris).

L'UTILISATION DE RI comporte des risques, elle implique des précautions de sécurité destinées à réduire au plus bas niveau possible l'exposition tant individuelle que collective.

Les rayonnements ionisants sont composés de photons ou de particules capables d'engendrer la formation d'INS directement ou indirectement.

Les RI sont produits par des sources très variées :

- **les appareils générateurs de rayons X ;**
- **les sources radioactives.**

Émission permanente de rayonnement

La nature du rayonnement est déterminée par :

- **le radioélément :** cobalt 60, iridium 192, iode 131, technétium 99;
- **la présentation des sources :** scellées, non scellées;
- **leur activité :** cobalt, curiethérapie, médecine nucléaire, laboratoire.

Période en relation avec la décroissance radioactive (*ex.* : iode 131 = 8 jours).

La contamination radioactive ne peut provenir que des sources non scellées (ou d'une source scellée fracturée).

Il y a contamination chaque fois que des substances radioactives non scellées sont présentes dans un milieu ou sur une surface.

- On parle d'**exposition externe** lorsque la source radioactive est externe à l'organisme.
- On parle d'**exposition interne** lorsque la source radioactive a pénétré dans l'organisme (inhalation, ingestion, injection).

Après une radiographie, le patient n'est pas radioactif, on peut donc s'en approcher sans danger. La source de rayonnement est dans l'appareil.

Pendant une curiethérapie, le malade s'il est porteur de sources radioactives constitue un risque d'exposition externe pour l'autre. Dès le retrait de ces sources (déstockage dans un conteneur prévu), le malade n'est plus radioactif, on peut donc s'en approcher (sauf grains intraprostatiques ; implants permanents).

En médecine nucléaire, les sources non scellées (substances injectées ou ingérées) sont donc présentes dans l'organisme du patient. Celui-ci demeure radioactif jusqu'à l'élimination de ses substances. Le personnel est donc en exposition externe.

Moyen de protection contre le risque d'exposition externe

Trois grands principes permettent de limiter l'irradiation du personnel reposant sur le temps, la distance, l'écran (voir tableau 10.1).

Tableau 10.1. Principes de protection contre le risque d'exposition externe.

Distance	*Durée*	*Écrans*
Plus on s'éloigne, plus la dose reçue diminue.	Réduire le temps de présence au minimum.	Paravents plombés Tabliers plombés (la nature de l'écran dépend du type de rayonnements à intercepter).
C'est le moyen le plus simple. Il est donc recommandé de s'éloigner le plus possible du patient.	Travailler vite et bien, d'autant plus quand la dose reçue risque d'être importante.	Complémentaire des deux autres. Nécessaire dans tous les cas surtout quand le soin est long et nécessite que le soignant se tienne près du patient.

Mesures de radioprotection

La réglementation impose de stocker les déchets de soins alimentaires soumis à la réactivité ainsi que le linge en contact avec les personnes sous iode 131. Ceci implique la gestion contrôlée de la radioactivité jusqu'à disparition réglementairement acceptable.

Un portique dans certaines unités de soins permet de signaler toute radioactivité dépassant les normes.

Réglementation nationale de radioprotection

Décret n° 2003-296 du 31 mars 2003.

Ce décret s'inscrit dans la transposition de la Directive 96/29 Euratom du Conseil en date du 13 mai 1996 fixant les normes de base relatives à la protection sanitaire de la population et des travailleurs exposés aux radiations ionisantes.

Les travailleurs exposés sont des travailleurs soumis dans le cadre de leur activité professionnelle à une exposition des rayonnements ionisants susceptible d'entraîner des doses supérieurs aux limites de doses fixées pour les personnes du Public à savoir 1 mSv/an (milli-Sievert/an).

Classification du personnel

Il est classé en catégorie A ou B.

Pour le personnel classé en catégorie A, la somme des doses efficaces reçues par l'exposition externe et interne ne doit pas dépasser 20 mSv sur douze mois consécutifs (exposition globale).

Tableau 10.2 Mesures de radioprotection.

Service de radiothérapie	*Service de soins en curiethérapie + irathérapie*
Locaux Les salles de traitement ont des murs de plus d'un mètre d'épaisseur, en béton baryté, avec des portes épaisses plombées. Un couloir en chicane permet au personnel d'être protégé des radiations émises par les appareils.	**Locaux** Les patients sont dans des chambres particulières plombées. Pour ceux qui ingèrent de l'iode 131 à titre curatif, la chambre est équipée de WC spéciaux avec séparation des matières et des urines. Seules les urines iront dans des cuves de décontamination. Le linge « souillé » sera stocké jusqu'à élimination de son taux de radioactivité. Les déchets alimentaires seront traités de la même manière.
Protection des personnes Seul le personnel autorisé et le malade peuvent pénétrer dans les salles de traitement. Le malade reste seul dans la salle pendant le traitement. Aucun soignant n'a le droit de pénétrer à ce moment-là. Si le malade est agité ou pour un jeune enfant, des moyens de contention doivent être utilisés. Un interphone permet de communiquer avec le patient afin de le rassurer. Une caméra de contrôle permet de le surveiller. À tout moment, l'appareil de traitement peut être arrêté si le malade bouge.	**Protection des personnes** Tout patient porteur de sources radioactives ou ayant ingéré un radioélément à titre curatif, doit être hospitalisé dans un secteur protégé. Le service doit être signalé par un panneau agréé. Le règlement concernant la zone protégée doit être affiché. Tout établissement de ce type doit avoir un responsable en radioprotection. L'infirmier(e) doit veiller à ce que les portes du secteur soient fermées, être vigilante auprès des familles qui doivent lui signaler leur présence afin qu'elle puisse les informer de l'éloignement et du temps de présence dans le service et auprès du malade. Cela concerne l'approche des patients porteurs d'iridium ou qui ont ingéré de l'iode 131 dans un but curatif.

Les limites de doses équivalentes (exposition partielle) pour les différentes parties du corps exposées sont les suivantes :

– mains, pieds, (extrémités) : 500 mSv,

– peau : 500 mSv,

– cristallin : 500 mSv.

Catégorie A

Elle correspond au personnel travaillant en zone contrôlée (médecins, manipulateurs, soignants). Ce sont donc des travailleurs susceptibles de recevoir dans les conditions habituelles de travail, une dose efficace supérieure à 6 mSv par an.

Les travailleurs exposés aux rayonnements ionisants ne relevant pas de la catégorie A sont classés en catégorie B.

Catégorie B

Elle correspond au personnel travaillant en zone surveillée ou occasionnellement en zone contrôlée (brancardiers, ASH).

– une zone est dite surveillée dès lors que les travailleurs sont susceptibles de recevoir, dans les conditions normales de travail, une dose efficace dépassant 1 mSv par an ;

– une zone est dite contrôlée dès lors que les travailleurs sont susceptibles de recevoir, dans les conditions normales de travail, une dose efficace dépassant 6 mSv par an.

Surveillance du personnel

Surveillance médicale pour le personnel soignant d'hospitalisation et en médecine nucléaire et radiothérapie externe

La surveillance est placée sous la responsabilité du médecin du travail de l'établissement hospitalier.

- **Examen médical clinique général une fois par an.** Le contrôle hématologique (hémogramme, recherche de cellules anormales des hématies), n'a plus de caractère systématique; il mérite d'être maintenu à l'embauche et chaque fois que le médecin du travail l'estime nécessaire.
- **En médecine nucléaire (sources non scellées) ou s'il existe un risque de contamination radioactive, des examens plus spécialisés sont pratiqués** pour contrôler la contamination interne tous les six mois analyses radio-toxicologiques (recueil des urines).

Surveillance de l'irradiation externe du personnel soignant

Le port d'un dosimètre individuel et nominatif est obligatoire pendant les heures de travail sur la poitrine, de façon apparente derrière les protections (paravents, tabliers plombés). Le dosimètre utilisé actuellement est le dosimètre « InLight ». En

© Masson. La photocopie non autorisée est un délit

dehors des heures de travail, il est accroché sur un tableau placé hors de portée de tout rayonnement ionisant. Un dosimètre témoin doit être fixé sur ce tableau et y demeurer. Le dosimètre le plus utilisé est le *Dosi-film* dont l'analyse et la lecture sont réalisées tous les mois. Ces dispositifs sont fournis par un laboratoire indépendant qui les récupère, analyse les doses reçues par l'agent et renvoie au médecin du travail le relevé enregistré. Si le résultat est incorrect, l'agent est vu par le médecin du travail pour mesures correctives.

Par ailleurs, les infirmier(e)s et les manipulateurs qui travaillent en médecine nucléaire et en curiethérapie doivent porter un dosimètre supplémentaire au poignet pour contrôler une irradiation locale (personnels manipulant des sources non scellées).

Chaque travailleur appelé à intervenir en zone surveillée ou zone contrôlée fait l'objet d'un suivi dosimétrique assuré par des mesures individuelles de l'exposition externe appelées dosimétrie passive et le cas échéant par des mesures permettant d'évaluer l'exposition interne.

Depuis le 1er janvier 2000 tout travailleur intervenant en zone contrôlée doit faire l'objet d'un suivi par dosimétrie opérationnelle. La Personne compétente en radioprotection (PCR) communique périodiquement, sous leur forme nominative à l'Institut de radioprotection et de Sûreté nucléaire (IRSN), les résultats de la dosimétrie pour chaque travailleur exposé.

Ce dosimètre dit « actif » enregistre en temps réel la radioactivité reçue par le personnel. (Décret n° 98-1186 du 24 décembre 1998). Il permet le suivi et l'optimisation de l'exposition. Ces dosimètres électroniques sont pourvus d'alarmes auditives et visuelles.

La dosimétrie opérationnelle ne remplace pas la dosimétrie passive, mais vient en plus.

POINTS CLÉS

1. ▶ Au moins un patient sur deux aura de la **radiothérapie** pendant le traitement de son cancer et on estime le nombre de radiothérapies à 250 000 par an en France. La quasi-totalité des pathologies cancéreuses relèvent de la radiothérapie.
2. ▶ **Le but de la radiothérapie** est de traiter localement les organes ou tissus atteints de cancer et d'y réduire ou d'arrêter la croissance des cellules malignes présentes. La radiothérapie complète bien souvent la chirurgie, en permettant de réduire l'importance de la résection tout en améliorant le contrôle local de la maladie. La radiothérapie est aussi associée à la chimiothérapie. Les modalités de la radiothérapie comprennent surtout la radiothérapie externe, utilisant des appareils complexes (accélérateurs linéaires), la curiethérapie utilise des sources scellées implantées dans les organes ou les tissus et enfin la curiethérapie métabolique avec injection ou ingestion de substances radioactives.
3. ▶ Grâce aux progrès de l'imagerie médicale et de l'informatique, les **techniques de radiothérapie** ont évolué en permettant une irradiation plus précise et limitée aux organes à traiter et plus réduite aux organes sains de voisinage, réduisant ainsi la toxicité. La radiothérapie de conformation permet ainsi une définition et l'évaluation en 3 dimensions des volumes à traiter. La technologie des appareils a évolué pour une meilleure sécurité et tracabilité des traitements.
4. ▶ Parallèlement aux évolutions techniques et technologiques, **l'oncologie radiothérapique** est une discipline médicale à part entière, nécessitant une importante pratique clinique et une relation continue et régulière avec les patients.
5. ▶ L'implication de nombreux groupes professionnels médicaux et paramédicaux est nécessaire pour assurer la qualité et la sécurité des traitements.

Tableau 10.3 Tableau récapitulatif des effets secondaires sur les zones irradiées et des actions à entreprendre.

Localisations irradiées	Effets secondaires	Démarches infirmières	
		Prévention	Traitement
Peau / Sein	Érythème Dermite	Éviter les frottements Port de vêtements en coton, en soie Entretien de la peau : pas de lotion alcoolisée, protection solaire	Traitement symptomatique
		Information patient	
ORL	• Irritations : peau → érythème → dermite muqueuse → mucite • Glandes salivaires modification de la salive (quantité, qualité) • Dysphagie • Douleurs	Arrêt tabac / alcool Protection solaire Pas de rasoir mécanique Pas de frottement Pas de lotion alcoolisée Port de vêtements en coton, en soie Bains de bouche, port de gouttières fluorées État dentaire Alimentation : pas d'épices, pas d'acidité, aliments mixés Surveillance courbe de poids +++	Antiseptiques, Antibiotiques, Fongicides } si besoin Traitement symptomatique
		Information patient et famille	
Thorax	Irritation muqueuse : trachée → trachéite, toux œsophage → œsophagite	Pas de tabac Alimentation non épicée, non acide et mixée	Pansement gastrique Antalgiques
		Information patient	
Encéphale	Hypertension intra-crânienne Œdème cérébral Alopécie	Prothèse capillaire	Corticothérapie
		Information patient	
Abdomen	Irritation muqueuse : estomac → gastrite intestin →colite, spasmes, diarrhée foie → nausées Appauvrissement des cellules souches sanguines	Régime sans résidus : pas de crudités, alimentation non épicée, non acide Surveillance courbe de poids Contrôle hématologique	Traitement symptomatique
		Information patient	
Pelvis	Irritation muqueuse : vessie → cystite gros intestin → diarrhée vagin → vaginite rectum → rectite	Apport hydrique Régime sans résidus Injections vaginales	Traitement symptomatique
		Information patient	

© MASSON. La photocopie non autorisée est un délit

DÉMARCHE INFIRMIÈRE

TRAITEMENT PAR COLPOSTAT

Mme A. est âgée de 38 ans, mariée, mère de 2 enfants (10 et 8 ans). Elle exerce la profession de secrétaire médicale et habite dans les Landes. Mme A. est prise en charge à 100 % à cause d'une affection longue durée et bénéficie d'une mutuelle. Cette patiente a été hospitalisée pour traitement d'un cancer du col de l'utérus. Elle a eu un bilan d'extension afin de déterminer la conduite thérapeutique. Le 17 février, une cœlioscopie avec examen extemporané, évidement ganglionnaire iliaque bilatéral et transposition ovarienne bilatérale est réalisée.

Diagnostic : carcinome épidermoïde moyennement différencié T2b N0. Une radiothérapie externe complémentaire de 44 Gy sera effectuée après la curiethérapie. Le résultat conduira à une désinfiltration du paramètre droit. Mais il persiste un exocol volumineux avec des éléments érythémateux bourgeonnants. Le traitement a été bien toléré. La patiente est hospitalisée pour la réalisation d'une curiethérapie utéro-vaginale.

Déroulement de l'hospitalisation

• Entrée un dimanche après-midi et accueillie dans une chambre particulière et spéciale pour le traitement radioactif, cette patiente arrive avec son mari qui repart aussitôt pour récupérer les enfants.

Dès le départ de son mari, elle pleure, sanglote, veut rester seule. L'infirmière lui dit qu'elle la laisse s'installer et reviendra pour faire connaissance et pour complément d'information.

Un quart d'heure plus tard, Mme A. est assise dans son fauteuil, ne pleure plus, essaye de sourire et s'excuse.

L'infirmière s'assoit près d'elle, recueille l'histoire de la patiente et pose les questions nécessaires pour le recueil de données à mettre à jour.

L'infirmière s'assure de la compréhension des informations données par le médecin, à savoir le processus du déroulement thérapeutique. Elle lui donne des informations concernant la pose de l'appareil (au besoin à l'aide d'un schéma), des explications concernant le fonctionnement des appareils et pour la rassurer, elle dédramatise l'appareillage technique.

• L'infirmière informe Mme A. qu'elle a besoin d'une préparation locale :

– irrigation vaginale : hygiène locale ;

– lavement évacuateur : l'intestin doit être libéré pendant l'immobilisation stricte au lit durant le traitement. Mme A. sera appareillée le lendemain à 8 h avec une prémédication environ 1 heure avant. En vue d'une meilleure nuit, prescription d'un somnifère.

• Le lendemain matin, Mme A. part confiante au bloc opératoire. Retour dans sa chambre à 11 h.

Elle porte une sonde utérine et deux ovoïdes pour le colpostat, une sonde urinaire et une perfusion en cours.

Mme A. est un peu agitée, souffre, se plaint, est triste. En sortant de la réanimation, elle a des examens radiographiques de repérage.

Le manipulateur vient pour mettre en place les sources. Le traitement commence à 12 h.

L'infirmière passe la voir et constate que les douleurs sont accrues et qu'elle est agitée. Son angoisse est évidente, pas exprimée verbalement mais son regard est éloquent.

Mme A. est rassurée car on ajoute dans la perfusion un antispasmodique *(Spasfon)* et un anti-inflammatoire *(Profénid)*. Une demi-heure plus tard, elle ne souffre plus. Elle est sereine. L'infirmière lui frictionne le dos et les fesses et vérifie le bon fonctionnement de la sonde vésicale.

Mme A. est à nouveau inquiète, du fait de la pose des sources ; elle croit que l'infirmière ne va pas passer la voir : elle se croit isolée. On lui rappelle qu'elle peut sonner et qu'on répondra à son appel. Son mari lui téléphone pour avoir des nouvelles et le sourire revient. Dans la journée, vérification des constantes et *nursing*.

• Tout passage du personnel soignant dans la chambre nécessite le respect des règles de radioprotection :

– rentrer les sources dans le conteneur spécial avant d'entrer dans la chambre et rebrancher le système dès la sortie ;

– contrôler l'horloge électronique avec vérification du temps global du traitement et du temps écoulé. On lui confirme qu'elle sera libérée le lendemain à 15 h. Mme A. va bien, le médecin est passé la voir. Pour le soir, nouvelle prescription d'un somnifère.

• Le lendemain, réapparition des signes d'angoisse perçus à l'arrivée. Le diagnostic infirmier d'anxiété étant posé, l'infirmière se montre vigilante en observant le comportement. L'infirmière prépare Mme A. à l'ablation du colpostat (faite par le médecin), des mèches, de la sonde urinaire. Ce n'est pas douloureux mais désagréable. Mme A. ne se plaint pas, ne parle pas, ne pose pas de questions. Son visage est tendu, elle est au bord des larmes et ne semble pas soulagée malgré la dépose du matériel. Le médecin lui prescrit des irrigations vaginales à faire à domicile. Elle pourra partir dans la soirée s'il n'y a pas de saignement. Elle aura un soin local avec irrigation vaginale avant la sortie et sera munie de son prochain rendez-vous.

• Au moment des soins, l'infirmière essaye de faire exprimer Mme A. sur ce qu'elle ressent : elle va bien. « *Tout s'est bien passé* » dit-elle. Cependant, autre chose la tracasse et elle ne l'exprime pas spontanément. Après les soins, l'infirmière lui demande s'il n'y a pas d'autres questions qu'elle aurait à poser avant son départ en particulier des questions concernant le retour à domicile et si elle désire revoir le médecin. Mme A. parle : en effet, il y a un problème pressenti par l'infirmière. Elle pense qu'elle ne pourra plus avoir de rapports sexuels avec son mari, qu'elle a été « brûlée » par les traitement successifs et qu'on ne lui dit pas la vérité. Elle fait part des difficultés du couple avant la maladie. L'infirmière doit lever les doutes qui l'angoissent et pour que la patiente soit rassurée, lui propose un dernier entretien avec le médecin à qui elle pourra poser toutes les questions qui la préoccupent pour l'avenir.

Bilan et recommandations

Avant son départ, l'infirmière propose à Mme A. de rencontrer le psychiatre et elle accepte avec enthousiasme cet entretien. Le psychiatre transmet à l'équipe que Mme A. a pu lui dire « *beaucoup de choses qu'elle n'avait jamais pu dire à personne* ». Elle est rassurée par le psychiatre qui lui donne l'adresse d'un collègue en cas de besoin, près de chez elle, et lui prescrit un anxiolytique comme soutien à sa sortie.

Mme A. dit au revoir et remercie chaleureusement l'équipe soignante.

Ce traitement qu'elle appréhendait s'est bien déroulé et ses angoisses ont pu être levées grâce à la perspicacité et le soutien efficace de professionnels à l'écoute de la patiente.

Traitements médicaux spécifiques

11

Les traitements médicaux appliqués aux malades cancéreux sont nombreux. On distingue schématiquement :

- **Des traitements spécifiques dirigés contre les cellules cancéreuses ;** il s'agit principalement de la chimiothérapie et de l'hormonothérapie. L'immunothérapie reste du domaine de la recherche. À l'inverse de la chirurgie et de la radiothérapie, qui n'ont le plus souvent qu'une action locale, les traitements médicaux anticancéreux ont une action générale sur l'ensemble des cellules cancéreuses, indépendamment ou presque de leur situation dans l'organisme.
- **Des traitements symptomatiques** destinés à soulager divers troubles au cours de l'évolution de la maladie, pendant le traitement ou en fin de vie ; ils seront envisagés dans les chapitres suivants.

Principes généraux de la chimiothérapie

Définition et indications

La chimiothérapie représente la part principale des traitements médicaux de la maladie cancéreuse. Apparue dans les années 1940, elle est toujours en cours de développement.

Elle peut être un traitement isolé ou associé aux autres méthodes thérapeutiques : chirurgie et radiothérapie (traitements combinés). Elle peut être limitée à un seul médicament (monochimiothérapie) ou en comporter plusieurs (polychimiothérapie).

Il existe trois grandes indications :

- **Le traitement est donné en première intention :** si l'abord chirurgical est trop difficile ou s'il existe des signes inflammatoires, on commence par une chimiothérapie (chimiothérapie d'induction ou néoadjuvante) pour réduire le volume de la tumeur avant le traitement local à visée curative.
- **Lorsque le traitement loco-régional est possible** (chirurgie ou radiothérapie, ou les deux associées), un risque d'extension à distance constitue l'indication d'un traitement général pour tenter de prévenir le développement ultérieur de métastases. Cette chimiothérapie, dite adjuvante, est appliquée le plus souvent pour un temps limité. Elle sera commencée le plus tôt possible après le traitement local.
- **Dans le cas des tumeurs récidivantes ou métastatiques,** la chimiothérapie n'est alors que palliative, n'autorisant aucun espoir de guérison. Souvent, cependant, elle permet une rémission (complète ou partielle) ou une stabilisation de la maladie. Cela implique que le traitement soit continué, s'il est bien toléré, aussi longtemps qu'il est efficace. L'évolution de la maladie dépend de la réponse à ce traitement.

Caractères généraux de la chimiothérapie

La diffusion d'une substance chimique dans tout l'organisme après son administration, bien que variable suivant les tissus et les organes, assure à la chimiothérapie une action globalement ubiquitaire.

L'efficacité réelle dépend de nombreux facteurs parmi lesquels trois sont prédominants : la tumeur (souvent hétérogène sur le plan cellulaire et tissulaire), l'organisme porteur (qui varie en fonction du temps et de son environnement), le traitement (différant selon la nature, la répartition et la transformation des médicaments).

Cette hétérogénéité tumorale, organique et pharmacologique conditionne l'application de la chimiothérapie à la recherche d'une adéquation optimale et explique en même temps les difficultés de sa réalisation.

Les contraintes liées aux cycles de reproduction cellulaire dépendent de l'action élective de certains médicaments, corrélée à l'état dans lequel se trouve la cellule à détruire (figure 11.1) :

- **Les effets peuvent être indépendants du cycle :** c'est le cas de quelques agents alkylants (moutardes azotées : chlorméthine).

© MASSON. La photocopie non autorisée est un délit

- **D'autres effets dépendent du cycle,** quelle que soit la phase de celui-ci (alkylants, fluoro-uracile, nitroso-urées ou certains antibiotiques).
- **D'autres enfin dépendent étroitement d'une phase précise du cycle** comme la plupart des antimétabolites (phase S ou de synthèse), les antifibrillaires (phases prémitotique et mitotique).

C'est sur ces modalités d'action diverses que repose le principe des associations : elles visent à élargir le spectre d'activité des schémas thérapeutiques, à assurer une coopération médicamenteuse, à diminuer le risque d'émergence de chimiorésistance. Sur ces bases, des mesures d'optimisation des protocoles ont été établies pour renforcer et faciliter l'action de certains médicaments, en les administrant par exemple en perfusion prolongée pour leur permettre d'agir au moment où la cellule se trouve à son maximum de vulnérabilité (la chimiothérapie continue est indiquée électivement pour des tumeurs à taux de prolifération bas avec des produits à demi-vie courte). De telles méthodes permettent d'augmenter les doses efficaces sans aggraver les manifestations d'intolérance.

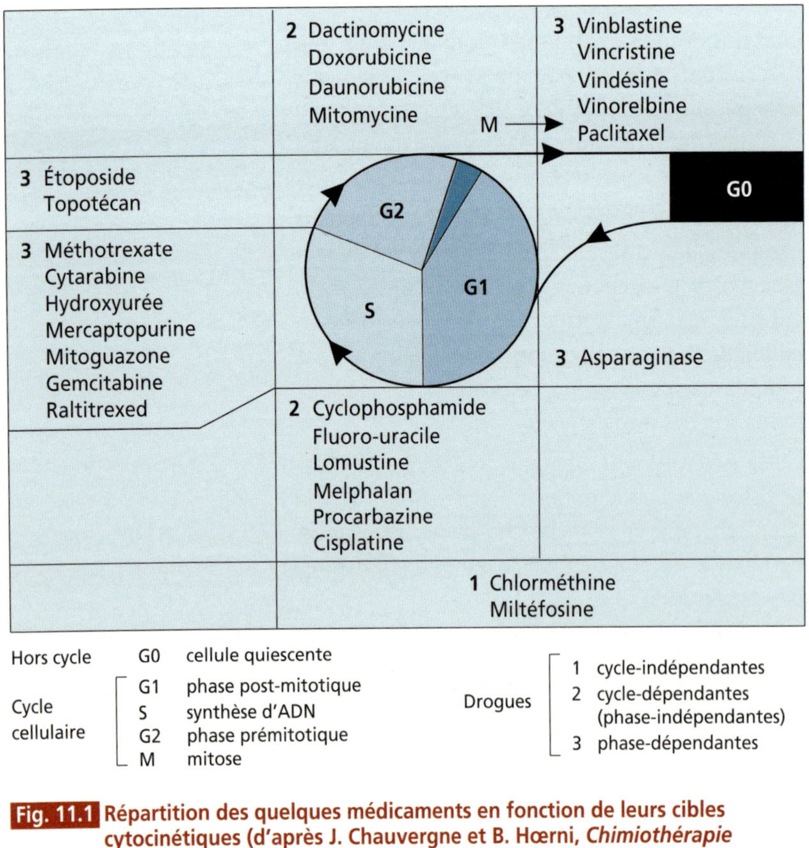

Fig. 11.1 Répartition des quelques médicaments en fonction de leurs cibles cytocinétiques (d'après J. Chauvergne et B. Hœrni, *Chimiothérapie anticancéreuse*, Paris, Masson, 1998).

Les impératifs d'application pratique sont ceux d'une bonne gestion de la chimiothérapie ; ils s'appliquent à la prévention des risques d'effets délétères sur les tissus sains et conditionnent l'index thérapeutique en clinique. La première mesure consiste à n'utiliser si possible en association que des substances à toxicité non cumulative, notamment : médullaire (commune à la plupart des médicaments), immunodépressive (alkylants, antimétabolites), hépato-rénale (surtout les dérivés du platine), pulmonaire (bléomycine) ou cardiaque (anthracyclines).

L'adoption d'une administration discontinue en séquences (ou cycles) permet d'appliquer des doses plus élevées en diminuant les effets secondaires (latéraux), et de tirer profit de l'aptitude différente à réagir qui existe entre tissus sains et pathologiques, les capacités de régénération de la moelle osseuse et des tissus épithéliaux normaux étant plus élevées que celles des tissus tumoraux.

Ces données varient avec l'âge (différences biologiques), selon les aptitudes physiques ou les séquelles pathologiques pour chaque malade, en fonction de l'évolutivité des maladies, des réactions psychologiques et de l'environnement.

Un certain nombre de mesures font l'objet de recherches pour diminuer les manifestations d'intolérance (chronomodulation) ou augmenter les doses en y associant des mesures de protection (facteurs de croissance médullaires, greffes de moelle ou transfusion de cellules souches).

Les contraintes pharmacologiques déterminent la structure des protocoles en fonction du devenir des médicaments une fois injectés (absorption, diffusion dans l'organisme, concentration dans certains tissus). Les ajustements du traitement qui visent à améliorer le rendement thérapeutique peuvent porter sur la dose, la durée, la fréquence d'administration. Cela revient à adapter la chimiothérapie à chaque cas, en fonction de la nature chimique du produit et des conditions biologiques du patient (âge, poids, fonctions de transformation et d'élimination). D'autres mesures encore à l'étude cherchent à éviter la survenue trop rapide d'une résistance à l'action du médicament ou à obtenir sa réversion.

En pratique, on est amené à retenir schématiquement un certain nombre de *facteurs prédictifs de la réponse à la chimiothérapie* :

- **l'histologie** (selon le type de tumeur, son caractère différencié ou non);
- **le mode évolutif** (plus la croissance est rapide plus l'efficacité sera élevée mais brève);
- **le volume tumoral** à traiter (l'efficacité sera d'autant plus marquée que la masse sera plus réduite, soit d'emblée, soit secondairement, après exérèse chirurgicale);
- **la localisation dans l'organisme** (en fonction notamment des conditions de vascularisation de certains organes);
- **les marqueurs tumoraux** (qui peuvent être en relation avec la masse tumorale et sont parfois des témoins de la différenciation);
- **la radiothérapie antérieure** (qui laisse des séquelles vasculaires défavorables à une bonne concentration des médicaments);
- **le moment d'application de la chimiothérapie** enfin (celle-ci étant *a priori* d'autant plus efficace qu'elle est administrée plus précocement, en association et aux doses maximales tolérables).

Il est cependant toujours impératif d'évaluer directement l'efficacité chez un malade donné surtout en indication palliative — d'où la nécessité d'une cible tumorale correctement appréciable — pour éviter d'être seulement nuisible en cas d'inefficacité du traitement.

Utilisation pratique

Conditions de réalisation d'une cure

La chimiothérapie s'administre par voie orale, intramusculaire ou intraveineuse principalement. On peut également utiliser ponctuellement des abords intrathécal, intrapéritonéal ou intrapleural.

De nombreux paramètres sont à surveiller avant l'administration d'une chimiothérapie, pour assurer une bonne tolérance au traitement :

- éliminer tout foyer infectieux, latent ou évolutif;
- prévenir un risque infectieux lié à des problèmes dentaires;
- rechercher les différentes affections (rénale, cardiaque, hépatique) pouvant avoir un retentissement sur le traitement;
- évaluer le capital veineux en vue de la pose d'un système central (système implantable endoveineux : SIEV, cathéter);
- réaliser un bilan préthérapeutique biologique, clinique et radiologique (TDM ou IRM).

Le résultat du bilan biologique permet de prescrire des doses adaptées et personnalisées. L'hémogramme, le bilan rénal et hépatique sont contrôlés dès le départ.

Le traitement ne peut être effectué à dose pleine que si les taux de leucocytes et de plaquettes sont suffisants. Sinon, les doses doivent être réduites ou le traitement différé.

On écartera l'utilisation d'un anticancéreux à toxicité spécifique, par exemple :

– les anthracyclines et le fluoro-uracile, en cas d'antécédents cardio-vasculaires avec séquelles;

– le cisplatine en cas d'insuffisance rénale;

– les vinca-alcaloïdes et le cisplatine en cas de neuropathie.

Il faut veiller aussi à ne pas dépasser les doses maximales cumulées à respecter pour certains médicaments.

AVANT TOUTE INJECTION, l'infirmier(e) doit :

- **vérifier la prescription** nominative, datée et signée par le médecin;
- **contrôler la dose** (surface corporelle), dose limite à connaître;
- **se référer aux modalités d'injection** (hydratation, mode d'injection avec protection de la lumière ou non);
- **prendre connaissance des prescriptions complémentaires** (antiémétiques ou autres).

PENDANT L'ADMINISTRATION (détaillée plus loin), il faut surveiller les effets inattendus, comme :

- **une hypotension artérielle;**
- **un spasme coronarien** (fluoro-uracile);
- **un risque d'extravasation** (douleur, rougeur, œdème local au niveau du point d'injection).

PENDANT L'INTERCURE, l'apparition d'effets retardés est à surveiller et des actions sont à entreprendre selon les traitements appliqués.

- **Surveillance hématologique**

S'il existe une fièvre > à 38° (souvent possible entre 8 et 15 jours en postcure), il faut demander un hémogramme. S'il existe une aplasie fébrile, le patient doit être éventuellement hospitalisé pour une antibiothérapie ou l'administration de facteurs de croissance hématopoïétiques pour faire remonter les taux globulaires.

© MASSON. La photocopie non autorisée est un délit

Tableau 11.1 ***Différents produits et leur toxicité.***
Tous les médicaments présentés dans ce tableau sont inscrits au Tableau A.

Dénomination commune internationale *Nom de spécialité*	**Présentation**	**Voie d'administration Posologie :** *Doses mentionnées à titre indicatif, peuvent varier selon les protocoles (par m² de surface corporelle)*	**Toxicité Effets indésirables**	**Précautions particulières d'application**
		AGENTS ALKYLANTS		
Altrétamine *Hexastat*	Gélules à 100 mg	*Per os* : 150 à 250 mg/m ^{2}/j. x 14 à 21 j. toutes les 3-4 semaines	• Nausées, vomissements • Toxicité médullaire • Diarrhée • Réaction cutanée allergique	• Ne pas déconditionner les gélules pour prévenir tout contact avec la poudre, irritante pour les muqueuses
Busulfan *Myléran* *Busilvex*	Comprimés à 2 mg Flacons solution de 60 mg	*Per os* : 3 à 5 mg/m^2/j. puis 1 à 2 mg/m^2/sem. Perfusion : 2 heures	• Toxicité médullaire • Pulmonaire • Cutanée (mélanodermie)	• Surveiller la diurèse et alcaliniser les urines (hyperuricémie) • Ne pas croquer, ni écraser
Carmustine *Bicnu* *Gliadel*	Flacons de 100 mg + solvant 3 ml Implant cérébral de 7,7 mg	Voie IV : perfusion lente (1 à 2 h) 200 mg/m^2 en 1 ou 2 j./6-8 semaines (utiliser des flacons en verre)	• Toxicité médullaire • Nausées, vomissements • Douleur au point d'injection (veinite, thrombose) • Alopécie	• Dissoudre avec le solvant puis diluer la solution avec 27 ml d'eau stérile (solution claire) • Diluer à nouveau avec un soluté salé à 9 ‰ ou glucosé à 5 %. • Injecter immédiatement.
Chlorambucil *Chloraminophène*	Gélules à 2 mg	*Per os* : • Dose d'attaque : 2 à 10 mg/m^2/j. • Dose d'entretien : 2 à 6 mg/m^2/sem.	• Toxicité médullaire • Nausées, vomissements • Dermatite exfoliatrice	• Surveillance pulmonaire (fibrose) • Ne pas ouvrir, ni croquer, ni écraser
Chlorméthine *Caryolysine*	Flacons de 10 mg	Voie IV : stricte avec rinçage de la veine : 6 mg/m^2/15-20 j.	• Toxicité médullaire • Nausées, vomissements • Veinite • Nécrose cutanée en cas d'extravasation • Hypersensibilité (choc), mucite	• En cas de contact avec la peau ou les muqueuses, lavez rapidement à l'eau
Cyclophosphamide *Endoxan Asta*	Dragées à 50 mg Flacons de 100, 500 et 1 000 mg	*Per os* : 50 à 100 mg/m^2/j. Voie IV : perfusion lente : 300 à 1000 mg/j. x 1 à 5 j. /2 à 3 semaines Voie IM : douloureuse	• Toxicité médullaire • Nausées, vomissements • Alopécie progressive • Cystite hémorragique • Stomatite	• Faire boire abondamment le patient (3 l/24 h)
Dacarbazine *Déticène*	Flacons de 100 mg	Voie IV : perfusion (30 à 60 min.) 150 à 250 mg/m^2/j. x 3-5 j./3 sem.	• Toxicité médullaire • Photosensibilisation • Douleur au point d'injection • Nausées, vomissements • Alopécie	• Recouvrir le flacon, la tubulure et le bras du patient d'un manchon opaque

▶

Tableau 11.1 ***Différents produits et leur toxicité.*** *(suite)*
Tous les médicaments présentés dans ce tableau sont inscrits au Tableau A.

Dénomination commune internationale *Nom de spécialité*	***Présentation***	***Voie d'administration Posologie :*** *Doses mentionnées à titre indicatif, peuvent varier selon les protocoles (par m² de surface corporelle)*	***Toxicité Effets indésirables***	***Précautions particulières d'application***
Fotémustine *Muphoran*	Flacons de 208 mg	Voie IV : perfusion lente (1 h) 100 mg/m ²/sem. x 3 sem. puis toutes les 3 sem.	• Toxicité médullaire • Nausées, vomissements • Diarrhée • Atteinte hépatique	• Protéger le flacon, la tubulure et le bras du patient de la lumière
Ifosfamide *Holoxan 1 000*	Flacons de 1 g	Voie IV : IVD ou perfusion lente : 1 à 3 g/m²/j. x 3 à 5 j./ 10-20 j.	• Toxicité médullaire • Nausées, vomissements • Cystite hémorragique • Alopécie • Troubles neurologiques	• Faire boire abondamment pour assurer une bonne diurèse (3-4 l/j.) • Utiliser du *Mesna* systématiquement pour protéger la vessie (100 à 120 % Ifosfamide)
Lomustine *Bélustine*	Gélules à 40 mg	*Per os* : 100 à 150 mg/m² en une seule prise/6 sem. ou 75 mg/m²/3 sem.	• Toxicité médullaire • Nausées, vomissements • Alopécie, stomatite	• Ne pas ouvrir les gélules (poudre irritante pour les muqueuses)
Melphalan *Alkéran*	Comprimés à 2 mg Flacons de 50 mg	6 à 10 mg/m²/j. x 3-4 j./3 à 4 sem., puis 10 mg/m²/sem. (arrêt de 15 à 20 j., puis 2 mg/j.) Voie IV peu utilisée (greffe de moelle)	• Toxicité médullaire • Nausées, vomissements • Stomatite	• Ne pas écraser les comprimés • Absorber à distance des repas (2 heures)
Pipobroman *Vercyte*	Comprimés à 25 mg	*Per os* : 40 à 50 mg/m²/j. jusqu'à 150 mg/m_/j. à la 4ᵉ sem. Entretien : 10 à 30 mg/m²/j. x 2 sem.	• Toxicité médullaire. • Nausées, vomissements.	• Contrôle globulaire précoce (action rapide)
Procarbazine *Natulan*	Gélules à 50 mg	*Per os* : 150 à 200 mg/m²/j. x 14-21 j., toutes les 3 sem. Voie IV peu utilisée (perfusion lente)	• Toxicité médullaire • Troubles neuropsychiques • Éruption cutanée • Vomissements	• Se prend au coucher avec du *Primpéran* • Interdire les boissons alcoolisées
Streptozocine *Zanosar*	Flacons de 1 000 mg	Voie IV : IVD ou perfusion courte (15-30 min.) 1 000 à 1500 mg/m²/4 sem.	• Insuffisance rénale • Toxicité médullaire • Vomissements, diarrhée • Atteinte hépatique	• Administrer en IV stricte • Contrôler l'état rénal et la glycémie
Thiotépa *Thiotépa Lédérlé*	Flacons de 15 mg	Voie IM : 10 à 20 mg/j. Voie IV : 6 à 10 mg/m²/j. x 5 à 10 pour 3-4 sem., puis 10 à 20 mg/sem. Voie intrathécale Voie intracavitaire (plèvre, péricarde, péritoine, vessie)	• Toxicité médullaire • Nausées, vomissements	• IV directe et lente • La solution doit être préparée et injectée extemporanément • Produit à conserver au froid

© MASSON. La photocopie non autorisée est un délit

Tableau 11.1 *Différents produits et leur toxicité.* (suite)
Tous les médicaments présentés dans ce tableau sont inscrits au Tableau A.

Dénomination commune internationale *Nom de spécialité*	**Présentation**	**Voie d'administration Posologie :** *Doses mentionnées à titre indicatif, peuvent varier selon les protocoles (par m² de surface corporelle)*	**Toxicité Effets indésirables**	**Précautions particulières d'application**
Témozolomide *Témodal*	Gélules à 5, 20, 100 et 300 mg	*Per os* en une prise à jeun 250 mg/m ^{2}/j. x 5/28 j.	• Toxicité médullaire • Nausées, vomissements.	• Surveillance hématologique • Anti-émétiques systématiques
		ANTIMÉTABOLITES		
Capécitabine *Xeloda*	Comprimés à 150 et 500 mg	*Per os* : en 2 prises par jour en fin de repas (30 min. après) à 12 h d'intervalle 2500 mg/m ^{2}/j. x 14 j./3 sem.	• Toxicité médullaire • Diarrhées • Syndrome mains-pieds	• Réhydratation et anti-diarrhéiques • Réduction des doses • Crème hydratante
Cladribine *Leustatine*	Flacons de 10 mg	Voie IV : 40 mg/m ^{2}/j. (0,1 mg/kg/j.) 7 jours consécutifs (perfusion continue)	• Toxicité médullaire • Nausées, vomissements • Toxicité rénale, neurologique	• Prévenir les réactions générales (fièvre) en début de traitement
Cytarabine *Aracytine*	Flacons de 100, 500, 1 000 et 2 000 mg	Voie IV : perfusion lente ou IVD. Dose d'attaque (exemple) : 100 à 200 mg/m ^{2}/j. x 5 à 20 j. Dose d'entretien : 15 à 60 mg/m ^{2}/3 j.	• Toxicité médullaire • Nausées, vomissements • Stomatite, œsophagite, diarrhée • Réactions allergiques	• Surveiller les fonctions hépatiques et rénales
Fludarabine *Fludara*	Flacons de 50 mg Comprimés à 10 mg	Voie IV : perfusions de 30 min. (soluté salé) 25 mg/m ^{2}/j. x 5 j./28 j. *Per os* : 40 mg/m ^{2}/j x 5 j./28 j.	• Toxicité médullaire. • Nausées, vomissements • Hypersensibilité (fièvre, frissons)	• Corticoïdes, anti-histaminiques si réactions précoces • Hyperhydratation (syndrome de lyse tumorale)
Fluoro-uracile *Fluoro-uracile*	Flacons de 250, 500 et 1 000 mg	Voie IV : • 500 à 1 000 mg/m ^{2}/j. x 3 à 5 j. • 500 mg à 1 g/j. x 10 j./ 4 sem. (perfusions continues) Voie intra-artérielle, vésicale	• Toxicité médullaire • Nausées, vomissements • Stomatite, diarrhée • Photosensibilisation (érythème, pigmentation)	• Conserver le produit à l'abri de la lumière et protéger le flacon et la tubulure de la perfusion. Passer la perfusion en moins d'1 h • En cas de diarrhée, arrêter le traitement
Gemcitabine *Gemzar*	Flacons de 200 et 1 000 mg	Voie IV stricte : perfusion courte 1 000 mg/m ^{2}/sem. x 3 sem., toutes les 4 sem.	• Toxicité médullaire • Nausées, vomissements • Réactions générales (syndrome grippal)	• Temps de perfusion : ne pas dépasser 30 min. • Surveillance hépatique et rénale.
Mercaptopurine *Purinéthol*	Comprimés à 50 mg	*Per os* : 100 mg/m ^{2}/j.	• Toxicité médullaire et hépatique • Nausées, diarrhée • Éruptions cutanées	• Ne pas écraser ou casser les comprimés

Tableau 11.1 *Différents produits et leur toxicité. (suite)*
Tous les médicaments présentés dans ce tableau sont inscrits au Tableau A.

Dénomination commune internationale *Nom de spécialité*	***Présentation***	***Voie d'administration Posologie :*** *Doses mentionnées à titre indicatif, peuvent varier selon les protocoles (par m^2 de surface corporelle)*	***Toxicité Effets indésirables***	***Précautions particulières d'application***
Méthotrexate *Méthotrexate* *Roger Bellon* *Lédertrexate*	Flacons de 5, 20, 25, 500, 1 000 et 5 000 mg Comprimés à 2,5 mg	Voie : IM, SC, IT Voie IV : perfusion lente ou IVD 30 à 75 mg/m²/j. x 1 à 2 sem. Doses fortes : 250 mg/m² à > 2 g/m² *Per os* : 15 à 30 mg/m²/sem.	• Toxicité médullaire et rénale • Ulcérations digestives et buccales • Infiltrat pulmonaire • Photosensibilisation	• En cas de forte dose ou de surdosage, administrer l'antidote *Lederfoline* (per os, IM ou IV) • Veiller à une hydratation correcte du malade et à une bonne diurèse • Contrôler le PH urinaire (≥ 7)
Pentostatine *Nipent*	Flacons de 10 mg	Voie IV : perfusion 15 min. 4 mg/m²/14 j.	• Toxicité médullaire • Nausées, vomissement • Réactions allergiques • Neuropathies	• Hydratation avant (500 à 1 000 ml) et après (500 ml) la perfusion • Surveiller la diurèse
Raltitrexed *Tomudex*	Flacons de 2 mg	Voie IV : perfusion 15 min. 3 mg/m²/3 sem.	• Toxicité digestive (vomissements, diarrhée, mucite) • Toxicité médullaire	• Surveiller l'état digestif (adaptation des doses) ; contrôler l'état hépatique
Tégafur-Uracile *UFT*	Gélules à 100 mg	*Per os* : 300 mg/m²/j. pendant 28 j. et 7 j. d'arrêt Toutes les 8 heures en dehors des repas.		• En association à l'acide folinique 90 mg/j. quotidien
		INTERCALANTS		
Amsacrine *Amsidine* *Amsalyo*	Ampoules à 75 mg	Voie IV : perfusion lente 90 à 300 mg/m²/j. x 4-5 j./ 2 à 4 sem.	• Toxicité médullaire et cardiaque • Stomatite, nausées, vomissements, diarrhée • Veinite • Alopécie • Nécrose locale en cas d'extravasation	• Diluer la solution dans 500 ml de soluté glucosé isotonique • Utiliser des seringues en verre • Surveiller le poids pendant la perfusion
Bléomycine *Bléomycine*	Flacons de 15 mg	Voie IV directe lente ou perfusion : 10 à 20 mg/m²/sem. ou 15 mg/m²/j. x 3 à 4 j./3 sem. Voie IM : 15 mg Voie intratumorale Dose totale maximale à vie : 200 mg/m²	• Risque de rash cutané avec clocher thermique • Fibrose pulmonaire • Hyperpigmentation cutanée, sclérodermie	• Surveillance de la respiration (éventuelle dyspnée) et de l'état de la peau (face d'extension des articulations)
Dactinomycine *Lyovac-Cosmegen*	Flacons de 0,5 mg	Voie IV : tubulure de perfusion : 0,3 à 0,5 mg/m²/j. x 5 j./3-4 sem.	• Toxicité médullaire • Nausées, vomissements, diarrhée • Alopécie, rash cutané • Nécrose locale en cas d'extravasation	• Arrêt du traitement en cas de rash cutané • Voie IV stricte (risque de nécrose par extravasation)

© MASSON. La photocopie non autorisée est un délit

Tableau 11.1 *Différents produits et leur toxicité. (suite)*
Tous les médicaments présentés dans ce tableau sont inscrits au Tableau A.

Dénomination commune internationale *Nom de spécialité*	***Présentation***	***Voie d'administration Posologie :*** *Doses mentionnées à titre indicatif, peuvent varier selon les protocoles (par m² de surface corporelle)*	***Toxicité Effets indésirables***	***Précautions particulières d'application***
Daunorubicine *Cérubidine*	Flacons de 20 mg	Voie IV : IVD directe ou perfusion rapide (10 à 60 minutes) 10 à 20 mg/m ^{2}/j. x 5 j. ou 75 mg/m ^{2}/3 sem. Dose totale maximale à vie : 600 mg/m^2	• Toxicité cardiaque, troubles du rythme • Toxicité médullaire • Nausées, vomissements • Alopécie • Nécrose locale en cas d'extravasation	• Administrer par voie IV stricte • ECG avant chaque injection • Prévenir de la coloration rouge des urines
Daunorubicine liposomale *Daunoxome*	Flacons solution de 50 mg	Perfusion IV : 30 min. 40 mg/m^2/2 sem.	• Toxicité médullaire	• Surveillance cardiaque si antécédents.
Doxorubicine *Adriblastine* *Doxorubicine Dakota*	Flacons de 10, 50, 150 et 200 mg	Voie IV : en IVD ou perfusion lente 50 à 60 mg/m^2/3 sem. Dose totale maximale à vie : 550 mg/m^2	• Toxicité cardiaque et médullaire • Nausées, vomissements • Alopécie rapide, mucite • Nécrose locale en cas d'extravasation	• Administrer en IV stricte dans la tubulure de perfusion • Surveiller pouls, TA et ECG • Coloration rouges des urines.
Doxorubicine liposomale *Caelyx*	Flacons solution de 20 et 50 mg	Perfusion IV de 60 min. 20 à 50 mg/m^2	• Toxicité médullaire • Syndrome mains-pieds	• Corticoïdes • Recommandations : bains de pieds froid, pas de chaussures serrées.
Épirubicine *Farmorubicine*	Flacons de 10, 20, 50, 150 et 200 mg	Voie IV stricte : injection lente 40 à 100 mg/m^2/3-4 sem. Dose totale maximale : 900 mg/m^2	• Toxicité médullaire • Nausées, vomissements • Stomatite, alopécie • Toxicité cardiaque	• Surveiller l'injection IV stricte • Contrôler pouls, TA, diurèse, ECG
Idarubicine *Zavedos*	Flacons de 5 et 10 mg Gélules à 5, 10 et 25 mg	Voie IV : injection lente 8 à 12 mg/m^2/j. x 3 à 5 j. Dose totale maximale : 90 mg/m^2 *Per os* : 20 mg/m^2 hebdomadaire	• Toxicité médullaire • Veinite • Vomissements, diarrhée • Mucite, alopécie	• Administrer par voie IV stricte • Contrôler pouls, TA, ECG
Mitoxantrone *Novantrone*	Flacons de 10, 20 et 25 mg	Voie IV : intratubulaire lente ou perfusion 10 à 12 mg/m^2 /3 à 4 sem. Dose totale maximale : 160 mg/m^2	• Toxicité médullaire • Nausées, mucite • Alopécie	• Surveiller état cardiaque (si dose > 120 mg/m^2)
Pirarubicine *Theprubicine*	Flacons de 10, 20 et 50 mg	Voie IV stricte intratubulaire : 50 mg/m^2/3 à 4 sem.	• Toxicité médullaire • Nausées, vomissements • Alopécie	• Surveiller diurèse et état cardiaque (après dose totale > 700 mg/m^2)

Tableau 11.1 *Différents produits et leur toxicité. (suite)*
Tous les médicaments présentés dans ce tableau sont inscrits au Tableau A.

Dénomination commune internationale *Nom de spécialité*	*Présentation*	*Voie d'administration Posologie :* *Doses mentionnées à titre indicatif, peuvent varier selon les protocoles (par m² de surface corporelle)*	*Toxicité Effets indésirables*	*Précautions particulières d'application*
		ANTIFUSORIAUX		
Docétaxel *Taxotère*	Flacons de 20 et 80 mg	Voie IV : perfusion d'1 heure 100 mg/m²/3 sem.	• Toxicité médullaire • Hyposensibilité (réactions générales et cutanées) • Rétention hydrique (œdèmes, épanchements)	• Prémédication indispensable : corticoïdes • Contrôler TA, température, peau, système nerveux
Paclitaxel *Taxol* *Paxène*	Flacons de 30, 100 et 300 mg Flacons de 30, 100, 150 et 300 mg	Voie IV : perfusion (3 h) 135 à 175 mg/m²/3 sem. Dose maximale : 250 mg/m²/sem.	• Toxicité médullaire (plaquettes) • Hypersensibilité • Troubles du rythme cardiaque • Neuropathies • Vomissements, mucite	• Prémédication indispensable (corticoïdes, antihistaminiques) • Surveillance pouls, TA • Contrôle ECG (monitoring)
Vinblastine *Velbé* *Vinblastine Roger Bellon*	Flacons de 10 mg	Voie IV : IVD ou perfusion rapide 6 mg/m²/sem.	• Toxicité médullaire • Neurotoxicité, bronchospasme • Alopécie • Nécrose locale en cas d'extravasation • Parésie intestinale	• Administrer en IV dans la tubulure d'une perfusion • Rincer la veine
Vincristine *Oncovin* *Vincristine Pierre Fabre* *Vincristine Roger Bellon*	Flacons de 1 mg	Voie IV : IVD ou perfusion rapide 1 à 1,5 mg/m²/sem. (ne pas dépasser la dose totale de 2 mg par injection)	• Neurotoxicité • Constipation et risque d'iléus • Paresthésies • Alopécie • Nécrose locale si extravasation	• Administrer en IV stricte et rapide dans la tubulure d'une perfusion • Rincer abondamment • Surveiller le transit intestinal
Vindésine *Eldisine*	Flacons de 1 et 4 mg	Voie IV : IVD stricte (rapide) 3 à 4 mg/m²/j. tous les 7-10 j. ou 2 mg/m²/j. x 2 j. (toutes les sem.)	• Iléus, paresthésies • Nausées, douleurs • Troubles généraux • Veinite, alopécie	• Administrer en IV stricte • Surveiller l'état hépatique
Vinorelbine *Navelbine*	Flacons de 10 et 50 mg	Voie IV : stricte perfusion (courte) 25 à 30 mg/m²/sem. (perfusion continue possible)	• Toxicité médullaire • Paresthésies, constipation • Nausées, vomissements • Alopécie	• Administrer en IV stricte • Surveillance neurologique
		DIVERS		
Asparaginase *Kidrolase*	Flacons de 10 000 UI	Voie IV (perfusion) : 30 à 40 000 UI/m²/j. x 10 à 15 j. ou 5 à 10 000 UI/m² x 3 sem. pendant 3 à 4 sem.	• Toxicité biologique (coagulation, insuline) • Nausées, vomissements • Somnolence, coma • Hypersensibilité (choc)	• Surveiller état hépatique et rénal, glycémie, amylosémie • Prévenir les réactions immuno-allergiques.

© MASSON. La photocopie non autorisée est un délit

Tableau 11.1 *Différents produits et leur toxicité. (suite)*
Tous les médicaments présentés dans ce tableau sont inscrits au Tableau A.

Dénomination commune internationale *Nom de spécialité*	Présentation	Voie d'administration Posologie : *Doses mentionnées à titre indicatif, peuvent varier selon les protocoles (par m² de surface corporelle)*	Toxicité Effets indésirables	Précautions particulières d'application
Carboplatine *Paraplatine* *Carboplatine Merck*	Flacons de 50, 150 et 450 mg	Voie IV : perfusion brève (15 à 60 minutes) 200 à 400 mg/m²/3 à 4 semaines	• Toxicité médullaire (plaquettes) • Nausées, vomissements • Neurotoxicité (réversible) • Insuffisance rénale	• Adaptation des doses • Surveiller la diurèse (faire boire abondamment)
Cisplatine *Cisplatyl* *Cisplatyl Lilly* *Cisplatine Dakota*	Flacons de 10, 25 et 50 mg	Voie IV : IVD ou perfusion lente (6 à 8 heures) 25 à 100 mg/m²/3-4 sem. ou 15 à 20 mg/m²/j. x 5 j./2 sem.	• Toxicité médullaire, rénale et auditive • Intolérance digestive • Neuropathies	• Assurer une diurèse à 3 L/24 h en hydratant par perfusion IV. • Commencer l'hydratation 12 h avant l'injection de cisplatine. • Conserver le produit à l'abri de la lumière
Étoposide *Vépéside Sandoz* *Étoposide P. Fabre* *Étoposide Dakota* *Celltop* *Etopophos*	Capsules à 50 mg Ampoules de 100 mg	*Per os* : 100 à 200 mg/m²/j. x 5 j./15 j. Voie IV : IVD ou perfusion lente 50 à 150 mg/m²/j. x 1 à 5 j.	• Hypotension • Toxicité médullaire • Nausées, vomissements • Stomatite • Alopécie	• Produit instable en solution (< 1 heure) : vérifier concentration entre 0,2 et 0,4 mg/ml
Hydroxycarbamide *Hydréa*	Capsules à 500 mg	*Per os* : 1 à 2,5 g/m²/j. (continu ou intermittent) ou 2 g/m²/j. x 5 j./15 j.	• Toxicité médullaire • Hyperuricémie • Nausées, vomissements • Stomatite ulcéreuse • Réactions cutanées, alopécie	• Faire boire abondamment et contrôler la diurèse • Ne pas ouvrir les capsules
Irinotécan *Campto*	Flacons de 40 et 100 mg	Voie IV : perfusion de 30 à 60 min. 350 mg/m² toutes les 3 sem.	• Diarrhée (précoce et tardive limitante) • Vomissements • Toxicité médullaire • Asthénie • Alopécie	• En cas de diarrhée : • précoce : sulfate d'atropine • tardive : lopéramide ou acétorphan + réhydratation
Milfétosine *Mitex*	Flacons de 0,6 g	Voie locale : application épicutanée 2 gouttes/10 cm² x 2 applications/j. x 8 sem.	• Réactions cutanées (dermatite, nécrose) • Toxicité générale (rénale, digestive)	• Ne pas dépasser la dose totale de 5 ml/j. • Manipuler avec précautions (gants)
Mitoguazone *Méthyl-GAG*	Flacons de 100 mg	Voie IV : perfusion de 30 à 60 min (ou IM) 50 à 175 mg/m²/j. x 5 j. ou 1,5 mg/m²/sem.	• Vomissements, diarrhée • Toxicité médullaire • Mucites • Hypoglycémie	• Surveiller l'état général (diurèse) • Contrôler la glycémie

▶ **Tableau 11.1** ***Différents produits et leur toxicité.*** *(suite)*
Tous les médicaments présentés dans ce tableau sont inscrits au Tableau A.

Dénomination commune internationale *Nom de spécialité*	***Présentation***	***Voie d'administration Posologie :*** *Doses mentionnées à titre indicatif, peuvent varier selon les protocoles (par m² de surface corporelle)*	***Toxicité Effets indésirables***	***Précautions particulières d'application***
Mitomycine *Amétycine*	Flacons de 10 et 20 mg 40 mg pour irrigation vésicale	Voie IVD lente : 10 à 20 mg/m² toutes les 3-4 sem. ou 1 à 3 mg/m²/j. Dose totale < 80 mg/m² Voie vésicale : 20 à 30 mg/sem.	• Toxicité médullaire et rénale • Alopécie • Nausées, vomissements • Nécrose locale en cas d'extravasation, thrombophlébites	• Administrer en IV dans la tubulure d'une perfusion en 1/4 d'heure. • Rincer la veine • Surveiller la fonction rénale
Oxaliplatine *Eloxatine*	Flacons de 50 et 100 mg	Voie IV : perfusion de 2 à 6 heures 130 mg/m²/3 sem.	• Nausées, vomissements • Toxicité neurologique (paresthésies) • Toxicité médullaire	• Anti-émétiques systématiques • Contrôler l'état nerveux et rénal (si association avec 5FU)
Topotécan *Hycamtin*	Flacons de 4 mg	Voie IV : perfusion courte (30 min.) 1,5 mg/m²/j. x 5 j. consécutifs /3 sem. (4 cycles minimum)	• Toxicité médullaire • Vomissements, diarrhée • Mucite • Asthénie, douleurs	• Contrôler l'état hépatique et rénal (diminuer les doses, hydrater)
		ANTICORPS MONOCLONAUX		
Bévacizumab *Avastin*	Flacons solution de 100 et 400 mg	Perfusion IV : • initiale : 90 min. • 2ᵉ : 60 min. • autres : 30 min. toutes les 2 sem.	• Réaction d'intolérance	• Pouls, TA
Cétuximab *Erbitux*	Flacons solution de 50 mg	Perfusion IV hebdomadaire : • 1ʳᵉ : 400 mg/m² en 2 h • 2ᵉ : 250 mg/m² en 1 h Débit : 5 ml/min.	• Réaction d'intolérance • Toxicité cutanée	• Prémédication par anti-histaminiques • Surveillance pendant 1 h • Pouls, TA
Rituximab *Mabthera*	Flacons solution de 100 et 500 mg	Perfusion IV par palier de débit de 50 mg/h jusqu'à débit maximum de 400 mg/h 375 mg/m² hebdomadaire	• Réaction d'intolérance	• Prémédication par anti-histaminiques, corticoïdes, paracétamol • Pouls, TA
Trastuzumab *Herceptin*	Flacons poudre de 150 mg	Perfusion IV hebdomadaire : • 1ʳᵉ : 4 mg/kg en 90 min. • 2ᵉ : 2 mg/kg en 30 min.	• Réaction d'intolérance • Cardiotoxicité	• Pouls, TA

© MASSON. La photocopie non autorisée est un délit

Surveillance digestive

– nausées et vomissements retardés : utiliser des antiémétiques et donner des conseils diététiques (voir page 193) ;

– stomatite : bains de bouche ;

– diarrhée : antidiarrhéiques (selon le protocole prescrit).

S'il existe un problème spécifique, cardiaque ou rénal, une adaptation de la dose du produit en cause ou un report d'injection sont possibles.

Préparation des produits à administrer

Risques de manipulation

La manipulation des produits anticancéreux peut comporter des risques, immédiats ou retardés, pour le personnel soignant.

Risques immédiats

Lors du contact du médicament sur la peau, il peut apparaître une réaction locale (irritation, prurit, rougeur, œdème), avec, dans certains cas, des effets caustiques. Cette causticité peut aller, pour certains produits, jusqu'à une nécrose des tissus (par exemple, lors d'un passage sous-cutané d'anthracycline).

Les mêmes effets se retrouvent sur les muqueuses lors d'inhalation (aérosol) et on a pu observer des ulcérations de la cornée par projection de cytotoxiques dans l'œil, à la suite d'une erreur de manipulation.

Certains médicaments peuvent également entraîner des phénomènes d'allergie et provoquer des œdèmes parfois graves.

Des manifestations plus subjectives d'ordre général ont été signalées (nausées, vertiges, céphalées).

Risques retardés

On a observé chez les personnes qui fabriquent, préparent ou administrent ces médicaments (soit par résorption cutanée, soit par inhalation, ou très exceptionnellement par ingestion lors de manipulations inadaptées et répétées), des risques à long terme. Mais aucune étude n'a jusqu'ici montré une action cancérogène, mutagène ou embryotoxique sur le personnel soignant dans des conditions correctes d'utilisation.

Cependant, des mesures de protection rigoureuses sont indispensables.

Mesures de protection

Les conditions optimales pour la préparation du traitement, surtout lorsqu'il s'agit de manipulations intensives et de routine, sont de disposer d'un local équipé d'une hotte à flux laminaire vertical, avec, au mieux, une salle réservée à cet effet. À défaut, il convient que le local soit soumis à des règles précises et impératives d'utilisation (voir *Fiche technique*, page 185).

Dans les établissements hospitaliers, cette préparation est de plus en plus centralisée par la pharmacie qui adresse au service le produit prêt à être injecté, dans une seringue identifiée.

Conduite à tenir lors d'un incident au cours de la manipulation

Des mesures simples peuvent répondre rapidement aux incidents liés à la manipulation de médicaments cytotoxiques.

Les projections cutanées sont faciles à éviter par le respect des mesures d'habillement.

Un savonnage soigneux de la partie touchée est à faire rapidement, avec un rinçage abondant à l'eau.

Une déclaration d'accident du travail doit être rédigée dans les 24 heures et une consultation du médecin du travail peut être demandée.

Les projections oculaires sont évitées par le port de lunettes enveloppantes.

Si cet accident a lieu, il convient de procéder à un lavage abondant de l'œil pendant au moins cinq minutes, avec de l'eau du robinet ou mieux avec un soluté isotonique ou du *Dacryosérum*.

S'il y a une projection sur les gants, il faut les changer immédiatement pour ne pas souiller le reste du matériel.

En cas de bris de flacon ou d'écrasement de gélules ou de comprimés sur les doigts, il faut ramasser avec soin les différents fragments à l'aide de gants et de matériel absorbant, et isoler tous ces éléments dans un sac ou un conteneur destiné à l'incinération.

Lors de l'administration au patient, les risques sont moindres que lors de la préparation. Il est néanmoins recommandé d'utiliser des gants, même si le système de robinets à trois voies (le plus couramment utilisé pour l'injection) offre un maximum de garanties.

Des compresses doivent être utilisées dans la manipulation de connexion et de déconnexion du système de réglage du débit. Il doit être verrouillé ainsi que l'embout de la tubulure.

Injection des médicaments

Pour des traitements de courte durée

La majorité des médicaments anticancéreux étant administrés par voie intraveineuse, l'objectif est de respecter au maximum le capital veineux.

Matériel. Les injections intraveineuses directes sont à proscrire; les injections doivent se faire par l'intermédiaire d'une tubulure. L'accès veineux est réalisé à l'aide d'une épicrânienne, c'est-à-dire d'une aiguille à ailette facilitant le maintien du dispositif, ou par l'intermédiaire d'un cathéter court.

Avant toute injection, le patient doit être informé des effets secondaires. Il faut lui demander de signaler toute réaction anormale susceptible de se produire au moment de cette injection.

Zone d'injection. Le plus souvent, elle est limitée aux avant-bras. Les veines situées à proximité des tendons, des nerfs, des artères ou dans un territoire irradié sont à éviter.

Lorsque les ponctions doivent se succéder, il faut respecter un sens de progression le long du trajet veineux (du poignet vers le coude), pour éviter les conséquences de la porosité des parois. Il est indispensable de réduire le nombre des ponctions veineuses (en regroupant les bilans sanguins) ou d'utiliser des microméthodes pour conserver le capital veineux.

Rinçage de la veine. Avant toute injection de cytotoxiques, il faut vérifier l'accès veineux par une injection de soluté isotonique, puis aspirer une petite quantité de sang pour vérifier que le cathéter (ou l'aiguille) est bien positionné dans la veine et qu'il n'y a pas de fuite ou de porosité.

Au moindre doute, ou s'il existe un œdème ou une réaction anormale (de type allergique avec rougeur locale), le traitement doit être immédiatement arrêté. La ponction sera refaite plus haut, en aval, afin de ne pas risquer les graves conséquences d'une extravasation (voir page 188).

Si tout se passe bien, le cytotoxique est injecté lentement (environ 5 mL par minute) dans le site d'injection du perfuseur, en respectant toutes les mesures destinées à protéger le manipulateur (seringues à verrou, compresses stériles autour de l'aiguille, gants).

À intervalles réguliers, il faut aspirer du sang pour vérifier le retour veineux.

FICHE TECHNIQUE

MODALITÉS PRATIQUES DE MANIPULATION DES PRODUITS

Local de préparation sans hotte

- Maintenir le local fermé (porte et fenêtres) pour empêcher la dispersion d'un aérosol médicamenteux.
- Ne pas fumer et stocker des aliments pour éviter toute absorption de médicament.
- Assurer une hygiène rigoureuse de la paillasse (surface lisse).
- Bien éclairer le plan de travail.
- Stocker les médicaments au réfrigérateur.
- Recouvrir le champ de travail d'un papier absorbant doublé d'une feuille de plastique étanche.
- Utiliser un conteneur inviolable pour la collecte des aiguilles et seringues souillées.

Gestes de protection du préparateur

- Se laver les mains.
- Revêtir une blouse à manches longues resserrées aux poignets.
- Utiliser des gants à usage unique (PVC).
- Porter un masque jetable.
- Mettre des lunettes de protection ou un masque avec visière protégeant les yeux.

Préparation des produits injectables liquides et en poudre

- Vérifier que toute la prescription médicale soit écrite.
- Contrôler la prescription : dose, solvant, hydratant...
- Préparer le matériel et le médicament nécessaires avec étiquettes.
- Décontaminer les flacons et ampoules.
- Lors de la reconstitution à partir de poudre pour préparation injectable, il est nécessaire d'appliquer une pression négative pour éviter la formation d'aérosol.
- Pour prélever la solution après introduction de l'eau pour préparation injectable, une seringue à embout verrouillable est nécessaire afin d'assurer une sécurité optimale. Agiter le flacon un long moment pour certains produits peu solubles.
- Pour les solutions directement injectables, les flacons ou les ampoules contenant le liquide doivent être entourés d'une compresse stérile. Il faut ajuster le volume de la seringue et maintenir une compresse à l'extrémité de l'aiguille.

Pour ces deux formes de manipulation, il importe de *désolidariser l'aiguille ayant servi au prélèvement et de la jeter sans la recapuchonner* dans le conteneur à ouverture large adapté à cet usage.

- Sur la seringue prévue pour l'administration du produit, il est nécessaire d'adapter un embout verrouillable, type « LuerLock », ou une aiguille munie de son capuchon protecteur ou d'un bouchon à usage unique, afin d'éviter toute fuite de produit toxique.
- *Identifier le flacon et la seringue aussitôt préparés* (nom + dose du produit).
- Tout le matériel (poche, tubulure, compresses, flacon, masque, gants) doit être placé après usage dans un sac en plastique, fermé hermétiquement, identifié, destiné à l'incinération.

© MASSON. La photocopie non autorisée est un délit

Après cette injection, 10 à 50 mL de soluté pour perfusion isotonique sont injectés afin de bien rincer la veine, sans qu'il soit nécessaire de « finir » le flacon de soluté qui a été installé.

Si plusieurs produits anticancéreux sont injectés, il faut utiliser des seringues différentes et bien rincer après chaque produit. Il est important d'injecter par ordre décroissant de toxicité (du plus irritant au moins irritant).

Pour des traitements de longue durée (au-delà de deux cycles)

La répétition des injections, un réseau veineux d'accès difficile, l'utilisation de produits agressifs rendent indispensable l'emploi des systèmes centraux. La pose de *cathéters* profonds protège le capital veineux et apporte confort et sécurité au malade.

L'utilisation de ces abords veineux exige des précisions techniques et une asepsie rigoureuse en raison des risques de complications infectieuses ou hémorragiques.

Les accès peuvent être sous-claviers ou jugulaires. L'emploi de ces cathéters impose le port d'un masque, le lavage des mains, le port de gants stériles.

Le reflux veineux est d'abord vérifié par aspiration. En cas d'absence de reflux, il est nécessaire d'injecter un soluté salé à 0,9 ‰, en vérifiant l'absence de fuite, mais il est recommandé de ne pas injecter en force.

La réfection du pansement demande la désinfection du point d'émergence du cathéter, de sa partie externe, et enfin de la peau. On rince, on sèche et on fixe le cathéter avec un pansement stérile.

Il est important de vérifier le maintien du cathéter, sa longueur externe et sa bonne fixation. Au moindre doute, un contrôle radiologique est nécessaire.

En cas de manipulation de désobstruction, il est impératif de ne pas la faire sous pression. Toute anomalie doit être signalée au médecin qui a posé le cathéter.

L'abord profond peut aussi se faire par l'intermédiaire d'une *chambre* implantable. Située sous la peau, elle permet des injections répétées, soit intraveineuses, soit intra-artérielles, par simples ponctions transcutanées. Ce dispositif est composé de deux parties : la première est un réservoir étanche contenu dans une chambre protectrice, indéformable, soit en acier, soit en titane. Le septum d'accès, auto-obturant, peut être perforé par des aiguilles coudées spéciales, dites de Huber. La seconde partie est un cathéter en polyuréthane ou en silicone, relié au réservoir.

Généralement, ces deux parties sont indépendantes pour en faciliter la pose, qui se fait le plus souvent sous anesthésie locale. Nous donnons en référence le protocole que nous appliquons habituellement (voir fiche tehnique *Utilisation pratique des chambres à cathéter implantable*, pages 189-191).

Ces cathéters centraux facilitent l'utilisation de pompes, de pousse-seringues, de systèmes infuseurs, pour permettre la chimiothérapie en ambulatoire.

Attitudes pratiques en cas d'extravasation

Les conséquences d'une extravasation peuvent aller de l'inflammation simple à la nécrose. Le cytotoxique peut entraîner des lésions irréversibles, du fait de sa persistance dans les tissus jusqu'à 4 et 5 semaines.

L'arrêt de l'injection doit être immédiat.

Il est primordial de rassurer le patient en lui expliquant les gestes réalisés dès que les premiers symptômes apparaissent au point d'injection (picotements, douleur, œdème, brûlure, absence de retour veineux).

Dans des cas extrêmes, une exérèse des tissus lésés est nécessaire, suivie ou non d'une greffe cutanée.

L'extravasation peut être considérée comme la conséquence d'une *faute grave* de la part de l'infirmier(e) (responsabilité pénale). Celui/celle-ci doit donc avoir pleine conscience de l'importance de ses gestes.

Effets indésirables et leur prévention

La chimiothérapie anticancéreuse a pour principal effet de bloquer la reproduction cellulaire. En conséquence, ses effets les plus nets se manifestent sur les tissus cancéreux dont la reproduction est active (ils évoluent rapidement), mais aussi sur les tissus normaux les plus reproductifs : la moelle osseuse, les muqueuses digestives, la lignée germinale testiculaire (spermatogenèse), les bulbes pileux principalement. À côté des toxicités correspondantes, d'autres réactions toxiques tiennent à des affinités particulières de tel ou tel médicament pour un organe ou un tissu : myocarde, fibres nerveuses, rein, etc.

Myélotoxicité

Elle résulte de la destruction des cellules souches hématopoïétiques. C'est la toxicité majeure des chimiothérapies. C'est la plus précoce et la plus fréquente des toxicités aiguës. Elle est le plus souvent réversible.

Elle varie suivant les médicaments, les doses et la durée du traitement. L'association de plusieurs substances myélotoxiques majore cette toxicité. Dès le 4e jour, le taux des globules blancs et des plaquettes commence à baisser. Cette décroissance se poursuit et le nadir (minimum) est atteint généralement entre le 8e et le 12e jour. Le retour à la normale des taux globulaires est habituellement obtenu durant la 3e semaine. Cela explique le rythme d'administration le plus habituel, tous les 21 jours.

Il est nécessaire, au début de chaque cycle, de prendre un minimum de précautions (en particulier vérifier l'hémogramme) et de s'assurer de l'absence de syndrome infectieux.

La sensibilité hématologique est variable selon les malades. Cette toxicité s'aggrave avec le nombre de chimiothérapies reçues, dans le cas des associations et au fur et à mesure de la répétition du traitement.

Un **risque infectieux** apparaît chez les cancéreux neutropéniques et dépend essentiellement de la durée de l'aplasie. Les infections bactériennes sont, avec les infections mycosiques, les plus fréquentes. Le risque est majeur au moment du nadir. Leur importance dépend de la posologie, du mode d'administration ou des associations d'anticancéreux utilisés.

Les cathéters centraux, les sondes digestives (alimentation parentérale) ou urinaires, sont des facteurs de risque. Les infirmier(e)s doivent être très vigilant(e)s lors de leur manipulation et respecter scrupuleusement les règles d'hygiène nécessaires.

De même, les petits foyers infectieux volontiers négligés, comme ceux d'origine dentaire, doivent être recherchés avant la chimiothérapie et traités.

© MASSON. La photocopie non autorisée est un délit

Les nouvelles techniques de chimiothérapie lourde exposent à une toxicité médullaire plus importante et la prévention des complications impose l'utilisation de facteurs de croissance hématopoïétiques.

Troubles cutanés

Alopécie (chute des cheveux)

Le cheveu, fragilisé par la chimiothérapie, se casse au ras de son émergence cutanée, entraînant une calvitie plus ou moins complète, une vingtaine de jours après le début du traitement, toujours réversible. Elle représente un obstacle psychologique important. Pour cette raison, il importe de dédramatiser cet effet secondaire en insistant sur sa réversibilité, parfois même en cours de traitement, de préconiser l'achat d'un postiche en informant des possibilités de remboursement et d'indiquer des adresses utiles.

L'infirmier(e) peut proposer aux patientes ayant les cheveux longs, d'envisager une coupe courte avant le traitement. La chute des cheveux est ainsi moins spectaculaire.

Il est possible de prévenir la chute des cheveux par l'utilisation d'un casque réfrigérant lors de certaines chimiothérapies. Celui-ci peut être efficace pour certains protocoles, beaucoup moins pour d'autres.

Les médicaments les plus alopéciants sont : l'*Adriblastine*, la *Farmorubicine*, le *Taxol*, l'*Holoxan*, la *Navelbine*, l'*Endoxan*.

Les soins capillaires (permanentes, teintures) ne font qu'activer la survenue de cette alopécie.

Autres atteintes de la peau et des phanères

Sous chimiothérapie, les ongles peuvent être fragilisés ou se pigmenter, devenir cassants (plus fréquemment en particulier avec l'*Endoxan*).

On observe parfois :

- **des réactions purpuriques ;**
- **un syndrome mains-pieds** avec inflammation et desquamation des paumes et des plantes (liés notamment à l'administration du *Fluoro-uracile* et du *Caelyx*) ;
- **une veinite** (avec risques secondaires d'extravasation) : l'irritation est due à de nombreux produits (plus particulièrement au *Celiptium*, et à l'*Eldisine*), surtout au point d'injection ;
- **des phénomènes de photosensibilisation** sont classiques avec le *Fluoro-uracile*. Il suffit pour les

PROTOCOLE DE SOINS

MESURES À PRENDRE EN CAS D'EXTRAVASATION D'UNE CHIMIOTHÉRAPIE INTRAVEINEUSE

Mesures générales (à prendre en cas d'extravasation)

Dès la constatation d'une réaction locale autour du point de ponction veineuse (rougeur, gonflement, induration, sensation de brûlure, picotements ou douleur), il faut :

1. Arrêter la perfusion mais laisser en place le dispositif d'injection (aiguille, microfuseur, cathéter..).
2. Aspirer 3 ou 5 mL de sang, si possible.
3. Injecter 5 à 10 mL de chlorure de sodium isotonique pour diluer le médicament.
4. Injecter l'antidote du produit s'il existe (voir tableau ci-dessous).
5. Enlever l'aiguille.
6. Essayer d'aspirer avec une aiguille courte (après anesthésie locale), le maximum de liquide péri-veineux s'il est collecté en sous-cutané.
7. Appliquer des compresses froides s'il existe un antidote pour favoriser son action locale en évitant sa diffusion, ou chaudes pour accroître la vascularisation et favoriser l'élimination du produit, soit immédiatement, soit deux heures après l'application de l'antidote.
8. Prévenir le médecin sous la responsabilité duquel l'injection a été faite et noter tous les paramètres importants (médicament, concentration, volume extravasé, localisation, aspect...).
9. Appliquer toutes les deux heures une crème sédative : *Hydrocortisone* à 1 %, *Alphachymotrypsine Hémoclar*... et laisser le membre surélevé pendant 72 heures.
10. Renseigner le dossier et rédiger une déclaration au Directeur de l'établissement pour une éventuelle prise en charge par les assurances.

Classes produits (DC)	Antidotes locaux	Doses
Anthracyclines *Cérubicine, Doxorubicine, Farmorubicine, Gemzar, Theprubicine, Zavedos*	① Corticoïdes (classiques mais discutables) : • Soludécadron • Betnesol • Hydrocortisone voies IV et SC (dans et autour de l'extravasation)	 1 mL (4 mg/mL) 1-2 mL (100 mg/mL)
	② Diméthylsulfoxide (DMSO)[1] : en application superficielle (15 mL sur une compresse, 15 min toutes les 4-6 heures, pendant 48 h)	
Agents alkylants *Caryolysine, Cisplatine, Lyovac-Cosmegen*	① Thiosulfate de sodium à 10 % (+ 6 mL eau PPI) voie IV ou SC (dans et autour de l'extravasation)	4 mL
Amétycine	① + ② DMSO[1] : application locale (cf. *supra*) + pansements froids	
Alcaloïdes antifusoriaux *Vinblastine, Vincristine, Eldisine, Vinorelbine*	① Chlorure de sodium isotonique (dilution du médicament)	5 à 10 mL
Taxol *Taxotère*	② Hyaluronidase 500 à 1 000 UI (Choay) (facteur de diffusion) + pansements chauds	1 mL (5 à 6 injections SC)

1. Substance de prescription classique mais difficilement disponible (Coopération pharmaceutique française : flacons de 250 et 1 000 mL).

FICHE TECHNIQUE

UTILISATION PRATIQUE DES CHAMBRES À CATHÉTER IMPLANTABLE

Définition : Système formé d'un ou plusieurs réservoirs contenus dans des boîtiers rigides (métalliques ou plastiques) mis en place dans une loge sous-cutanée et reliés à un cathéter (en silicone, polyuréthane ou autre) implanté dans un vaisseau profond ou dans une cavité pour administrer des médicaments et/ou effectuer des prélèvements.

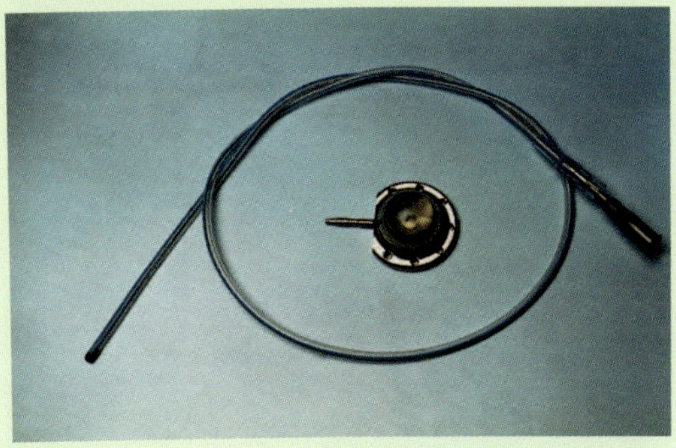

Indication : chimiothérapie de plus d'un mois et demi ; antibiothérapie pendant plus de trois mois ; nutrition parentérale pendant plus d'un mois ; antalgie parentérale.

Mise en place : le plus souvent sous anesthésie locale au bloc opératoire.

Risques majeurs : < 2 % : infection du système ; obstruction du cathéter ; déplacement secondaire du système (cathéter et/ou chambre), thromboses veineuses profondes, désinsertion du système.

Avantages : confort et qualité de vie, liberté des mouvements.

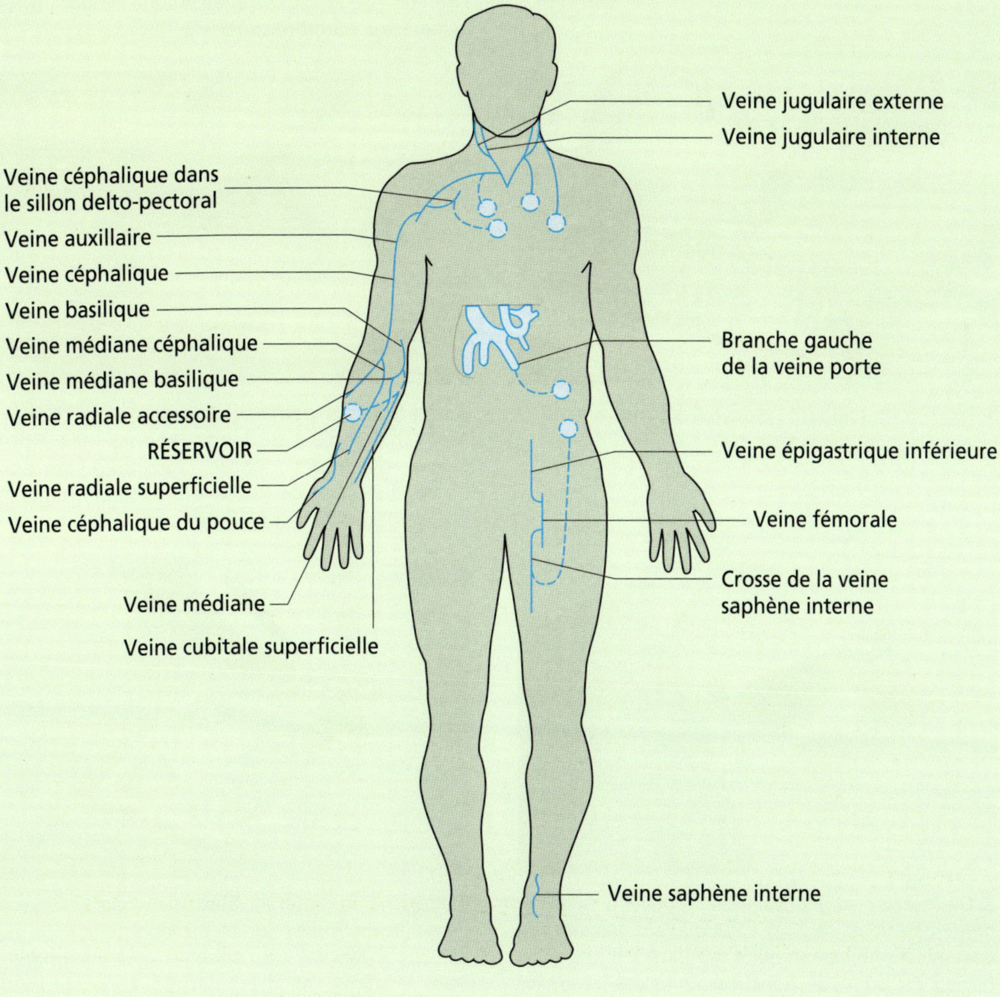

© MASSON. La photocopie non autorisée est un délit

Le matériel

- Calot *(fonction coiffure)*
- Masque *(nasal et buccal)*
- Gants stériles
- Antiseptiques *(Bétadine dermique ou Hibidil)*
- Compresses stériles
- Aiguille de Huber coudée *(gauge 19 ou gauge 22)* ou droite *(injections isolées)*
- Prolongateur de perfusion équipé d'un robinet à 3 voies ou système type gripper.
- Flacon de sérum salé isotonique à 9 ‰
- Stéristrips et pansements transparents

Asepsie la plus rigoureuse

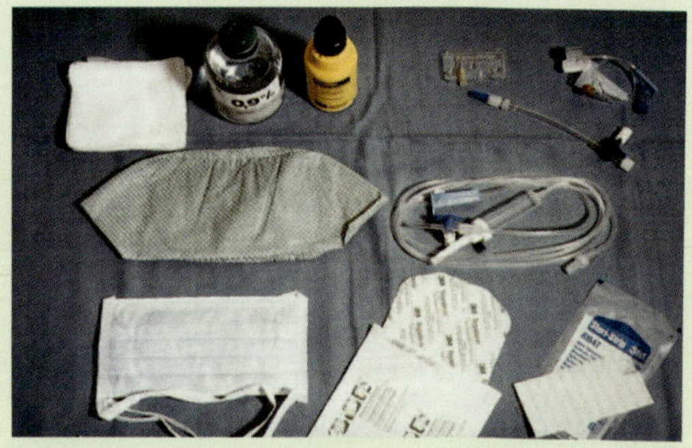

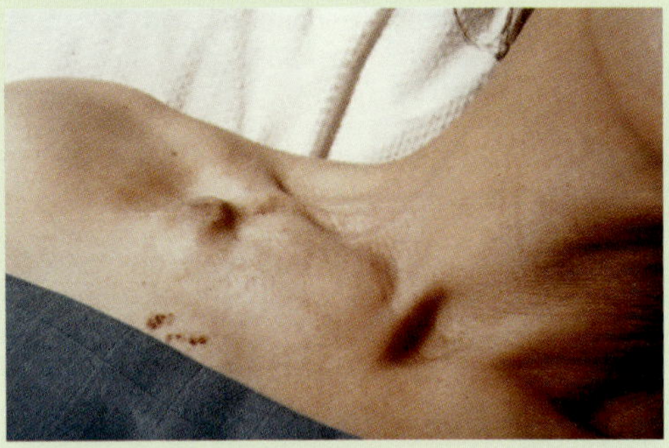

1. Demander au patient de tourner le visage du côté opposé à l'injection.

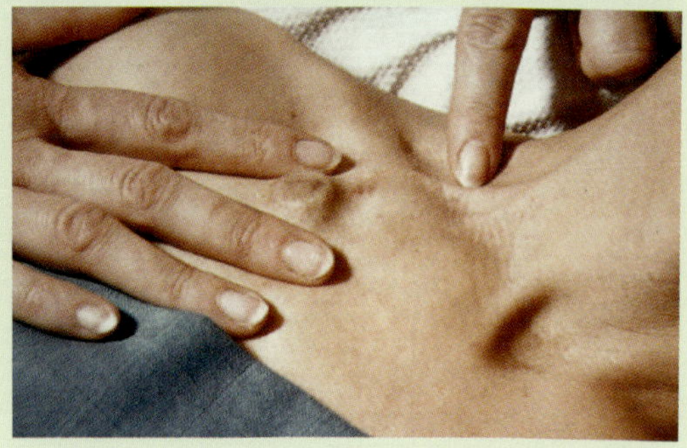

2. Inspecter avec repérage visuel et palpation de la chambre implantable, de la cicatrice, du trajet du cathéter, de la région anatomique voisine du système. *(cou, membre supérieur, thorax…)*

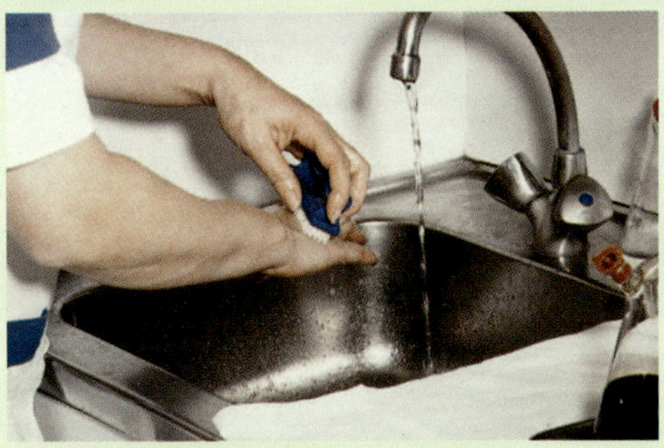

3. Se laver les mains et les sécher soigneusement.

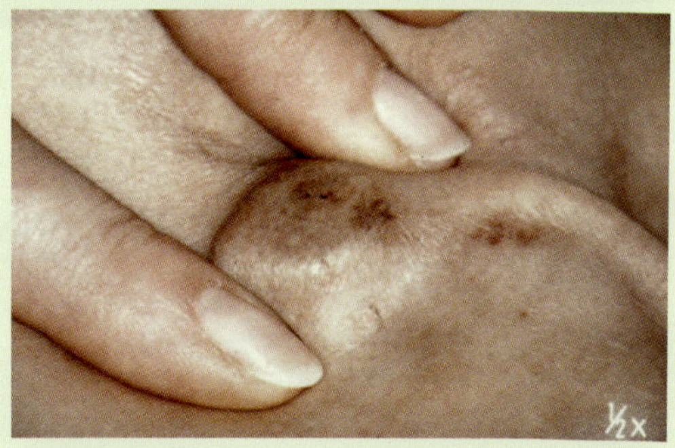

4. Effectuer un nouveau repérage de la chambre avec saisie entre deux doigts, repérage de la membrane qui doit donner soit une voussure homogène centrale soit une dépression régulière correspondant à la membrane de silicone.

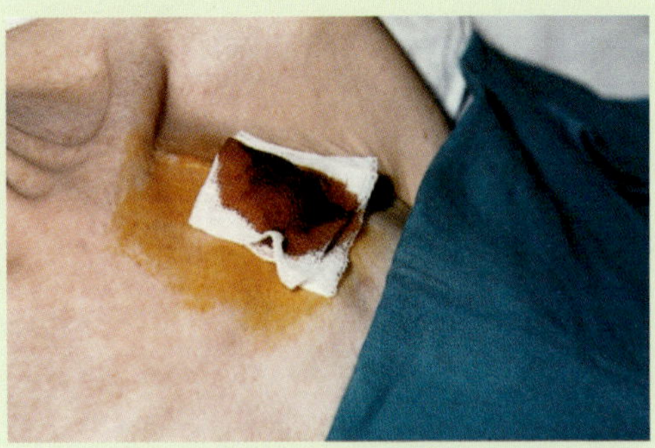

5. Désinfecter soigneusement la peau à la *Bétadine dermique* ou à l'*Hibidil* en laissant la compresse imbibée en place pendant 5 minutes au niveau du point de ponction. (*importance de ce temps de contact)*

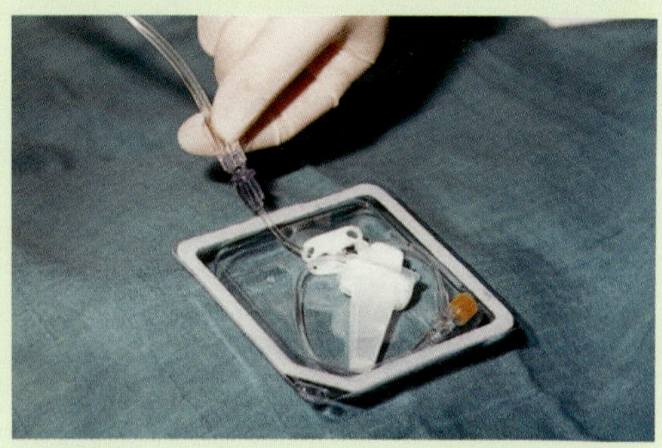

6. Préparer le matériel. Mettre les gants. Adapter l'aiguille de Huber sur le prolongateur muni du robinet à 3 voies ou utiliser le système gripper. Dans les deux cas, il est nécessaire de purger le tout avec du sérum salé isotonique.

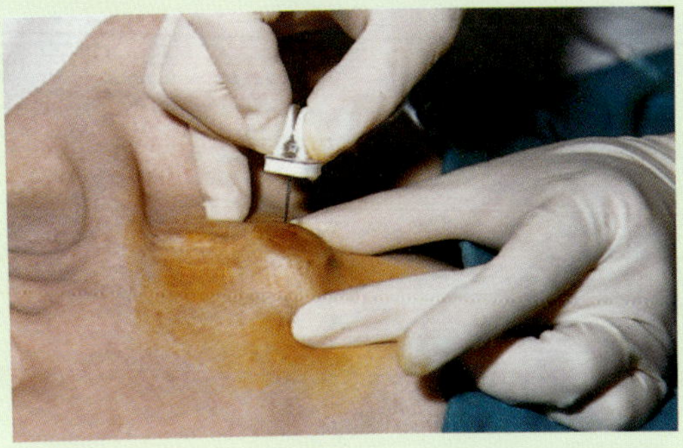

7. Après avoir immobilisé la chambre avec deux doigts, piquer perpendiculairement en peau saine, de façon franche, jusqu'à percevoir la traversée cutanée, la traversée de la gomme puis le fond de la chambre qui peut être soit en silicone soit métallique.

Le robinet à 3 voies reste en position fermée pendant la piqûre *(côté fermé du côté de l'aiguille).*

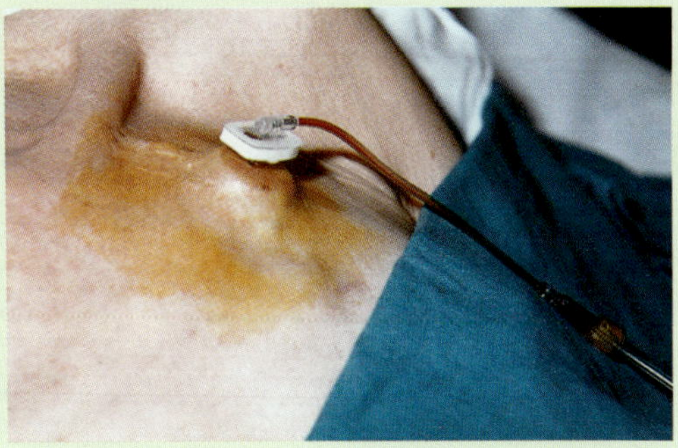

8. Vérifier le retour veineux soit par aspiration à la seringue soit par siphonnage. Rincer ensuite abondamment au sérum physiologique.

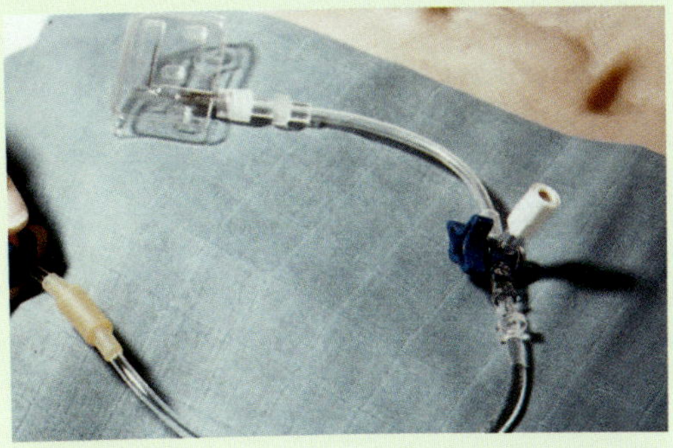

9. Injecter ou prélever par le biais du robinet à 3 voies ou par le prolongateur en Y du gripper. Toutes ces manipulations sont exécutées sous vision directe.

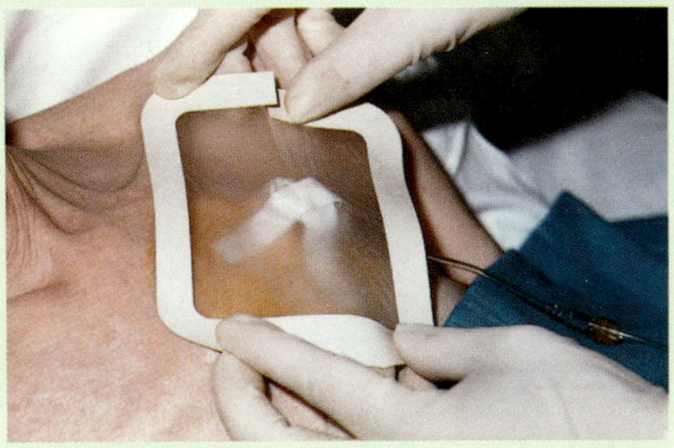

10. Immobiliser l'aiguille de Huber avec un stéri-strip ou mieux grâce au système gripper. Appliquer ensuite un film transparent.

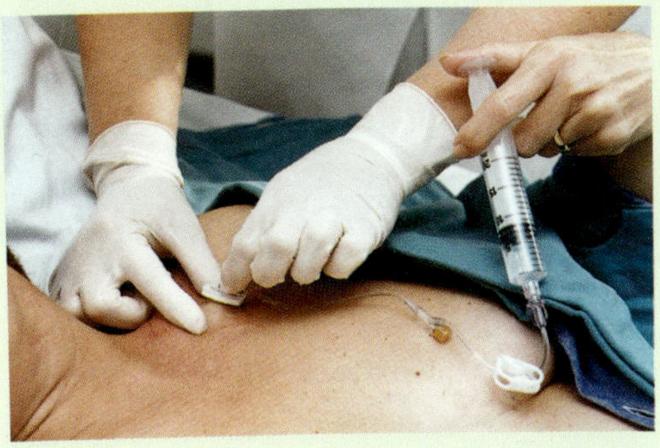

11. Après la fin de l'injection médicamenteuse ou du prélèvement, injecter du sérum salé isotonique à la seringue avec au moins 20 mL de solution (Héparine inutile).

Durant l'injection des 10 derniers mL, avec l'aide du patient ou d'une autre personne, continuer à pousser tandis que la chambre est immobilisée avec deux doigts, et que l'on extrait rapidement l'aiguille en la tenant perpendiculairement par sa base.

Éviter absolument toute stagnation prolongée de sang dans le système.

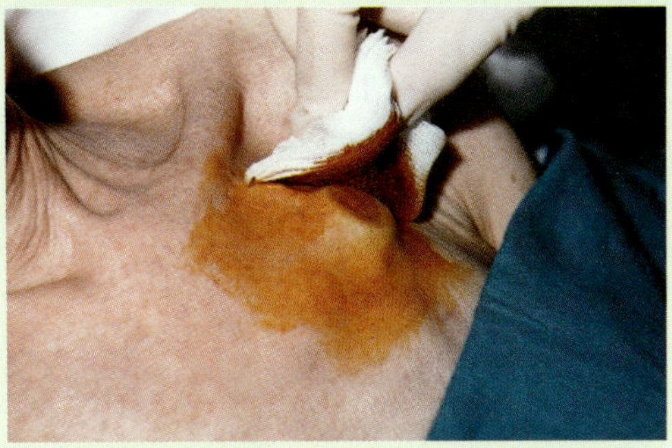

12. Désinfecter la peau en regard de chambre à la *Bétadine* ou à l'*Hibidil*. Mettre en place un pansement stérile occlusif pendant 24 heures.

13. En cas de maintien prolongé du système, changer l'aiguille au moins 1 fois par semaine.

© MASSON. La photocopie non autorisée est un délit

Tableau 11.1 Chambres implantables : complications les plus courantes.

Complications les plus courantes	Conduite pratique
Hématome local	*Installer un pansement compressif*
Inflammation locale	*Appliquer des anti-inflammatoires (locaux et/ou généraux)*
Désunion de la cicatrice	*Contacter l'opérateur*
Extravasation	*Arrêter l'injection : laisser l'aiguille en place et appeler d'urgence l'opérateur*
Occlusion du cathéter	1- *Vérifier la bonne position de l'aiguille* 2- *Appeler l'opérateur*
Thrombose veineuse profonde	*Appeler l'opérateur*
Infection locale au point d'entrée de l'aiguille	*Appliquer un antiseptique local* *Appliquer un antibiotique local* — *5 jours au moins*
Infection locale + signes généraux	*Appeler l'opérateur*
Absence de retour veineux	*S'assurer de la bonne position de l'aiguille.* *Faire un contrôle radio avec injection de produit de contraste*

prévenir d'abriter de la lumière le membre perfusé et éventuellement la perfusion, pour éviter toute apparition d'hyperpigmentation dessinant le réseau veineux.

Troubles digestifs

Nausées et vomissements

Ces troubles sont quasi constants. L'association de plusieurs anticancéreux à fort potentiel émétisant rend pratiquement systématique l'adjonction d'un traitement antiémétique (voir chapitre 12).

À côté des médicaments classiques, on peut utiliser les neuroleptiques seuls.

Le potentiel émétisant de chaque produit est variable (classification de Henckel) :

– forte action émétisante du *Cisplatyl*, du *Déticène* ;

– vomissements plus modérés avec le *Fluoro-uracile* ou le *Méthotrexate*.

L'apparition des symptômes est immédiate ou retardée et leur durée est aussi variable.

Il revient à l'infirmier(e) de déterminer :

– s'il s'agit de nausées ou de vomissements qui sont deux phénomènes distincts ;

– les facteurs de risque du malade ;

– la façon dont le malade appréhende ces réactions :

- selon son sexe (plus importantes chez la femme que chez l'homme) ;
- selon son tempérament (vomissements faciles habituels) ;
- selon les causes associées ;
- l'anxiété peut potentialiser les nausées ;
- la crainte de la chimiothérapie peut provoquer des vomissements anticipés (les nausées peuvent survenir dès l'arrivée à l'hôpital) ou des douleurs particulières avant que le traitement commence.

Il est donc souhaitable de définir la sensibilité individuelle des patients, de faire un recueil précis des données en vue d'établir un plan de soins adapté à chaque cas.

Les patients alcoolo-tabagiques sont moins exposés à ces manifestations d'intolérance.

Les informations sont portées dans le dossier de soins pour évaluer l'efficacité du premier traitement symptomatique et le réajuster si besoin lors du cycle suivant.

Des conseils alimentaires sont utiles pour rendre le traitement plus supportable, tout en préservant un apport nutritionnel suffisant (voir chapitre 12).

Quelques conseils pratiques

- bien mastiquer les aliments et manger calmement;
- éviter la présence d'odeurs tenaces ou fortes (tabac, parfum);
- manger plutôt tiède que chaud;
- les boissons fraîches et gazeuses sont mieux tolérées;
- boire entre les repas pour éviter une trop forte distension gastrique;
- éviter le café au lait et le jus d'orange;
- prendre des petits repas fréquents;
- éviter les corps gras;
- si l'absence d'appétit persiste dans l'intercure, un apport nutritionnel peut être utile (boissons hypercaloriques par exemple);
- un repos après le repas est recommandé;
- respirer profondément par la bouche en cas de nausées;
- maintenir une bonne hygiène buccale : l'infirmier(e) doit veiller aux problèmes liés à une mauvaise denture, à l'existence de prothèses et surtout à l'état de la muqueuse buccale.

L'infirmier(e) doit chercher à réduire l'anxiété des patients, les soulager, les apaiser, leur expliquer les effets secondaires, insister sur les traitements destinés à les atténuer et favoriser ainsi le bon déroulement d'une première cure.

Des techniques de relaxation peuvent également être utilisées ainsi que des massages pour faciliter détente et communication.

ATTEINTES MUQUEUSES (rencontrées avec des produits comme le méthotrexate, le fluoro-uracile et les anthracyclines)

Ces réactions muqueuses peuvent aller jusqu'à l'ulcération. Elles sont douloureuses et entraînent parfois de petites hémorragies. Elles évoluent habituellement en 3 à 4 jours vers la guérison avec l'aide de bains de bouche répétés, d'analgésiques locaux (*Xylocaïne visqueuse*), et d'applications de *Collu-bleu*. Si les troubles persistent au-delà de 4 jours, il faut penser à une candidose associée. Si boissons difficiles ou impossibles, une hydratation parentérale est nécessaire et une hospitalisation peut être souhaitable.

En cas de sécheresse buccale, il faut conseiller au patient de sucer de la glace pilée ou des bonbons acidulés.

TROUBLES DU TRANSIT

- **La diarrhée** est fréquente avec le fluoro-uracile. Elle nécessite une adaptation du régime alimentaire, associée ou non à un traitement médical. Ce dernier est indispensable (et appliqué systématiquement) avec d'autres cytotoxiques comme les dérivés de la camptothécine. Si la diarrhée persiste et s'aggrave, elle impose l'arrêt de la chimiothérapie.
- **La constipation** est inhabituelle, mais peut apparaître avec certains produits comme *l'Oncovin*, le *Velbé* ou le *Vépéside*. Celle-ci va parfois jusqu'à un syndrome subocclusif. Ce risque est augmenté par une radiothérapie abdominale concomitante.

Le traitement médical suffit à rétablir le transit.

Toxicité cardiaque

Les troubles cardiaques sont liés à l'administration des anthracyclines, notamment *l'Adriblastine* (myocardiopathie avec effet des doses cumulatives). Il est important d'assurer une surveillance par un ECG, voire une échographie cardiaque pour respecter les contre-indications ou en détecter les premiers signes afin d'arrêter le traitement à temps. Dans certains cas : prévention possible de la cardiotoxicité (*Cardioxane*).

D'autres médicaments, utilisés à fortes doses comme l'*Endoxan*, sont susceptibles d'entraîner des troubles cardiaques, ainsi que le *Fluoro-uracile* (spasmes coronariens).

Toxicité urinaire

DEUX PRODUITS sont particulièrement susceptibles d'altérer la *fonction rénale* :

– Le *Méthotrexate* est éliminé par le rein. Lorsqu'il est utilisé à des doses élevées, il tend à précipiter en milieu acide urinaire. Il est donc nécessaire d'assurer une alcalinisation des urines à l'aide de bicarbonates. Les doses sont toujours adaptées en cas d'insuffisance rénale. L'acide folinique est

© MASSON. La photocopie non autorisée est un délit

PROTOCOLE DE SOINS

PRÉVENTION ET PRISE EN CHARGE DES MUCITES BUCCALES CHIMIO ET/OU RADIO-INDUITES

DÉFINITION

La mucite est une réaction inflammatoire de la muqueuse buccale, effet secondaire aigu habituel de la chimiothérapie et/ou de la radiothérapie, mais peut être liée à une atteinte virale ou mycotique concomitante.

L'atteinte de la muqueuse buccale affecte singulièrement la qualité de vie et la tolérance du traitement anticancéreux, altère la capacité de s'alimenter normalement, et peut être un facteur limitant du traitement carcinologique.

PHYSIOPATHOLOGIE

Cette réaction est liée à la particularité de la muqueuse buccale de posséder un taux de renouvellement et de maturation rapides.

La muqueuse est sensible aux agents cytotoxiques et à l'action d'une irradiation localisée occasionnant une stomatotoxicité directe :

• La chimiothérapie utilisant des toxiques digestifs (en particulier Méthotrexate, 5FU) provoque une inhibition non spécifique des mitoses de l'épithélium basal, conduisant à une atrophie muqueuse puis à l'ulcération. C'est un signe précurseur de la toxicité digestive et hématologique.

• La radiothérapie (ORL, cervicale) entraîne la mort des cellules épithéliales. L'érythème muqueux survient vers le 12e jour après le début du traitement, suivi par des plaques avec exsudat fibrineux. Cette radiomucite s'ajoute alors à la gêne à la déglutition liée à l'hyposialie qui apparaît dès le début de la radiothérapie.

Lorsque l'intégrité de la muqueuse est atteinte, le risque infectieux bactérien, viral et fungique est important d'autant plus que le patient est immunodéprimé, mais c'est surtout la douleur qui domine et aggrave l'état du patient par effet inhibiteur sur l'alimentation du patient.

Il faut distinguer radicalement les deux types de stomatite. Après la chimiothérapie, c'est le témoin d'un trouble général, son traitement sera local ET général. Après et en cours d'une radiothérapie, c'est un problème local et son traitement sera local. Les deux types de stomatite n'ont pas la même surveillance, les mêmes conséquences et le même traitement.

PRISE EN CHARGE

Évaluation

Évaluation locale

L'infirmier(e) évalue l'état de la muqueuse buccale au moins une fois par jour, note le grade de toxicité (codification OMS) dans les transmissions ciblées et fait part de ses observations au médecin.

Manifestations cliniques selon le degré de toxicité du traitement suivant la codification OMS

Grade 0	Grade 1	Grade 2	Grade 3	Grade 4
Muqueuse intacte	Érythème (gêne)	Ulcération Douleur Alimentation solide possible	Dysphagie (solides)	Mastication impossible

Sur prescription médicale, l'infirmière réalise un prélèvement au niveau des lésions buccales pour culture afin d'identifier une infection à HSV (herpès) ou bactérienne ou fongique.

Évaluation du retentissement général

Quantification du poids voire de la perte de poids relative et mise en place d'une surveillance pondérale une à deux fois par semaine selon le retentissement.

Soins systématiques

Consultation de stomatologie

Systématiquement avant début de la chimiothérapie, le patient est adressé par l'équipe médicale à la consultation de stomatologie pour détartrage et soins (si nécessaire, extractions dentaires ; les soins lourds sont faits 3 semaines au moins avant le début de la chimiothérapie).

De même en cas de radiothérapie, le patient est adressé à la consultation de stomatologie pour soins et confection de gouttières en résine thermoformées (applications locales de gel fluoré sur gouttières, pendant et surtout après la radiothérapie).

PROTOCOLE DE SOINS

PRÉVENTION ET PRISE EN CHARGE DES MUCITES BUCCALES CHIMIO ET/OU RADIO-INDUITES (SUITE)

Information et éducation du patient

L'infirmier(e) explique le lien entre traitement et apparition de la mucite, et précise l'effet irritant du tabac et de l'alcool. Il (elle) enseigne au patient les règles à suivre pour son hygiène bucco-dentaire et son alimentation.

Elle peut utiliser selon les cas les supports d'information existants et les remettre au patient :

– « Conseils utiles lors d'un traitement de la face et du cou par les rayons ».
– « Soignez votre bouche ».
– « Conseils diététiques pour hyposialie »...

• Mesures d'hygiène bucco-dentaire

L'élimination soigneuse et fréquente de la plaque dentaire est indispensable.

L'infirmier(e) recommande au patient :

– utilisation d'une brosse à dents extra souple en nylon (Sensodyne Soft, Inava chirurgicale) et de fil de soie dentaire. Possibilité d'utiliser un appareil à jet d'eau à faible puissance ;
– éviter d'utiliser une brosse à dents électrique, cure-dents interdit;
– brossage des dents après chaque repas, d'une durée de trois minutes;
– brossage doux avec une pâte gingivale (Hexifrice, Blend-a-myl), de la gencive vers les dents, par un mouvement de balayage, sans appuyer ;
– enlever et nettoyer régulièrement sa prothèse dentaire ;
– quitter l'appareil dentaire en dehors des repas dès que le nombre de cellules sanguines commence à diminuer ;
– rinçages de bouche préventifs avec solutions non-alcooliques, on peut utiliser une solution de bicarbonate de sodium seule.

• Mesures d'hygiène alimentaire

En collaboration avec la diététicienne, les soignants adaptent l'alimentation à ce que le malade souhaite et tolère.

Alimentation liquide et semi-liquide, tiède, non acide. (éviter le chaud et le froid, l'acide, l'épicé, le croustillant et le rugueux, le trop salé ou sucré).

La diététicienne peut compléter avec Nutridoral et eau gélifiée.

Les soignants mettent en place si nécessaire une feuille de surveillance des prises alimentaires.

Orienter les choix du patient vers les produits laitiers (les moins agressifs). Des repas composés de laitages, à fractionner, seront bien tolérés.

L'apparition d'une dysphagie peut amener à introduire des compléments alimentaires, voire de discuter d'une alimentation entérale par sonde nasogastrique.

L'alimentation entérale par sonde est le seul moyen peu invasif, très bien toléré et suffisamment efficace pour apporter les éléments nutritionnels suffisants, assurer la réabsorption efficace des nutriments et maintenir opérant le tube digestif. Cette option est à retenir chaque fois que l'intégrité de la muqueuse digestive est préservée au-delà de la cavité buccale et de l'œsophage.

Bains de bouche

Le bain de bouche est prescrit par le médecin.

L'infirmière est responsable de son application, incluant si nécessaire l'éducation du patient et de son entourage.

Dans tous les cas, l'infirmière précise au patient la méthode d'application, la posologie et la fréquence de ce soin.

• Méthode

Le bain de bouche se fait :

– aussi souvent que possible, au minimum 4 à 5 fois par jour;
– il faut que les 500 mL de solution soient pris en 24h;
– en gargarisme si possible, il est plus efficace sans avaler la solution;
– en le laissant dans la bouche de 30 à 60 secondes (sous contrôle de sa montre) avant de le recracher;
– à distance des repas, sans se rincer la bouche, ni se laver les dents après.

• *Bains de bouche préventifs*

– *Bicarbonate de sodium* : 1,4 % 500 mL pur.
– En assurant un milieu alcalin, il est d'effet antifongique « universel ».

© MASSON. La photocopie non autorisée est un délit

PROTOCOLE DE SOINS

PRÉVENTION ET PRISE EN CHARGE DES MUCITES BUCCALES CHIMIO ET/OU RADIO-INDUITES (SUITE)

• *Bains de bouche curatifs*

– *Bicarbonate de sodium :* 1,4 % 500 mL + 3 sachets d'Ulcar 1 g suspension buvable.

– *Bétadine* 10 % solution pour bain de bouche flacon de 125 mL, 2 à 3 c à c dans un verre d'eau tiède.

Dans le cas de mycose évidente, seulement muguet, on associe un antifongique :

– Bicarbonate de sodium 1,4 % 500 mL + 3 flacons de *Mycostatine* 24 mL, 100 000 UI/mL suspension buvable en alternance avec *Mycostatine* 100 000 UI/mL suspension buvable, 1 mesurette 3 fois par jour à garder dans la bouche, puis laisser couler dans l'œsophage.

Traitement local des ulcérations

Appliquer du bleu de méthylène pur par tamponnement des ulcérations avec un coton tige, après chaque soin de bouche, d'effet antalgique et cicatrisant, antibactérien et antiviral.

Maintenir une hydratation suffisante des muqueuses

– Veiller à l'hydratation des lèvres.

– Utiliser localement de l'eau minérale en spray (+++) .

– Maintenir une hydratation suffisante en adaptant tant que c'est possible le volume des boissons (en cas de dysphagie aux liquides une hydratation par sonde entérale doit être envisagée).

Prise en charge de la douleur

Sur le plan général, antalgie sur prescription médicale : Traitement antalgique par palier jusqu'à la morphine en continu avec pousse seringue électrique.

Sur le plan local, bains de bouche à visée antalgique, surtout avant les prises alimentaires :

• *Les salicylés peuvent être prescrits :*

– bains de bouche avec *Aspégic*, à visée antalgique : 1 verre de 100 mL d'eau ;

– + 1 sachet *Aspégic* 500 mg. Le patient se gargarise et avale la dernière gorgée (4 fois par jour).

• *Des bains de bouche avec Morphine sont également utilisés :*

– *Bicarbonate de sodium* 1,4 % 500 mL + 1 ampoule de 1 cg de *Morphine* injectable.

Le patient se gargarise (4 fois par jour)

• *La Xylocaïne visqueuse peut être utilisée en applications locales sur les ulcérations.*

Dans tous les cas, évaluer l'efficacité du traitement antalgique.

Cas particuliers

• *En cas d'infection par herpès*

Traitement par valaciclovir (*Zelitrex*) injectable sur prescription médicale ou en comprimés si possible.

Application de Vaseline pommade sur les lésions sèches des lèvres.

• *En cas d'infection bactérienne*

Le traitement général est prescrit en fonction des résultats des cultures et de l'antibiogramme.

• *Dans le cas d'utilisation d'antifolique (Méthotrexate)*

Le protocole prévoit l'administration de l'acide folinique (*Léderfoline* ou autre) 100 à 120 mg par jour en 4 à 6 fois ou mieux en perfusion (attention à ne pas le mélanger avec le bicarbonate).

• *En cas d'hypersialorrhée avec déglutition impossible*

Dans le cadre d'une prise en charge palliative et pour soulager le patient de l'inconfort lié à l'écoulement salivaire continu, le médecin peut prescrire l'administration d'Atropine 1/4 mg 1 à 2 fois par jour.

• *En cas de stomatite et entérite (diarrhée) liées à la chimiothérapie (Méthotrexate ou 5FU)*

Mettre le patient à jeun, sous atropine (voir prescription médicale) et alimentation-hydratation exclusivement parentérale jusqu'à la cicatrisation de la bouche (et donc de l'intestin).

l'antidote de ce produit. Il est utilisé simultanément aux fortes doses de méthotrexate.

– Le *Cisplatyl* est très toxique pour le rein. Une hyper-hydratation est indispensable avec un soluté isotonique (pour éviter les tubulopathies). L'administration des dérivés du platine exige un contrôle répété de l'urée et de la créatinine. Il est nécessaire de surveiller la diurèse sur 24 heures.

La toxicité vésicale est due le plus souvent à l'*Holoxan*. Les signes de cystite cèdent aux traitements habituels mais surtout à l'arrêt de la chimiothérapie. Le traitement préventif consiste à augmenter la diurèse, à utiliser du mesna (*Uromitexan*) simultanément à doses égales et à alcaliniser les urines.

L'hydratation orale est prolongée pendant 10 jours.

Toxicité génitale

Chez la femme, peuvent survenir des troubles de la menstruation (aménorrhée), sans empêcher la possibilité d'une grossesse. Il est conseillé de mettre les patientes sous contraceptif durant la chimiothérapie.

Chez l'homme, le risque de stérilité est important. La chimiothérapie peut entraîner des modifications de la qualité et de la quantité des spermatozoïdes. *Chez l'homme jeune*, on peut procéder à une congélation du sperme avant le début de la chimiothérapie (CECOS). Il est important d'informer le patient des raisons de ces précautions et de le préparer aux conditions de prélèvement qui peuvent être difficilement acceptées.

L'infirmier(e) peut apporter dans ce cas une aide psychologique précieuse.

Toxicité nerveuse

Elle survient lors de traitements à base d'alcaloïdes de la pervenche *(Velbé, Oncovin)* et/ou à base de sels de platine (cisplatine, oxaloplatine, paraplatine), se manifestant soit par des troubles sensitifs (dysesthésies ou picotements des extrémités), soit par des troubles moteurs (diminution de la force, gêne à la marche). Des incidents semblables surviennent au cours d'autres traitements, principalement avec le *Cisplatyl* (polynévrite, surdité, paresthésies).

Hormonothérapie

Le principe du traitement hormonal de certaines tumeurs repose sur leur caractère d'hormonodépendance. Celle-ci résulte de la présence dans les cellules d'un système de récepteurs membranaires et cytoplasmiques (protéines) qui captent électivement les hormones circulantes pour leur permettre de n'exercer d'effets biologiques qu'au sein des tissus cibles, normaux ou pathologiques. Parmi les différentes sécrétions endocrines, seules les hormones stéroïdes (ou leurs dérivés synthétiques) sont utiles en pratique, notamment dans les cancers du sein et de la prostate.

La présence de récepteurs dans le tissu tumoral traduit la sensibilité de la tumeur aux hormones correspondantes et l'effet hormonal thérapeutique aura une importance grossièrement proportionnelle aux taux des récepteurs dosés. En pratique, ce dosage est réalisé couramment pour les récepteurs d'œstradiol et de progestérone dans les tumeurs mammaires. Il est également possible, mais plus difficile et moins intéressant en pratique, pour les tumeurs de l'endomètre, de l'ovaire ou de la prostate.

Le traitement hormonal repose donc sur deux possibilités :

- **soit la suppression de la source de sécrétion de l'hormone** qui stimule électivement le tissu tumoral à traiter *(méthodes soustractives)* ;
- **soit le blocage** par une hormone modifiée et inactive qui sature les tissus cibles dont il rend les récepteurs indisponibles à l'hormone naturelle, ou encore **l'inhibition du système enzymatique** intracellulaire par un dérivé hormonal antagoniste *(méthodes additives)*.

Modalités de traitement et indications

Privation hormonale

CHEZ LA FEMME (dans les cancers du sein), la castration supprime la sécrétion estrogénique principale : elle peut être soit chirurgicale (ovariectomie), soit radiothérapique (efficacité différée, parfois partielle), soit médicamenteuse (analogues de la LHRH : elle est temporaire, limitée à la durée d'application du traitement, et réversible). Le blocage électif de la sécrétion d'androgènes surrénaliens susceptibles d'être transformés en estrogènes actifs (aromatisation) peut se faire par une **anti-aromatase** (aminoglutéthimide) : elle réalise une surrénalectomie médicale à visée thérapeutique chez la femme ménopausée uniquement.

CHEZ L'HOMME (dans les cancers de la prostate), la castration est soit chirurgicale (orchidectomie complète ou pulpectomie), soit plus souvent à l'heure actuelle médicamenteuse. Celle-ci est réalisée par inhibition de la sécrétion d'antrogènes par action au niveau hypophysaire : **analogue de la LHRH,** par voie musculaire comme la goséréline *(Zoladex)*, beaucoup plus puissant et supprimant en même temps la production des androgènes testiculaires et surrénaliens.

L'estrogénothérapie qui inhibe la sécrétion gonadotrope au niveau hypophysaire est actuellement peu utilisée.

© MASSON. La photocopie non autorisée est un délit

Traitements antihormonaux

Chez la femme

◗ **Les anti-estrogènes,** en bloquant les récepteurs estrogéniques, les rendent non fonctionnels mais ont également un effet cytostatique propre. Le tamoxifène (*Nolvadex* ou *Tamofène*) reste très utilisé, notamment en traitement adjuvant. Il s'utilise en prises orales quotidiennes dans les cancers mammaires et dans les cancers épithéliaux de l'ovaire, avant ou après la ménopause. Les anti-aromatases (*Orimétène*, *Femara*, *Arimidex*, *Aromasine*) sont de plus en plus utilisés en raison de leur efficacité.

◗ **Les progestatifs,** qui comportent des dérivés naturels et synthétiques (surtout l'acétate de médroxyprogestérone), ont une action prédominante antagoniste des estrogènes. Ils s'administrent par voie orale ou en injections intramusculaires à dose élevée, cinq jours par semaine, quatre semaines successives en induction, puis à une dose d'entretien hebdomadaire réduite (*Farlutal*, *Mégace* ou *Prodasone*), en troisième intention dans les cancers mammaires, utérins et ovariens.

Chez l'homme

Les anti-androgènes agissent en inhibant l'action des hormones sur les cellules cibles prostatiques. Ils sont stéroïdiens comme l'acétate de cyprotérone (comprimés d'*Androcur*) qui empêche la fixation hormonale sur les récepteurs. Ils possèdent en plus une action antigonadotrope. Les anti-androgènes non stéroïdiens empêchent la pénétration des androgènes circulants dans les cellules, et donc leur action stimulante. Il s'agit de dilutamide (*Anandron*) ou de flutamide (*Eulexine*), de bicalutamide (*Casodex*), tous les trois administrés par voie orale.

Effets secondaires et surveillance

Bien que le traitement hormonal soit dans l'ensemble mieux toléré que la chimiothérapie, il existe, quelle que soit la méthode utilisée, des effets secondaires. Dans le cas d'une privation hormonale, le *syndrome de castration* se manifeste, chez la femme, par des signes de ménopause avec bouffées de chaleur, sécheresse de la muqueuse vaginale, ostéoporose à plus long terme, chez l'homme, par des troubles sexuels et, dans les deux sexes, un retentissement psychologique parfois sévère.

Avec l'aminoglutéthimide, il est nécessaire d'adjoindre une hormonothérapie compensatrice (hydrocortisone) du fait de la suppression concomitante des autres sécrétions hormonales de la surrénale, nécessitant une surveillance étroite (risque d'hypotension artérielle et de troubles généraux).

Les anti-estrogènes provoquent en début de traitement quelques troubles digestifs transitoires (anorexie, nausées) cédant le plus souvent spontanément. Ils peuvent entraîner une stimulation estrogénique chez la femme non ménopausée avec formation de kystes ovariens. Chez la femme ménopausée cette action estrogénique peut se traduire par une fibromatose utérine, une hyperplasie de l'endomètre et induire l'apparition d'adénocarcinome de l'endomètre après utilisation prolongée. Il est donc nécessaire d'assurer une surveillance gynécologique régulière pour les traitements au long cours, également susceptibles d'entraîner une ostéoporose et des accidents thrombo-emboliques.

Les progestatifs ont également des effets secondaires importants, principalement liés à leurs effets androgéniques (virilisation, prise de poids par rétention hydrique, hypertension artérielle). Ils favorisent le développement de thromboses et doivent être strictement surveillés chez des patients présentant des antécédents vasculaires. Les injections intramusculaires sont parfois mal tolérées localement.

Les anti-androgènes provoquent une rétention hydrique, un retentissement hépatique et général (asthénie). Ils comportent également un risque de thrombophlébite, d'œdèmes et de gynécomastie douloureuse. L'impuissance est constante. Les patients doivent y être psychologiquement bien préparés et incités à ne pas interrompre prématurément le traitement d'eux-mêmes.

Si l'hormonothérapie est dans l'ensemble mieux tolérée que la chimiothérapie, certains risques sont d'autant plus sévères qu'ils peuvent être facilement négligés au cours d'un traitement ambulatoire prolongé. Afin de prévenir des accidents sérieux (vasculaires notamment) pour lesquels une thérapeutique adaptée est rapidement nécessaire, il faut que l'équipe de soins entretienne chez les patients une vigilance permanente, pour un traitement au long cours, dont l'apparente facilité (du fait de la voie orale le plus souvent) peut favoriser l'abandon d'un contrôle régulier.

Immunothérapie et traitements ciblés

Ce sont des méthodes qui sont à la fois anciennes et qui restent du domaine de la recherche.

Immunothérapie

Elle fait intervenir un mécanisme immunitaire contre les cellules cancéreuses.

Elle met en œuvre :

- **soit des cellules** telles qu'on les transmet au cours d'une greffe de moelle, qui malheureusement agressent les cellules normales — c'est la réaction du greffon contre l'hôte — autant que les cellules cancéreuses ; on commence aussi à utiliser des cellules extraites du malade ou de sa tumeur, multipliées en culture en dehors de l'organisme et réinjectées après avoir été éventuellement « dopées » pour être plus actives ;
- **soit des médiateurs ou cytokines,** comme les interférons ou les interleukines, qui donnent quelques résultats dans le traitement des tumeurs du sein ou des mélanomes. Ce sont des agents thérapeutiques injectables (*Introna*, *Roféron* ou *Proleukin*) qui posent encore des problèmes importants d'application et de tolérance.

Traitements ciblés

Elle met en œuvre d'autres substances visant non plus à détruire les cellules cancéreuses, mais à les « rééduquer » pour rétablir leur fonctionnement normal. Les rétinoïdes (*Vesanoïd*, à administration orale) sont efficaces contre la leucémie à promyélocytes. La découverte des oncogènes et des facteurs de croissance permet d'espérer de nouveaux moyens intervenant directement sur les reproductions cellulaires.

La chimiothérapie, comme on l'a vu, agit directement sur l'ADN tumoral pour bloquer la prolifération tumorale et induire l'apoptose cellulaire. À côté de ces traitements, se sont développés ces dernières années des traitements dits ciblés, dirigés sur une caractéristique tumorale nécessaire à son métabolisme ou à sa survie. Parmi ces traitements, on compte des traitements dirigés sur l'environnement tumoral, notamment la néo-vascularisation nécessaire à la croissance tumorale ou anti-angiogène. Le facteur de croissance vasculaire que l'on cherche le plus souvent à bloquer est le VEGF. De nombreuses molécules ont déjà été testées ou sont en cours d'expérimentation chez l'homme. L'une d'entre elles est en cours de commercialisation. Le bevacizumab (*Avastin*) est un anticorps monoclonal anti-VEGF. Ces produits sont employés seuls ou en association avec la chimiothérapie.

Les traitements peuvent viser aussi des caractéristiques particulières de la cellule tumorale qui la distingue des tissus normaux et qui peuvent être importantes voire cruciales dans la croissance de la tumeur. Entrent dans cette catégorie, le trastuzumab (*Herceptin*), un récepteur de facteur de croissance épithélial utilisé dans le cancer du sein qui est actif pour les tumeurs exprimant ERB-2, ou le rituximab (*Mabthera*), un anticorps monoclonal actif sur les cellules de lymphome malin exprimant un marqueur de membrane, le CD20. L'imatinib (*Glivec*) est une molécule qui bloque l'activation anormale de voies de signalisation cellulaire par abl-bcr (d'où son activité dans les leucémies myéloïdes chroniques) par KIT (impliqué dans les tumeurs stromales digestives) et PDGFR.

D'autres molécules ont été ou vont être commercialisées ciblant des récepteurs de facteurs de croissance tumorale. Le gefitinib (*Iressa*) et le cétuximab (*Erbitux*) sont des inhibiteurs de l'EGFR (récepteurs de l'Epidermal Growth Factor) et ont été testés notamment dans les cancers du sein, du côlon et du poumon. Ces médicaments n'ont donc un effet que chez les patients dont la tumeur exprime la caractéristique ciblée : par exemple, le trastuzumab (*Herceptin*) ne sera potentiellement efficace que pour les tumeurs exprimant ERB-2, soit 20 % environ des cancers du sein.

Les effets secondaires communs sont des rashs cutanés, des mucites, parfois des œdèmes, une fatigue, des nausées, de la diarrhée. Ces traitements ciblés sont cependant habituellement bien tolérés.

© MASSON. La photocopie non autorisée est un délit

Approche psychologique

La situation nouvelle créée par la maladie modifie les conditions de vie du patient. Il est obligé de reconsidérer son activité quotidienne, de revoir son rôle familial, social et professionnel. Cette adaptation est une épreuve difficile à surmonter pour lui-même, mais aussi pour son entourage.

Les hospitalisations répétées perturbent son rythme de vie. La maladie et le traitement peuvent créer chez certains un état d'anxiété. L'analyse des besoins de ces patients peut rentrer dans le cadre de référence de Maslow (figure 11.2).

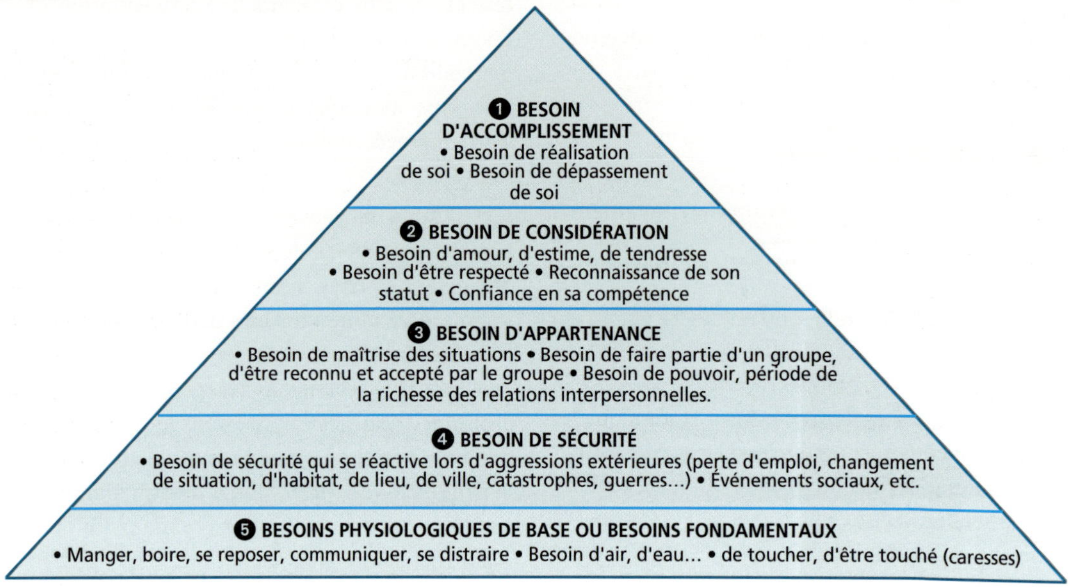

Fig. 11.2 **Échelle hiérarchique des besoins de l'individu. Théorie de Maslow. L'évolution vers un besoin supérieur ne peut se faire que lorsque le besoin inférieur est satisfait.**

1er niveau : besoins physiologiques

Trois grands types de besoins élémentaires peuvent être perturbés et retentir sur l'équilibre psychologique.

Besoins nutritifs

L'alimentation de ces patients doit retenir toute l'attention quand on sait que la chimiothérapie entraîne, dans la plupart des cas, nausées et vomissements, parfois perte de l'appétit et du goût.

Besoins d'élimination

Il faut veiller aux perturbations qui surviennent dans le domaine de l'élimination : diarrhée, constipation liées à la chimiothérapie.

Sommeil ou repos diurne

Les patients présentent fréquemment une fatigue intense et souvent leur anxiété accentue les troubles du sommeil.

2e niveau : besoin de sécurité

Il est important d'apporter une réponse à cette demande habituelle. Le patient a besoin d'information pour être sécurisé. Il souhaite la rencontre avec le médecin tout en la redoutant. Il n'existe pas de conduite standard pour annoncer le diagnostic. Le médecin adapte les explications à la demande de chaque patient et au degré d'information qu'il peut recevoir. Pendant cet entretien, la présence de l'infirmier(e) est souhaitable. Elle renforce aux yeux du patient la notion de travail en équipe et enregistre les informations à transmettre dans le dossier de soins pour assurer ainsi la continuité de l'aide à apporter.

Premier contact en hospitalisation

La qualité de l'accueil lors d'une première hospitalisation est primordiale. Souvent, le sentiment de sécurité nécessaire au patient dépendra de cet accueil (présentation du personnel, des locaux, explications sur le fonctionnement du service, horaire des repas, organisation des visites, téléphone, télévision, etc.).

Très rapidement au cours de plusieurs cycles de chimiothérapie, le patient se sent plus à l'aise.

INFORMATION

Lors d'un premier entretien, l'infirmier(e) s'assure que les informations reçues sont comprises. Il/elle ne doit pas hésiter à les répéter et à les reformuler si besoin. Le langage doit rester simple et compréhensible par tous sur :

– la maladie ;

– le traitement, son mécanisme, le programme choisi avec les cycles et le rythme des cures ;

– les effets secondaires et leur prévention ;

– la répercussion de la maladie et du traitement sur les habitudes de vie.

La famille a aussi besoin d'explications précises et d'un soutien moral. Il faut la rassurer en lui accordant, si besoin, une certaine souplesse dans les heures de visite, voire une présence continue.

3e niveau : besoin d'appartenance

Les modifications physiques (altération de l'état général, perte de poids, chute des cheveux) compromettent l'image corporelle et nécessitent un effort important de la part du malade pour parvenir à l'accepter. La relation d'aide peut permettre au patient, mais aussi à sa famille, de surmonter cette épreuve.

Les perturbations de la vie familiale que créent les hospitalisations répétées et l'évolution de la maladie entraînent un changement de rythme, une modification du statut social, voire une perte de ses rôles de responsabilité.

Le patient peut alors perdre tout désir de réalisation personnelle ou familiale et il n'est plus souvent perçu qu'en tant que malade par son entourage, et non plus comme une personne active à part entière. Les responsabilités au sein de la famille ou du couple peuvent être prises alors soit par le conjoint, soit par un des enfants et aggraver l'isolement et le repli sur soi.

4e niveau : besoin de considération

Le patient peut ressentir une impression d'éloignement social, de désintérêt, d'inutilité, de précarité. Il a changé de statut en devenant malade.

Dans la lutte contre ce sentiment de dévalorisation, d'insatisfaction, de repli dépréciatif et inquiet, les relations établies avec le personnel soignant (infirmier(e), médecin, psychologue) peuvent contribuer à rétablir un équilibre psychologique satisfaisant et améliorer les contacts extérieurs.

5e niveau : besoin d'accomplissement

Il se rencontre chez la plupart des malades qui gardent leur activité professionnelle. Cette réaction peut révéler un besoin de dépassement face à un problème de santé et se traduire par une prise de responsabilités dans certaines activités ou dans des milieux associatifs. Certains patients reprennent à cette occasion des activités artistiques (peinture, musique…). Pour d'autres, la maladie est l'occasion d'une prise de conscience de désirs anciens plus profonds, jusque-là occultés.

Ces besoins doivent être constamment encouragés. Ils représentent des facteurs déterminants pour le déroulement favorable d'un traitement et le retour rapide à un équilibre normal.

Soins éducatifs et relationnels

« Dispositions réglementaires des parties IV et V du Code de la Santé publique. Annexe au décret n° 2004 du 22 juillet 2004, CSP 37085 à 37288. »

Ce rôle tient une place prépondérante dans l'activité de l'infirmier(e) en cancérologie, au sein de l'équipe soignante. Pour le maîtriser, l'infirmier(e) doit avoir de bonnes connaissances en cancérologie, des notions précises de relation d'aide et savoir aussi exercer des compétences pédagogiques.

L'éducation du patient et de sa famille est fondée sur *l'écoute* et *l'observation*, permettant de connaître le patient, ses habitudes de vie, ses besoins, ses peurs et la représentation qu'il se fait de la maladie. L'infirmier(e) doit d'abord laisser le patient et sa famille s'exprimer, puis répond aux questions, écoute les plaintes et analyse les difficultés.

GRÂCE À CETTE ÉCOUTE, l'infirmier(e) évalue :

- **le degré de connaissance qu'a le patient** de sa maladie, du traitement et de ses effets secondaires ;
- **l'état psychologique du moment.**

Il/elle *complète* les informations, explique à nouveau les points mal compris. Il est nécessaire

© MASSON. La photocopie non autorisée est un délit

d'identifier la phase de deuil pour adapter l'information. En phase de déni-colère et de dépression, le patient ne peut plus être éduqué.

Il/elle *stimule* le patient et l'aide à conserver ou développer son énergie, nécessaire lors de cette étape.

Il est indispensable de laisser le patient jouer un rôle actif dans la prise de décision au cours de son traitement.

Il/elle lui *conseille* de continuer à entretenir des relations régulières avec les personnes qui l'entourent pour maintenir un réseau de soutien au-delà de sa famille et de ses amis et de continuer à travailler s'il le peut.

Il/elle peut être amené(e) à *faire intervenir* les services sociaux et différentes associations qui aident à une réinsertion ou une réhabilitation.

LES CONSEILS, L'AIDE ET L'ÉDUCATION donnés au patient sont le fruit du travail de toute une équipe ayant mis en commun son expérience, ses compétences, sa sensibilité sous forme de protocole écrit, tel que celui concernant le haut risque infectieux (voir *Démarche infirmière*).

La relation éducative de l'infirmier(e) n'a de sens que si l'objectif à atteindre est celui que le patient a fixé lui-même, en accord avec le soignant.

Un plan de soins peut être alors établi. Un contrat est engagé et des actions personnalisées sont mises en place, puis évaluées lors des rencontres ultérieures.

Cette relation favorise un changement de comportement face à un problème donné et l'adoption d'une attitude nouvelle mieux adaptée permet de maintenir une qualité de vie satisfaisante.

Cependant, certains patients, fatigués, ne peuvent ou ne veulent plus lutter. Le soignant doit savoir accepter cette position et prévoir un accompagnement en équipe avec l'aide de la famille.

Conclusion

La vigilance de l'infirmier(e) doit être constante pour déceler toute anomalie pendant ou entre les cycles de traitement. L'observation et la connaissance du malade restent primordiales pour assurer l'efficacité cohérente de l'équipe soignante.

Ses compétences, son savoir-faire, son savoir-être, déterminent la pertinence des diagnostics infirmiers et des projets de soins.

Les outils de travail, tels que le dossier de soins, avec un recueil de données réactualisées, des transmissions précises sur le déroulement, le vécu du traitement, les effets secondaires, la réaction psychologique à l'hospitalisation ou aux soins ambulatoires, sont indispensables pour assurer la continuité des soins et leur qualité optimale.

DÉMARCHE INFIRMIÈRE

HAUT RISQUE INFECTIEUX

Définition : risque accru de pénétration de germes pathogènes dans l'organisme	Lié à la diminution des mécanismes de défense immunitaire induite par : – une chimiothérapie aplasiante – une radiothérapie externe – une curiethérapie – un syndrome immunodépressif – une altération de l'état général, une maladie intercurrente, etc.

OBJECTIFS	ACTION ÉDUCATIVE	DÉLAI	ÉVALUATION
OBJECTIF GLOBAL **→ éviter l'infection entre deux cycles de chimiothérapie** 1. Faire comprendre l'importance du risque infectieux 2. Faire admettre les éléments de surveillance 3. Rendre capable d'adopter les mesures préventives, de nouvelles habitudes.	1. Faire le bilan des connaissances du malade. 2. Expliquer le mécanisme chimio/risque : diminution des leucocytes (GB) qui protègent de l'infection, le risque se produit à partir du J 8 jusqu'à J 17 ou plus. 3. Hémogramme : normal (GB > $5 \cdot 10^9$/L) ; aplasie (GB < $1 \cdot 10^9$/L). 4. Expliquer la prise de température buccale ou axillaire et l'évaluation d'une variation anormale soit > 38,6° soit < 36,5° (à signaler au médecin). 5. Contrôler les portes d'entrée : dents, bouche, gorge, voies urinaires, intestin (constipation), SIEV, plaie…	Avant la sortie du patient	Faire énumérer les connaissances citées
	Lister avec le patient les mesures à adopter et leur mise en pratique (en tenant compte de son milieu socioculturel et familial) *Soins corporels* • vêtements et linge propres • soins d'hygiène • lavage des mains avant les repas et lors de l'élimination des selles et urines • si blessure : désinfection immédiate, pansement occlusif *Environnement* • exclusion de tout contact avec des personnes contagieuses • chambre aérée et propre *Alimentation* • viande cuite • nettoyage soigneux des fruits et légumes • absorption suffisante de boissons : 1,5 L/j.	À son départ	Vérifier l'autonomie du patient, sa prise en charge
4. Convaincre de prévenir son médecin en présence de signes cliniques (fièvre, frissons, mucite)	**Encourager le patient à poursuivre ces actions à domicile** *Vérifier que le patient a intégré les connaissances (reformulation)* Appliquer les prescriptions médicales à la survenue des signes. • Surveillance thermique : prendre la température (buccale, axillaire) si frissons ou chaleur. • Prévenir le médecin si ⩾ 38,6° (pas d'automédication). • Faire un bilan (hémogramme) avec prescription délivrée par le service d'hospitalisation et lui transmettre les résultats. • Appeler le médecin traitant ou lui signaler les points d'appel d'une infection : bouche, SIEV, voies urinaires.	Lors de la 2e cure	Noter les initiatives et les délais de réaction

© MASSON. La photocopie non autorisée est un délit

12 Traitements symptomatiques

À côté des traitements spécifiques, dirigés contre les cellules et les tumeurs cancéreuses, de nombreux autres traitements sont utiles pour soulager les malades d'inconforts ou de complications indirectement liés au cancer ou découlant du traitement anticancéreux.

Dans tous les cas, le *traitement étiologique* est prépondérant : irradier une tumeur qui comprime lève les troubles de compression, opérer un cancer ulcéré supprime la porte d'entrée d'une infection, etc.

Cependant, le traitement anticancéreux n'a pas toujours une efficacité assez rapide ou suffisante, ou il n'est plus possible et il peut ajouter lui-même des effets secondaires à prévenir ou à corriger. C'est dire l'importance des *traitements symptomatiques*, très variés, dont seuls les plus importants sont envisagés dans ce chapitre ou dans le cadre des soins palliatifs (voir chapitre 13).

Le choix du traitement dépend du retentissement du symptôme sur le plan vital et sur la qualité de vie. Il peut être préventif, curatif ou palliatif.

Nausées et vomissements

Les nausées et les vomissements sont des troubles fréquents chez les cancéreux. Cette fréquence tient à de nombreuses causes, principalement digestives ou nerveuses centrales. On trouve en particulier :

- **les causes digestives** : des tumeurs abdominales qui peuvent au maximum entraîner une occlusion intestinale, des métastases hépatiques…
- **les causes neurologiques :** métastases cérébrales, tumeurs primitives ;
- **des troubles métaboliques** comme l'hypercalcémie (voir ci-dessous) ;
- **des influences thérapeutiques** : radiothérapie abdominale, chimiothérapie.

Cette variété a pour corollaire divers traitements, adaptés à la cause exacte, qui sont exposés ailleurs. Seuls sont développés ici les nausées et vomissements induits par la chimiothérapie anticancéreuse, fréquents et appelant une approche spécifique.

Physiopathologie

Après chimiothérapie, le vomissement est une réaction de « protection » : la digestion est interrompue afin d'empêcher l'absorption par l'organisme d'une substance toxique.

Un traitement cytotoxique est volontairement toxique pour les cellules malignes mais il affecte aussi les cellules saines. Certains médicaments cytotoxiques peuvent avoir une action directe sur la motilité digestive.

L'organisme détecte la présence d'une substance toxique et cherche à l'éliminer par le vomissement.

Le réflexe émétique fait intervenir des *détecteurs*, des *effecteurs* et un *centre de coordination*.

Détecteurs

Les principaux détecteurs sont le système gastro-intestinal et une zone du cerveau située sur le plancher du IVe ventricule : la « *Chemoreceptor Trigger Zone* » (CTZ).

De fortes concentrations de substances administrées par voie parentérale ou absorbées par voie intestinale atteignent d'abord le foie, puis rejoignent la circulation générale et atteignent le système nerveux central. La CTZ a pour rôle de détecter des toxiques.

Ainsi, les toxiques peuvent être détectés au niveau des intestins, du foie et de la CTZ.

Les messages en provenance du système gastro-intestinal sont transmis par le nerf vague au noyau du tractus solitaire (NTS) dans le tronc cérébral.

Le processus du vomissement est coordonné par le centre du vomissement avec l'enchaînement des phénomènes suivants :

– nausée ;

– efforts de vomissement ;

– vomissement.

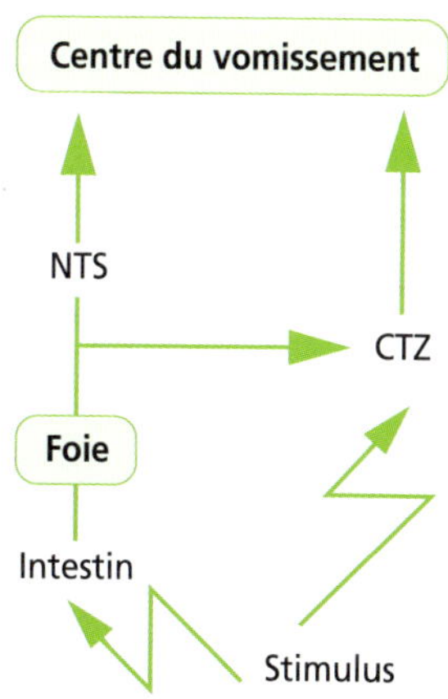

© MASSON. La photocopie non autorisée est un délit

Nausée

C'est une sensation subjective, décrite comme une *« envie de vomir, un profond dégoût »*. La nausée n'aboutit pas forcément au vomissement. Elle est souvent plus durable et moins facile à contrôler qu'un vomissement. Elle s'associe à divers troubles digestifs ou généraux (tableau 12.1).

Tableau 12.1 Facteurs associés à la nausée.

- Modifications de la motilité gastrique.
- Rétropéristaltisme duodénal.
- Diminution de la sécrétion gastrique.
- Augmentation de la salivation.
- Pâleur.
- Sueurs.
- Tachycardie.

Efforts de vomissement

C'est essentiellement une inspiration à glotte fermée, immédiatement avant le vomissement. Les muscles respiratoires se contractent ensemble.

Vomissement

C'est une expulsion brutale du contenu gastrique par la bouche.

Le vomissement est suivi d'une léthargie et d'une grande faiblesse musculaire, parfois associées à une sensation de froid, à des frissons ou à des douleurs musculaires.

Effecteurs

D'AUTRES VOIES peuvent intervenir dans l'origine des vomissements :

- **la stimulation pharyngée ;**
- **les centres supérieurs du cerveau** : cortex, système limbique (des émotions, des stimulations ou des pensées peuvent provoquer des vomissements) ;
- **les mouvements,** par stimulation de l'oreille interne.

Les nausées et vomissements qui affectent trois quarts des patients sous chimiothérapie, sont le résultat d'un arc réflexe dont le médiateur principal est la sérotonine ou 5-hydroxytryptophane (5HT3).

La 5HT3 est une amine formée à partir du tryptophane, dont la source chez l'homme est uniquement alimentaire.

La plus forte concentration se trouve dans la muqueuse intestinale.

Les cellules du tube digestif, altérées par la chimiothérapie, libèrent la sérotonine qu'elles contiennent. Celles-ci se fixent sur les récepteurs 5HT3 des terminaisons digestives du nerf vague qui va stimuler le centre du vomissement (schéma ci-dessous).

Centre du vomissement

Voies efférentes du réflexe émétique

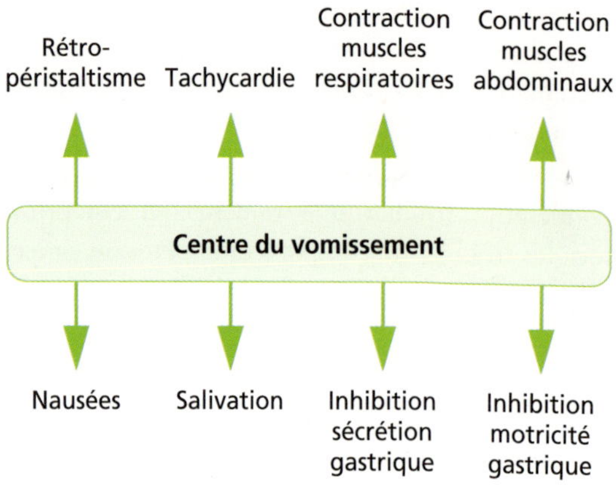

Nature et délai d'apparition des troubles émétiques

LES NAUSÉES ET VOMISSEMENTS AIGUS surviennent dans les 24 premières heures suivant l'administration du produit cytotoxique.

LES NAUSÉES ET VOMISSEMENTS RETARDÉS peuvent persister jusqu'au 7e jour après la chimiothérapie. Ces manifestations ne sont pas toujours précédées d'épisodes aigus.

Les troubles apparaissent alors que le patient a regagné son domicile et peuvent avoir un retentissement social important (arrêt de travail prolongé, perturbation de la vie familiale, réhospitalisation).

LES NAUSÉES ET VOMISSEMENTS ANTICIPÉS apparaissent lors des cures successives. Il s'agit d'un véritable réflexe conditionné, déclenché par des stimuli gustatifs, auditifs, olfactifs ou visuels. Les signaux les plus courants sont la vue ou l'odeur de l'hôpital, de flacons de perfusion, même sans produit cytotoxique.

Le risque de survenue de ces phénomènes est d'autant plus important que les nausées et vomissements aigus ou retardés ont été mal contrôlés.

Le meilleur traitement est donc *préventif*.

D'autres facteurs peuvent également favoriser ce phénomène : l'anxiété ou le refus d'un traitement.

Les nausées et vomissements anticipés peuvent persister plusieurs années.

Facteurs influençant nausées et vomissements

FACTEURS MAJORANTS

- **Sexe :** les femmes sont plus sujettes aux vomissements que les hommes.
- **Âge :** les vomissements sont plus fréquents chez les personnes de moins de 50 ans.
- **Antécédents personnels :**

– mauvais souvenir de traitements précédents ;

– vomissements gravidiques ;

– mal des transports.

- **L'anxiété** qui précède ou suit le traitement participe à l'intensité des troubles émétiques.
- **Facteurs environnants** : stimuli gustatifs, auditifs, olfactifs ou visuels.

FACTEURS MINORANTS : consommation chronique d'alcool.

Conséquences

- **Anorexie.**
- **Déshydratation** : insuffisance rénale, hypotension, confusion mentale.
- **Déséquilibre électrolytique.**
- **Malnutrition.**
- **Fatigue.**
- **État dépressif.**
- **Anxiété** (refus du traitement).
- **Détérioration de la qualité de vie.**
- **Non-observance du schéma thérapeutique** exposant à un contrôle tumoral limité.

Traitements antiémétiques

De nombreuses mesures peuvent réduire les nausées et vomissements liés à la chimiothérapie. Elles intéressent les conditions de réalisation du traitement, les précautions à prendre ultérieurement, en particulier à domicile, et l'administration de médicaments antiémétiques, dont les plus importants sont les benzamides et les antagonistes de la sérotonine.

DÉMARCHE INFIRMIÈRE

CHIMIOTHÉRAPIE ÉMÉTISANTE

PRÉCAUTIONS PRÉALABLES

– Organiser l'injection dans une atmosphère calme, détendue.

– Prévoir des antiémétiques selon l'influence émétisante de la chimiothérapie.

– Parler avec le malade pour lui donner des indications pratiques (à confirmer par écrit) et dédramatiser les réactions redoutées.

– Évaluer le degré d'anxiété (modérée ou sévère).

– Permettre au patient de l'exprimer en créant un climat de compréhension empathique.

– Rechercher avec lui :

- les facteurs déclenchant l'anxiété ;
- les facteurs diminuant l'anxiété : musique, lecture, relaxation, écoute.

SURVEILLANCE

– Mesurer la fréquence et la quantité des vomissements.

– Faire rincer la bouche après les vomissements (laisser à la disposition du patient le matériel nécessaire).

– Faire un bilan liquidien et nutritionnel quotidien.

– Surveiller l'apparition des complications : signes de déshydratation, fatigue.

EN RELATION AVEC L'ALIMENTATION

– Éviter les facteurs déclenchants (odeurs d'aliments, repas collectifs, tabac, parfum).

– Servir des repas froids.

– Éviter les aliments gras et épicés, les boissons gazeuses, les jus de fruits acides, le café au lait.

– Offrir des aliments faciles à digérer (potages, biscottes, fruits cuits) en tenant compte des habitudes alimentaires et des modifications du goût.

– Offrir des repas fréquents et en petite quantité.

– Faire un enseignement pour que le patient puisse être autonome dans son choix alimentaire.

– Bien mastiquer et manger calmement.

– Boire entre les repas pour éviter une trop forte distension gastrique.

– Repos après le repas recommandé.

ENSEIGNER ET FAIRE PRATIQUER LORS DES NAUSÉES :

– une technique de relaxation ;

– une technique de visualisation positive ;

– l'acupression ;

– une respiration profonde par la bouche en cas de nausées.

Benzamides substitués

- **Métoclopramide** (*Primperan*)

Posologie : entre 2 et 10 mg/kg/24 h répartis en plusieurs injections intraveineuses directes ou en perfusions.

Effets indésirables : sédation, diarrhée, réactions extrapyramidales.

- **Alizapride** (*Plitican*)

Posologie : 2 à 5 mg/kg/24 h répartis en 2 injections :

– l'une 30 minutes avant l'administration du cytotoxique,

© MASSON. La photocopie non autorisée est un délit

– l'autre 4 à 8 heures après.

Effets indésirables : sédation, réactions extrapyramidales, hypotension, bouffées vasomotrices, diarrhée.

Antagonistes des récepteurs 5HT3

- **Ondansétron** *(Zophren)*

Posologie : 4 à 8 mg par voie orale (comprimés ou sirop) ou en intraveineuse lente (ampoules), 1 heure à 30 minutes avant la chimiothérapie, 24 à 32 mg en IV en cas de risque élevé.

En préventif : voie orale ou IV, 4 à 8 mg.

En curatif : voie IV, 8 à 16 mg, pouvant aller jusqu'à 32 mg en cas de risque élevé.

Effets indésirables : constipation, céphalées, rares réactions allergiques, bouffées de chaleur.

- **Granisétron** *(Kytril)*

Posologie :

– en préventif : 1 à 2 mg (voie orale) ou 3 mg en voie IV ;

– en curatif : voie IV, 1 à 3 ampoules selon l'intensité et la prévention antérieure.

Effets indésirables : constipation, céphalées, hypotension.

- **Tropisétron** *(Navoban)*.

Gélules ou ampoules de 5 mg.

Posologie :

– en préventif : 5 mg *per os* ou ampoule IV lente de 2 à 5 mg, 15 à 30 minutes avant la chimiothérapie ;

– en curatif : 5 mg en IV lente ou perfusion de 30 minutes dès l'apparition des troubles.

Effets indésirables : constipation, céphalées, hypotension.

Butyrophénones

- **Halopéridol** *(Haldol)*

Butyrophénones substituées

- **Dompéridone** *(Motilium, Péridys)*

Phénothiazines

- **Chlorpromazine** *(Largactil)*

Corticostéroïdes

Ils sont utilisés en association avec les autres antiémétiques.

- **Dexaméthasone** *(Soludécadron)*
- **Méthylprednisolone** *(Médrol)*

Benzodiazépines

- **Lorazépam** *(Témesta)*
- **Alprazolam** *(Xanax)*

Utilisés par voie orale, associés à un antiémétique, 48 heures avant le début du traitement.

Aplasie

L'aplasie est une insuffisance de la moelle osseuse touchant les trois lignées médullaires : érythrocytaire, granulocytaire, plaquettaire.

Causes

L'aplasie peut être thérapeutique, provoquée par une chimiothérapie ou une radiothérapie étendue.

Elle peut être prévisible, mais non systématique, à la suite de chimiothérapies successives ou d'une radiothérapie large.

Elle apparaît 7 à 14 jours après le premier jour de la chimiothérapie et se manifeste par des signes cliniques de granulopénie, d'anémie ou de thrombopénie.

Clinique

- **Asthénie** en relation avec l'anémie.
- **Fièvre** (température ≥ 38,5 °C) accompagnée de frissons, favorisée par la granulopénie.
- **Syndrome hémorragique** éventuel par thrombopénie.

Ces trois signes peuvent être isolés ou associés mais c'est un hémogramme qui en confirme l'origine et indique l'hospitalisation éventuelle.

État fébrile

En cas de température ≥ 38,5 °C ou < 36 °C ou de frissons, marbrures (le plus souvent des membres inférieurs), cyanose des extrémités, pratiquer :

– une série de trois hémocultures à une demi-heure d'intervalle chacune ;

– un prélèvement de gorge ;

– un examen cytobactériologique des urines ;

– une coproculture, si diarrhée ;

– un examen cytobactériologique des crachats, si toux.

En règle générale, pratiquer un prélèvement bactériologique de toute lésion cutanée ou muqueuse.

Suite à ces prélèvements, une antibiothérapie à large spectre (efficace sur les germes Gram+ et Gram–) est mise en place (voir Protocole de soins).

Fatigue

L'anémie est responsable de nombreuses perturbations qui affectent presque tous les organes et tissus de l'organisme.

Plusieurs classifications sont utilisées pour évaluer le degré de sévérité de l'anémie.

Au cours de leur importante revue de la littérature, Groopman et Itri ont mis en évidence qu'après chimiothérapie, les anémies de grade 1 et 2 avaient une incidence de 100 %, celles de grade 3 et 4 allant jusqu'à 80 %.

La fatigue a été identifiée comme le symptôme le plus fréquent associé à l'anémie (76 % des patients traités). Cependant, ce symptôme reste encore insuffisamment reconnu et donc peu pris en charge de façon systématique.

Une évaluation du niveau d'énergie du patient, son aptitude aux activités journalières et sa qualité de vie en général peut s'objectiver grâce aux échelles visuelles analogiques qui évaluent ces paramètres : le patient se situe de 0 à 10 sur la réglette (0 : pas de fatigue → 10 fatigue intense).

Il sera possible de noter l'évaluation dans le temps de l'état de fatigue du patient, les contrôles sanguins étant renouvelés avant chaque cycle de chimiothérapie ou pendant la radiothérapie. Une corrélation avec son taux d'hémoglobine orientera la prescription d'un activateur de l'érythropoïèse.

Les informations et conseils de l'IDE guideront le patient concernant son alimentation, son hygiène de vie (habillage, activités). Des questionnaires approfondis pourront être soumis au patient pour une prise en charge très personnalisée.

Asthénie

L'asthénie est souvent le signe précurseur de l'aplasie.

ELLE PROVOQUE UNE IMMOBILISATION FORCÉE (risque du syndrome d'immobilité) pouvant entraîner :

– une altération de l'intégrité cutanée ;
– des troubles thrombo-emboliques.

- **Évaluer l'état cutané.**
- **Réduire les facteurs favorisant les escarres :**

– changements fréquents de position (au moins toutes les 3 heures) ;
– supprimer le cisaillement des vêtements et des draps ;
– installer le patient sur un matelas anti-escarre ;
– masser régulièrement les points d'appui ;
– maintenir une hydratation correcte (au moins 1,5 L par jour).

- **Surveiller l'apparition de douleur, chaleur, rougeur** au niveau des mollets (phlébite ?).
- **Surveiller l'apparition de la dissociation pouls/température** (suspicion de phlébite).

ELLE PROVOQUE UNE ANOREXIE :

– Augmenter l'apport de protéines et de glucides, de vitamines et de sels minéraux.

PROTOCOLE DE SOINS

HOSPITALISATION D'UN PATIENT EN APLASIE PRÉSENTANT UN RISQUE INFECTIEUX

– Informer le patient.
– Mise en chambre individuelle avec visites restreintes (une à deux personnes à la fois).
– Surveiller les constantes : pouls, tension artérielle, température toutes les 3 heures, prélèvements de sang pour hémoculture si température ≥ à 38,5°.
– Pratiquer tous les deux jours : hémogramme et ionogramme sanguin.
– Mesures d'hygiène : veiller à la propreté de l'environnement immédiat du patient, lavage soigneux et fréquent des mains (3 min), propreté des phanères ; désinfecter la chambre à la sortie du malade.
– Réaliser des prélèvements bactériologiques selon le point d'appel.

Grades de sévérité de l'anémie proposés par l'OMS et le NCI[1]

Sévérité	Grade 0	Grade 1 (léger)	Grade 2 (modéré)	Grade 3 (sévère)	Grade 4 (risque vital)
OMS/WHO	≥ 11,0 g /dl	9,5–10,9 g/dl	8,0–9,4 g/dl	6,5–7,9 g/dl	< 6,5 g /dl
NCI	LN	10,0 g /dl à LN	8,0–10,0 g/dl	6,5–7,9 g/dl	< 6,5 g /dl

WHO = World Health Organization ; NCI = National Cancer Institute ; LN = dans les limites de la normale.
Valeurs normales de l'hémoglobine : 12–16 g /dl pour les femmes et 14–18 g/dl pour les hommes.

[1] Groopman JE, Itri LM. Chemotherapy-induced anemia in adults : incidence and treatment. J *Natl Cancer Inst* 1999 ; 91 : 1616-34.

© MASSON. La photocopie non autorisée est un délit

PROTOCOLE DE SOINS

CONDUITE À TENIR DEVANT UN PATIENT NEUTROPÉNIQUE

Toute neutropénie, quelle qu'en soit l'origine, expose le patient à une infection bactérienne, le risque est réel avec moins de $0,5 \times 10^9$/L granulocytes, exigeant des mesures conservatrices. Une hospitalisation est souvent nécessaire.

Mesures systématiques

– Prise de la température toutes les trois heures : ne jamais prendre la température rectale (risque d'excoriation et d'infection grave), ni axillaire (peu fiable malgré la correction).

La température est prise avec thermomètre électronique ou oral. Le chiffre est consigné sur une courbe.

– Prise de la tension artérielle 2 fois par jour, avec enregistrement des chiffres.

– Soins de bouche systématiques avec un produit antiseptique (par exemple : *Bétadine* orale) 3 à 4 fois par jour.

– Soins du périnée à l'eau et au savon, surtout après les selles : ne pas utiliser de papier hygiénique qui comporte des risques d'excoriation anale.

– Soins réguliers de la peau et des phanères (ongles, doigts et orteils) à l'eau et au savon.

– Désinfection correcte de la peau avant chaque geste traumatisant (prise de sang ou injection).

– Contrôle de l'hémogramme tous les 2 jours.

Mesures thérapeutiques

– En cas de fièvre à 38-38,5 °C, d'hypothermie à moins de 36° ou de chute de la tension artérielle : hémocultures sur milieux aérobies et anaérobies et à la recherche d'infection fungique.

– Antibiothérapie dans un délai maximum de 4 heures après la constatation de la fièvre.

– Mise en place d'une voie veineuse de bon débit pour remplissage en cas de baisse de la tension artérielle.

– Corticothérapie éventuelle pour éviter un choc avec hypothermie et hypotension (choc à germe Gram négatif).

– La prescription de facteurs de croissance granulocytaires (GCSF ou GMCSF*) ne se justifie pas systématiquement et doit être discutée.

* GCSF = *Granulocyte Colony Stimulating Factor*
* GMCSF = *Granulocyte Monocyte Colony-Stimulating Factor*

– Apprendre au patient à choisir ses repas en tenant compte de ces priorités et de ses goûts.

– Proposer des repas fractionnés et en petites quantités.

– Proposer des suppléments enrichis si besoin.

– Aménager un environnement calme, favoriser une présence familiale lors des repas.

– Noter les quantités journalières absorbées.

– Peser le patient régulièrement (une à deux fois par semaine).

▸ **La malnutrition** du patient en aplasie peut être secondaire à l'impossibilité de s'alimenter du fait de douleurs à la déglutition (stomatite, candidose buccale, œsophagienne).

Dans ce cas, une nutrition par sonde gastrique ou une nutrition parentérale provisoire peut être justifiée.

Le traitement préventif et curatif de cette mucite repose sur :

– des bains de bouche au bicarbonate de sodium 14 ‰, additionné d'un antifungique, 4 à 6 fois par jour et de façon impérative après la prise de toute alimentation ou avec un autre antiseptique (*Bétadine*) ;

– le badigeonnage des ulcérations au bleu de méthylène (*Collubleu*) ;

– l'application d'un anesthésique local en gel, sans déglutir le produit, pour ne pas anesthésier l'arrière-gorge.

▸ **Certaines spécialités** peuvent être utilisées : *Hibident*, *Bétadine*, *ChlorhexaMyl* ou *Hextril* (voir aussi chapitre 12).

Elle peut entraîner une incapacité à subvenir aux besoins d'hygiène :

Pour permettre au patient d'avoir une hygiène corporelle rigoureuse et de conserver un maximum d'autonomie :

▸ Évaluer quotidiennement le degré de tolérance à l'effort et ainsi adapter l'aide nécessaire.

▸ **Adapter les horaires** en ménageant des temps de repos entre les soins d'hygiène.

▸ **Laisser suffisamment de temps au patient** pour qu'il puisse faire lui-même un certain nombre de soins.

▸ **Apporter une vigilance particulière** à :

– l'hygiène des zones à risque de macération : plis axillaires et inguinaux, périnée, organes génitaux, espaces interdigitaux, zones périunguéales ;

– l'hygiène bucco-dentaire : bains de bouches ou brossage des dents avec une brosse à poils soyeux, spécialement conçue pour les patients en aplasie.

Elle peut majorer une anxiété préexistante par manque de connaissances :

▸ **Identifier ce que le patient sait de l'aplasie :**

– enseignement antérieur ;

– épisode déjà vécu par lui.

▸ **Prodiguer une information concise et claire** en fonction de l'état de fatigue. Ne pas hésiter à répéter les mêmes informations.

▸ **Procurer un environnement calme et sécurisant :**

– passages fréquents dans la chambre ;

– sonnette à portée de la main.

▸ **Prévoir du temps pour l'écoute du patient,** de ses inquiétudes, de ses interrogations.

CETTE ANXIÉTÉ PEUT PERTURBER LE SOMMEIL DU PATIENT :

Pour l'aider à retrouver un sommeil de meilleure qualité :

▸ **Rechercher avec lui ses habitudes de sommeil :**

– horaires d'endormissement ;

– positionnement ;

– boisson chaude au coucher.

▸ **Rechercher avec lui les facteurs déclenchant l'anxiété** afin de les éviter au coucher.

▸ **Rechercher avec lui les moyens qui peuvent diminuer cette anxiété.**

▸ **Favoriser les distractions pour diminuer le sommeil diurne.**

▸ **Utiliser les aides au sommeil** : bonne installation, massages.

▸ **Organiser les soins pour réduire les interventions nocturnes.**

CET ÉTAT DE DÉPENDANCE PEUT ENTRAÎNER UNE PERTURBATION DE L'ESTIME DE SOI :

▸ **Évaluer avec le patient ce qu'il peut faire** pour satisfaire ses besoins fondamentaux.

▸ **L'aider à accepter cette situation** en lui expliquant qu'elle est passagère.

▸ **Le faire participer le plus possible à la planification des soins** pour qu'il garde la maîtrise de la situation.

Syndrome hémorragique

L'atteinte de la lignée plaquettaire (thrombopénie) peut se traduire par :

– des gingivorragies ;

– des pétéchies, des hématomes ;

– des épistaxis ;

et plus gravement, si des lésions préexistent par :

– une hématurie ;

– un mélæna.

PRÉVENTION

▸ **Le patient doit utiliser un rasoir électrique.**

▸ **Il ne doit pas subir d'injections intramusculaires,** éviter les sous-cutanées.

▸ **Veiller à ce que le patient n'absorbe pas** d'aspirine, d'antivitamine K, ne suive pas de traitement anticoagulant.

▸ **Éviter les chutes.**

ACTIONS

Surveillance biquotidienne de la tension artérielle, des pulsations, de la fréquence respiratoire.

▸ **En cas de gingivorragie :**

– Ne pas la provoquer par un brossage des dents avec une brosse dure.

– Ne pas se curer les dents après les repas (voir soins buccodentaires plus haut).

▸ **En cas de pétéchies, d'ecchymoses :**

– Elles apparaissent le plus souvent au niveau des membres inférieurs et s'étendent vers le haut.

– Surveiller leur extension (elle reflète la plus ou moins grande gravité de la thrombopénie).

▸ **En cas d'épistaxis :**

– Méchage de la narine avec gaze ou tampon hémostatique.

– Quelquefois, mise en place d'une sonde à ballonnet.

La transfusion de plaquettes a un caractère d'urgence en cas d'hémorragie.

Hypercalcémie-Transfusions

L'augmentation du taux de calcémie (supérieur à 2,6 mmol/L chez l'adulte) est une complication fréquente chez les patients atteints de cancer :

– de 1 à 3 % pour tous les patients cancéreux ;

– de 10 à 15 % chez les patients présentant des métastases.

Physiopathologie

La calcémie est maintenue dans les limites étroites grâce à l'action de calcitonine, parathormone et vitamine D sur les tissus cibles que sont :

– l'os ;

– le rein ;

– l'intestin.

L'homéostasie est due en outre à un équilibre de l'absorption intestinale et de l'excrétion urinaire du calcium.

L'hypercalcémie est surtout la conséquence d'une résorption osseuse exagérée (due à la sécrétion par la tumeur d'une substance mobilisant le calcium osseux ou à l'existence de métastases osseuses).

© MASSON. La photocopie non autorisée est un délit

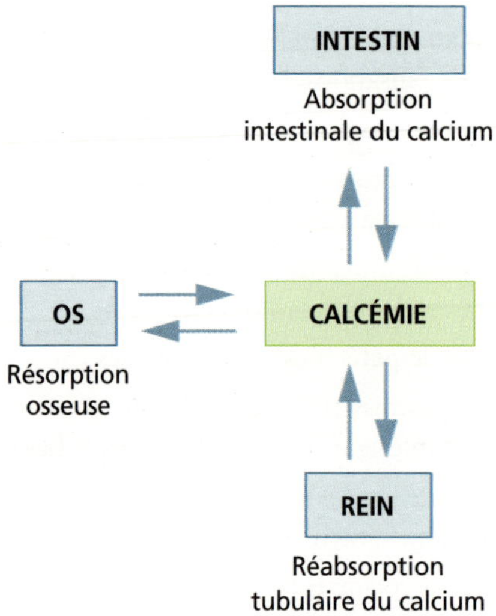

Clinique

L'hypercalcémie n'est jamais brutale, mais s'installe en plusieurs jours avec l'accumulation de signes très divers :

– polyurie ;
– polydyspsie liée à soif inexpliquée et inassouvie ;
– asthénie (myasthénie) ;
– tachycardie ;
– nausées évoluant vers des vomissements ;
– constipation ;
– perte pondérale (par déshydratation) ;
– signes de déshydratation ;
– altération de l'état général ;
– état confusionnel ;
– somnolence voire coma.

PROTOCOLE DE SOINS

TRANSFUSION DE PLAQUETTES

Les poches sont conservées à la température ambiante et pas au frais.
La thrombopénie est une diminution des plaquettes à moins de 150×10^9/L. Les risques d'hémorragie spontanée apparaissent à moins de 20×10^9/L.
• Les plaquettes, avant leur utilisation, doivent être agitées en permanence et ne doivent pas être rangées au réfrigérateur, le froid inhibant leur activité.
• Elles doivent être transfusées en 20 min maximum (concentré unitaire, à partir d'un seul donneur), en 5 min par poche dans les cas d'un lot polydonneur.
Toujours utiliser une tubulure avec filtre, siliconée.
• S'il y a risque de transfusions multiples par la suite, il est préférable d'utiliser des plaquettes unitaires afin d'éviter des problèmes d'allo-immunisation (apparition d'anticorps antiplaquettaires).

Ces signes peuvent être confondus avec :
– les effets secondaires d'une chimiothérapie ;
– des métastases hépatiques ou cérébrales, rendant le diagnostic parfois difficile.

Traitement

Hydradation parentérale

Un apport hydrique est la principale mesure qui va permettre :
– de restaurer le volume plasmatique ;
– de diminuer la calcémie par dilution et reprise de la diurèse et de la calciurie.

L'hydratation doit se faire uniquement avec du soluté salé isotonique (un apport non salé peut aggraver la situation en inversant la réabsorption du calcium).

Hyperhydradation et diurèse forcée. On apporte des quantités massives de sérum salé isotonique, associé à du furosémide qui bloque la réabsorption du sodium dans le tubule rénal. L'absorption du sodium et du calcium se faisant en même temps, la diurèse forcée entraîne une élimination massive du calcium. Ce traitement exige une surveillance biologique biquotidienne.

Corticoïdes. Ils ont un effet calciurétique, surtout par leur rôle mobilisateur du calcium au niveau de l'os ; leur rôle hypocalcémiant est discutable.

Calcitonine. Cette hormone hypocalcémiante, d'origine thyroïdienne, a longtemps été utilisée du fait de son absence de toxicité, mais son efficacité demeure aléatoire.

Biphosphonates. Les biphosphonates par voie intraveineuse sont utilisés en prévention des complications osseuses chez des patients atteints de pathologies malignes à un stade avancé avec atteinte osseuse. Ce traitement est utilisé dans les cas d'hypercalcémie induite par des tumeurs.

Parmi les biphosphonates disponibles, les plus utilisés sont :

– acide pamidronique (*Aredia*) (passe en 4 heures environ),

– acide zolédronique (*Zometa*) (passe en 1/4 d'heure environ).

La différence du temps de passage induit pour le patient une hospitalisation plus courte. On essaye de cumuler la perfusion de biphosphonates avec la chimiothérapie. Si l'acide zolédronique (*Zometa*)

PROTOCOLE DE SOINS

TRANSFUSER LES GLOBULES ROUGES EN SÉCURITÉ

Pour transfuser des concentrés érythrocytaires en sécurité, l'infirmier(e) doit respecter les règles de sécurité transfusionnelle et d'hémovigilance. Ce chapitre a pour but de rappeler les bonnes pratiques professionnelles.

DISPOSER DES EXAMENS IMMUNO-HÉMATOLOGIQUES PRÉTRANSFUSIONNELS

Certains examens immuno-hématologiques prétransfusionnels sont obligatoires pour toute transfusion de globules rouges.

Si l'on ne dispose pas des résultats de ces examens, le médecin doit prescrire les examens manquants, l'infirmier(e) prélève les tubes correspondants et fait réaliser les examens selon la procédure en cours dans l'établissement de santé (par un laboratoire ou par l'Établissement français du sang). Attention : Les résultats ne sont jamais transmis par téléphone, ni recopiés.

- **2 déterminations de groupe sanguin**
- **Recherche d'agglutinines irrégulières de moins de 3 jours** (refaire une RAI entre chaque série de transfusion).
- **2 déterminations du phénotypage Rh Kell** pour les femmes non ménopausées, les sujets ayant développé un allo-anticorps, les polytransfusés et futurs greffés. Les 2 déterminations doivent être réalisées par le même laboratoire.

En cas d'allo-immunisation complexe et à titre préventif chez certains polytransfusés, on réalise un phénotypage Rh Kell étendu.

Il est impératif de respecter les règles de prélèvement et d'étiquetage des tubes.

RÈGLES DE PRÉLÈVEMENT	RÈGLES D'ÉTIQUETAGE
• Prélever au moment de la demande, pas à l'avance. • Demander au patient de décliner son identité. • Déterminations ABO/Rhésus et phénotypes : – sur 2 prélèvements : distincts, espacés, de préférence par 2 préleveurs différents ; – étiquetés selon la procédure ; – faire 2 demandes d'examens distinctes dans deux pochettes distinctes et préciser « 1re détermination » ou « 2e détermination ». • Nom du préleveur sur le bon de demande.	• Au lit du malade. • Tout de suite après le prélèvement. • Par l'infirmière ayant fait le prélèvement. • Avec l'étiquette administrative (nom, nom de jeune fille, prénoms, date de naissance, sexe). • Tubes horodatés.

Toujours prélever les tubes correspondant aux examens à réaliser, selon la procédure locale. En général pour l'EFS :

Gr/Rh (Groupe/Rhésus)	**1 tube EDTA**
Phén Rh/Kell (phénotype Rhésus/Kell)	**1 EDTA**
Groupe/Rhésus + phénotype	**1 EDTA**
RAI (Recherche d'agglutinines irrégulières)	**1 tube EDTA + 1 tube SEC**
RAI + Gr/Rh + phénotype Rh/Kell	**1 EDTA + 1 SEC**
EDC (Épreuve de compatibilité)	**1 EDTA + 1 SEC**
EDC + RAI + Gr/Rh + phénotype Rh/Kell	**2 EDTA + 2 SEC**

GESTION DE LA COMMANDE

• Le médecin prescrit les produits les plus adaptés à la situation du patient, le plus souvent en utilisant l'ordonnancier préimprimé fourni par l'Établissement français du sang.

• Vérifier la conformité de l'ordonnance médicale qui comporte : identification du service demandeur, nom et signature du prescripteur, date de prescription, étiquette administrative (à défaut, nom, nom de jeune fille, prénoms, date de naissance, sexe du patient, n° dossier), date prévue de transfusion (préciser sur la commande ce qui doit être « à garder en réserve à l'EFS », nature et quantité du produit, le cas échéant, groupe sanguin du patient, nom et signature du préleveur (de l'infirmier(e)) si des tubes sont envoyés.

• L'infirmier(e) se conforme aux procédures en cours dans son établissement : conditions de transport, lieu de dépôt de la commande, commandes de jour ou de nuit, en semaine ou les week-ends et jours fériés, commandes urgentes...) et fait acheminer la commande qui comporte :

– ordonnance ;
– résultats disponibles de groupe, de RAI et de phénotype ;
– tubes pour réaliser les examens manquants et bons de demandes d'examens ;
– en cas de RAI positive, le prélèvement pour une Épreuve directe de compatibilité (EDC).

• L'infirmier(e) réceptionne la commande en vérifiant :

– les conditions de transport et de conservation ;
– la concordance entre la demande, le bon d'attribution (les produits sont accompagnés d'une fiche de distribution nominative) et les produits délivrés.

RÉALISER LES CONTRÔLES PRÉTRANSFUSIONNELS

Information du patient : s'assurer que le malade a reçu le document d'information prétransfusionnelle et que le médecin a répondu à ses questions.

Vérifier :

• les conditions de transport et de conservation ;
• la concordance entre la demande, le bon d'attribution et les produits délivrés ;
• le groupe (poche et carte du receveur) ;
• l'identité du malade (en demandant au malade de décliner son identité) et celle inscrite sur la carte.

Contrôler :

• aspect et intégrité du produit ;
• date de péremption.

© MASSON. La photocopie non autorisée est un délit

PROTOCOLE DE SOINS

TRANSFUSER LES GLOBULES ROUGES EN SÉCURITÉ *(suite)*

VÉRIFICATION ULTIME AU LIT DU MALADE

OBLIGATOIRE avant toute transfusion de CGR

SYSTÉMATIQUE y compris en urgence

POUR CHAQUE UNITÉ

POUR LE DONNEUR ET LE RECEVEUR à chaque fois

AU LIT DU MALADE, jamais dans la salle de soins

PAR L'INFIRMIER (E) QUI POSE LA TRANSFUSION

① Vérifier la péremption du test

② Inscrire nom du patient, n° de poche, date, nom de l'infirmier(e)

③ Diluer les réactifs avec du sérum physiologique

Utiliser un outil à bout rond, éviter de gratter le carton.

Entre chaque cercle, essuyer le mélangeur (sauf kit à usage unique)

④ Déposer une goutte de sang de la poche dans la case donneur (j'utilise un berlingot solidaire de la poche ou la première goutte de la tubulure).

⑤ Avec le fond du tube nettoyé transporter très peu de sang du donneur sur le cercle anti-A et bien mélanger sur l'ensemble du cercle.

⑥ Avec le fond du tube nettoyé répéter la même opération sur le cercle anti-B.

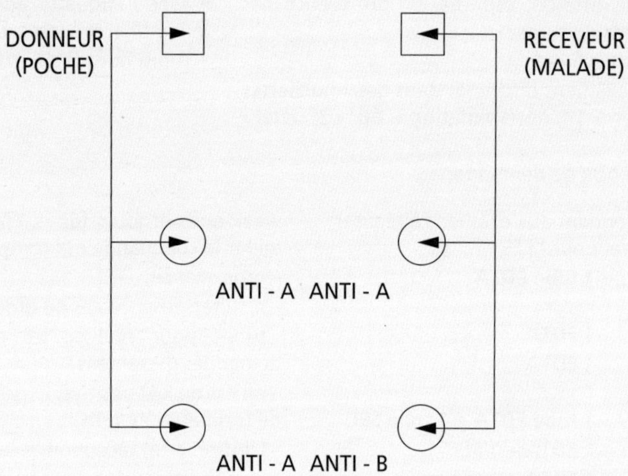

⑦ Déposer une goutte de sang du patient dans la case receveur (ponction veineuse ou piqûre du doigt ou de l'oreille; jamais à partir d'un tube prélevé à l'avance).

⑧ Avec le fond du tube nettoyé transporter très peu de sang du malade sur le cercle anti-A et bien mélanger sur l'ensemble du cercle.

⑨ Avec le fond du tube nettoyé répéter la même opération sur le cercle anti-B.

⑩ « Chalouper » la carte pour que la goutte de sang tourne à l'intérieur de chaque cercle

NE JAMAIS TRANSFUSER QUAND, POUR UN MÊME RÉACTIF, IL Y A AGGLUTINATION POUR LA POCHE ET PAS D'AGGLUTINATION POUR LE PATIENT

Le donneur ne doit pas donner d'antigène absent chez le receveur. Schéma de compatibilité pour les globules rouges :

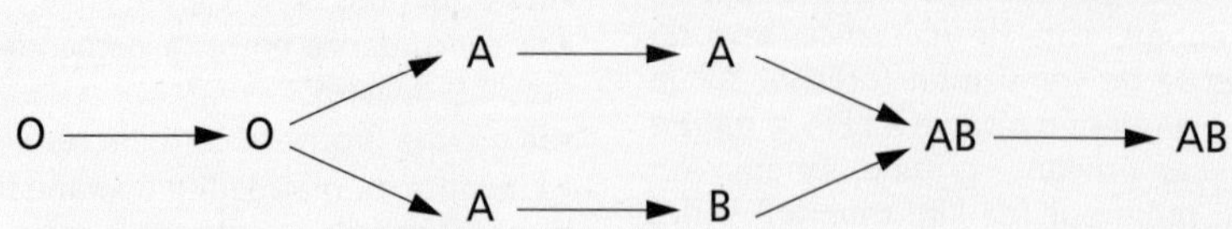

En cas de doute, effectuer un 2e test. Si le doute persiste, prévenir le médecin.

Conserver le carton-test dans la chambre du patient (en principe 24 h, voir procédure locale).

PROTOCOLE DE SOINS

TRANSFUSER LES GLOBULES ROUGES EN SÉCURITÉ *(suite)*

RÉALISER ET SURVEILLER LA TRANSFUSION

• L'infirmier(e) s'assure qu'un médecin peut intervenir à tout moment pendant la transfusion. Éviter autant que possible de transfuser la nuit ou le week-end, sauf urgence et avec présence médicale.

• Transfuser les concentrés de globules rouges dans les 6 h qui suivent leur réception. Durant ce délai, garder les poches entre + 2 °C et + 8 °C ou à température ambiante, à l'abri d'une source de chaleur.

• Disposer d'un abord veineux de calibre suffisant (16 à 18 G chez l'adulte).

• Ne jamais rien ajouter dans la poche de sang.

• Arrêter l'alimentation parentérale et les médicaments perfusés, sauf avis médical.

Il est possible de perfuser du sérum salé isotonique en dérivation en cas de débit trop lent.

• Assurer un débit de départ de 30 à 40 gouttes/min pour le concentré de globules rouges chez l'adulte, la transfusion durera en moyenne 45 minutes à 1 heure par poche.

• Adapter le débit en fonction de l'état cardio-vasculaire du malade et selon sa tolérance.

SURVEILLANCE INFIRMIÈRE

• Avant la transfusion : noter pouls, pression artérielle, température, et demander au patient de vider sa vessie.

• Rester au chevet du patient et assurer une surveillance attentive pendant les 15 premières minutes (environ 50 mL). Adapter ensuite la fréquence de la surveillance en fonction de l'état du patient.

• Surveiller pouls, pression artérielle, température, diurèse et tout signe évocateur d'incident.

• Demander au patient et à ses proches de signaler sans délai toute sensation anormale ou nouvelle au cours et juste après la transfusion.

• Conserver la poche au minimum 2 heures après la fin de la transfusion.

RÉAGIR EN CAS D'ACCIDENT TRANSFUSIONNEL IMMÉDIAT GRAVE

Accident immunologique

Hémolyse (incompatibilité ABO, anticorps irréguliers) : malaise, oppression, douleur lombaire, nausées, vomissements, saignement en nappe, oligoanurie, état de choc.

Accident infectieux

Contamination bactérienne du produit : malaise d'apparition brutale, frissons, hypo/hyperthermie, douleurs abdominales, nausées, vomissements, diarrhée, angoisse, dyspnée, collapsus, oligoanurie.

Accident de surcharge volémique

Augmentation de la TA, dyspnée, cyanose, oppression thoracique, céphalées, OAP.

Accident allergique

Érythème, urticaire, œdème de Quincke, choc anaphylactique.

• Clamper la transfusion et conserver la voie veineuse.

• Alerter un médecin.

• Surveiller pouls, pression artérielle, température, diurèse.

• Refaire tous les contrôles prétransfusionnels.

• Se référer à la procédure locale « conduite à tenir devant un incident transfusionnel », appliquer les prescriptions médicales.

• Réaliser si nécessaire les prélèvements pour l'EFS et le laboratoire de bactériologie :

– 2 tubes secs et 2 tubes EDTA (selon protocole local),

– 2 hémocultures à 1 heure d'intervalle,

– conserver la ou les poches suspectes, tubulure clampée non dissociée de la poche, sans l'aiguille.

• Noter l'incident sur le dossier transfusionnel et le signaler au médecin hémovigilant.

GÉRER L'INFORMATION ET ASSURER LA TRAÇABILITÉ

Écrire les transmissions ciblées dans le dossier de soins.

Assurer la traçabilité en notant la transfusion dans le dossier transfusionnel et en remplissant la fiche de confirmation de l'identité du receveur.

Participer à l'information du patient en lui remettant le document d'information et de suivi post-transfusionnel.

est prescrit seul, on peut effectuer le traitement au domicile du patient. Le médecin (libéral) et l'infirmier(e) libéral(e) du patient peuvent gérer ce traitement.

La limitation du coût de la prise en charge et le confort du patient sont les principaux avantages non négligeables.

Les effets secondaires sont les mêmes pour les deux biphosphonates.

Douleur

« La douleur est une expérience sensorielle et émotionnelle désagréable, associée à un dommage tissulaire réel ou virtuel, ou décrite en terme d'un tel dommage » (International Association Study of Pain). Elle fait découvrir la maladie cancéreuse plus rarement que ses récidives, ou témoigne de séquelles thérapeutiques.

Chez les patients cancéreux, une douleur modérée ou sévère existe dans un tiers des cas au début de la prise en charge thérapeutique et dans 60 à 90 % des cas à un stade avancé de la maladie. L'OMS estime à 25 % les patients qui présentent une douleur sévère non contrôlée au moment de la phase terminale.

DEUX TYPES DE DOULEURS

▸ **Une douleur aiguë** est en général associée à un événement réversible et précis (tableau 12.2). Elle s'accompagne de manifestations objectives qui

© MASSON. La photocopie non autorisée est un délit

1. DEMANDE D'EXAMENS IMMUNO - HEMATOLOGIQUES

Le dossier médical informatisé du patient comprend deux déterminations de groupe sanguin et de phénotype réalisées par le laboratoire d'Hématologie de l'Institut.

- ✓ **2 déterminations du groupe AB0 / Rh,** réalisées par le même laboratoire
- ✓ **RAI** de moins de 3 jours
- ✓ **2 déterminations du Phénotype Rh/Kell,** réalisées par le même laboratoire, pour tous les polytransfusés, femmes non ménopausées et futurs greffés

→ **DU LUNDI AU VENDREDI DE 8H30 A 16H30 :**
adresser les tubes au labo Hématologie de l'Institut Bergonié

Gr/Rh (1 déter)
+ RAI
+ Phénotype Rh/Kell (1 déter) = 1 tube NFS (violet)

→ **EN DEHORS DE CES HEURES OU EN CAS D'URGENCE :**
ETABLISSEMENT FRANÇAIS DU SANG AQUITAINE SITE DE BORDEAUX
TEL. ABREGE : 2004 FAX 05 56 90 83 61

Gr/Rh (1 déter.)
Phénotype Rh/Kell (1 déter.)
Gr/Rh + Phéno } 1 NFS

RAI
RAI + Gr/Rh + Phéno Rh/Kell
EDC Epreuve De Compatibilité } 1 NFS + 1 SEC

EDC + RAI + Gr/Rh + Phéno Rh/Kell 2 NFS + 2 SEC

Pour commander du sang en cas de RAI positive, envoyer à l'EFS : 3 tubes NFS + 2 tubes SECS

REGLES DE PRELEVEMENT

- PRELEVER LES TUBES AU MOMENT DE LA DEMANDE
- DEMANDER AU PATIENT DE DECLINER SON IDENTITE
- "2 déterminations" signifie :
  - 2 prélèvement distincts, *de préférence* par 2 préleveurs
  - faire 2 bons de demande distincts, dans 2 pochettes différentes, en précisant "*1ère déter*" ou "*2ème déter*"
- NOTER LE NOM DU PRELEVEUR SUR LE BON DE DEMANDE

REGLES D'ETIQUETAGE DES TUBES

- ETIQUETER *TOUT DE SUITE APRES* LE PRELEVEMENT,
- AU LIT DU MALADE,
- PAR L'INFIRMIERE ayant réalisé le prélèvement
- avec L'ETIQUETTE ADMINISTRATIVE
- TUBES HORODATES

2. GESTION DE LA COMMANDE

Ne pas transfuser la nuit ou le week-end, sauf urgence et avec présence médicale obligatoire dans le service.

PRESCRIPTION : SUR LA STATION DE SOINS
Le médecin édite et signe la prescription.

EDITER LES RESULTATS D'EXAMENS IMMUNO HEMATOLOGIQUES

PLACER DANS UNE POCHETTE DE TRANSPORT :
- prescription signée par le médecin
- résultats disponibles de Groupe, RAI, et de Phénotype
- tubes (si nécessaire)

EN CAS DE PANNE INFORMATIQUE,
voir procédure HMV-PR 441
"Commande de PSL en cas de panne informatique"

LUNDI au VENDREDI, 9h à 16h45 (15h le VEND)

URGENT : biper le vaguemestre Bip **3492**,
Descendre la commande chez le vaguemestre

Non urgent : monter la commande dans la panière du 6°
4 collectes vaguemestre : 9h - 12h - 14h - 16h45

LUNDI au JEUDI 16h45 à 9h

URGENT : IDE appelle SSPI **3310**,
Monter la commande au 6°, SSPI appelle Biotrans

Non urgent : monter la commande au 6°
Départ vaguemestre le lendemain.

VENDREDI 15h au LUNDI 9h et JOURS FERIES

URGENT : IDE appelle SSPI **3310**,
Monter la commande au 6°, SSPI appelle Biotrans

Non urgent : monter la commande au 6°
SSPI appelle Biotrans pour 10h30 - 15h - 19h30.

POUR RECUPERER LA COMMANDE...
Muni(e) de la carte de groupe sanguin,
L'IDE récupère le culot globulaire
et le carton test en SSPI (6° étage)

3. CONTROLES PRE-TRANSFUSIONNELS

INFORMATION DU PATIENT
AVANT LA TRANSFUSION :
le médecin répond aux questions du patient et lui remet le document d'information pré-transfusionnelle.

VERIFIER LA CONCORDANCE entre la demande, le bon d'attribution et les produits délivrés.

VERIFIER LE GROUPE ET LE PHENOTYPE (poche et carte du receveur) en cas de doute, voir le médecin.

VERIFIER L'IDENTITE du malade (questions et documents) et celle inscrite sur la carte.

CONTROLER LE PRODUIT : aspect et intégrité, date de péremption.

La vérification ultime au lit du malade

OBLIGATOIRE avant toute transfusion érythrocytaire,
SYSTEMATIQUE, y compris en cas d'urgence,
POUR CHAQUE UNITE,
POUR LE DONNEUR ET LE RECEVEUR à chaque fois,
AU LIT DU MALADE,
PAR L'INFIRMIER(E) QUI POSE LA TRANSFUSION.

Utiliser un kit **SAFETY TEST**
pour la vérification ultime au lit du malade
Voir procédure EIN-PR463.

Le donneur ne doit pas apporter d'antigène absent chez le receveur, donc :
Ne jamais transfuser quand pour un même réactif, il y a agglutination pour la poche et pas d'agglutination pour le patient.

En cas de doute, effectuer un 2ème test.
Si le doute persiste, prévenir le médecin.

Conserver le carton test 24h dans la chambre.

4. TRANSFUSER

ENREGISTRER L'ACTE SUR INFORMATIQUE
Saisir dans « organisation des soins »
le début et la fin de la transfusion
EN CAS DE PANNE INFORMATIQUE,
voir procédure HMV-PR 441
"Commande de PSL en cas de panne informatique"

L'ACTE TRANSFUSIONNEL

- Disposer d'un abord veineux de calibre suffisant.
- Ne jamais rien ajouter dans la poche de sang.
- Arrêter l'alimentation parentérale et les médicaments perfusés sauf avis médical.
- Perfuser du sérum salé isotonique en dérivation, si nécessaire.

CGR (adultes) : 30 à 40 gouttes/mn au début,
Le débit sera fonction de l'état cardio-vasculaire du malade et sera adapté selon sa tolérance.

- Avant la transfusion noter dans le dossier : pouls, TA, T°, et demander au patient de vider sa vessie
- Rester au chevet du patient et assurer une surveillance attentive pendant les 15 premières minutes (environ 50 ml). La fréquence de la surveillance est ensuite adaptée en fonction de l'état du patient.
- Transcrire les paramètres de surveillance : pouls, TA, T°, urines (diurèse et coloration) et l'apparition de tout nouveau signe clinique.
- Demander au patient et à ses proches de signaler sans délai toute sensation nouvelle ou anormale pendant et après la transfusion.
- Conserver la poche 24h dans le service, à température ambiante, dans le bac prévu.

ACCIDENT TRANSFUSIONNEL
Immédiat grave

ACCIDENT IMMUNOLOGIQUE
hémolyse intra-vasculaire
(incompatibilité ABO, Ac irréguliers)
MALAISE, OPPRESSION,
DOULEUR LOMBAIRE,
NAUSEES, VOMMISSEMENTS,
SAIGNEMENT EN NAPPE
OLIGO-ANURIE, ETAT DE CHOC

ACCIDENT DE SURCHARGE VOLEMIQUE
AUGMENTATION DE LA TA
DYSPNEE, CYANOSE
OPPRESSION THORACIQUE
CEPHALEES, OAP

ACCIDENT INFECTIEUX
contamination bactérienne
MALAISE D'APPARITION BRUTALE
FRISSONS,
HYPO / HYPERTHERMIE
DOULEURS ABDOMINALES
NAUSEES, VOMMISSEMENTS
DIARRHEE
ANGOISSE, DYSPNEE
COLLAPSUS, OLIGO-ANURIE

ACCIDENT ALLERGIQUE
ERYTHEME, URTICAIRE
OEDEME DE QUINCKE
CHOC ANAPHYLACTIQUE

SI UN DE CES SIGNES OU TOUT AUTRE SIGNE NOUVEAU APPARAIT L'INFIRMIERE DOIT SIGNALER UN INCIDENT TRANSFUSIONNEL

- ☐ CLAMPER LA TUBULURE, CONSERVER LA VOIE VEINEUSE
- ☐ ALERTER UN MEDECIN
- ☐ SURVEILLER POULS, TA, T°, DIURESE
- ☐ REFAIRE LES CONTROLES PRE-TRANSFUSIONNELS
- ☐ SE REFERER A LA PROCEDURE « Conduite a tenir devant un incident transfusionnel »
- ☐ APPLIQUER les prescriptions médicales
- ☐ REALISER si nécessaire les prélèvements pour l'EFS et le labo de bactériologie :
  - 2 tubes secs et 2 tubes EDTA
  - 2 hémocultures à 1h d'intervalle
  - conserver la ou les poches suspectes, tubulure clampée non dissociée de la poche, sans l'aiguille
- ☐ SAISIR L'INCIDENT SUR LE DOSSIER TRANSFUSIONNEL INFORMATISE ET PREVENIR LE MEDECIN HEMOVIGILANT

TRANSMISSIONS

✓ Dans le dossier de soins, écrire les transmissions
✓ Sur la feuille de température, noter : ▶ CGR

APRES LA DERNIERE POCHE DE LA SERIE,
L'INFIRMIERE
EDITE ET REMET AU PATIENT
LA FICHE TRANSFUSIONNELLE.

Sécurité Transfusionnelle et Hémovigilance

JE TRANSFUSE LES GLOBULES ROUGES EN SECURITE

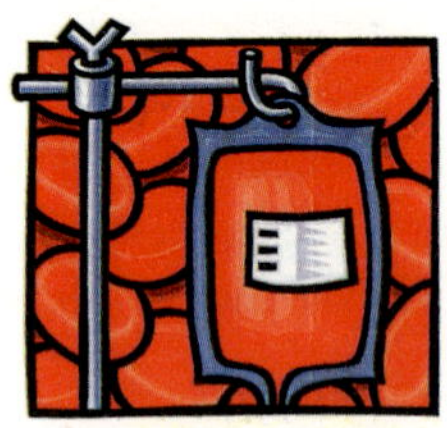

La deuxième édition de ce mémo rappelle les bonnes pratiques transfusionnelles à l'Institut Bergonié.
Pour une sécurité optimale, l'infirmier(e) doit connaître l'ensemble des procédures validées disponibles dans les services de soins.

HMV DC 950
INSTITUT BERGONIE, SERVICE INFIRMIER /AQ. 23/09/01 rév.: 20/07/04

Fig. 12.1 La transfusion : exemple d'un dépliant à trois volets, réservé à l'infirmier(e).

peuvent être verbales (plaintes ou pleurs) ou non verbales (position antalgique, pâleur, état de choc, dilatation pupillaire, modification de la respiration, de la tension et des pulsations, hypersudation, agitation, nausées et vomissements).

- **Une douleur chronique** est une douleur qui persiste plus de trois mois et dont le début est souvent mal défini. Elle est souvent continue et comporte des dimensions sociale, psychologique et spirituelle pour composer « la douleur totale ».

Elle se manifeste par :

– l'expression verbable d'une douleur qui dure depuis plusieurs mois ;
– des troubles de l'appétit ;
– une irritabilité ;
– une symptomatologie dépressive ;
– une fatigue ;
– un ralentissement psychomoteur ;
– une constipation ;
– un repli social ;
– un comportement de fuite dans la maladie ;
– un comportement d'invalidité.

Approche anatomophysiologique

Circuit de la douleur

Le message douloureux suit un cheminement qui prend naissance au niveau des *récepteurs* (peau ou viscères) pour arriver par les *fibres nerveuses* dans la corne postérieure de la moelle épinière, où il fait synapse avec le neurone T. Le médiateur de cette synapse est un peptide : la substance P.

Du diamètre de ces fibres, dépend la vitesse de conduction.

ON DISTINGUE :

- **Les fibres A bêta,** de gros diamètre (6 à 22 micromètres), myélinisées, qui ne transmettent pas de message douloureux. *Ce sont les fibres du tact.*
- **Les fibres A delta myélinisées** de plus petit diamètre (2 à 5 micromètres), qui transmettent *les douleurs d'origine mécanique et thermique.*
- **Les fibres C** (0,3 à 3 micromètres), amyéliniques, qui transmettent *l'influx douloureux d'origine variée.*

AU NIVEAU MÉDULLAIRE, deux voies sont utilisées :

- **La voie néo-spino-thalamique** qui gagne le thalamus spécifique puis le cortex pariétal. Cette voie conduit les messages tactiles et thermiques. Elle est le support d'une douleur bien localisée.
- **La voie spino-réticulo-thalamique** qui gagne la substance réticulée du tissu cérébral. Elle intervient dans l'interprétation et la mémoire de la douleur.

Contrôle de la douleur

LA THÉORIE DU « GATE-CONTROL » proposée par Melzack et Wall dès 1965, préconise qu'il existe un blocage de la synapse des fibres A delta et C avec le neurone T par les fibres A alpha β (figure 12.2).

En effet, les fibres de gros calibre informent plus rapidement les centres supérieurs et « ferment la

Tableau 12.2 Comparaison des douleurs aiguë et chronique.

	Aiguë, symptôme	*Chronique, syndrome*
Finalité biologique	Utile, protectrice	Inutile, destructrice
Mécanismes générateurs	Unifactoriels	Plurifactoriels
Réactions somato-végétatives	Réactionnelles	Habitude ou entretien
Composante affective	Anxiété	Dépression
Comportement	Réactionnel	Renforcé
Modèle	Médical, classique	Pluridimensionnel somato-psycho-social
Objectif thérapeutique	Curatif	Réadaptatif

© MASSON. La photocopie non autorisée est un délit

DÉMARCHE INFIRMIÈRE

PATIENT EN HYPERCALCÉMIE

- Appliquer le traitement médical prescrit.
- Mesurer la diurèse biquotidienne.
- Surveiller l'apparition de signes de rétention hydrique : œdèmes des membres inférieurs, encombrement pulmonaire (bruits respiratoires anormaux).
- Tenir à la disposition du patient des boissons.
- Surveiller les signes de déshydratation : peau sèche, pli cutané, perte pondérale, signes de confusion, température, tension artérielle, pulsations.
- Évaluer le degré de fatigue et apprécier l'aide nécessaire pour la toilette, les déplacements, les prises alimentaires.
- Prévoir des périodes de repos.
- Évaluer la qualité du sommeil.
- En cas de nausées et vomissements :
  - noter la nature, la quantité, la fréquence ;
  - prévoir des bains de bouche.
- Mesurer le degré d'altération du processus de pensée : orientation temporospatiale, cohérence des paroles, capacité à reconnaître les personnes, changement de comportement.
- Prévoir les besoins avec l'aide d'un proche jusqu'à ce que la communication soit possible. Utiliser des termes clairs, parler lentement.
- Prendre des mesures de sécurité en cas d'agitation (ridelles).
- Prévenir le risque de syndrome d'immobilité : évaluer les complications possibles.
  - État cutané : matelas anti-escarres, changements de position et massages, surveiller la peau au niveau des points de pression.
  - Rechercher les signes de thrombose au niveau des membres inférieurs (chaleur, rougeur, douleur), dissociation pouls/température.

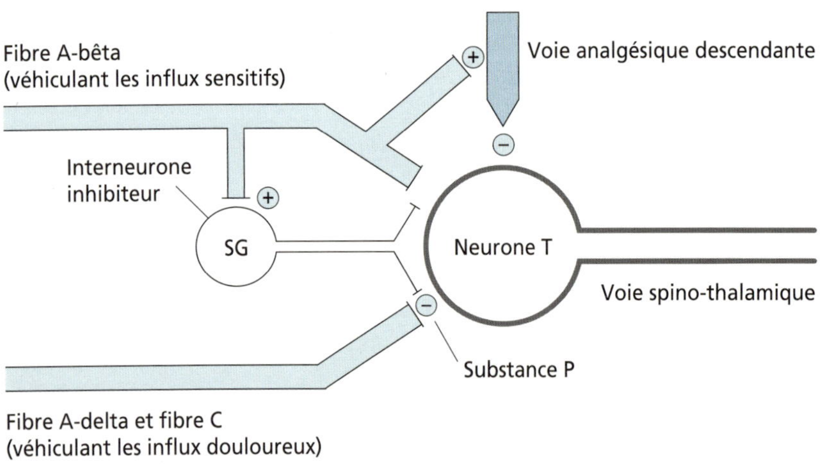

Fig. 12.2 La théorie du Gate-Control.

porte » aux influx douloureux, en inhibant la libération de la substance P (figure 12.3).

Voies descendantes analgésiques

Il existe plusieurs voies qui, stimulées, vont entraîner l'inhibition de la douleur (figure 12.4).

La première se situe au niveau du tronc cérébral.

Elle est mise en jeu par des substances morphinomimétiques.

La deuxième se trouve située dans la corne postérieure de la moelle.

L'interneurone sérotoninergique inhibe la libération de la substance P, par libération de l'enképhaline.

Classification physiopathologique

Douleur par excès de stimulation nociceptive

La douleur est due à l'activation des nocicepteurs très largement présents dans les tissus périphériques (peau, muscles, tissu conjonctif, viscères).

Elle est le plus souvent persistante, décrite comme endolorissement, coup de poignard, à type de pression, rongeant, incisive ou à type de crampe.

Douleur neurogène

La douleur n'est pas liée aux dommages tissulaires mais à des dysfonctionnements des systèmes de contrôle périphériques et centro-périphériques.

Entrent dans ce cadre, les douleurs par déafférentation périphérique, les engainements nerveux, les mono- et polyneuropathies ainsi que les douleurs des organes fantômes.

Il faut penser à la douleur neurogène lorsque celle-ci survient dans une région où existe un dysfonctionnement neurologique (sensitif, moteur, système nerveux autonome) et si elle s'accompagne de dysesthésies.

Douleur « idiopathique »

Les facteurs psychologiques, culturels et sociaux sont au premier plan. Il y aurait une activation centrale d'origine émotionnelle puis induction d'un phénomène périphérique.

Une autre hypothèse serait que des événements stressants induisent la défaillance du système inhibiteur.

Évaluation de la douleur

C'est l'étape préliminaire indispensable à la mise en route de toute thérapeutique et au suivi des traitements mis en place.

Buts

- **Apprécier l'importance et la sévérité de la douleur.**

- **Apprécier la contribution respective de chaque composante** (somatique, psychologique, affective, émotionnelle).
- **Apprécier l'efficacité des traitements antalgiques.**

Techniques

Les techniques d'évaluation sont nombreuses. Aucune n'est parfaite et plusieurs méthodes sont donc nécessaires. Il est donc important qu'elles soient répétées dans le temps.

Évaluation de l'intensité de la douleur

Échelles verbales

Elles comportent 3 à 5 catégories de mots appréciés par le patient lui-même :

0. Absence de douleur
1. Douleur légère
2. Douleur moyenne
3. Douleur forte.

Échelles numériques

Le patient cote l'intensité de la douleur de 0 (absence de douleur) à 10 (douleur intolérable).

Échelle visuelle analogique

Réglette double face (figure 12.5) :

- **Côté patient :** un trait et un curseur qui se déplace de 0 à 10.
- **Côté soignant :** une règle numérique. Le soignant peut suivre l'évolution de l'intensité.

Cette échelle n'est comprise que par 80 % des malades.

Ces échelles sont d'un maniement simple et rapide mais elles sont incomplètes. On ne peut les utiliser que dans la douleur aiguë, en postopératoire ou pour évaluer l'efficacité d'un traitement antalgique.

Évaluation des modifications du comportement du malade douloureux

Dans la douleur cancéreuse, il faut évaluer les modifications comportementales engendrées par la douleur, en les distinguant des répercussions liées à la maladie cancéreuse et des effets indésirables des thérapeutiques.

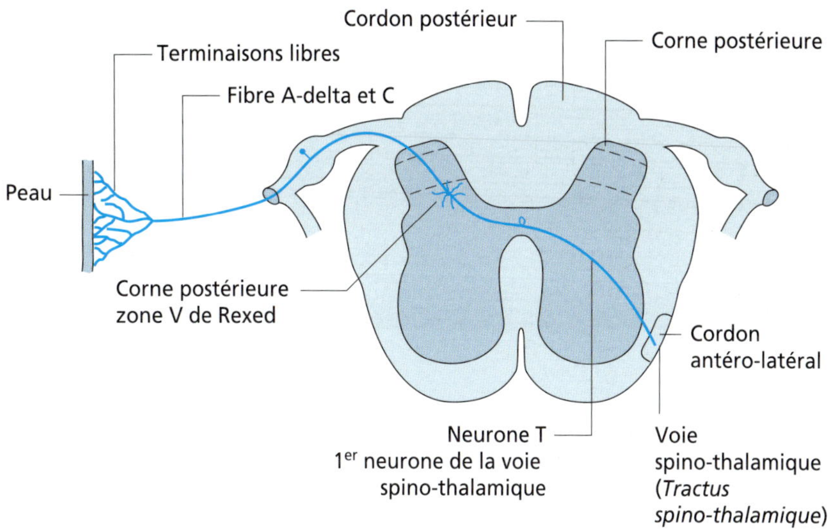

Fig. 12.3 Les récepteurs cutanés.

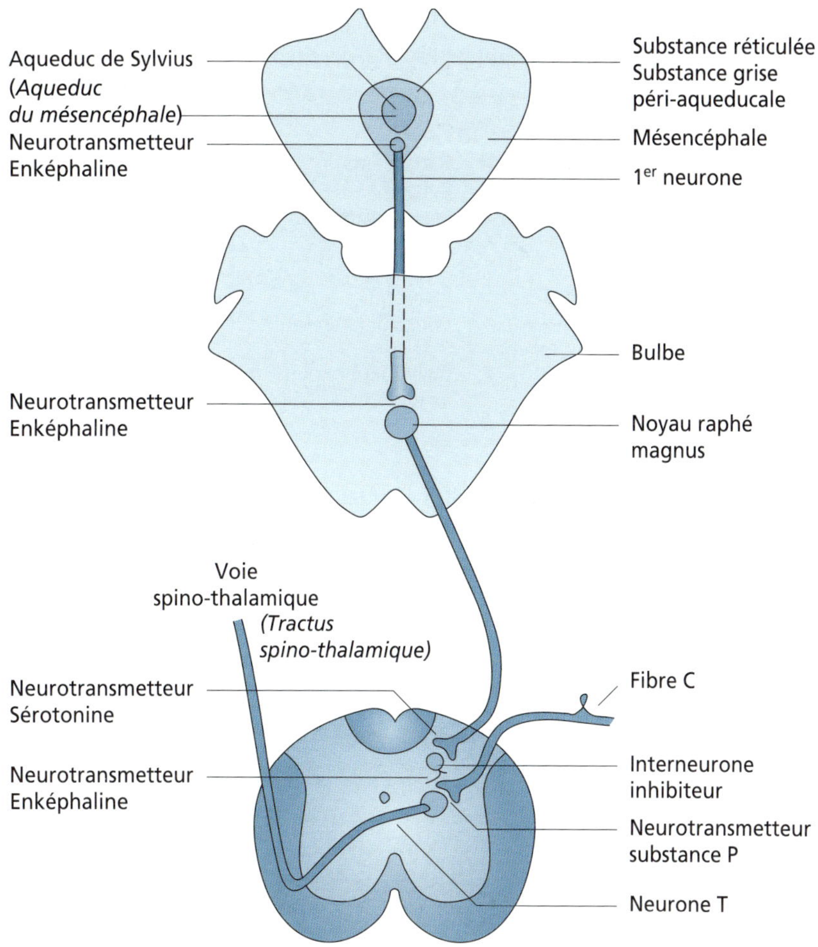

Fig. 12.4 La voie descendante analgésique sérotoninergique bulbo-spinale.

© MASSON. La photocopie non autorisée est un délit

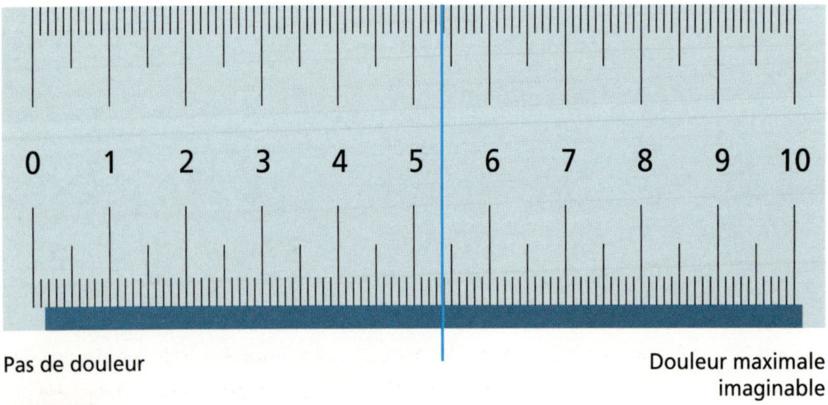

Fig. 12.5 Échelle visuelle analogique.

Questionnaires sur la qualité de la douleur

Description spontanée

On note au passage les noms et adjectifs utilisés qui pourront aider au diagnostic du mécanisme psychologique de la douleur, les mots utilisés pour décrire la répercussion émotionnelle de la douleur (insupportable, déprimante…).

Échelle visuelle analogique (EVA)

On peut également proposer des échelles d'auto-évaluation qui explorent le retentissement sur les activités et le retentissement psychologique.

Questionnaire douleur Saint-Antoine (QDSA, F. Bourreau) (voir figure 12.6), version française du Mc Gill Pain Questionnaire.

L'évaluation de la qualité de vie ne peut en théorie être établie que par le malade lui-même. Ces échelles n'ont de valeur que pour un même malade, d'une évaluation à l'autre et les unes par rapport aux autres.

Échelle de surveillance des effets secondaires

Dans le traitement de la douleur par la morphine, il faut veiller aux effets indésirables pour leur opposer des mesures préventives et curatives.

Il paraît important de garder à l'esprit les signes qui augmentent la douleur. L'infirmier(e) devra les prévenir et instaurer des soins pour les traiter.

Évaluer la douleur est indispensable par la rigueur qu'elle impose tant dans le diagnostic de la dou-

Questionnaire QDSA

		1re case	2e case
A	Battements	❑	❑
	Pulsations	❑	❑
	Élancements	❑	❑
	En éclairs	❑	❑
	Décharges	❑	❑
	Électriques	❑	❑
	Coups de marteau	❑	❑
B	Rayonnante	❑	❑
	Irradiante	❑	❑
C	Piqûre	❑	❑
	Coupure	❑	❑
	Pénétrante	❑	❑
	Transperçante	❑	❑
	Coups de poignard	❑	❑
D	Pincement	❑	❑
	Serrement	❑	❑
	Compression	❑	❑
	Écrasement	❑	❑
	En étau	❑	❑
	Broiement	❑	❑
E	Tiraillement	❑	❑
	Étirement	❑	❑
	Distension	❑	❑
	Déchirure	❑	❑
	Torsion	❑	❑
	Arrachement	❑	❑
F	Chaleur	❑	❑
	Brûlure	❑	❑
G	Froid	❑	❑
	Glacé	❑	❑
H	Picotements	❑	❑
	Fourmillements	❑	❑
	Démangeaisons	❑	❑
I	Engourdissement	❑	❑
	Lourdeur	❑	❑
	Sourde	❑	❑
J	Fatigante	❑	❑
	Épuisante	❑	❑
	Éreintante	❑	❑
K	Nauséeuse	❑	❑
	Suffocante	❑	❑
	Syncopale	❑	❑
L	Inquiétante	❑	❑
	Oppressante	❑	❑
	Angoissante	❑	❑
M	Harcelante	❑	❑
	Obsédante	❑	❑
	Cruelle	❑	❑
	Torturante	❑	❑
	Suppliciante	❑	❑
N	Gênante	❑	❑
	Désagréable	❑	❑
	Pénible	❑	❑
	Insupportable	❑	❑
O	Énervante	❑	❑
	Exaspérante	❑	❑
	Horripilante	❑	❑
P	Déprimante	❑	❑
	Suicidaire	❑	❑

1re case : cocher 2e case : mettre une note

0 Absent, Pas du tout — 1 Faible, Un peu — 2 Modéré, Moyennement — 3 Fort, Beaucoup — 4 Extrêmement fort, Extrêmement

Fig. 12.6 Questionnaire douleur Saint-Antoine.

leur que dans le suivi de l'efficacité des thérapeutiques proposées.

Évaluer les douleurs avec des outils fiables, reproductibles, valides et fidèles est un moyen de communication entre le patient et les soignants (figure 12.7).

Utiliser ce langage scientifique implique chaque partenaire dans la démarche de soins.

Traitement

Le traitement de la douleur découle de son origine. Cette recherche permet de poser l'indication d'un traitement spécifique de la cause : chirurgie (levée d'une occlusion, réduction d'une fracture, exérèse d'une métastase cérébrale), radiothérapie (métastases osseuses), chimiothérapie, hormonothérapie.

Il s'agit donc de savoir, pour bien traiter le patient douloureux, de quel mécanisme physiopathologique dépend sa douleur.

Objectifs du traitement médicamenteux

- **sommeil nocturne ;**
- **repos diurne ;**
- **mobilisation non algique ;**
- **retour dans le milieu familier ;**
- **autogestion.**

Le choix des antalgiques est fonction de l'intensité de la douleur et des effets des traitements antérieurs.

L'OMS définit trois stades dans le traitement de la douleur nociceptive (figure 12.9).

1. La prescription *d'antalgiques périphériques* associés ou non à une co-analgésie : antidépresseurs, anticonvulsivants, anti-inflammatoires non stéroïdiens (palier I).

2. En cas d'échec, prescription d'un *antalgique central faible* : association paracétamol-codéine (palier II).

3. Si la réponse est insuffisante, passage à un *antalgique central puissant* de type morphinique (voir chapitre 13) (palier III).

Autres thérapeutiques

- **La stimulation électrique transcutanée** permet l'activation des afférences primaires non nociceptives. Elle permet d'atténuer les douleurs par le système nerveux périphérique, dites de désafférentation.
- **Un bloc nerveux périphérique** est proposé lorsque l'interruption motrice et sensitive n'a pas de conséquences fonctionnelles.
- **La modulation sensorielle** fait appel aux massages, drainage lymphatique, acupuncture.

© MASSON. La photocopie non autorisée est un délit

DÉMARCHE INFIRMIÈRE

PRISE EN CHARGE DE LA CONSTIPATION CHEZ UN PATIENT SOUS TRAITEMENT MORPHINIQUE

Objectif :
Reprise du transit.

Actions infirmières

1. Faire un toucher rectal sur prescription médicale
- si présence de fécalome, éliminer manuellement avec un lubrifiant ;
- si ampoule rectale vide, prévenir le médecin qui adaptera le traitement.

2. Vérifier que le protocole de prévention de la constipation a bien été appliqué.
Refaire une éducation si nécessaire.

- **Une thérapeutique comportementale** peut mettre en œuvre hypnose, « biofeedback », relaxation, sophrologie.

Effets secondaires des morphiniques :

- **La somnolence** disparaît habituellement quelques jours après le début du traitement. Elle est un signe de surdosage lorsque le traitement existe depuis un certain temps et qu'elle n'était pas présente précédemment.
- **Les nausées et vomissements** existent quelquefois en début de traitement, puis disparaissent. Ils ne sont pas à négliger car ils pourraient entraîner un refus de continuer le traitement.
- **La rétention urinaire,** souvent indolore, passe donc inaperçue. À rechercher systématiquement.
- **La sécheresse buccale** conduit à une humidification fréquente.
- **La constipation** est constante et nécessite un traitement qui doit être prescrit en même temps que la prise de morphinique, et pendant toute la durée du traitement (voir *Démarches infirmières*).

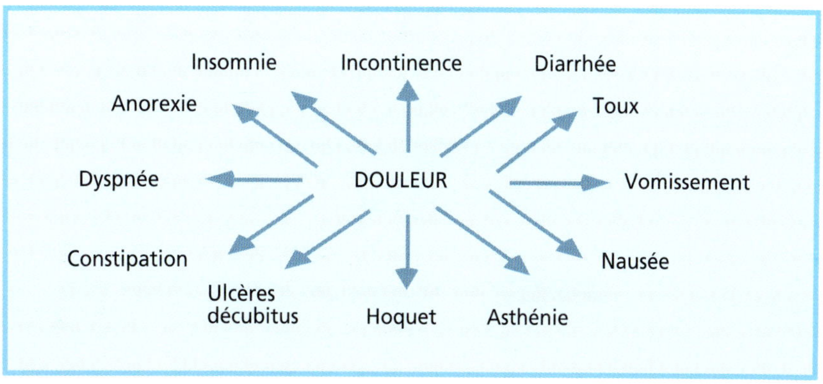

Fig. 12.7 Signes augmentant la douleur.

Effet	Score	Description
Somnolence	0	Absence
	1	Sieste inhabituelle
	2	S'éveille dès qu'on parle
	3	S'endort même quand on lui parle
	4	Dort tout le temps
Nausées et vomissements	0	Absence
	1	Rares, tolérés
	2	Fréquents, nécessitent un traitement
	3	Résistent au traitement
	4	Vomissements incoercibles
Constipation	0	Absence
	1	1 selle / 2-3 jours
	2	1 selle / 4-5 jours
	3	1 selle par semaine
	4	Pas de selles depuis plus d'une semaine
Prurit	0	Absence
	1	Observé non mentionné par le malade
	2	Signalé par le malade
	3	Intolérable
Dysphorie	0	Absence
	1	Rêves inhabituels
	2	Cauchemars
	3	Hallucinations
Tremblements	0	Absence
	1	Observés mais pas par le malade
	2	Signalés par le malade
	3	Persistants malgré un traitement
	4	Persistants malgré deux traitements
Bouche sèche	0	Absence
	1	Gêne le patient
	2	Muqueuses sèches
	3	Langue et lèvre rôties
Rétention urinaire	0	Absence
	1	Difficulté signalée
	2	Mictions difficiles
	3	Rétention aiguë d'urine ≥ 12 heures
Sueurs	0	Absence
	1	Légères
	2	Gênantes pour le patient
	3	Obligent à changer le linge
Troubles de la vue	0	Absence
	1	Signalés
	2	Empêchent la lecture
	3	Empêchent une activité suivie
Vertiges	0	Absence
	1	Rares
	2	Empêchent les activités
	3	Permanents même sans activité

Fig. 12.8 Échelle de surveillance des effets secondaires.

PALIERS		SUPPRESSION DE LA DOULEUR			TOXICITÉ
III	**Opiacés forts ± Adjuvants**	**1. Libération prolongée**	*Kapanol*	24 h	Constipation
			Sophidone	12 h	Somnolence
			Durogesic	72 h	Sécheresse buccale
			Oxycontin	12 h	Nausées
			Moscontin	12 h	Transpiration
			Skenan	12 h	
		2. Libération immédiate	*Acti-Skenan*	4 h	
			Sevredol	4 h	
			Actiq	4 h	
			Oxynorm	4 h	
II	**Opiacés faibles Non opiacés ± Adjuvants**	**1. Codéine**	*Efferalgan*	4 h	
			Codéine		
			Codoliprane		
		2. Destropropoxyphène	*Diantalvic*	6-8 h	
			Propofan	6-8 h	
		3. Tramadol	*Topalgic*	6-12 h	
I	**Non opiacés ± Adjuvants**	**1. Aspirine**		4-6 h	Troubles gastriques
		2. Paracétamol		4-6 h	Troubles hépatiques
		3. Nefopam	*Acupan*	4-6 h	

ADMINISTRATION RÉGULIÈRE

Fig. 12.9 Paliers des antalgiques de l'OMS (Genève 1987).

DÉMARCHE INFIRMIÈRE

PRÉVENTION DE LA CONSTIPATION CHEZ LES PATIENTS SOUS TRAITEMENT MORPHINIQUE

Objectif

Permettre aux patients sous traitement morphinique d'avoir trois selles par semaine au minimum.

Actions infirmières

1. Évaluation des besoins en formation

Par un entretien, vérifier :
- ce que le patient connaît;
- selon ses réponses, lui proposer quelques indications.

2. Éducation du patient

• Lui dire que la constipation est quasi constante avec la prise de morphiniques.

• Bien insister sur la nécessité de la prise de laxatifs oraux (sur prescription médicale), tous les jours et pas seulement à la demande : *Lubentyl* à la magnésie : 1 cuillère à café, 3 fois par jour à prendre avec un grand verre d'eau (dose à adapter en fonction du résultat).

• Rechercher les facteurs favorisants : alitement, anxiété, constipation ancienne.

• Donner une liste d'aliments riches en fibres : céréales, pain au son, fruits secs, petits pois, lentilles, oléagineux, pruneau, raisin, figue, kiwi, ananas.

• Indiquer que la quantité de liquide absorbé quotidiennement doit être au moins d'un litre et demi.

• Proposer un massage du côlon, des exercices abdominaux susceptibles de stimuler le péristaltisme.

3. Évaluation

Noter sur le dossier de soins :
• le niveau de connaissance du patient;
• la consistance et la fréquence des selles.

DÉMARCHE INFIRMIÈRE

PRISE EN CHARGE D'UN MALADE DOULOUREUX CHRONIQUE

Objectif

Disparition ou diminution de la douleur exprimée par le patient. Il participe à l'évaluation de sa douleur et met en œuvre des moyens pour la traiter.

Actions infirmières

1. Évaluer la douleur

Remplir la fiche d'évaluation avec le patient. Lui apprendre à la remplir seul (site, intensité, durée).

2. Aider le patient à identifier ce qui augmente la douleur

• *Fatigue :*
- apprendre à planifier ses activités dans la journée, en tenant compte de ses limites;
- expliquer que la fatigue « prend de l'énergie ».

• *Peur :*
- se mettre à l'écoute du patient pour lui permettre d'exprimer ses peurs : de la douleur, du devenir, de la perte d'autonomie, des opiacés...

• *Mouvements ou positions antalgiques* : apprendre au patient à les lister afin de les éviter.

• *Manque de sommeil :*
- signaler au médecin les troubles du sommeil;
- rechercher les habitudes d'endormissement;
- respecter le calme, éviter les soins nocturnes.

3. Identifier les facteurs qui diminuent la douleur et utiliser selon le choix du patient :
• moyens de détente : massages, lecture, musique, relaxation;
• bains chauds, vessie de glace;
• immobilisation de la partie douloureuse;
• activités de distraction explorées avec le patient, afin que la douleur ne soit pas le centre de sa vie.

4. Application et évaluation du traitement

• expliquer les raisons et la nécessité de prises régulières d'antalgiques;
• évaluer l'efficacité du traitement 30 minutes et 6 heures après la prise;
• appliquer les prescriptions médicales et les protocoles existants;
• demander au patient de signaler la réapparition des douleurs;
• évaluer auprès du patient la connaissance des effets secondaires du traitement : expérience antérieure, mythe de la morphine;
• faire une éducation en fonction de cette évaluation;
• si nécessaire, donner des informations sur les techniques de traitement spécifique : pompe d'analgésie autocontrôlée (PCA), électrostimulation transcutanée; remettre une fiche d'information et un mode d'emploi.

5. Aider la famille à répondre au mieux au patient qui souffre

• faciliter la communication avec l'entourage;
• encourager le rôle d'« aidant », mesurer les limites, apprécier les insuffisances;
• encourager la famille à faire part de ses craintes face au traitement, au devenir.

© MASSON. La photocopie non autorisée est un délit

POINTS CLÉS

1. ▶ Traiter efficacement la **douleur en cancérologie** requiert de prendre en charge la personne dans sa globalité, sans occulter les aspects neurobiologiques, émotionnels et psychologiques de la douleur.
2. ▶ Comprendre, évaluer, prévenir et soulager sont les fondements de cette **prise en charge**.
3. ▶ Quel que soit le **type de douleur** (aiguë, chronique), il convient de déterminer les mécanismes en cause qui permettent de mettre en place les modalités thérapeutiques spécifiques.
4. ▶ La douleur ne peut être dissociée du vécu de la personne et, en ce sens, elle va engendrer des modifications comportementales qu'il faut évaluer au même titre que les modifications de son intensité.
5. ▶ Les **différentes dimensions de la douleur** peuvent être appréhendées de façon objective grâce à l'ensemble des méthodes d'évaluation (uni- ou multidimensionnelles) dûment validées.
6. ▶ L'expression du vécu douloureux s'inscrit dans l'histoire personnelle du patient et la relation patient-soignant doit favoriser la mise en « mots », l'expression de la souffrance et des représentations associées.
7. ▶ La circulaire DGS/DHOS/AFSSAPS n° 2003-582 du 15 décembre 2003 décrit chacune des **étapes du processus de l'acte transfusionnel**. Les textes réglementaires évoluant rapidement, les infirmier(es) sont invité(e)s à s'informer de l'actualité en consultant les fiches techniques de sécurité sanitaire dans les établissements de santé, disponibles sur le site du Ministère de la Santé et de la Protection sociale ou sur le site de l'ANAES.

Soins palliatifs et accompagnement

13

Définition

Les maladies cancéreuses et leur évolution, souvent grave, ont été à l'origine du développement des soins palliatifs et de l'accompagnement qui ne leur sont toutefois pas réservés.

Les soins palliatifs sont définis en France par la circulaire du 26 août 1986, relative à l'organisation des soins et à l'accompagnement des malades en phase terminale.

« Ils comprennent un ensemble de techniques de prévention et de lutte contre la douleur, de prise en charge du malade et de sa famille, de prise en considération de leurs problèmes individuels, sociaux et spirituels ».

La circulaire définit ce que doivent être les soins palliatifs à domicile ou en institution ainsi que les caractéristiques des Unités de soins palliatifs (USP) et leur fonctionnement.

La Société française d'accompagnement et de soins palliatifs (SFAP) précise : *« Les soins palliatifs sont des soins actifs dans une approche globale de la personne malade, en phase évolutive ou terminale d'une maladie potentiellement mortelle ».*

Prendre en compte et chercher à soulager les douleurs physiques ainsi que la souffrance psychologique, sociale et spirituelle devient primordial.

D'un point de vue législatif, l'Assemblée nationale et le Sénat ont adopté la loi n° 99-477 du 9 juin 1999 *« visant à garantir le droit à l'accès aux soins palliatifs ».* Cette loi a contribué à développer les structures adéquates selon les besoins.

« Les établissements de santé, publics ou privés, et les établissements médico-sociaux mettent en œuvre les moyens propres à prendre en charge la douleur des patients qu'ils accueillent et à assurer les soins palliatifs que leur état requiert, quelle que soit l'unité de soins dans laquelle ils sont accueillis ».

« Les centres hospitaliers assurent à cet égard, la formation initiale et continue des professionnels de santé et diffusent, en liaison avec les autres établissements de santé publics ou privés participant au service hospitalier, les connaissances acquises, y compris aux équipes soignantes, en vue de permettre la réalisation de ces objectifs en ville comme dans les établissements. Ils favorisent le développement de la recherche ».

Le Diplôme universitaire de soins continus et le Diplôme inter-universitaire de soins palliatifs et d'accompagnement sont des formations dédiées aux professionnels de santé (médecins et paramédicaux) qui souhaitent approfondir et améliorer leurs connaissances.

La définition retenue par le groupe de travail de l'Anaes en 2002 (Recommandations pour la Pratique Clinique : Modalités de prise en charge de l'adulte nécessitant des soins palliatifs) est la suivante : *« Les soins palliatifs sont des soins actifs, continus, évolutifs, coordonnés et pratiqués par une équipe pluriprofessionnelle. Ils ont pour objectifs, dans une approche globale et individualisée, de prévenir ou de soulager les symptômes physiques, dont la douleur, mais aussi les autres symptômes, d'anticiper les risques de complications et de prendre en compte les besoins psychologiques, sociaux et spirituels, dans le respect de la dignité de la personne soignée ».*

Les soins palliatifs cherchent à éviter les investigations et les traitements déraisonnables et se refusent à provoquer intentionnellement la mort. Selon cette approche, le patient est considéré comme un être vivant et la mort comme un processus naturel.

Les soins palliatifs s'adressent aux personnes atteintes de maladies graves évolutives ou mettant en jeu le pronostic vital ou en phase avancée et terminale, ainsi qu'à leur famille et à leurs proches. Des bénévoles formés à l'accompagnement et appartenant à des associations qui les sélectionnent peuvent compléter, avec l'accord du malade ou de ses proches, l'action des équipes soignantes.

Historique

Les travaux du Dr Kübler-Ross, psychiatre à Chicago, et évoqués dans son livre *Les derniers instants*

© MASSON. La photocopie non autorisée est un délit

de la vie (Genève, Labor et Fides, 1969) ont été à l'origine des soins palliatifs.

Quelques dates dans l'historique des soins palliatifs :

– XVIIe siècle : Saint Vincent de Paul fonde une œuvre pour les pauvres, orphelins, malades et mourants.

– XVIIIe et XIXe siècles : exclusion des incurables et des mourants des hôpitaux.

– 1967 : création du St Christopher Hospice (Dr C. Saunders).

– 1985 : Congrès Francophone de Soins Palliatifs à Montréal.

– 1986 : Circulaire Ministérielle du 26 août.

– 1987 : 1re Unité de Soins Palliatifs (USP) à la Cité Universitaire de Paris 14e.

– 1989 : 1re Équipe Mobile de Soins Palliatifs à l'Hôtel Dieu.

– 1991 : 1re Journée Nationale de Soins Palliatifs.

Les USP sont de petites unités (en moyenne 10 lits d'hospitalisation), qui ont pour mission d'accueillir les patients en phase palliative symptomatique ou terminale, dans la mesure où la situation qu'ils vivent en rapport avec la maladie rend impossible le maintien dans la « structure » qui les a en charge (domicile, structures de court ou de long séjour…).

Les USP n'ont pas vocation à accueillir tous les patients en phase terminale, mais à prendre en charge les cas les plus complexes, soit à cause de symptômes intenses et non contrôlables dans les autres lieux de soins (douleur, anxiété…), soit pour un accompagnement des proches en situation de crise liée à la maladie ou à la fin de vie, soit pour soulager une équipe de soins en difficulté par rapport à une prise en charge particulière (sujet très jeune, conflit soigné-soignant…).

Outre ces missions de soins, les USP ont des missions d'enseignement (formation des professionnels et des bénévoles, participation aux DU-DIU de Soins Palliatifs, accueil des stagiaires…) et de recherche. Les EMSP (Équipe Mobile de Soins Palliatifs) ont une activité transverse dans les structures de soins ou au domicile. Elles interviennent à la demande des patients ou des équipes référentes (médecin traitant ou médecin hospitalier référent). Elles ont pour mission, en collaboration avec les équipes, de soulager les symptômes, d'évaluer et d'accompagner leurs souffrances psychologiques et sociales, d'accompagner les proches, de favoriser les liens avec les USP (diffusion des savoirs spécifiques des soins palliatifs, diffusion des informations propres à améliorer la prise en charge des patients, préparation des transferts en USP pour les cas les plus complexes).

En 2003 :

– 78 USP et 226 EMSP sont recensées,

– la capacité d'accueil en USP est de 772 lits, soit une moyenne de 10 lits par USP,

– par ailleurs, 93 réseaux de soins palliatifs ont été dénombrés,

– 58 départements et 23 régions sont dotés d'au moins un réseau de soins palliatifs,

– 11 réseaux ont une dimension régionale,

– on recense 175 associations d'accompagnement avec un total de 42 230 bénévoles.

(Statistiques de la SFAP. *Le répertoire des soins palliatifs en France*. Édition 2004).

Principes fondamentaux

L'objectif principal des soins palliatifs est centré sur la qualité de vie et le respect des désirs de la personne malade.

II n'y a pas de rupture entre les soins dits curatifs et les soins palliatifs… Les soins palliatifs commencent bien avant la phase terminale, parfois alors que des traitements spécifiques sont en cours.

Traitements

Parmi les médicaments les plus utilisés en soins palliatifs, nous retrouvons :

Morphine et dérivés

La morphine et ses dérivés sont les médicaments les plus utilisés en cas de douleurs intenses, ils correspondent au palier III de l'OMS.

Voies d'administration

Voie orale.

Comprimés de morphine à Libération Prolongée (forme LP) pour le traitement de fond essentiellement, soit toutes les 12 heures (sulfate de morphine = *Moscontin*, *Skenan* à 10, 30, 60 ou 100 mg), soit toutes les 24 h (*Kapanol* à 20, 50 ou 100 mg).

Pour le traitement des douleurs intenses d'origine cancéreuse, en cas de résistance ou d'intolérance à la morphine, on utilisera l'hydromorphone (*Sophidone LP*) : 12 h, 4 mg, 8 mg, 16 mg, 24 mg ou l'oxycodone (*Oxycontin* LP) : 12 h, 10 mg, 20 mg, 40 mg, 80 mg.

La morphine est indiquée pour les douleurs chroniques, intenses ou rebelles aux antalgiques de niveau plus faible, chez l'adulte.

Lors de l'utilisation de forme à libération prolongée (LP), les comprimés ou les gélules doivent être avalés entiers sans être croqués ni écrasés.

La posologie quotidienne totale doit être répartie en 2 prises, le plus souvent équivalentes, à 12 heures d'intervalle. La posologie dépend de l'intensité de la douleur et de la quantité d'antalgiques prise antérieurement. Si en dehors de ces prises ou autour de ces prises il apparaissait des douleurs – douleurs intercurrentes ou paroxystiques – on utilisera des morphiniques à libération immédiate.

L'adaptation des doses se justifie lorsque la posologie antérieurement prescrite se révèle insuffisante. Il ne faut pas s'attarder plus de 24 à 48 heures sur un palier qui s'avère inefficace. Le patient doit donc être vu de manière rapprochée tant que la douleur n'est pas contrôlée.

En pratique, en début de traitement, une évaluation quotidienne est recommandée. Dans ce processus d'ajustement des doses, il n'y a pas de limite supérieure tant que les effets indésirables peuvent être contrôlés.

La morphine à libération immédiate pour les douleurs intercurrentes : *Sevredol* (comprimés sécables) : 10, 20 mg ; *Actiskenan* (gélules) : 5, 10, 20, 30 mg.

Enfin plus récemment, sont apparues les « sucettes » de fentanyl transmuqueux : l'Actiq 200 µg, 400 µg, 600 µg, 800 µg, 1200 µg, 1600 µg pour les accès douloureux paroxystiques, en complément d'un traitement opioïde de fond stabilisé depuis au moins trois semaines, chez des patients présentant des douleurs chroniques d'origine cancéreuses (AMM).

▸ **Voie veineuse et sous-cutanée.**

Ampoules de morphine 10, 20, 50 ou 100 mg injectables en continu (seringue électrique, régulateur de débit, pompe auto-contrôlée) ou ponctuellement. La dose injectable équivaut à la moitié de la dose orale (ex : 120 mg morphine *per os* = 60 mg en perfusion continue).

▸ **Voie transdermique.**

Elle utilise les patchs de fentanyl pour le traitement des douleurs chroniques d'origine cancéreuse, intenses ou rebelles aux autres antalgiques, en cas de douleurs stables (AMM).

Fentanyl (*Durogésic*) patch : 25 ng, 50 ng, 75 ng, 100 pg, 150 pg.

Les dispositifs transdermiques ne doivent pas être coupés ni leur structure endommagée, les constituants du dispositif ne doivent pas être désolidarisés, afin de ne pas modifier la libération du fentanyl.

Ce dispositif doit être appliqué sur une peau non irritée et non irradiée au niveau d'une zone plane, propre et totalement sèche, au niveau du torse ou du bras. Il est préférable de choisir une zone non pileuse. Le dispositif doit être appliqué immédiatement après ouverture du sachet scellé, en appuyant fermement avec la paume de la main pendant 30 secondes, d'abord au centre puis vers la périphérie, en s'assurant que l'adhérence est complète.

Le dispositif doit être porté en continu pendant 72 heures. Lors du renouvellement du dispositif transdermique, le nouveau dispositif sera appliqué sur un emplacement différent. Un nouveau dispositif ne sera appliqué sur un site déjà utilisé qu'après un délai de plusieurs jours.

Ces traitements demandent une régularité dans les prises pour éviter le retour de la douleur.

L'utilisation des prescriptions anticipées personnalisées (PAP) permet d'éviter la réapparition de la douleur même en l'absence du médecin.

Ces prescriptions sont prévues à environ 1/6 de la dose des 24 h ; si trop d'interdoses sont nécessaires, la dose totale sera augmentée de 30 %.

Une co-analgésie est souvent nécessaire.

La morphine est contre-indiquée en cas de :

– douleurs répondant aux médicaments de palier moindre,

– de douleurs dont l'origine n'est pas établie.

Effets secondaires

▸ **Constipation** : effet permanent et fréquent (90 % des cas). Un traitement laxatif de fond doit être entrepris d'emblée.

▸ **Somnolence** : 60 % des cas, mais disparition en 3 à 7 jours.

© MASSON. La photocopie non autorisée est un délit

- **Nausées-vomissements** : 30 % des cas, disparition en 3 à 5 jours.

Rôle IDE et morphiniques

Dans le cadre de son rôle propre, l'IDE participe à l'évaluation de la douleur, elle est habilitée à entreprendre et adapter les traitements antalgiques, dans le cadre de protocoles pré-établis[1].

Ainsi, les nouveaux décrets ont autonomisé et responsabilisé l'infirmier(e) dans la prise en charge de la douleur.

En ce qui concerne l'administration de morphiniques, l'infirmier(e) :

– explique au patient le but du traitement;

– vérifie la bonne compréhension du patient et de son entourage (prises, différentes formes [LP, immédiats], posologie, voie d'administration…);

– vérifie la bonne observance et évalue l'efficacité;

– explique et dépiste les effets secondaires;

– dépiste et reprend certaines idées reçues liées à la morphine (toxicomanie, dépendance…);

– utilise les prescriptions anticipées (les suggérer si elles ne sont pas prévues).

Anti-inflammatoires non-stéroïdiens (AINS)

Propriétés

À petites doses, ils sont antalgiques et antipyrétiques (kétoprofène [*Profénid*], diclofénac [*Voltarène*], *Ibuprofène*). À dose moyenne, ils sont anti-inflammatoires et antipyrétiques, capables d'inhiber la composante vasculaire de l'inflammation (action anti-œdémateuse). Ils sont particulièrement indiqués en cas de douleurs osseuses.

Effets indésirables

Risque de complications digestives à type d'ulcérations et d'hémorragies.

Rôle IDE

Conseiller au patient la prise des traitements lors des repas.

Dépister les troubles gastro-intestinaux, les signaler le cas échéant. Comme pour tout traitement, évaluation de l'efficacité du traitement.

Corticoïdes

(méthylprednisolone [*Solumedrol*], prednisolone [*Solupred*])

Propriétés

Ils sont utilisés en co-antalgie en tant qu'anti-inflammatoires et anti-œdémateux (mécanismes différents des AINS).

Ils agissent sur :

– les phénomènes compressifs : nerveux, médullaires, tumoraux…;

– les œdèmes : hypertension intracrânienne, syndrome cave…;

– les douleurs osseuses, en deuxième intention après les AINS;

– les dyspnées (effet sur l'œdème).

Rôle IDE

Idem AINS mais aussi :

– vérifier les heures de prises : matin et soir (expliquer les phénomènes d'excitabilité, les risques d'insomnie si les prises sont tardives);

– régime sans sel à discuter selon l'état du patient et la phase de la maladie;

– explications sur les autres effets secondaires : cushing, augmentation de l'appétit, troubles musculaires….

Neuroleptiques

En soins palliatifs, on utilisera principalement l'halopéridol (*Haldol*) pour ses indications dans un état de confusion, les états délirants, mais également pour ses actions anti-émétiques, notamment dans les occlusions terminales. Le chlorpromazine (*Largactil*) est utilisé pour ses effets sédatifs. Il sera indiqué dans les états d'agitation intense, dans les états occlusifs sévères, comme anti-émétique et pour les hoquets rebelles. Les neuroleptiques ont souvent un intérêt dans les épisodes anxieux, lorsque le patient est sous haute dose de morphiniques ou déjà sous anxiolytiques de type benzodiazépine. Ils peuvent alors, par leur effet sédatif, renforcer l'action anxiolytique.

---

1. Code de la Santé Publique. Dispositions réglementaires des parties IV et V. Annexe au décret n° 2004-802 du 29 juillet 2004 (CSP 37085 à 37288). Livre III. Auxiliaires médicaux. Titre 1er. Profession d'infirmier(e) – Chapitre I. Exercice de la profession – Chapitre II. Règles professionnelles.

Antidépresseurs

Tous les types d'antidépresseurs seront utilisés en soins palliatifs, après une évaluation clinique rigoureuse, qui déterminera si l'état dépressif justifie d'un traitement médicamenteux, en fonction de l'espérance de vie, du bénéfice et des effets secondaires qui peuvent apparaître et de la voie d'administration possible.

Suivant les équipes, il sera utilisé des antidépresseurs tricycliques (amitriptyline [*Laroxyl*], clomipramine [*Anafranyl*]...) pour ses effets anxiolytiques, pour ses actions reconnues dans le traitement des douleurs neurogènes pour ses formes galéniques différentes (*per os* ou intraveineux).

Les antidépresseurs sérotoninergiques (citalopram [*Seropram*], paroxétine [*Deroxat*], fluoxétine [*Prozac*], sertraline [*Zoloft*]...) peuvent être utilisés à visée essentiellement antidépressive, avec un délai d'action pour les syndromes dépressifs d'une quinzaine de jours. Ils n'ont pas d'action sur les douleurs neurogènes. On pourra privilégier le citalopram (*Seropram*) du fait de sa galénique et de la possibilité de l'avoir en injectable. On sera vigilant à l'apparition de douleurs abdominales potentielles lors de l'arrêt de ces traitements.

Anticonvulsivants

(carbamazépine [*Tégrétol*], clonazépam [*Rivotril*], diazépam [*Valium*], gabapentine [*Neurontin*], acide valproïque sel de sodium [*Dépakine*]...)

Ces médicaments sont essentiellement utilisés en soins palliatifs pour leur action anti-convulsivante, et pour leur action sur les douleurs neurogènes.

L'acide valproïque sel de sodium (*Dépakine*) et le carbamazépine (*Tégrétol*) peuvent être utilisés comme traitement de fond pour limiter les crises convulsives. Le clonazépam (*Rivotril*), le diazépam (*Valium*) et l'acide valproïque sel de sodium (*Dépakine*) en cas d'urgence.

Ils sont utilisés également pour le traitement des douleurs neurogènes, en priorité :

– le carbamazépine (*Tégrétol*) (ne pas associer avec le *Di-Antalvic*) ;

– le gabapentine (*Neurontin*) (aux doses de 900 à 3 600 mg pour les douleurs neurogènes) ;

– le clonazépam (*Rivotril*) (pour son action sédative, notamment lors de douleurs neurogènes à prédominance nocturne) ;

– le diazépam (*Valium*) et l'acide valproïque sel de sodium (*Dépakine*) n'ont pas d'indication dans les douleurs neurogènes.

Benzodiazépines et autres hypnotiques

Les anxiolytiques ont des effets variables : anxiolytiques, sédatifs, hypnotiques et relaxantes. Certains de ces médicaments peuvent être administrés par voie sub-linguale (bromazépam [*Lexomil*]). Lors de l'utilisation de ces traitements, il faudra être attentif à leur durée d'action pour éviter des effets secondaires retardés. On privilégiera toujours la voie *per os* et les produits à demi-vie courte (clotiazépam [*Vératran*] 4 h, oxazépam [*Séresta*] 10 h, alprazolam [*Xanax*] 12 h, lorazépam [*Temesta*] 15 h, bromazépam [*Lexomil*] 20 h, clorazépate dipotassique [*Tranxène*] 70 h, prazépam [*Lysanxia*] 90 h...).

Les benzodiazépines hypnotiques injectables (midazolam [*Hypnovel*] et flunitrazépam [*Narcozep*] [hospitaliers]) sont des médicaments d'urgence à utiliser en cas de symptômes intenses aigus (étouffement, hémorragie, douleurs intenses non calmées par les antalgiques usuels, attaque de panique...).

L'objectif du traitement est d'amener une sédation transitoire face à un symptôme extrêmement difficile pour le patient. Les doses utilisées provoquent une sédation vigile avec un effet réversible ainsi qu'une amnésie rétrograde qui permet de lutter contre la souffrance globale. Ces traitements sont mis en route après discussion avec le patient ou sa famille et un consensus d'équipe.

Leur utilisation nécessite une titration pour adapter la dose utile à chaque patient : par exemple diluer 1 ampoule de midazolam (*Hypnovel*) à 5 mg dans 10 cc de sérum et injecter 1 cc par 1 cc jusqu'à endormissement.

Les deux types de produit utilisés sont :

– le midazolam (*Hypnovel*) dont la durée d'action est de 20 minutes à 1 h 30. Son action est rapide par voie intraveineuse : 1 à 2 minutes contre 5 à 10 minutes en intra-musculaire. L'injection peut être répétée toutes les quatre à six heures, une à deux ampoules, elle peut également se faire en sous cutanée ;

– le flunitrazépam (*Narcozep*) a une durée d'action plus longue : 1 à 3 heures, en intraveineuse. Sa rapidité d'action est de 30 secondes à une minute.

© MASSON. La photocopie non autorisée est un délit

La prévision des symptômes d'urgence permet au soignant d'utiliser très rapidement la prescription anticipée.

Ces produits peuvent aussi être utilisés pour effectuer des gestes techniques potentiellement douloureux (pansement, pose de sonde urinaire, extraction manuelle d'un fécalome…).

Les traitements médicamenteux utilisés en soins palliatifs ne sont pas limités à cette liste. Tout type de traitement peut être administré, avec le respect de règles simples :

– ne pas surmédicaliser le patient,
– utiliser le plus longtemps possible la voie orale,
– limiter au maximum les effets secondaires,
– s'attacher à traiter efficacement les symptômes avec une évaluation rigoureuse et répétée de l'utilité des traitements,
– expliquer au patient et à la famille les différents traitements mis en route et leurs objectifs.

Interventions techniques et symptômes courants

Prévention et traitement de la constipation

Causes

Par compression : ascite, compression carcinomateuse, obstacle…

Hygiène de vie : immobilité, hydratation insuffisante, peu de fibres.

Iatrogènes : particulièrement les morphiniques (dont la constipation est un effet secondaire permanent !)

Rôle IDE

Deux principes fondamentaux :

– se demander à quand remontent les dernières selles (vérifier quotidiennement la feuille de surveillance du transit) ;

–effectuer un TR au 3e jour sans selles (nécessaire pour dépister les fécalomes masqués par de fausses diarrhées).

Si le TR est négatif

Dans tous les cas, les gestes proposés ci-dessous doivent être expliqués au patient, car ils touchent à sa pudeur, son intimité, et sont parfois douloureux. Il convient de les faire dans un climat de confort et de patience, et si besoin, sous couvert d'antalgiques.

- **Le traitement de première intention** est le suppositoire (type *Eductyl*) ou le micro-lavement (*Microlax*).
- **Si inefficace**, *Normacol* sur sonde : sonde rectale, lubrifiée, montée à 15-20 cm au-dessus du fécalome + pommade adoucissante après le geste (type *Mytosil*).
- **Si inefficace** : lavement rectal au broc (lait tiède + paraffine ou 3 huiles, selon protocole du service).
- **Si inefficace** : évacuation manuelle sous contrôle analgésique (exemple : 5 mg *Hypnovel* + 10 mg *Morphine*).

Si le TR est positif

Les selles sont hautes, le traitement par voie orale sera alors plus efficace :

- **1re intention** :

– osmotiques (lactulose [*Duphalac*], lactitol [*Importa*]…),
– stimulants du péristaltisme (bisacodyl [*Dulcolax*], pantothénate de calcium [*Modane*]…),
– lubrifiants (paraffine liquide [*Lansoyl*], paraffine [*Lubentyl à la magnésie*]).

- **Si inefficace** : stimulants plus puissants (séné [*Senokot*] = attention aux douleurs induites par l'augmentation du péristaltisme).
- **Si insuffisant** : purgatifs (*Colopeg*), cholinergiques (provoquent des contractions +++) : néostigmine (*Prostigmine*).

Il faut garder à l'esprit que tous ces gestes sont épuisants pour le patient en fin de vie. Ainsi, il est

DÉMARCHE INFIRMIÈRE

PERFUSION SOUS-CUTANÉE

La perfusion sous-cutanée est une alternative très intéressante à la voie veineuse et à la voie per os, lorsque celles-ci sont impossibles.

Elle permet de conserver une liberté de mouvement, sa pose est moins douloureuse, il n'y a pas de risque de déplacement de l'aiguille lors de la veine.

Elle permet l'hydratation du patient et l'administration de nombreux médicaments.

MATÉRIEL

• Aiguille épicrânienne à ailettes n° 22 et matériel à perfusion : tubulure, pousse-seringue, régulateur.

• Coton + antiseptique.

• *Stéristrip* + pansement de fixation transparent (type Opsite).

Site

• Région sous-claviculaire (3 travers de doigts en dessous du milieu de la clavicule, pointe dirigée vers l'appendice xiphoïde).

• Région abdominale sauf péri-ombilicale.

• Face antérieure des cuisses.

Pose

• Préparer la perfusion en purgeant l'aiguille.

• Désinfecter la zone.

• Pincer la peau, piquer dans le pli, en biais, angle de 30 %, biseau de l'aiguille tourné vers la peau.

• Faire une boucle de sécurité avec la tubulure, maintenir avec le pansement adhésif.

Remarque : un petit gonflement en début de perfusion est normal.

INCIDENTS

En cas de réactions locales (placard blanc, œdème, crépitement à la palpation, rougeur, sang dans la tubulure), il faut changer de site.

REMARQUES

Le site de perfusion sous-cutanée peut être maintenu plusieurs jours puis laissé au repos et ré-utilisé. Les produits sont stables durant 24 h.

Pour des injections sous-cutanées répétées, sans perfusion continue, on peut laisser en place une aiguille à ailettes. Après chaque injection, rincer la tubulure et l'aiguille avec du sérum physiologique afin que la totalité du produit injecté soit administrée.

MÉDICAMENTS

Soluté : chlorure de sodium à 0.9 pour mille (max. 1l/24 h).

• Médicaments perfusables en s/c continue
  – convulsions : phénobarbital (*Gardenal);*
  – hallucinations, vomissements : halopéridol (*Haldol);*
  – urgence, panique : midazolam (*Hypnovel);*
  – agitation, hoquet : chlorpromazine (*Largactil);*
  – douleurs : *Morphine;*
  – angoisse, agitation : lévomépromazine (*Nozinan);*
  – vomissements : métoclopramide (*Primpéran);*
  – spasmes viscéraux : scopolamine (*Scoburen);*
  – râles, sécrétions, spasmes : *Scopolamine;*
  – oedème tumoral : méthylprednisolone (*Solumédrol);*
  – ulcérations : ranitidine (*Azantac, Raniplex);*
  – douleurs : tramadol (*Topalgic, Contramal).*

• Médicaments utilisables en s/c discontinue
  – infection : amikacine (*Amiklin),* ceftriaxone (*Rocéphine), pénicilline;*
  – râles, sécrétions : *Atropine;*
  – bronchospasme : terbutaline (*Bricanyl);*
  – convulsions : clonazépam (*Rivotril);*
  – prurit : dexchlorphéniramine (*Polaramine);*
  – constipation : néostigmine (*Prostigmine);*
  – vomissements : ondansétron (*Zophren);*
  – douleurs : kétoprofène (*Profénid);*
  – dépression : citalopram (*Seropram).*

Attention : ne sont pas miscibles dans un petit volume : le solumédrol et l'Haldol, le Nozinan, le Largactil.

fondamental d'instaurer rapidement un traitement de fond (osmotiques, lubrifiants) pour éviter les récidives.

Il est essentiel d'expliquer les traitements au patient et de choisir avec lui le moment le plus adapté pour ces soins (pas le soir, à distance des visites…).

La surveillance du transit se fera en collaboration avec les aide-soignants.

En plus des traitements médicamenteux cités ci-dessus, les soignants peuvent proposer :

– des massages abdominaux,

– des exercices de respiration abdominale,

– un positionnement légèrement proclive…

Troubles urinaires

Rétention

En fin de vie, la rétention urinaire n'est pas rare.

Devant toute agitation et/ou manifestation de douleur abdominale :

– faire un examen clinique sus-pubien avec palpation (douleur), percussion (matité) ;

– avoir la notion de temps passé sans émission d'urines : il peut y avoir émission d'urines par regorgement avec globe vésical (souvent des mobilisations) ;

– la pose d'une sonde urinaire soulage immédiatement le malade (on parle de globe au-delà de 200 cc).

© MASSON. La photocopie non autorisée est un délit

Infection

Le malade présente de la fièvre, les urines sont épaisses avec des dépôts plus ou moins nauséabonds et parfois présence de sang, il peut y avoir des douleurs. L'aspect des urines est à vérifier chaque jour. Les bandelettes urinaires sont un moyen rapide et peu coûteux de diagnostiquer une infection. Si présence de nombreux dépôts ou de sang, on peut être amené à placer une sonde à double courant pour des lavages continus ou discontinus. La prescription d'antibiotiques est discutée en équipe.

Complications cutanées

Le mourant présente des risques aggravés de souffrir d'escarres du fait d'une circulation défectueuse, d'une pauvreté de mouvements spontanés, d'une déshydratation, d'une cachexie.

Moyens de prévention

- **Alimentation de la phase palliative avancée à la phase terminale** : favoriser l'apport de protéines diététiques adaptées aux goûts, à l'appétit, aux désirs du malade. Inspection quotidienne.
- **L'hydratation doit être suffisante** (voie orale ou sous-cutanée). En toute fin de vie, elle est restreinte en cas d'encombrement bronchique (500 ml sont suffisants pour maintenir une hydratation correcte). La sensation de soif sera calmée par des soins de bouche fréquents.

DÉMARCHE INFIRMIÈRE

TECHNIQUE DE LA POSITION 3/4 DROIT (2 SOIGNANTS)

- Rapprocher le malade du bord gauche du lit à l'aide de l'alèse.
- Le placer en position latérale.
- Placer le traversin le long du dos jusqu'au cou et faire reposer le malade qui se trouve de 3/4 sur le traversin.
- Dégager l'épaule et le bras droits.
- Placer un oreiller sous la tête.
- Dégager oreille et cou.
- Placer les membres inférieurs en demi-flexion.
- Séparer les genoux et les jambes par un coussin.
- Placer le membre inférieur gauche en arrière du droit.
- Placer la main et l'avant-bras droit à l'extérieur des draps.

- **Le matelas anti-escarres** (type Cliniplot) est installé dès l'entrée du malade.
- **Mobilisation** (les escarres sont favorisées lorsque les points saillants du corps sont en contact avec le plan du lit).
- **Massages** : ils sont déconseillés, hormis les effleurages, car ils fragilisent les couches superficielles cutanées. Il faut par contre veiller à ce que la peau reste sèche et propre.
- **Autres** : coussins mous, cerceau allégeant le poids des couvertures, mobilisation à l'aide de l'alèse évitant les frottements de la peau sur les draps et le réveil des douleurs.
- **Position de 3/4 alternée**, toutes les 2 ou 3 heures selon l'état du malade. Cette position est une alternative au décubitus latéral classique qui permet au malade :

– de respirer librement,
– d'éviter les points d'appui sur les parties saillantes (oreille, acromion, coude, aile iliaque,
– grand trochanter, genou, malléole externe),
– d'éviter les compressions thoraciques, abdominales,
– d'éviter les rétractions des membres,
– d'être en position plus relâchée, plus physiologique et naturelle, plus propice aussi à la communication.

Lésions constituées

- **En cas de rougeur/tuméfaction** : protection cutanée avec matériel film transparent (*Duoderm* extra mince, par exemple) et surtout réduire l'appui.
- **En cas d'érosion/phlyctène** : éosine ± application de *Biafine*.
- **En cas d'escarre constituée/nécrose** : favoriser les pansements hydrocolloïdes.
- **Si infection** : irrigation et pansement antibiotique.
- **Si odeurs** : *Flagyl* sur compresses ou *Actisorb* (compresses de charbon).
- **Si saignement** : eau oxygénée ou autre hémostatique.
- Dans les dernières heures de la vie, la mobilisation n'est plus la priorité absolue, le confort est toujours privilégié.

Atteinte de la muqueuse buccale

Les soins de bouche ont une importance primordiale. La bouche est un organe à fonctions multiples : physiologiques et relationnelles. Elle interfère avec la parole, le goût, l'alimentation, la vie affective, la communication. Elle est souvent le siège d'altérations plus ou moins importantes.

Sécheresse

Causes

- **Respiration bouche ouverte.**
- **Déshydratation.**
- **Effets secondaires des traitements** (antidépresseurs...).

Moyens de prévention

- **Placer des saturateurs d'eau** dans la chambre ± essence d'eucalyptus ou de pin.
- **Faire boire.**
- **Faire sucer des glaçons aromatisés**, des fruits (ananas).
- **Vérifier quotidiennement l'état buccal.**
- **Nettoyer la prothèse.**
- **Brumisateur** : il donne un brouillard de microparticules, très efficace pour déterger la bouche puis la maintenir humide. Choisir un petit modèle car le flacon est lourd. Si début d'encombrement, écourter la séance.

Soins de bouche

Ils doivent être réguliers et fréquents : 1/4 h après chaque repas, au coucher et au réveil. Les soins de bouche doivent rester un soin de confort et être le moins traumatisant possible (les pinces utilisées sont souvent grosses et blessantes).

Il est essentiel de faire preuve de patience et d'obtenir la collaboration du patient. On peut choisir avec lui le moment de ce soin.

Selon l'état de la bouche, des produits tels que le sérum physiologique ou le bicarbonate, sont utilisés. Pour retarder l'effet desséchant de la respiration bouche ouverte, on peut utiliser l'huile d'amande douce sur la langue, les muqueuses et les lèvres en badigeonnage.

Mycoses

Elles peuvent être traitées par un antifongique injectable ou *per os* (*Triflucan per os* ou IV) et avec des soins locaux.

Par exemple :

– Mélange d'eau bicarbonate et *Fungizone*/*Mycostatine* ± *Givalex* en bains de bouche, en application après détersion douce (ne pas oublier de faire tremper les appareils dentaires dans la solution). Solution stable 3 jours.

ou

– Nettoyage au bicarbonate + *Daktarin* (gel fongicide et antibactérien).

Encombrement trachéo-bronchique

La fin de vie favorise l'encombrement trachéo-bronchique avec :

– difficulté d'évacuer les sécrétions par épuisement extrême,

– risque de fausses routes dans les troubles de la déglutition.

Il peut être proximal (stase haute, larynx, pharynx) ou distal (stase trachéo-bronchique) ou mixte.

Prévention

– Réduire l'hydratation (à 500 mL selon les cas).

– Tester la déglutition et arrêter l'alimentation liquide dès qu'il y a suspicion de fausses routes (eau gélifiée).

– Favoriser la position 3/4 et à plat pour favoriser le drainage si le patient le supporte ± aérosols.

– L'O_2 est souvent peu utile et a un aspect rassurant pour le patient et sa famille, mais il faut éviter les gros débits.

– Kinésithérapie respiratoire selon l'état du patient (rarement envisagé en fin de vie car épuisant ++).

– Ne pas aspirer les sécrétions hautes avec une sonde rigide type *Yankauer* (très traumatisant, lésions +++), mais utiliser une sonde souple.

Quand l'aspiration est nécessaire

Sachant que ce geste reste très agressif et souvent mal vécu par le patient, il faut utiliser une sonde

© MASSON. La photocopie non autorisée est un délit

souple lubrifiée, si besoin agir sous couvert d'un contrôle analgésique ou même sédatif afin d'éviter de devoir tenir le patient pour l'obliger à « subir » ce soin. Utiliser une pression basse (100 bars) et éviter les aller/retour. Expliquer au patient et à sa famille, le matériel, le soin en lui-même et le soulagement attendu. C'est un geste délicat et impressionnant qui peut amener à faire sortir la famille de la chambre.

Essayer de dissimuler au mieux le matériel d'aspiration (mettre une alèse dessus) et vider le flacon régulièrement.

Médicaments

– Fluidifiants (uniquement si le patient peut expectorer).

– Diurétiques.

– Corticoïdes.

– Scopolamine : anti-cholinergique, anti-sécrétoire et antispasmodique. Ce médicament est aussi très efficace pour atténuer les râles terminaux (attention, il favorise la rétention urinaire : dépistage globe vésical ++).

Dyspnée

La dyspnée est un trouble de la respiration. C'est une sensation pénible d'étouffement génératrice d'angoisse chez le patient et son entourage. Elle peut être liée à une crise de panique, une obstruction carcinomateuse, une embolie pulmonaire, un bronchospasme, un OAP. C'est un symptôme urgent à traiter.

Opiacés et dyspnée

La dyspnée est un excès de stimulation, elle appartient donc à la catégorie des troubles nociceptifs sur lesquels les opiacés sont efficaces.

Ils ont pour effet de :

– réguler la fréquence respiratoire,

– diminuer la perception que le patient a de sa dyspnée,

– diminuer la toux.

Le médicament utilisé (paliers 2 ou 3) pourra être utilisé par voie veineuse, S/C, per os ou en aérosols.

Remarque : la morphine utilisée en aérosol a une durée d'efficacité d'environ 3 heures.

Benzodiazépines et dyspnée

Le midazolam (*Hypnovel*) est utilisé dans les cas de dyspnée terminale. C'est le médicament de l'urgence. Sédatif, il permet de diminuer la perception qu'a le patient du symptôme (dyspnée, mais aussi hémorragies, douleurs induites : extraction de fécalome…). Il a l'avantage de provoquer une sédation vigile et réversible ainsi qu'une amnésie rétrograde à l'événement.

C'est un médicament qu'il est utile d'avoir en prescription anticipée pour les symptômes d'urgence en fin de vie. Les patients qui ont des troubles respiratoires sont souvent rassurés de connaître l'existence de ces prescriptions.

La crainte de l'étouffement reste une angoisse majeure pour les patients atteints de maladie grave, avec une symptomatologie respiratoire.

Il est important pour eux de savoir que l'on peut agir rapidement, dès les premiers symptômes (idem pour l'entourage).

Rôle IDE

Évaluer :

– dyspnée, fréquence, rythme respiratoire ;

– cyanose ? marbrures ? teint ? TA ;

– bruits (sifflante ? hachée…) ;

– moment : en permanence ? à l'effort ? éléments déclencheurs ? ;

– répercussions : EVA, vécu, signes physiques (sueurs, expectorations…).

Mais aussi :

– position semi-assise, voies respiratoires dégagées ;

– rassurer le patient et sa famille, donner au patient et à ses proches la possibilité de verbaliser ses craintes ;

– anticiper avec l'équipe médicale (PAP) ;

– expliquer au patient et à sa famille les symptômes, les traitements, la présence de prescriptions anticipées (mettre des mots sur les actes) ;

– être présent, rassurant et calme ;

– porter des vêtements adaptés, pas trop serrés ;

– chambre bien aérée, lumière un peu tamisée ;

– proposer : relaxation, massages, musique douce…

Râles agoniques

Ils sont dus à une accumulation de sécrétions dans le pharynx et la trachée chez un patient en phase terminale, qui n'a plus le réflexe de toux et de régurgitation. Ils sont favorisés par les troubles de la conscience de la phase terminale.

CONDUITE À TENIR

Ce phénomène est source d'anxiété, voire de peur, pour l'entourage. Il est important d'expliquer le mécanisme et de dédramatiser le symptôme : c'est impressionnant, mais ce n'est pas forcément une manifestation de souffrance de la part du mourant. Installer le malade en position semi-assise, dans une atmosphère calme.

Si l'encombrement est important, faire une petite aspiration douce de la gorge avec une sonde souple.

L'0_2 est peu utile, mais peut rassurer l'entourage, on peut alors l'utiliser à faibles doses.

La scopolamine (= parasympatholytique = relâche les muscles lisses, diminue le volume des sécrétions) est le traitement de référence, par voie s/c ou en patch.

[AMM : traitement en soins palliatifs des râles agoniques, liés à l'encombrement des voies aériennes supérieures par excès de sécrétions salivaires].

La relation à la personne en fin de vie et à ses proches

Les phases de deuil

Dans les années 70, le Dr E. Kübler-Ross s'est intéressé au vécu psychologique de la perte. Elle a défini 5 étapes de deuil après le choc (annonce de diagnostic, prise de conscience de sa finitude…) : le déni, la colère, le marchandage, la dépression, l'acceptation. Depuis, de nombreux concepts et auteurs ont contribué à enrichir et à affiner cette approche.

La relation soignant – soigné

Les étapes de deuil sont importantes à connaître et à repérer pour mieux comprendre les mouvements psychiques du patient et de sa famille. Mais il est aussi essentiel de saisir et d'accepter que rien ne soit figé.

Il n'existe pas de cheminement modèle du patient en phase de deuil, et nous assistons souvent à des expressions qui peuvent paraîtrent contradictoires. En effet, il n'est pas rare que des sentiments tels que la colère, la dépression, le repli, l'espoir, se rencontrent, se télescopent. Une même journée pourra receler des sentiments bien variés, et parfois opposés.

Gardons à l'esprit que ces va-et-vients du patient sont aussi dépendants du rapport qu'il a avec son interlocuteur et de ce qu'il représente (médecin, psychologue, IDE, AS…), d'où l'intérêt de la communication entre soignants (qui a dit quoi ?, qui ressent quoi ?).

Ces oscillations du patient peuvent être déstabilisantes pour une équipe et pour l'entourage, il est important de mettre des mots et de favoriser le lien entre les différents interlocuteurs.

Les proches doivent être rassurés : ce n'est pas parce qu'un patient fait des projets qu'il n'a pas entendu le pronostic, ce n'est pas toujours du déni… Ce n'est pas parce qu'un malade est condamné qu'il doit parvenir à l'acceptation de cet inacceptable. Au contraire, cela peut être préjudiciable : en effet, il peut arriver qu'un patient, dans une trop grande acceptation de sa fin de vie, désinvestisse totalement les jours, voire les semaines précédant son décès, au point d'être dans un vide existentiel insupportable pour lui, son entourage ou même les soignants.

Il n'y a pas de « bon deuil », il y a des étapes qui parfois se chevauchent, s'annulent, n'arrivent jamais… Il est autant important de les connaître que de ne pas rester figé sur ce schéma. C'est un cheminement avec ses errances et ses contresens.

États confusionnels, agitation

Fréquents en fin de vie, les causes peuvent être nombreuses : iatrogènes, tumorales, psychiques, organiques… Il est important d'en faire le diagnostic différentiel pour proposer le traitement ou l'attitude la plus adaptée.

Quelle que soit la cause, il est important de conserver des repères familiers et stables autour du

© MASSON. La photocopie non autorisée est un délit

patient, de le rassurer et d'entendre la famille, souvent désemparée devant ces symptômes. Le syndrome confusionnel sera traité médicalement car il constitue un inconfort majeur pour le patient.

Il faut prévenir les risques de chutes : pourquoi pas mettre un matelas par terre…

Le mot clef est **contenance**.

Les discours difficiles…

Demandes d'euthanasies, demandes de pronostic, agressivité… sont des discours souvent difficiles à entendre.

Parce qu'on cherche à répondre, parce que c'est douloureux, parce qu'on se sent parfois désemparé.

La relation d'aide thérapeutique, au sens Rodgérien du terme, se base sur la reformulation.

Reformuler les propos du patient permet :

– à l'IDE de ne pas être dans la réponse immédiate à des questions (qui parfois n'en sont pas),

– au patient de cheminer par lui-même mais avec l'aide d'un interlocuteur.

EXEMPLE

Le patient à l'IDE : « *Est-ce que je vais mourir ?* »

L'IDE : « *Qu'est ce qui fait que vous me posez cette question aujourd'hui ? Que ressentez-vous ?* »

C'est une manière de dérouler la question, le patient pourra ainsi ouvrir sa réflexion, et l'infirmier ne sera pas dans la fuite : « *Je n'ai pas le temps, posez cette question au médecin* ».

La mort est inacceptable. Celle d'une personne jeune, d'un parent qui a des enfants, peut paraître encore plus intolérable. Le drame qui se joue devant le soignant peut l'impliquer d'une manière trop importante : il souffre, il se met à la place de… Cela l'entame.

L'accompagnement et le soutien psychologique en fin de vie nécessitent un travail en pluridisciplinarité. On écoute toujours qu'à travers son propre filtre… et plusieurs filtres sont nécessaires… C'est l'écart nécessaire pour voir, entendre et comprendre l'autre.

Comportement du soignant

- **Savoir-faire et savoir-être** : l'accompagnement en fin de vie requiert des compétences à la fois techniques et relationnelles. C'est à un homme malade que l'on a affaire, pas à un malade.
- **Capacité de diagnostic et implication** dans les prises de décisions et l'évaluation des soins.
- **Être à côté de…** tout simplement avec des qualités humaines et professionnelles, dans un souci de respect d'autrui. Ne pas devancer l'autre, ne pas penser à sa place…
- **La démarche se veut globale** : le patient dans ses dimensions bio, psycho, socio et pluridisciplinaire (l'infirmier(e) n'est pas et ne doit pas être seul(e) dans l'accompagnement).
- **L'utilisation d'un géno-sociogramme** permet cette globalité, cette vue d'ensemble du patient dans son contexte réel. C'est un arbre généalogique commenté où apparaissent les relations du patient à son environnement, les événements de vie (divorce, décès…), les personnes « ressources », les conflits…
- **Les espaces de paroles** sont nécessaires aux soignants. Pouvoir parler lors des réunions, de ceux qui vont mourir, de ce qui sont décédés… Le soignant aussi a un deuil à faire et il a besoin d'un espace où ces émotions, ces questions peuvent être partagées (lieux informels, staffs, réunions, groupes de parole).

Souffrance spirituelle en fin de vie

« *État dans lequel un individu ou un groupe éprouve ou risque d'éprouver un trouble à l'égard du système de valeurs ou de croyances qui lui apporte la force, l'espoir et qui donne sens à sa vie* » [L.J. Carpenito]

Besoins spirituels et la maladie grave

Besoin d'être reconnu comme une personne

L'identité du sujet est bouleversée par :

LES PERTES LIÉES À LA MALADIE :

– *perte de capacités et d'autonomie*, corps changé,

– *perte de d'identité, d'anonymat* ;

– *perte de rôle* : social, familial (travail, rupture, isolement, inversion des rôles dans la famille…) ;

– *pertes culturelles* : se récréer ? Comment ? Quels outils ? Les loisirs et la perte de capacités, les loisirs et la chambre d'hôpital, les loisirs et l'asthénie, les loisirs et la dépression.

LES PEURS

– *physiques* : de souffrir, du processus du mourir, de la douleur, de la contagion… ;

– *psychologiques* : de quitter les siens, la vie, de faire de la peine, d'être un fardeau, d'être seul ;

– *socioculturelles et religieuses* : de l'inconnu, du non-respect des rites liés aux croyances, de l'après, du passage.

Quête d'un sens

Donner un sens à sa vie mais aussi à sa mort.

Besoin de se déculpabiliser

À la recherche d'une raison à la maladie, qu'ai-je fait pour mériter cela ?

Désir de réconciliation

Désir d'obtenir un pardon, de soi face aux autres, de soi face à soi, de soi face à une religion.

Besoin de placer sa vie dans un au-delà de soi

L'ouverture à la transcendance : dans la religion, mais aussi dans la rencontre à l'autre, dans la relation à la culture, à l'art…

Besoin d'une continuité, d'un au-delà

Dans la descendance : entreprise familiale, héritage, poursuite d'une collection : **transmettre**… La question de la réincarnation.

Expression religieuse des besoins spirituels

Foi ressource, foi et la révolte, foi et la culpabilité, foi et le pardon, foi et les rites religieux Le sacrement des malades.

Comportement de l'infirmier(e)

UN SAVOIR ÊTRE, UN PARTAGE DANS :

- **le non-verbal** (regarder, observer, écouter, être attentif et disponible) ;
- **le respect** (dans le geste et la parole, le spirituel fait appel au sensible) ;
- **les mots** (l'écoute attentive offre souvent une grande quantité d'informations) ;
- **la souffrance** (ne peut être entendue que sur un fond d'histoire et de culture déjà perçu : qui dit « culture » en ces circonstances signifie aussi rapport au corps, à l'organisation intérieure de l'imaginaire, aux croyances) ;
- **le rôle de tiers** (médiateur) dans les relations avec les proches, faire le lien ;
- **faire preuve d'ingéniosité**, d'imagination, d'audace, de fantaisie (par exemple les animaux à l'hôpital, la musique…) ;
- **utiliser des supports relationnels variés** : toucher, musique, art, relaxation… ;
- **accepter de laisser des questions sans réponse** (tout en permettant une ouverture) ;

mais aussi :

- **savoir passer le relais,**
- **comprendre et accepter les ambivalences** de la fin de vie,
- **être à l'écoute du rythme du patient** mais aussi de son propre rythme.
- **la pluridisciplinarité.**

Il est nécessaire de trouver un outil de transmissions adapté à tous les intervenants. Les non-soignants doivent eux aussi avoir un moyen d'échanger au sujet du patient.

Ils sont souvent des interlocuteurs importants pour le patient par leur disponibilité, et leur absence d'implication dans les soins (par exemple, les ASH…)

La mise en commun de ces informations permet une meilleure connaissance des valeurs du patient, dans le respect bien sûr du secret professionnel et du désir du patient. Il est important de demander au patient ce qu'il souhaite que nous fassions des informations qu'il nous transmet : *« Souhaitez-vous que je fasse part à mes collègues de telle ou telle information ? »*

Existe-t-il un soutien spirituel spécifique ?

Famille, médecin, psychologues, infirmiers, aide-soignants, ASH, assistantes sociales, bénévoles, représentants du culte…

Il n'y a pas une formation spécifique à l'accompagnement spirituel, pas de référent en besoins spirituels, c'est l'affaire de tous.

Il n'y a pas de vocabulaire particulier à adopter, mais un regard différent à apporter, l'Autre dans son unité mais aussi dans sa désunion. L'Autre dans sa globalité, dans son monde relationnel, mais aussi dans son monde intérieur s'il nous en permet l'accès.

© MASSON. La photocopie non autorisée est un délit

Citons le Docteur B. Wary, gériatre :

« Le respect, la douceur, cela ne peut se prescrire, ni en gouttes, ni en sous-cutané. Pourtant c'est quelque chose qui est à fleur de peau. Et quand le soignant partage un peu de ses convictions, de ce qu'il a de plus profond, de plus intense, de plus vrai, lorsqu'il sent bien qu'il ne maîtrise en rien ces forces spirituelles, mais qu'il sait bien qu'elles existent, la qualité des soins en est toujours améliorée. Cela ne se mesure pas, cela ne se démontre pas, mais cela peut se vivre ».

L'entourage

Le soutien

Comme nous l'avons précisé ci-dessus, le géno-sociogramme est une aide importante pour le soignant. Il évite de reposer les mêmes questions au patient et permet une visualisation rapide de l'environnement du malade.

L'infirmier doit, autant que possible, se montrer disponible pour la famille : il propose des rencontres avec les proches ou éventuellement les redirige vers un interlocuteur adapté.

Il évalue leurs difficultés, les sentiments qui les animent, répond aux questions et ré-ajuste l'information dans la limite de ces compétences.

Le malade est informé (et par-là même souvent rassuré) des rencontres avec ses proches. On tend à limiter au mieux les décalages d'informations entre le patient et son entourage (problème des « vérités » dites à la famille, pas au patient, etc.).

Si le patient le souhaite et en fait la demande, favoriser la résolution de conflits (proposition de rencontre, présence de psychologue, tiers médiateur...).

Déculpabiliser face aux expressions d'angoisse, de « ras le bol », de colère voire de désir d'une fin plus rapide de la part des familles.

L'éducation du patient et des proches

L'infirmier doit détecter les interrogations, les craintes et les peurs du patient et de son entourage pour y répondre, les réduire, les corriger.

Voici quelques thèmes récurrents :

Morphine

Elle est redoutée car synonyme de dépendance, de mort, de drogue.

Rappeler que la morphine :
- est une substance secrétée naturellement par l'organisme,
- qu'elle n'entraîne pas de dépendance quand elle est utilisée en antalgie,
- qu'il n'y a pas de plafond dans les doses,
- que l'on pourra diminuer les doses en fonction de la modification de la douleur.

Contagion et hérédité

La peur de la contagion par le cancer est plus répandue qu'on ne le pense. L'infirmier peut en parler même si la famille ne l'exprime pas ouvertement, particulièrement face à un comportement inhabituel (se tient éloigné du lit, n'ose pas l'embrasser...).

La crainte de l'hérédité est souvent présente aussi, le soignant peut permettre l'expression de ces peurs (qui sont non-fondées dans la grande majorité des cas) et donner les explications adéquates.

Alimentation

Pour l'entourage, elle est synonyme de vie, et il y attache généralement une grande importance. L'alimentation doit rester une source de plaisir pour le patient et non une torture, une contrainte insupportable. L'infirmier(e) pourra rappeler à l'entourage un certain nombre de points :
- la qualité compte plus que la quantité,
- les besoins sont réduits (en raison de l'alitement),
- le fait de manger ne prolonge pas la vie en phase terminale,
- il n'y a pas de rigidité concernant les régimes (diabétiques, sans sel...),
- offrir ce qui fait envie au malade lorsqu'il en a envie est la meilleure stratégie,
- soigner la présentation,
- pas de rigidité sur les régimes (sensation),
- le fait de se focaliser sur la nourriture met le patient en échec, face à ses incapacités et pertes.

Les enfants

La maladie grave bouleverse la dynamique de la famille. L'approche de la mort de l'un des leurs, plonge tout le monde dans un état émotionnel particulier. Il sera le plus souvent question de « protéger l'autre ». Cette question de la protection est aussi un souci de se protéger soi.

Par rapport aux enfants, et en fonction de leur âge, le plus souvent, les membres de la famille auront du mal à verbaliser la réalité de ce qui est en train de se passer (sous-entendant *« ils ne comprendraient pas »*). Cela crée des non-dits, des malentendus. Les relations peuvent devenir profondément perturbées…

« Si tu ne me parles pas, je n'existe pas » (M. Proust). Dans la mesure où le dialogue est en souffrance, certains peuvent se sentir « en poste restante ».

Nous constatons que les enfants, quel que soit leur âge, ont aussi le souci de protéger leurs parents et leurs proches. Leurs souffrances peuvent prendre différentes teintes (agitation, insomnie, retrait…) Il est important de soutenir leur famille pour leur permettre d'avoir un « dire » en lien avec l'événement. C'est le rôle de tous les membres de l'équipe soignante. Nous ne devons néanmoins rien précipiter et accepter les réticences, les errances et le rythme de chacun.

Schématiquement, en fonction de l'âge de l'enfant, il abordera la représentation de la mort de manière différente.

Par exemple :

– *Avant six ans*, la permanence de l'objet n'étant pas totalement acquise, il aura besoin d'avoir la possibilité de s'approprier à plusieurs reprises l'événement. Par exemple, une petite fille de deux ans à un moment de l'entretien, a bien compris que sa mère était morte. À la fin de l'entretien, elle demandait quand elle la reverrait. Il a été nécessaire à plusieurs reprises que son entourage lui re-signifie la disparition de sa mère pour qu'elle l'intègre dans le temps.

– *Un peu plus tard*, l'enfant a acquis la permanence de l'objet. Il comprend « intellectuellement » que le proche est définitivement absent, mais au niveau « affectif », il se plait à rêver qu'il reviendra.

– À *l'adolescence*, le jeune a toutes les capacités pour intégrer ce qui se passe, mais il a une certaine pudeur à partager avec les adultes sa souffrance.

Ce qui est le plus important, c'est de créer un espace contenant et rassurant pour que les enfants puissent exprimer ce qu'ils vivent et poser des questions aux adultes et aux professionnels; ils font partie intégrante de la famille, ils « comptent ».

Chacun aura à négocier sa façon de dire « au revoir » au défunt. A priori, rien n'est bien, rien n'est mal. Nous n'avons pas à imposer une façon de faire, ni dans un sens, ni dans l'autre. Nous devons accompagner le désir de l'enfant et de sa famille. Dans la pratique, nous constatons que la majorité des enfants ont le désir de voir le corps du défunt. Cet acte est coûteux pour eux et doit être accompagné par un proche et dans la mesure du possible par un professionnel qui aura une distance affective plus soutenante.

AVANT LA CONFRONTATION AVEC LE CORPS DU PROCHE DÉCÉDÉ

Le soignant doit s'assurer que :

– le corps est présentable et préparé;

– des mots ont été mis sur ce que l'enfant allait voir (peau froide, ne respire plus, ne parle plus, ne bouge plus…).

APRÈS LA VISITE AU DÉFUNT

De nouveau, il est important de proposer à l'enfant, surtout s'il est jeune, un temps de parole avec un membre de sa famille ponctuant le fait que, malgré la mort de l'un, les autres sont là et bien là. La vie continue… Offrir un chocolat, une boisson, un gâteau, jouer avec l'enfant permet de signifier tout cela.

Si l'infirmier(e) sent, même « intuitivement », que l'enfant et/ou son entourage ont une souffrance dont l'intensité dépasse le supportable, il sera nécessaire de proposer dans un temps différé, une rencontre avec un professionnel (psychologue ou psychiatre).

Le moment de la mort

Signes physiques du mourir proche

TROUBLES TROPHIQUES : les points d'appui du corps marquent de façon irréversible.

TROUBLES SPHINCTÉRIENS : anurie, globe vésical (à dépister +++).

TROUBLES RESPIRATOIRES : la respiration se fait plus bruyante, plus laborieuse, la bouche reste ouverte (sécheresse buccale = inconfort ++), polypnée, râles jusqu'aux pauses respiratoires de

© MASSON. La photocopie non autorisée est un délit

plus en plus longues qui annoncent la mort imminente.

DÉMARCHE INFIRMIÈRE

DROITS DE LA PERSONNE EN FIN DE VIE

- J'ai le droit d'être traité comme un être humain vivant jusqu'à ma mort.
- J'ai le droit de garder espoir, même si les raisons de mon espoir varient.
- J'ai le droit d'être soigné par des gens qui pensent m'aider à garder espoir, même si les raisons de mon espoir varient.
- J'ai le droit d'exprimer mes sentiments et mes émotions à ma manière concernant l'approche de la mort.
- J'ai le droit de participer aux décisions à prendre concernant les soins à me donner.
- J'ai le droit de recevoir l'attention de l'équipe médicale et infirmier(e) même s'il devient évident que je ne guérirai pas.
- J'ai le droit de ne pas mourir seul.
- J'ai le droit de ne pas avoir mal.
- J'ai le droit d'obtenir une réponse honnête à mes questions.
- J'ai le droit de ne pas être trompé.
- J'ai le droit d'obtenir de l'aide de ma famille afin de pouvoir accepter ma mort et ma famille a le droit de recevoir de l'aide afin de mieux pouvoir accepter ma mort.
- J'ai le droit de mourir dans la paix et la dignité.
- J'ai le croit de conserver mon individualité et de ne pas être jugé si mes décisions vont à l'encontre des croyances de ceux qui me soignent.
- J'ai le droit de discuter et partager mes expériences religieuses et spirituelles, même si elles sont différentes de celles des autres.
- J'ai le droit d'attendre que l'on respecte mon corps après ma mort.
- J'ai le droit d'être soigné par des gens capables de compassion et de sensibilité, compétents dans leur profession, qui s'efforceront de comprendre mes besoins et qui sauront trouver de la satisfaction pour eux-mêmes dans l'aide qu'ils m'apporteront alors que je serai confronté à ma mort.

L'ENCOMBREMENT n'est pas rare à ce stade : privilégier les traitements médicamenteux (*Scopolamine*, furosémide [*Lasilix*], méthylprednisolone [*Solumédrol*]) et positionnels (3/4 ou semi-assis) à l'aspiration (à ne faire qu'en cas d'échec et de perception d'inconfort ++ du patient).

TROUBLES CIRCULATOIRES : marbrures, cyanose (explications à la famille = diminution de la circulation périphérique au profit des organes vitaux), tachycardie, pouls filant.

TROUBLES DES FONCTIONS SUPÉRIEURES : dérèglement central de la régulation thermique (hypo- ou hyperthermie), agitation, clonies, troubles de la conscience de l'hypovigilance au coma.

Ces signes ne sont pas toujours présents, mais sont très fréquents.

Comportement de l'infirmier

Envers le patient

- **Évaluer les symptômes**, appliquer les prescriptions et évaluer l'efficacité des traitements.
- **Dégager au mieux des voies aériennes.**
- **Confort de la bouche.**
- **Contrôle des odeurs.**
- **Favoriser un environnement calme** : lumière douce, éviter bruits agressifs (sonnettes, alarmes de machine inutiles et stressantes), atmosphère renouvelée.
- **Nommer les soins au patient.**
- **Rester calme et chaleureux.**

Envers l'entourage

C'est le moment d'envisager avec la famille, si cela n'a pas été fait auparavant, de prévoir des vêtements pour vêtir le mourant après sa mort. L'infirmier peut suggérer de prévenir l'entourage, il peut proposer le passage d'un représentant du culte.

- **Expliquer les soins**, les symptômes.
- **Faire constater l'absence de souffrance** (pas d'expression de souffrance, front lisse…).
- **Informer la famille** que les deux derniers sens à s'éteindre sont l'ouie et le toucher… Ainsi les encourager à la communication verbale et sensorielle, se permettre de dire au patient qu'on lui parle tout en sachant qu'il est trop difficile pour lui de répondre. Cela permet aussi de le réinvestir en tant que vivant jusqu'au bout et évitera à la famille d'être indisposée par un silence d'attente pesant et vide ou de s'exprimer devant lui comme s'il était déjà décédé.
- **Proposer de laisser la porte de la chambre entrouverte**, une boisson chaude, de faire quelques pas à l'extérieur.
- **Être là sans s'imposer.**
- **Déculpabiliser** ceux qui ne peuvent assister aux derniers moments de vie.
- **N'annoncer le décès que lorsqu'on en est sûr** ++ (temps parfois long entre les dernières respirations).

La toilette mortuaire

APRÈS...

L'accompagnement de l'entourage ne s'arrête pas à la mort du patient... L'infirmier(e) peut offrir sa disponibilité aux proches. Il rappelle aux proches qu'ils peuvent appeler plus tard s'ils ont besoin de reparler de ce qui s'est vécu, s'ils ont des questions...

Plusieurs équipes d'USP et d'Équipes Mobiles d'Accompagnement et de Soins Palliatifs envoient une lettre de deuil aux proches, quelques temps après, proposant cette disponibilité d'écoute et de rencontre, signée par les soignants.

C'est une main tendue pour une reprise de contact (parfois souhaitée, parfois redoutée). Revenir sur les lieux où l'on a souffert est toujours douloureux, mais cela aide parfois certaines personnes à amorcer un travail de deuil.

Il peut être important pour les soignants d'évoquer celui qui est décédé, en équipe, de manière informelle, lors de staffs, de groupes de parole..., un espace où les questions, les émotions peuvent être entendues sans jugement.

POINTS CLÉS

1. ▶ Les **soins palliatifs** se présentent comme des soins actifs effectués dans une approche globale d'une personne atteinte d'une maladie grave, évolutive ou terminale.
2. ▶ L'**accompagnement** est pluridisciplinaire, il s'adresse au malade en tant que personne, mais aussi à sa famille et à son entourage. Les soins palliatifs cherchent autant à éviter les traitements et investigations déraisonnables que l'on se refuse à provoquer intentionnellement la mort. Les intervenants s'efforcent de préserver la meilleure qualité de vie possible jusqu'au décès et proposent un soutien aux proches durant les différentes étapes de l'accompagnement.

DÉMARCHE INFIRMIÈRE

TOILETTE MORTUAIRE

- Glisser rapidement une serviette roulée sous le menton (pas de bande autour du visage = choquant), corps à plat.
- Enlever le matériel médical.
- Laisser un temps à celui qui vient de mourir, à son entourage... à soi (légalement le corps doit rester 2 heures dans sa chambre).
- Enlever sondes, perfusions (etc.).
- Laver le corps selon les circonstances.
- Mettre une couche culotte avec du coton cardé plutôt que de boucher les orifices.
- Aspiration gastrique ± broncho-pulmonaire (éviter le coton qui sort des narines).
- Refaire les pansements s'il y a lieu.
- Raser, coiffer, habiller avec les vêtements choisis.
- Replacer les dentiers, maquiller, penser à nettoyer sous les ongles des mains.
- Pour éviter l'ouverture des yeux, le mieux est de poser un paquet de compresses humidifiées sur chaque paupière (les stéristrips laissent des traces et abîment les cornées en cas de prélèvements).
- S'informer des souhaits de la famille : Participer à la fin de la toilette ? Objets à mettre sur le corps ? Rites religieux ? Que faire des bijoux ?
- Conseils pour les démarches administratives.
- Accueillir les visites et les accompagner.

© MASSON. La photocopie non autorisée est un délit

Éthique

14

Les cancers exposent les malades à la mort ou au moins à une limitation majeure de leur autonomie, éventuellement à des séquelles graves, dans des conditions parfois dramatiques. Cela crée une certaine tension, renforcée par la mauvaise réputation des cancers, ou au contraire atténuée dans un service spécialisé habitué à affronter certains types de problèmes. Des décisions doivent être prises dont l'enjeu est important, certaines thérapeutiques pouvant entraîner la guérison mais risquant aussi de tuer.

Les cancers touchent rarement la conscience. Cela favorise une relation et des échanges au cours desquels les soignants, loin d'accentuer l'infantilisation propre à toute maladie, doivent au contraire s'efforcer de respecter la personne et son autonomie en lui laissant le plus possible un rôle actif. Il n'est pas facile de résister à la tentation de l'identification, de refuser de juger à la place de l'autre, de reconnaître au contraire à autrui son droit à la différence et d'en tenir compte autant qu'il le souhaite.

Concepts

Le terme d'« éthique » doit être défini par rapport aux soins (problèmes techniques), au cadre juridique, aux codes déontologiques, à la morale.

Le droit s'appuie sur des principes et fixe des règles d'ordre public. Il trace des limites d'ordre général. Il n'apporte pas de réponses aux problèmes quotidiens.

Il est très difficile de légiférer sur l'éthique. Lorsqu'il n'y a pas de réponse juridique à un problème, ce sont les tribunaux qui tentent d'en trouver et aboutissent à la jurisprudence.

La déontologie traite des devoirs à remplir au sein d'une profession.

Le code de déontologie regroupe un ensemble de règles qui régissent les rapports des médecins entre eux et avec leurs collaborateurs, les malades et la société. Il en va de même pour les règles professionnelles des infirmier(e)s

La morale est un ensemble de règles, d'ordres, de commandements, d'interdits qui fonctionnent comme des normes dans une société. Elle a une portée collective mais peut connaître des nuances d'une communauté à l'autre.

Il revient à l'éthique de faire la synthèse de ces différents éléments, en se fondant sur des principes généraux, parfois contradictoires, pour les harmoniser dans la mesure du possible en les appliquant à une situation particulière en fonction des valeurs qui peuvent être débattues.

Les valeurs sont l'ensemble des principes de conduite, de lois morales jugées conformes à un idéal par une personne ou une collectivité.

Le terme *« valeur »* renvoie aux verbes *« valoir, évaluer, préférer »*. Il s'agit d'un choix individuel, mais il n'est pas seulement individuel. L'individu est en relation avec d'autres personnes. Il est dans une société, dans un système de valeurs qui a déjà des codes. Il est aussi lié à une histoire.

L'éthique est essentiellement un questionnement. Ce n'est pas une science prête à répondre de façon automatique et précise aux problèmes qu'on se pose. C'est une interrogation systématique de nos lois, de nos codes, de nos règlements, de nos comportements en tant que soignants, des progrès, des techniques, des sciences médicales et biomédicales.

Cette émergence d'interrogations surgit car nous sommes confrontés à des conflits dans nos valeurs, dans nos convictions humaines, à des divergences entre nos normes. L'homme adhère à des courants de pensées différentes, les valeurs divergent et ainsi il y a affrontement.

Souvent, cette interrogation n'est pas anticipée. Elle arrive dans les soins à travers une expression de souffrance du patient ou d'un membre de l'équipe. Les malades peuvent alors pâtir d'une non-réponse à leurs besoins, soit parce qu'ils n'ont

© Masson. La photocopie non autorisée est un délit

pas été entendus, soit parce qu'ils n'ont pas été identifiés ou reconnus en tant que personnes.

Dans une démarche infirmière, lorsqu'on évalue ce qui est le meilleur pour la personne soignée, c'est en équipe que cela se fait. Alors, il y a confrontation de ses propres valeurs, des valeurs individuelles et professionnelles. C'est là que se rencontrent des problèmes d'éthique.

L'équipe soignante et la personne soignée se rencontrent avec leurs droits, leurs valeurs familiales, sociales et culturelles, dans leur contexte, avec leurs contraintes différentes (familiales, professionnelles, institutionnelles), les lois de la société, l'économie, les structures.

Soigner, c'est poser des actes. Les concepts sont souvent tacites. Il est pourtant indispensable de les clarifier car, souvent, dans notre pratique, nous posons des actes en contradiction avec nos valeurs.

Ainsi, lorsque nous sommes confrontés à un conflit de valeurs, le respect de l'une entraîne le non-respect de l'autre. Par exemple, les valeurs professionnelles ou les valeurs personnelles peuvent aller à l'encontre des valeurs de l'équipe, des valeurs du malade et de la famille, des valeurs de l'institution ou des valeurs médicales.

Dans nos soins, le bien de l'autre importe avant tout. Ces valeurs varient pour répondre à l'idéal de l'autre : le bien de l'autre est-il le bien que je veux lui faire ou celui qu'il veut qu'on lui fasse ?

Valeurs et principes généraux

LES PRINCIPALES VALEURS EN BIOÉTHIQUE sont :

- **le respect de la vie ;**
- **la dignité de la personne, son autonomie ;**
- **le souci de la qualité de la vie ;**
- **la liberté et la justice.**

DU RESPECT DE CES VALEURS découlent de grands principes :

- **le droit à la liberté et le consentement éclairé aux soins ;**
- **le droit à la vérité pour le patient, le droit à l'information ;**
- **le droit à la confidentialité, le secret professionnel ;**
- **le droit à des soins de qualité.**

Dans la pratique quotidienne, si le médecin prescrit des actes, c'est l'infirmier(e) qui les accomplit. Mais il/elle est plus qu'une simple exécutante.

Il/elle a une responsabilité morale envers le malade, à cause de sa relation personnelle avec celui-ci, à cause de sa propre conscience qui peut se trouver heurtée par la décision médicale.

Il/elle partage donc des problèmes éthiques, dans des domaines variés.

Une personne atteinte d'un cancer se trouve confrontée à des questions fondamentales sur son devenir. La vie est en jeu, de lourds sacrifices, des traitements difficiles peuvent atteindre l'intégrité psychologique et physique et peuvent entraîner des mutilations, des deuils successifs… Cette période de crise bouscule le projet de vie et amène à un questionnement sur le sens de la vie.

Cette rencontre à travers le soin est importante à mettre en valeur et ne doit pas être banalisée. C'est une relation qui appelle à vivre. Il faut donc comprendre ce qui fait vivre les patients.

Dans la pathologie cancéreuse, le patient garde sa conscience, il est adulte et responsable de ses choix. Il peut obtenir quand il le désire les informations qui lui sont nécessaires pour conserver son autonomie et pour s'adapter à sa situation et à son avenir prévisible, dans un climat d'authenticité.

L'équipe soignante doit entretenir une relation honnête pour que le patient garde un pouvoir dans la prise de décision (lors des choix thérapeutiques ou autres), en vue de préserver ses intérêts.

LES QUESTIONNEMENTS sont d'autant plus fréquents que la phase est critique :

- **dans la phase d'accompagnement en fin de vie,** concernant les attitudes face à la mort (acharnement thérapeutique, euthanasie, abstention de soins…) ;
- **dans d'autres domaines relatifs au respect des droits de l'homme :** la recherche, l'expérimentation, les essais thérapeutiques ;
- **dans la liberté et le consentement aux soins, l'information et la vérité au malade,** et bien d'autres encore.

Il faut respecter les désirs du malade. S'il dit « non », il faut l'écouter, il faut comprendre ses raisons. Avec lui, la priorité des valeurs peut être négociée : laquelle met-il avant l'autre, laquelle a un sens plus important ? Lorsqu'il y a conflit dans ces valeurs, il est important de verbaliser les choses, de mettre en parole la situation et non pas de fuir ou escamoter le conflit.

Répondre aux questions fait naître une communication, favorise des échanges et tend vers un consensus.

Pouvoir ainsi affronter le problème au lieu de le dissimuler permet de repositionner nos valeurs et d'avancer ensemble, d'agir avec cohérence. Cela permet aussi un engagement professionnel.

Décisions

La prise de décision éthique devient alors une méthode (centrée sur le problème). Plusieurs étapes sont nécessaires :

1re ÉTAPE : mettre en évidence le problème : faire « l'inventaire ».

La situation est évaluée en faisant une analyse précise et en recueillant le plus d'éléments possibles concernant la situation du patient (sociale, médicale, juridique, déontologique), mais aussi à partir d'écrits (d'où l'importance du dossier infirmier). Il faut repérer les personnes « ressources » : les malades, la famille, l'équipe de soins et tout le personnel qui gravite autour. Il faut être clair sur le rôle de chacun, ses limites, ses fonctions; identifier où se situent les émotions, la souffrance, « indicateurs de non-éthique »; trouver la défaillance dans le réel.

2e ÉTAPE : envisager les différentes actions et les différentes solutions qui peuvent être prises : estimer les enjeux.

Simultanément, les valeurs doivent être clarifiées. Sur ces valeurs, s'appuient les décisions. Il est nécessaire de délibérer, d'anticiper les différents comportements qui vont en découler et leurs conséquences.

3e ÉTAPE : prendre une décision à la majorité, ou par consensus (agir).

« *L'objectif est d'établir la moins mauvaise solution possible* », dirait Nicole Léry. Il peut arriver que la décision soit en contradiction avec la législation ou la morale commune. Il est important que la personne responsable de l'acte soit en accord avec la solution adoptée. Cela dit, elle n'est pas seule. Effectivement, même si l'action, le soin, sont assumés seuls, la décision est prise en groupe, discutée en équipe et cautionnée par le groupe, même s'il n'y a pas consensus.

4e ÉTAPE : évaluer la décision.

Évaluer cette action ne peut se faire qu'*a posteriori*, selon les effets produits, c'est-à-dire en sachant quelles sont les conséquences de nos actions, sur le patient, sur la famille et sur l'équipe. Une fois que cette décision est prise et que l'acte est effectué, le plus important est de l'assumer et d'assurer un suivi.

Ces différentes étapes paraissent peut-être schématiques, mais ce n'est qu'un exemple de démarche. Elles ne doivent pas être réduites à une théorie de la décision. On ne peut pas exclure de tout cela le vécu des personnes, la dimension humaine, l'émotion et aussi la possibilité de se poser d'autres questions.

Cette résolution des problèmes favorise une écoute dans une équipe et permet de créer un espace, un aménagement du temps où la négociation a sa place et où les situations doivent être anticipées et non pas prises en urgence ou avec précipitation, de façon impulsive ou routinière.

Rien de ce que font les soignants n'est inavouable ou honteux. On peut donc en débattre, parfois non sans passion, mais en acceptant des points de vue différents des siens, en s'ouvrant à des prises de position respectables même si on ne les partage pas. Ces échanges peuvent prendre du temps mais il en font gagner en évitant des conflits larvés, un syndrome d'épuisement (« *burn-out* ») dévastateur ou des dérives individuelles regrettables. Ils favorisent l'exercice d'un service, parmi les plus beaux, pour aider autrui en difficulté.

POINTS CLÉS

1. ▶ **L'éthique** est une réflexion sur des principes moraux et des comportements.
2. ▶ Les **principes éthiques des soins** sont la bienveillance-bienfaisance, le respect de la personne, de sa dignité et de son autonomie, l'équité.
3. ▶ La **décision** doit être centrée sur les intérêts du patient, selon sa volonté.

© MASSON. La photocopie non autorisée est un délit

Bibliographie

BEAUJHON M.-C., DICK-DELALONDE C., PISTRE F., VORON P. *La méthode SIIPS indicateurs d'activités en soins infirmiers*. Lamarre, 1999.

BLANCHET V., CHOLEWA A., DE BEAUCHENE M. *et al. Soins palliatifs : réflexions et pratiques*. Formation et développement, 1993.

CARPENITO L. *Diagnostics infirmiers, du concept à la pratique clinique* (2e édition). Paris : Arnette, 1993.

CHARRIER J., RITTER B. *Plan de soins guide. Un support du diagnostic infirmier*. Paris : Masson, 1999.

CHERIE-CHALLINE L., BLOCH J. *Propositions pour la mise en place du système de surveillance épidémiologique nationale des cancers*. Bull Epidemiol Hebdo 2003 ; 41-42 : 194-197.

CHICAUD M.-B. *La crise de la maladie grave*. Dunod, 1998.

CODE DE LA SANTÉ PUBLIQUE. Dispositions réglementaires des parties IV et V. Annexe au décret n° 2004-802 du 29 juillet 2004 (CSP 37085 à 37288). Livre III. Auxiliaires médicaux. Titre 1er. Profession d'infirmier(e) – Chapitre I. Exercice de la profession – Chapitre II. Règles professionnelles.

COUVREUR C. *Les soins palliatifs*. Medsi McGraw Hall, 1989.

GROOPMAN J.-E, ITRI L.-M. *Chemotherapy-induced anemia in adults : incidence and treatment*. J Natl Cancer Inst 1999 ; 91 : 1616-34.

HŒRNI B. *Éthique et déontologie médicale*. Paris : Masson, 2000.

HŒRNI B., éd. *Les cancers de A à Z*. Dictionnaire. Paris, Frison-Roche, 2001 ou http ://www.fnclcc.fr, rubrique : comprendre le cancer.

HŒRNI B., dir. *Cancérologie et hématologie*. Paris : Masson, 2001.

HŒRNI B. *Les nouvelles alliances médicales*. Paris : Flammarion, 2003.

JACQUEMIN D. *Manuel de Soins Palliatifs*. Centre d'Éthique Médicale. Paris : Dunod, 2001.

KÜBLER-ROSS E. *Les derniers instants de la vie*. Labor et Fides, 1975.

LOWEN A. *Gagner à en mourir : une civilisation narcissique*. Hommes et groupes, 1987.

MAROLLA M., GUERIN R. *Oncologie et soins infirmiers*. Lamarre, 1996.

MATRAY B. *Besoins spirituels et accompagnement des grands malades*. Revue Études. Paris, 1993 (p. 75-82).

POLETTI R. *Vivre son deuil et croître*. Jouvence, 1990.

REMONTET L., ESTÈVE J., BOUVIER A., GROSCLAUDE P., LAUNOY G., MÉNÉGOZ F. *et al. Incidence et mortalité par cancer en France de 1978 à 2000*. Rev Epidemiol Santé Pub 2003 ; 51 : 3-30.

SEBAGLANOE R. *Mourir accompagné*. Paris : Desclée de Brouwer, 1986.

THIEL M. *Avancer en vie*. Paris : Desclée de Brouwer, 1998.

VESPIEREN P. *Face à celui qui meurt*. Paris : Desclée de Brouwer, 1984.

Glossaire

accélérateur de particules. — Appareil accélérant des particules chargées (le plus souvent des électrons) pour produire des radiations ionisantes utilisées en radiothérapie (électrons ou photons X).

accompagnement. — Prise en charge globale, holistique, de personnes malades traversant une période difficile, notamment en fin de vie pour soulager leurs symptômes (soins palliatifs), réduire leur souffrance morale et améliorer leurs difficultés familiales et sociales.

acharnement thérapeutique. — Poursuite de traitements majeurs, chez un malade en fin de vie, alors qu'est surtout nécessaire un accompagnement.

acutisation. — Transformation aiguë d'un processus malin d'évolution lente et chronique et qui s'aggrave pour évoluer beaucoup plus rapidement.

adénocarcinome. — Cancer d'une glande comme le sein ou la prostate ou d'un épithélium glandulaire comme celui de l'estomac ou du côlon.

adénome. — Tumeur bénigne d'une glande comme le sein, la thyroïde ou la prostate.

adénopathie. — Atteinte pathologique d'un ganglion lymphatique. Chez un cancéreux, traduit souvent l'envahissement malin par une tumeur voisine.

adjuvant. — Se dit d'un traitement associé succédant généralement à un traitement principal.

ADN. — Acide désoxyribonucléique, support des gènes et de l'information génétique, principalement porté par les chromosomes dans le noyau des cellules.

algologie. — Discipline médicale consacrée à l'étude et au traitement des douleurs.

alkylants. — Première et importante famille de médicaments anticancéreux qui agissent directement sur l'ADN en y provoquant des lésions contrecarrant la reproduction cellulaire.

allogreffe. — Greffe, principalement de moelle osseuse, venant d'un donneur, le plus souvent de la fratrie, compatible dans le système HLA.

alopécie. — Chute des poils et principalement des cheveux, souvent provoquée par la chimiothérapie anticancéreuse.

amiante. — Ensemble de substances minérales, constituées de fibres très fines. Principalement utilisée comme isolants thermiques dans l'industrie du bâtiment, l'amiante favorise l'apparition de cancers, en particulier de mésothéliomes, en liaison avec le tabac.

anatomie pathologique. — Discipline médicale étudiant la morphologie des organes, des tissus et des tumeurs, en particulier au microscope. Principal moyen du diagnostic des cancers.

anémie. — Diminution dans le sang des globules rouges et de l'hémoglobine qui transporte l'oxygène.

angiome. — Tumeur bénigne développée à partir de la paroi des vaisseaux. Donne sur la peau des taches « lie de vin ».

antalgique. — Qualifie un moyen agissant contre la douleur.

anthracyclines. — Famille de médicaments anticancéreux, comprenant en particulier la doxorubicine ou adriamycine et l'épirubicine, caractérisés par leur toxicité cardiaque.

antibiotiques. — Médicaments extraits de microorganismes, certains actifs sur des agents infectieux, d'autres sur des cellules cancéreuses.

anticorps. — Substance correspondant à une immunoglobuline, dirigée contre un antigène, d'origine externe ou interne, et neutralisant son support, inerte ou cellulaire.

antiémétiques. — Médicaments luttant contre les nausées et les vomissements provoqués notamment par la chimiothérapie anticancéreuse.

antigène. — Substance ou structure cellulaire capable de provoquer une réaction immunitaire : sécrétion d'anticorps ou immunité cellulaire.

antimétabolites. — Importante classe de médicaments anticancéreux, bloquant directement certains métabolites nécessaires à la reproduction cellulaire, par exemple méthotrexate ou fluorouracil.

antimitotiques. — Médicaments empêchant les reproductions cellulaires. Qualifie en général les médicaments anticancéreux ou, plus spécialement, ceux qui bloquent la mitose *stricto sensu*.

© MASSON. La photocopie non autorisée est un délit

apoptose. — « Mort cellulaire programmée » correspondant à la mort naturelle d'une cellule, qui peut être retardée ou hâtée, par opposition à la cytolyse, mort cellulaire provoquée par un agent toxique.

ARN. — Acide ribonucléique dont il existe plusieurs sortes (messager, de transfert, ribosomal), servant d'intermédiaire entre l'ADN et la synthèse de protéines.

ascite. — Épanchement de liquide dans la cavité péritonéale, qui peut être provoquée par un cancer intra-abdominal envahissant le péritoine (par exemple cancer de l'ovaire).

asialie. — Tarissement de la salive, en général après irradiation du cou et de la totalité des glandes salivaires.

auto-examen. — Examen par le patient lui-même d'une partie du corps, utilisé pour le dépistage régulier d'une tumeur du sein.

BCG. — Bacille de Calmette et Guérin utilisé pour vacciner contre la tuberculose, mais aussi comme immunothérapie de certains cancers.

bêta-2-microglobuline. — Substance proche d'un anticorps, produite par des cellules lymphoïdes et utilisée comme marqueur de cancers de ces cellules : lymphomes et myélomes.

bilan préthérapeutique. — Après le diagnostic, ensemble d'examens, cliniques et complémentaires, pour définir les extensions du cancer et l'état du malade et en déduire le traitement correspondant.

biopsie. — Prélèvement d'un fragment de tissu pour le soumettre à un examen anatomo-pathologique en vue de diagnostic ou à d'autres analyses pour le caractériser et préciser le pronostic d'une tumeur (exemple : présence de récepteurs hormonaux).

biopsie ostéo-médullaire. — Prélèvement d'un fragment d'os et surtout de la moelle osseuse qu'il contient, en général dans l'os iliaque, pour y observer les lignées cellulaires produisant les globules sanguins ou un éventuel envahissement cancéreux.

biothérapie. — Emploi, pour traiter les cancers, de moyens naturels renforcés, modifiés ou détournés de leur rôle habituel : hormones, agents immunitaires, rétinoïdes, etc.

bronchoscopie. — Exploration par endoscopie, de la trachée et des bronches, pour les observer visuellement et y effectuer d'éventuels prélèvements, biopsiques ou bactériologiques.

cachexie. — État d'amaigrissement extrême, favorisé par des troubles de la nutrition, en particulier sous l'influence de la cachexine produite par certains cancers, caractérisant la fin de vie de certains malades cancéreux.

cancérogenèse. — Ensemble des facteurs et phénomènes à l'origine d'un cancer.

cancérophobie. — Crainte angoissante et injustifiée, se focalisant sur la survenue d'un cancer.

carcinome. — Cancer développé à partir d'un épithélium (peau et muqueuse).

cathéter. — Tube souple et fin, introduit de façon prolongée dans une artère, une veine, le tube digestif ou une autre cavité de l'organisme pour faciliter l'introduction de substances thérapeutiques, l'évacuation ou le prélèvement de liquides dans l'organisme.

cellule souche. — Cellule se reproduisant à l'identique et à l'origine de cellules matures et fonctionnelles. À l'origine des cellules sanguines ou d'une prolifération cancéreuse (clone).

cervicite. — Inflammation du col utérin, précédant et pouvant favoriser l'apparition d'un cancer.

césium 137. — Produit radioactif utilisé en curiethérapie gynécologique.

chimiorésistance. — Résistance de cellules qui se montrent insensibles à l'action d'une chimiothérapie anticancéreuse.

chimiothérapie. — Traitement par agent chimique. Plus spécialement, en cancérologie, emploi de médicaments pour traiter un cancer.

chondrosarcome. — Tumeur maligne reproduisant les aspects du cartilage.

choriocarcinome. — Tumeur maligne développée à partir du placenta ou, parfois, du testicule.

chromosome. — Corpuscule présent dans le noyau des cellules et contenant l'ADN. Il en existe 23 paires dans l'espèce humaine, qui représentent le génome.

chromosome Philadelphie. — Anomalie chromosomique caractérisée par un échange (translocation) entre les chromosomes 9 et 22, caractéristique de la leucémie myéloïde chronique.

clone. — Ensemble d'une population cellulaire dérivant d'une unique cellule-mère. Si un clone cancéreux provient d'une seule cellule transformée, le cancer est dit monoclonal.

coagulation. — Formation d'un caillot dans un échantillon de sang sorti des vaisseaux. Contribue à l'hémostase.

cobalt 60. — Isotope radioactif du cobalt 59, émettant des rayons gamma, utilisé dans un appareil au cobalt pour la radiothérapie.

cœlioscopie. — Examen endoscopique de la partie basse de l'abdomen et du pelvis.

colostomie. — Abouchement d'une portion du côlon à la peau, permettant l'évacuation de matières fécales, en particulier en cas d'occlusion (temporaire) ou après amputation d'un cancer du rectum (définitif). Ancien « anus artificiel ».

colposcopie. — Examen visuel à la loupe et par un spéculum du vagin et du col utérin.

conditions de vie. — Différentes composantes de l'état général et de la qualité de vie résumées par l'index de Karnofsky ou de l'OMS.

consentement éclairé. — Accord que le malade doit donner, après information, pour permettre à un soignant d'intervenir sur sa personne.

conservateur. — Se dit d'un traitement évitant une mutilation chirurgicale : par exemple radiothérapie après ablation d'un petit cancer du sein et conservation du sein au lieu d'une mastectomie.

corticoïde. — Désigne plus spécialement les glucocorticoïdes, hormones d'origine cortico-surrénale, dont les dérivés de synthèse sont utilisés comme anti-inflammatoires et pour traiter certains cancers.

curiethérapie. — Utilisation de substances radioactives mises au contact des tissus cancéreux pour les irradier et les détruire.

cystoscopie. — Examen endoscopique de la vessie par un tube ou un fibroscope introduit par l'urètre.

cytaphérèse. — Technique de prélèvement électif de certaines cellules du sang, par exemple pour préparer des concentrés plaquettaires.

cytologie. — Étude des cellules qui complète, en anatomie pathologique, celle des tissus ou se fait indépendamment sur des cellules isolées.

dépistage. — Recherche, par un examen systématique chez une personne en bonne santé apparente, d'une maladie infectieuse (sida, tuberculose), d'une anomalie latente traduisant une exposition à un risque de cancer, de modifications précancéreuses ou d'un cancer débutant.

diurèse. — Élimination des urines devant être attentivement surveillée dans certains cancers ou lors de certains traitements.

dose. — Quantité de médicament ou de radiations ionisantes, calculée pour traiter un cancer et adaptée au malade traité.

dosimétrie. — En radiothérapie, ensemble des opérations permettant de calculer la dose de radiations ionisantes distribuées dans un volume tumoral par rapport aux tissus sains voisins.

dysglobulinémie. — Anomalie des globulines du sang, en particulier des immunoglobulines. Caractérise des maladies comme les myélomes et la macroglobulinémie de Waldenström.

dysplasie. — Anomalie d'un tissu pouvant aboutir à une néoplasie maligne ou cancer.

électrons. — Particules élémentaires utilisées, après leur accélération par accélérateur de particules, dans la radiothérapie des cancers sous forme d'électronthérapie.

endoscopie. — Exploration d'organes à l'intérieur du corps par tube ou fibroscope (fibres optiques) qui permet de voir et d'effectuer des prélèvements.

éosinophilie. — Augmentation excessive des granulocytes éosinophiles dans le sang. Peut se voir au cours de certains cancers.

épidémiologie. — À l'origine étude quantitative des maladies épidémiques, l'épidémiologie des cancers consiste à étudier la fréquence et la répartition des tumeurs malignes en fonction de divers facteurs (géographie, période, facteurs étiologiques, etc.).

épistaxis. — Saignement par le nez.

épithélioma. — Ancienne dénomination du carcinome, cancer touchant un épithélium.

épithélium. — Tissu de revêtement sur la peau, les muqueuses ou constituant des glandes, à l'origine de la majorité des cancers ou carcinomes.

érythroleucémie. — Leucémie intéressant la lignée rouge dans la moelle et le sang.

érithropoïétine (ou EPO). — Facteur de croissance stimulant la production de globules rouges et susceptibles de prévenir ou de corriger une anémie.

état précancéreux. — Anomalie généralement chronique touchant un tissu et susceptible de dégénérer en cancer.

extravasation. — Fuite d'un médicament caustique, normalement injecté dans le courant sanguin d'une veine, en dehors du vaisseau et entraînant alors une forte inflammation et éventuellement une nécrose locale.

facteurs antihémophiliques. — Substances nécessaires à la coagulation, dont le déficit est responsable de l'hémophilie.

facteurs de croissance. — Substances produites par des cellules pour stimuler le développement d'autres cellules. Les facteurs de croissance hématopoïétiques

© MASSON. La photocopie non autorisée est un délit

sont utilisés pour faciliter la reconstitution des leucocytes ou des hématies diminués par la chimiothérapie.

favisme. — Sensibilité à l'absorption de fèves entraînant une anémie hémolytique.

fibrinogène. — Protéine produite par le foie et nécessaire à la coagulation sanguine. Augmente lors des états inflammatoires.

fibrome. — Tumeur bénigne du tissu conjonctif, encore appelée fibromyome, surtout de l'utérus ou des tissus fibreux.

fibrosarcome. — Cancer des fibres du tissu conjonctif.

fibroscopie. — Endoscopie réalisée avec un fibroscope, fait de fibres optiques souples.

fistule. — Communication anatomique anormale, parfois à la faveur d'un envahissement par un cancer.

fond d'œil. — Examen avec un ophtalmoscope du fond de l'œil (rétine) où peuvent s'observer de petites hémorragies ou des signes d'hypertension intracrânienne.

fracture pathologique. — Fracture d'un os sans traumatisme important favorisée par une métastase ostéolytique.

frottis vaginal. — Étalement sur une lame de verre, pour examen cytologique, de cellules prélevées au fond du vagin et sur le col utérin. Sert principalement au dépistage des cervicites et cancers du col utérin.

ganglions lymphatiques. — Petits organes lymphoïdes répartis dans tout l'organisme et branchés sur les vaisseaux lymphatiques. Assez souvent envahis à partir d'un cancer voisin (adénopathie).

gastrostomie. — Abouchement de l'estomac à la peau pour alimenter directement un malade dont l'œsophage est obstrué par un cancer.

gliome, glioblastome. — Tumeur plus ou moins maligne développée à partir de cellules gliales qui constituent le tissu de soutien du système nerveux.

globule. — Désigne les cellules en suspension circulant dans le sang : globules rouges ou hématies, globules blancs ou leucocytes, plaquettes.

granulocytes. — Globules blancs à noyau polylobé (« polynucléaires »), dont le cytoplasme contient des granules, neutrophiles, basophiles ou éosinophiles.

granulopénie. — Diminution des granulocytes du sang, généralement dans les suites d'une chimiothérapie ou à cause d'un envahissement de la moelle osseuse par un cancer.

greffe de moelle. — Transfert de moelle osseuse provenant du malade lui-même (autogreffe) après conservation pendant une période de traitement ou d'un donneur compatible (allogreffe). Réalise le plus souvent le « sauvetage » d'un malade soumis à une chimiothérapie intensive, parfois une immunothérapie. De plus en plus remplacée par l'apport de cellules souches prélevées dans le sang par cytaphérèse.

hématodermie. — Manifestation cutanée d'une maladie sanguine.

Hémoccult. — Test permettant de détecter des hémorragies digestives occultes par analyse des selles. Sert au dépistage du cancer du côlon.

hémogramme. — Encore appelé improprement « numération formule sanguine » (NFS ou NF), examen correspondant au compte globulaire, en particulier des différentes sortes de globules blancs (numération globulaire et formule leucocytaire).

hémolyse. — Destruction pathologique de globules rouges libérant de grandes quantités d'hémoglobine et entraînant une anémie.

hémopathie maligne. — Cancer d'une des lignées des éléments figurés du sang.

hémophilie. — Maladie génétique due au défaut d'un facteur antihémophilique et se traduisant par des hémorragies excessives au moindre traumatisme.

hémostase. — Ensemble des phénomènes qui arrêtent une hémorragie : coagulation et réactions vasculaires.

Hodgkin (maladie de) — Variété de cancers des ganglions lymphatiques particulièrement sensible et curable à la chimiothérapie et à la radiothérapie.

homéostasie. — Équilibre des différentes composantes de l'organisme et mécanismes permettant de le maintenir stable.

hormonothérapie. — Traitement d'un cancer, du sein et de la prostate en particulier, par des hormones.

hyperthermie. — Procédé pour traiter les tumeurs en les chauffant en vue de les détruire.

hyposialie. — Diminution de la sécrétion salivaire par médicaments ou irradiation cervicale, entraînant une « bouche sèche ».

iléostomie. — Abouchement temporaire ou définitif de la partie terminale de l'intestin grêle (iléon) à la peau.

imagerie. — Ensemble des techniques explorant le corps humain pour produire des images : par rayons X (radiologie classique, scanographie), ultrasons (échographie) ou résonance magnétique (IRM).

immunodépression. — Diminution spontanée des réactions immunitaires, comme au cours du sida, ou thérapeutique après transplantation d'organe. Expose à des infections et à des cancers.

immunoglobulines. — Encore appelées anticorps ou gammaglobulines, médiateurs responsables de l'immunité humorale. Augmentées lors des gammapathies monoclonales (myélomes, maladie de Waldenström).

immunothérapie. — Traitement utilisant des moyens immunitaires (interférons, interleukines, cellules immunologiquement compétentes).

index des conditions de vie. — Encore appelé de Karnofsky ou de l'OMS, représente une évaluation quantitative et synthétique des capacités physiques selon les activités possibles.

infusion. — Injection d'un produit sur plusieurs heures ou plusieurs jours, en général par un cathéter.

interférons. — Médiateurs chimiques produits par différentes cellules de l'organisme, principalement pour lutter contre les infections et participer à l'équilibre des différentes populations cellulaires. Sont utilisés pour traiter certains cancers.

interleukines. — Médiateurs chimiques produits par des cellules immunitaires pour réguler l'équilibre de leurs différentes populations. Sont utilisées pour traiter certains cancers.

IRM. — Imagerie par résonance magnétique, exploitant le magnétisme spontané et modifié par diverses influences des différents composants normaux et pathologiques de l'organisme.

irradiation. — Exposition naturelle ou thérapeutique (radiothérapie) à des radiations ionisantes.

isotope. — Corps simple possédant le même numéro atomique, les mêmes propriétés chimiques, mais dont le noyau contient un nombre différent de neutrons et susceptible de devenir radioactif.

Kahler (maladie de). — Synonyme de myélome multiple.

Kaposi (maladie de). — Tumeur maligne affectant en particulier la peau et les muqueuses favorisée par un virus et compliquant notamment l'évolution du sida.

kyste. — Cavité anormale revêtue d'un épithélium et remplie de liquide. Terme souvent utilisé comme euphémisme de cancer.

laparoscopie. — Examen endoscopique de la cavité abdominale, après injection d'air dans le péritoine.

LDH. — Abréviation de lacticodéshydrogénase, enzyme produite par certaines cellules cancéreuses et dont le taux contribue à évaluer le volume.

léiomyome. — Tumeur bénigne développée à partir de muscle lisse.

léiomyosarcome. — Tumeur maligne reproduisant les aspects du muscle lisse.

leucémie. — Cancer des cellules sanguines, à l'origine de leucocytes. Peut intéresser les différentes lignées sanguines et être aiguë ou chronique.

leucopénie. — Diminution des leucocytes du sang, à la suite d'une chimiothérapie ou par envahissement cancéreux de la moelle osseuse.

lipome. — Tumeur bénigne développée à partir de tissu adipeux.

liposarcome. — Tumeur maligne reproduisant les aspects du tissu adipeux.

lymphocytes. — Variété de globules blancs ou cellules lymphoïdes, principalement responsables de réactions immunitaires et pouvant être à l'origine de cancers : leucémies ou lymphomes.

lymphographie. — Examen radiographique explorant les ganglions lymphatiques de l'abdomen après injection de produit radio-opaque dans les vaisseaux lymphatiques du dos du pied.

lymphome. — Tumeur plus ou moins maligne touchant les cellules lymphoïdes et localisée principalement dans les ganglions lymphatiques, mais aussi dans d'autres organes.

macroglobulinémie. — Synonyme de maladie de Waldenström.

malignité. — Caractère d'une maladie ayant une gravité certaine et pouvant évoluer spontanément vers la mort. Les cancers sont des tumeurs malignes.

mammographie. — Examen radiographique des seins pour le dépistage des cancers, leur diagnostic ou la surveillance après traitement conservateur.

marqueur. — Substance produite par des cellules cancéreuses que l'on peut identifier en leur sein sur une coupe anatomo-pathologique par utilisation d'un anticorps monoclonal ou qui est libérée dans le sang, où on peut le doser pour suivre son taux et le volume tumoral qu'il traduit.

mastectomie. — Ablation chirurgicale d'un sein.

mélanome malin. — Tumeur cutanée, mais aussi des muqueuses ou de la rétine développée à partir de cellules pigmentées ou mélanocytes.

© MASSON. La photocopie non autorisée est un délit

méningiome. — Tumeur bénigne développée à partir des méninges enveloppant le tissu nerveux.

mésothéliome. — Tumeur maligne de la plèvre ou plus rarement du péritoine dont l'origine est fortement liée à l'amiante.

métastase. — Foyer tumoral secondaire, éloigné de la tumeur primitive et constitué à partir de cellules cancéreuses détachées d'elle et ayant migré principalement par voie sanguine.

monoclonal. — Se dit d'une population cellulaire issue d'une seule cellule-mère. Un cancer est en général monoclonal, développé à partir d'une cellule initiale transformée.

mucite. — Inflammation d'une muqueuse observée par exemple après une chimiothérapie (chimiomucite).

mycosis fongoïde. — Rare lymphome malin touchant la peau.

myélogramme. — Examen de la moelle osseuse et des différentes cellules normales ou anormales qu'elle contient.

myélome. — Encore appelé myélome multiple, cancer développé à partir des plasmocytes, généralement dans la moelle osseuse, détruisant l'os et sécrétant une immunoglobuline monoclonale.

nævus. — Petite tache pigmentée de la peau pouvant dégénérer en mélanome malin.

nécrose. — Destruction de cellules ou tissus et son résultat.

néphroblastome. — Cancer embryonnaire du rein observé chez l'enfant.

neurinome. — Tumeur bénigne d'un nerf.

observance. — Mieux dénommée concordance, désigne la façon dont l'application d'un traitement suit ce qui a été prévu ou prescrit, en particulier suivant la coopération du patient (compliance utilisé dans le même sens est un anglicisme impropre).

oncogène. — Gène intervenant à l'origine d'un cancer, en produisant généralement un facteur de croissance stimulant en excès la prolifération d'une population cellulaire.

oncogénétique. — Partie de la génétique concernant les cancers.

ostéolyse. — Destruction de tissu osseux par une prolifération cancéreuse. Peut être à l'origine de douleurs ou de fracture pathologique.

ostéosarcome. — Tumeur maligne primitive de l'os.

papillomavirus. — Famille de virus à ADN dont certains sont à l'origine de cancers, en particulier du col utérin.

paquet-année. — Unité arbitraire pour mesurer l'importance d'un tabagisme : un paquet-année équivaut à un paquet de cigarettes fumé chaque jour pendant un an.

photons. — Rayonnements électromagnétiques utilisés pour la radiothérapie des cancers : photonthérapie.

plaquettes. — Éléments figurés du sang jouant un rôle déterminant dans la coagulation. Leur diminution favorise des hémorragies.

plasmocytome. — Tumeur maligne développée à partir de plasmocytes, comme le myélome, mais localisée.

polyglobulie. — Augmentation excessive des globules rouges dans le sang, due à une autre affection (polyglobulie secondaire) ou à un cancer de cette lignée (polyglobulie primitive ou maladie de Vaquez).

polynucléaires. — Voir granulocytes.

polype. — Tumeur bénigne apparaissant sur une muqueuse, par exemple du côlon, et pouvant dégénérer en cancer. Terme souvent utilisé comme euphémisme de cancer.

précancéreux. — Se dit d'une anomalie précédant et pouvant dégénérer en un cancer.

pressothérapie. — Traitement par le moyen de pressions différentielles d'un œdème persistant après le traitement d'un cancer.

progression. — Désigne deux phénomènes caractérisant les cancers : la progression topographique correspond à l'extension d'une tumeur, de proche en proche ou par métastase à distance ; la progression biologique fait qu'avec le temps et en l'absence de traitement une tumeur devient de plus en plus maligne.

protocole. — Recueil d'indications rappelant les règles pour faire le bilan préthérapeutique d'un cancer ou pour le traiter : par exemple protocole d'une chimiothérapie.

psycho-oncologie. — Branche de la psychologie s'intéressant aux cancéreux.

radiations ionisantes. — Rayonnements – soit particulaires, soit électromagnétiques – entraînant dans les tissus irradiés des ionisations responsables de leurs propriétés biologiques.

radioactivité. — Propriété d'un élément naturel ou artificiel qui émet des radiations ionisantes.

radiodermite. — Ensemble des réactions cutanées, précoces ou tardives, induites par une radiothérapie.

radioprotection. — Ensemble des mesures réglementaires destinées à protéger contre les radiations ionisantes, en particulier pour le personnel soignant.

radiorésistance. — Caractère d'un tissu normal ou d'une tumeur se montrant peu sensible à une radiothérapie.

radiothérapie. — Traitement utilisant des radiations ionisantes, principalement contre les cancers.

radiothérapie peropératoire. — Traitement par radiations effectué au cours d'une intervention et permettant d'irradier directement la tumeur dégagée par l'opération.

réadaptation. — Encore appelée réhabilitation ou réinsertion, elle correspond à l'ensemble des interventions favorisant le rétablissement du malade, après le traitement, dans ses capacités physiques, mentales et sociales entières.

récepteurs. — Protéines situées à la surface ou à l'intérieur des cellules, capables de reconnaître d'autres molécules véhiculant des messages biologiques, par exemple récepteurs hormonaux.

reconstruction. — Procédé opératoire permettant de rétablir une anatomie proche de la normale après une intervention mutilante, par exemple reconstruction mammaire.

registre. — Résultat du recensement de cas de maladies, de traitements ou de complications dans l'ensemble d'une population, dans une région, ou présentant un caractère particulier.

rétinoblastome. — Tumeur maligne de la rétine, à prédisposition génétique, observée chez l'enfant.

rétrovirus. — Virus à ARN dont l'acide nucléique peut être transcrit en ADN et incorporé sous cette forme au génome d'une cellule.

rhabdomyosarcome. — Tumeur maligne d'un muscle strié.

sarcome. — Tumeur maligne développée à partir d'un tissu conjonctif.

scanographie. — Radiologie utilisant des rayons X et constituant des coupes tomographiques (tomodensitométrie ou TDM) par traitement informatique des images obtenues.

scintigraphie. — Procédé de visualisation de tissus ou d'organes par l'intermédiaire d'un traceur radioactif émettant un signal donnant un scintillement sur un écran approprié, par exemple scintigraphie osseuse.

secret médical. — Principe déontologique suivant lequel un soignant doit garder secrètes les informations recueillies pour soigner le malade, pour préserver ses intérêts…

séminome. — Variété de tumeur maligne du testicule et parfois de l'ovaire, très sensible aux traitements.

sénologie. — Discipline médicale se consacrant aux maladies du sein.

sérum. — Partie du sang restant après coagulation et séparation du caillot. Solution utilisée pour différents traitements.

SIPPS. — Soins infirmiers individualisés à la personne soignée.

simulateur. — Appareil de radiologie permettant de reproduire les conditions d'une radiothérapie pour mieux la planifier, calculer la dosimétrie…

source radioactive. — Substance naturelle ou artificielle émettant des radiations ionisantes et mise en forme pour son utilisation thérapeutique.

splénomégalie myéloïde. — Syndrome myéloprolifératif caractérisé par une importante splénomégalie et une évolution assez lente.

stéréotaxie. — Méthode de repérage très précise dans les trois dimensions pour cibler une petite lésion en vue de son prélèvement (dans le sein, le cerveau) ou de son traitement par irradiation.

stomatite. — Inflammation de la muqueuse buccale (mucite) à la suite d'une chimiothérapie ou d'une irradiation sur le cou.

stomie. — Communication artificielle à la peau établie chirurgicalement pour contourner l'obstacle constitué par une tumeur : trachéostomie, gastrostomie, colostomie, urétérostomie…

surface corporelle. — Caractéristique d'un individu calculée à partir de son poids et de sa taille grâce à des tables. Permet de calculer des doses de médicaments adaptées à la personne.

système lymphatique. — Ensemble des vaisseaux véhiculant la lymphe et des ganglions, qui joue un rôle important dans la propagation des cancers.

système TNM. — Système de codification de l'extension tumorale pour la tumeur primitive (T), les ganglions satellites (N) ou les métastases (M).

tératome. — Tumeur embryonnaire bénigne ou maligne.

thermographie. — Procédé permettant de mesurer et de recueillir les variations de température à la

© MASSON. La photocopie non autorisée est un délit

surface du corps. Abandonné pour l'étude des cancers.

thrombocytémie. — Variété de leucémie touchant la lignée plaquettaire.

thrombose. — Constitution anormale d'un caillot ou thrombus dans un vaisseau, conduisant à son obturation. Peut intéresser une artère, exposant à un infarctus, ou une veine (thrombo-phlébite).

tissus mous. — Désigne les différents tissus conjonctifs siège d'un cancer (sarcome), à côté des ostéosarcomes.

tomodensitométrie. — Voir scanographie.

trachéostomie. — Abouchement de la trachée à la peau, au-dessus du sternum, pour permettre de respirer quand le larynx est obstrué par une tumeur.

transformation. — Désigne la ou les modifications survenant dans une cellule normale et lui donnant les propriétés d'une cellule cancéreuse.

Troisier. — Le ganglion de Troisier est une adénopathie sus-claviculaire gauche correspondant à l'extension d'un cancer sous-diaghragmatique.

tumeur solide. — Cancer constitué d'une masse tumorale principale et d'éventuelles métastases, se distinguant des hémopathies malignes.

Tumorothèque. — Appareil ou salle à congélation conservant du matériel cancéreux à l'état frais, avec des propriétés intactes pouvant être analysées plus tard.

ultraviolets. — Rayons naturels du soleil ou artificiels pour bronzer ou traiter certaines maladies et susceptibles de favoriser l'apparition de cancers cutanés.

urétérostomie. — Abouchement d'un uretère à la peau pour permettre l'évacuation de l'urine quand elle est entravée par un obstacle sur l'appareil urinaire bas situé.

Vaquez (maladie de). — Polyglobulie primitive caractérisée par une augmentation des globules rouges dans le sang et une évolution prolongée.

vascularisation. — Présence et développement de vaisseaux pour irriguer un tissu, notamment une tumeur.

virus. — Important ensemble de micro-organismes sans noyau, réduits à un acide nucléique (ADN ou ARN) et dont certains jouent un rôle important à l'origine des cancers.

voies aéro-digestives supérieures. — Ensemble anatomique des organes de la face et du cou correspondant aux filières respiratoire et digestive et présentant de fréquents cancers en cas d'intoxication alcoolo-tabagique.

Waldenström (maladie de). — Cancer lymphoïde caractérisé par une splénomégalie, une sécrétion excessive de macroglobuline et une évolution prolongée.

Cahier d'entraînement

SUJETS CORRIGÉS

- Tests de connaissances
- Mini-cas concrets
- Cas concrets types

Table des matières du cahier d'entraînement

TESTS DE CONNAISSANCES

MINI-CAS CONCRETS

CAS CONCRETS TYPES

La maladie cancéreuse

1. Le cancer est précédé par des modifications. Nommer les cancers pouvant se déclarer après ces quatre états précancéreux :

- Imprégnation par la fumée du tabac ou des substances toxiques entraînant une irritation puis une inflammation chronique.

- Inflammation chronique avec dysplasie modérée, moyenne, sévère.

- Alimentation pauvre en fibres entraînant une stagnation des produits toxiques présents dans les matières fécales.

- Exposition prolongée au soleil.

2. Indiquer les trois phases de la migration d'une cellule cancéreuse.

3. Mythe et cancer : citer deux mots qui évoquent pour vous le mot cancer.

CORRIGÉS p. 263

Épidémiologie

1. Qu'est-ce que l'épidémiologie ?

2. Citer les cinq cancers les plus fréquents :

a. Chez l'homme.

b. Chez la femme.

3. Citer quatre facteurs liés au mode de vie favorisant le cancer.

4. Que proposeriez-vous comme prévention primaire visant à diminuer la consommation de tabac ?

CORRIGÉS p. 263

Diagnostic et bilan préthérapeutique

1. Citer les sept « indices » du cancer ou principaux symptômes.

2. Quel est l'examen permettant d'effectuer le diagnostic du cancer ?

3. Définir : ***classification TNM.***

4. Quels renseignements donne l'échelle de Karnofsky ?

5. L'information du patient atteint d'un cancer est souhaitable. Donner six raisons.

6. Le rôle propre infirmier autorise-t-il à informer le patient des moyens ou techniques mis en œuvre par le médecin ?

CORRIGÉS p. 263

Examens complémentaires

1. Qu'est-ce qu'une mammographie ?

2. Citer les deux raisons principales d'effectuer cet examen.

3. Pourquoi pratique-t-on parfois une échographie du sein ?

4. Qu'est-ce qu'un examen tomodensitométrique ?

5. François, 17 ans, ayant une tumeur osseuse du péroné, va subir une IRM (imagerie par résonance magnétique) pour analyser l'étendue de la tumeur et adapter une thérapeutique. Qu'allez-vous lui expliquer pour le préparer à cet examen ?

6. Vous devez réaliser une ponction veineuse pour hémogramme chez un homme de 45 ans devant recevoir un deuxième cycle de chimiothérapie. Comment procédez-vous ? Donner les valeurs normales de l'hémogramme.

7. Quelle pathologie veut-on diagnostiquer lorsqu'on réalise un myélogramme ? Comment doit-on préparer le chariot pour réaliser cet examen ? Que dites-vous au patient avant que le médecin ne pratique ce geste ?

8. Définir : ***biopsie ostéo-médullaire.***

9. Dans quel but le médecin demande-t-il une fibroscopie œso-gastro-duodénale, une coloscopie ou une bronchoscopie ?

10. Qu'est-ce qu'une scintigraphie ?

11. En cancérologie, quelles sont les scintigraphies les plus demandées ? (Cocher la ou les bonnes réponses)

a. Scintigraphie osseuse. ☐

b. Scintigraphie thyroïdienne. ☐

c. Scintigraphie hépatique. ☐

Sujets

12. M. X., hospitalisé et porteur d'une sonde nasogastrique pour alimentation liquide, a un rendez-vous pour une scintigraphie osseuse. Qu'allez-vous lui expliquer ?

CORRIGÉS p. 264

Principaux cancers

1. De quelle maladie cancéreuse une toux, des troubles de la déglutition, de la phonation, un ganglion cervical sont-ils les signes cliniques probables ?

2. Le tabac est responsable de 90 % des cas de (cocher la ou les bonnes réponses) :

a. Carcinome épidermoïde des bronches. ❒

b. Adénocarcinome bronchique. ❒

c. Cancer des sinus de la face. ❒

3. L'arrêt du tabac permet-il de prévenir les cancers du côlon et du rectum ?

Oui ❒ Non ❒

4. Citer trois actions permettant de prévenir les cancers du côlon et du rectum.

5. Citer trois signes cliniques faisant penser à un cancer du rectum.

6. Qu'est-ce qu'un bilan d'extension ? Citer six examens pouvant être pratiqués.

7. Pourquoi le cancer du sein est-il un enjeu important de santé publique ?

8. Quelle est la population à risque du cancer du sein ?

9. Le traitement du cancer du sein peut être (cocher la ou les bonnes réponses) :

a. Chirurgie. ❒

b. Radiothérapie. ❒

c. Curiethérapie. ❒

d. Hormonothérapie. ❒

e. Chimiothérapie. ❒

10. Quels sont les principaux cancers gynécologiques ?

11. Citer : a. un signe ; b. deux examens permettant de faire le diagnostic d'un cancer du col utérin.

12. Quels sont les facteurs de risque du cancer du col utérin ?

13. Le cancer de la prostate (cocher la ou les bonnes réponses) :

a. est la deuxième cause de mortalité par cancer chez l'homme ; ❒

b. a une incidence et une prévalence n'augmentant pas avec l'âge ; ❒

c. est un problème de santé publique ; ❒

d. est lié à une activité sexuelle intense. ❒

14. Quels sont les examens permettant de faire le diagnostic de cancer de la prostate ?

15. Quelles sont les causes favorisant le cancer de la vessie ?

16. Le cancer de la peau est-il le plus fréquent des cancers ?

Oui ❒ Non ❒

17. Nommer le principal facteur de risque du cancer de la peau :

a. Produits toxiques.

b. Hérédité.

c. Exposition au soleil.

18. Citer les trois grands types de cancers cutanés.

19. Quelles sont les modifications d'une tumeur de la peau devant amener à consulter un dermatologue ?

20. Qu'est-ce qu'une métastase ?

CORRIGÉS p. 265

Hémopathies

Anémie

1. Les globules blancs (cocher la ou les bonnes réponses) :

a. sont utiles dans la défense de l'organisme, ❒

b. sont impliqués dans la réponse immunitaire de rejet ou d'acceptation de greffe d'organes, ❒

c. sont des cellules nucléées. ❒

2. Les hématies (cocher la ou les bonnes réponses) :

a. transportent l'oxygène vers les tissus, ❒

b. transportent le glucose vers les tissus, ❒

c. transportent le gaz carbonique vers les poumons, ❒

d. sont de petites cellules nucléées. ❒

3. Quel est le rôle des plaquettes ?

4. Quelle est la valeur normale de l'hémogramme ?

5. Quels sont les oligo-éléments et les vitamines intervenant dans la formation des globules rouges ?

6. Définir l'anémie en deux lignes.

7. Les anémies sont définies et classées de deux manières (cocher la ou les bonnes réponses) :

a. En fonction de leur origine. ❒

b. En fonction du caractère morphologique des hématies. ❒

c. En fonction du taux d'hémoglobine ❒

8. En fonction de l'origine, les anémies sont dites centrales ou périphériques. Définir : a. *anémie centrale* ; b. *anémie périphérique*.

9. En fonction de la taille des hématies, les anémies sont dites (compléter) :

m.........s n.........s ma...... s

10. Citer les examens permettant d'effectuer le bilan d'une anémie.

11. Donner les signes cliniques de l'anémie.

12. Quelle est l'attitude à adopter devant une personne anémique ?

13. À propos de l'anémie :

a. L'anémie est responsable d'une carence en fer :

Vrai ❒ Faux ❒

b. Une carence en fer aboutit à la formation de petits globules rouges :

Vrai ❒ Faux ❒

c. L'anémie se traite de préférence par transfusion sanguine :

Vrai ❒ Faux ❒

14. Qu'est-ce qu'un réticulocyte ?

CORRIGÉS p. 266

Syndromes hémorragiques

15. Citer les deux étapes de l'hémostase.

16. Définir : a. *thrombopénie* ; b. *thrombopathie*.

17. Quelles sont les causes de la thrombopénie ? (cocher les bonnes réponses)

a. Leucémie. ❒

b. Diabète. ❒

c. Hypertension portale. ❒

d. Infection virale. ❒

e. Prise médicamenteuse. ❒

18. La ponction de moelle osseuse permet d'orienter le diagnostic de la cause de la thrombopénie.

Vrai ❒ Faux ❒

19. Quelle est la conduite à tenir devant une thrombopénie ?

20. Que doit refuser de faire une infirmière devant un patient atteint de thrombopénie ?

21. Quels conseils doit-on donner à un patient thrombopénique ?

22. Citer deux thrombopénies centrales par atteinte de la moelle.

23. Citer trois examens pouvant explorer la coagulation.

24. Citer cinq pathologies pouvant entraîner des troubles de la coagulation.

CORRIGÉS p. 267

Déficits immunitaires

25. Le déficit immunitaire a pour origine (cocher la ou les bonnes réponses) :

a. Des anomalies congénitales. ❒

b. Des causes acquises. ❒

26. Définir le déficit immunitaire acquis et en donner deux causes.

27. Pourquoi les déficits immunitaires constituent-ils toujours une situation grave ?

28. Quels sont les moyens de défense de l'organisme ? (cocher la ou les bonnes réponses)

a. La peau. ❒

b. Les muqueuses. ❒

c. Les plaquettes. ❒

d. Les anticorps. ❒

e. Les cellules lymphoïdes. ❒

f. Les granulocytes. ❒

g. Les macrophages. ❒

h. Les hormones. ❒

CORRIGÉS p. 267

Sujets

Transfusion

1. Quel est le groupe sanguin du « donneur universel » ? (cocher la ou les bonnes réponses)

a. O+ ❒

b. O– ❒

c. AB– ❒

2. Quelle est la durée de validité de la recherche des agglutinines irrégulières (RAI) pour transfuser un patient ?

a. 3 jours ❒

b. 1 semaine ❒

c. 1 mois ❒

3. Quelles sont les conditions de conservation des produits sanguins labiles dans l'unité de soins ?

a. Conserver à température ambiante sans dépasser le délai de 6 heures

b. Le produit sanguin labile peut être conservé dans le réfrigérateur du service.

4. Qu'appelle-t-on « test ultime prétransfusionnel au lit » ? (cocher la ou les bonnes réponses)

a. La vérification de la carte de groupe sanguin. ❒

b. La vérification de l'identité du patient. ❒

c. Le test de Beth Vincent. ❒

5. Si la transfusion est bien tolérée, en combien de temps doit-on passer la poche ? (cocher la ou les bonnes réponses)

a. 30 minutes. ❒

b. 1 à 2 heures. ❒

c. 6 à 8 heures. ❒

6. Que doit-on faire en cas de frissons, douleurs lombaires, prurit ? (cocher la ou les bonnes réponses)

a. Ralentir le débit de la poche de sang. ❒

b. Appeler le médecin. ❒

c. Stopper la transfusion. ❒

d. Poser une sonde urinaire au patient. ❒

7. Qu'appelle-t-on une thrombopénie ? (cocher la ou les bonnes réponses)

a. Une baisse du taux d'hémoglobine. ❒

b. Une baisse du taux de globules rouges. ❒

c. Une baisse du taux de plaquettes. ❒

8. En combien de temps doit-on passer les plaquettes ? (cocher la ou les bonnes réponses)

a. 20 minutes. ❒

b. 2 heures. ❒

c. 3 heures. ❒

9. Quels sont les signes qui peuvent faire penser à une thrombopénie ? (cocher la ou les bonnes réponses)

a. Température et frissons. ❒

b. Pétéchies, gingivorragies. ❒

c. Hématomes. ❒

d. Hématurie. ❒

e. Asthénie, étourdissements. ❒

10. Qu'est-ce qu'une aplasie ? (cocher la ou les bonnes réponses)

a. Une difficulté à prononcer les mots. ❒

b. Une baisse du taux d'hémoglobine. ❒

c. Une baisse du taux d'hémoglobine, de globules rouges, de plaquettes et de globules blancs. ❒

11. Si un patient présente une aplasie, on doit surveiller la température (cocher la ou les bonnes réponses) **:**

a. Rectale. ❒

b. Orale. ❒

c. Axillaire. ❒

CORRIGÉS p. 268

Radiothérapie

1. Qu'est-ce que la radiothérapie ?

2. Il existe trois types de radiothérapie : la radiothérapie externe, la curiethérapie, la radiothérapie métabolique. Définir chaque type de radiothérapie et leur mode d'action.

3. Qui a découvert les rayons X en 1895 ?

4. En 1898, Pierre et Marie Curie font une découverte. Laquelle ?

5. Citer les réactions fréquentes à la radiothérapie.

6. Un patient opéré d'un évidement ganglionnaire cervical doit bénéficier d'une radiothérapie. Que faut-il faire pour prévenir les effets défavorables de ce traitement ?

7. Une patiente en cours de traitement par radiothérapie se plaint de fatigue. Que faut-il lui conseiller ?

8. Quel est le but de la radioprotection ?

9. Quelles sont les mesures prises par l'employeur pour surveiller la santé du personnel ?

10. Qui contrôle la santé du personnel travaillant dans un service de radiothérapie ?

CORRIGÉS p. 268

Traitements symptomatiques

1. **Définir :** ***nausées et vomissements anticipés.***

2. **Citer neuf conséquences des vomissements lors d'un traitement par chimiothérapie.**

3. **Citer deux antiémétiques antagonistes des récepteurs de la sérotonine.**

4. **Citer un antiémétique préventif : a. de première ligne ; b. neuroleptique puissant.**

5. **Que faut-il faire devant une patiente anxieuse à l'idée de recevoir une chimiothérapie émétisante ?**

6. **Définir :** ***aplasie.***

7. **Citer les signes de l'aplasie.**

8. **Quelles sont les mesures à prendre pour limiter le risque infectieux lors d'une aplasie ?**

9. **L'asthénie lors de l'aplasie entraîne une immobilisation fréquente forcée. Quel diagnostic infirmier majeur allez-vous rencontrer ?**

10. **Que doit-on faire pour prévenir l'altération de l'état général ?**

11. **Un patient présente des risques de troubles thrombo-emboliques. Que doit-on surveiller ?** (cocher la ou les bonnes réponses)

a. Raideur de la nuque ❐
b. Douleur au niveau des mollets. ❐
c. Dissociation pouls/température. ❐
d. Rougeur et chaleur des mollets. ❐
e. Pétéchies sur les jambes. ❐

12. **Définir :** ***douleur chronique.***

13. **Comment se manifeste-t-elle ?**

14. **Avant l'arrivée du médecin, quels éléments doit-on recueillir pour lui permettre de traiter la douleur ?**

15. **La morphine est un antalgique central majeur. Quel est son but, son principe, ses voies d'administration ?**

16. **Quel est le rôle de l'infirmière dans l'application du traitement chez un patient douloureux ?**

17. **Comment prévenir la constipation chez un patient sous traitement morphinique ?**

CORRIGÉS p. 269

Pharmacologie

1. **La chirurgie, la radiothérapie traitent le cancer localement. Quelle est l'action de la chimiothérapie ?**

2. **En quelle année la chimiothérapie est-elle apparue ?** (cocher la ou les bonnes réponses)

a. 1900. ❐
b. 1920. ❐
c. 1940. ❐
d. 1960. ❐

3. **Préciser le mode d'action des principales classes de chimiothérapie.**

4. **La chimiothérapie n'a pas d'action sur les cellules normales.**

Vrai ❐ Faux ❐

5. **Citer quatre modes d'administration de la chimiothérapie.**

6. **Quelles sont les précautions à prendre avant une chimiothérapie ?**

7. **Avant d'injecter une chimiothérapie, que faut-il vérifier ?**

8. **Pendant l'administration du protocole de chimiothérapie, que faut-il surveiller ?**

9. **Pendant l'intercure, quel signe majeur peut intervenir dans les 10 jours ? Pourquoi ?**

10. **Nommer les complications digestives pouvant survenir dans l'intercure.**

11. **Nommer les risques immédiats pour l'infirmière pendant la préparation et l'injection d'une chimiothérapie.**

12. **Quelles sont les mesures de prévention de ces risques ?**

13. **En cas de projection dans l'œil, que faut-il faire ?**

14. **L'employeur est-il responsable en cas d'accident ?**

15. **Définir :** ***extravasation.***

16. **Quels sont les signes immédiats d'une extravasation en chimiothérapie ? Que doit faire l'infirmière ?**

17. **Citer un moyen de prévenir les extravasations.**

18. **Citer sept complications lors d'une perfusion dans une chambre implantable.**

19. **Citer sept effets indésirables de la chimiothérapie.**

20. **Que faut-il transmettre au médecin pour évaluer la tolérance du traitement ?**

Sujets

21. Le décret du 15 mars 1993 oblige-t-il à transmettre dans le dossier, par écrit, le compte rendu et l'évaluation des actes de l'IDE auprès du patient ?

22. Citer les diagnostics prévalents d'un patient venant pour la première cure de chimiothérapie.

23. Quels sont les soins éducatifs à proposer au patient ?

CORRIGÉS p. 270

Soins palliatifs et accompagnement des malades en fin de vie

1. Quelles sont les structures particulièrement dédiées à la prise en charge de patients en fin de vie ? Dans quel cas particuliers oriente-t-on les patients vers ces structures ?

2. Citer les effets secondaires des morphiniques et le rôle de l'infirmier par rapport à ces effets.

3. Prévention et prise en charge des escarres en fin de vie.

4. Description d'une toilette mortuaire.

CORRIGÉS p. 272

Corrigés

La maladie cancéreuse

1. Le cancer est précédé par des modifications. Nommer les cancers pouvant se déclarer après ces quatre états précancéreux :

- Imprégnation par la fumée du tabac ou des substances toxiques entraînant une irritation puis une inflammation chronique.

bronchique

- Inflammation chronique avec dysplasie modérée, moyenne, sévère.

col de l'utérus

- Alimentation pauvre en fibres entraînant une stagnation des produits toxiques présents dans les matières fécales.

côlon

- Exposition prolongée au soleil.

peau

2. Indiquer les trois phases de la migration d'une cellule cancéreuse.

1. Extension locale. **2.** Migration lymphatique.
3. Colonisation à distance (métastase).

3. Mythe et cancer : citer deux mots qui évoquent pour vous le mot cancer.

Réponses possibles : mort, douleur, crabe, malignité…

Épidémiologie

1. Qu'est-ce que l'épidémiologie ?

C'est l'étude des différents facteurs qui conditionnent l'apparition, la fréquence, la répartition et l'évolution des maladies et des phénomènes morbides.

2. Citer les cinq cancers les plus fréquents :

a. Chez l'homme : bronches, côlon-rectum, prostate, voies aéro-digestives supérieures (VADS), vessie.

b. Chez la femme : sein, côlon-rectum, utérus, estomac, ovaires.3.Citer quatre facteurs liés au mode de vie favorisant le cancer.

Réponse : tabac, soleil, alimentation, alcool.

4. Que proposeriez-vous comme prévention primaire visant à diminuer la consommation de tabac ?

1. Informer la population (enfants, adolescents, soignants).
2. Sensibiliser les fumeurs à l'arrêt du tabac (« conseil minimal »).
3. Augmenter le prix du tabac et respecter les normes réglementaires (lois Veil et Evin).

Diagnostic et bilan préthérapeutique

1. Citer les sept « indices » du cancer ou principaux symptômes.

1. **I** induration ou grosseur.
2. **N** nouvel aspect de verrue ou grain de beauté.
3. **D** dérangement des fonctions intestinales ou urinaires.
4. **I** indigestion ou difficulté à avaler.
5. **C** cicatrisation interminables d'un « bobo ».
6. **E** enrouement ou toux opiniâtre.
7. **S** saignement ou écoulement anormal.

2. Quel est l'examen permettant d'effectuer le diagnostic du cancer ?

Il s'agit de l'examen anatomopathologique d'un prélèvement biopsique.

3. Définir : *classification TNM.*

– **T** = Tumeur (T 1-2-3 mesure l'extension de la tumeur primitive).

– **N** = (Node) ganglion (N 0-1-2 décrit l'aspect des ganglions).

– **M** = Métastase (M0 ou M1 signale l'absence ou la présence d'une localisation tumorale à distance).

4. Quels renseignements donne l'échelle de Karnofsky ?

Elle donne une appréciation globale des conditions de vie d'une personne, en évaluant son autonomie.

5. L'information du patient atteint d'un cancer est souhaitable. Donner six raisons.

1. Baliser l'avenir, reculer l'inconnu.
2. Dédramatiser une situation imaginaire.
3. Aider la personne à s'adapter.
4. Lui permettre de s'organiser.
5. Lui permettre de prendre les dispositions opportunes.
6. Lui permettre de comprendre le projet thérapeutique.

Corrigés

6. Le rôle propre infirmier autorise-t-il à informer le patient des moyens ou techniques mis en œuvre par le médecin ?

Réponse : oui (article 32, extrait du décret du 16 avril 1993 relatif aux règles professionnelles).

Examens complémentaires

1. Qu'est-ce qu'une mammographie ?

C'est une radiographie sans préparation du sein.

2. Citer deux raisons d'effectuer cet examen.

- Dépistage.
- Précision du caractère d'une lésion suspecte.

3. Pourquoi pratique-t-on parfois une échographie du sein ?

- Pour différencier un kyste (tumeur liquidienne) d'une tumeur solide.
- Pour aider à un prélèvement.

4. Qu'est-ce qu'un examen tomodensitométrique ?

C'est un examen radiologique qui permet de réaliser des coupes transverses du corps et d'analyser la densité. Il donne des images précises. Il s'agit d'une technique irradiante avec injection d'iode.

5. François, 17 ans, ayant une tumeur osseuse du péroné, va avoir une IRM (imagerie par résonance magnétique) pour analyser l'étendue de la tumeur et adapter une thérapeutique. Qu'allez-vous lui expliquer pour le préparer à cet examen ?

Il s'agit d'un examen d'imagerie médicale précis et utile pour le bilan et le traitement des tumeurs osseuses. C'est un examen non douloureux qui dure une demi-heure à une heure pouvant entraîner une certaine angoisse liée à l'immobilité prolongée, au bruit, à l'isolement et à la position dans un tunnel situé dans l'appareil. Une perfusion peut être pratiquée. Il peut être proposé : une séance de relaxation, une cassette à écouter ou un document à regarder avant l'examen.

6. Vous devez réaliser une ponction veineuse pour hémogramme chez un homme de 45 ans devant recevoir un deuxième cycle de chimiothérapie. Comment procédez-vous ? Donner les valeurs normales de l'hémogramme.

- Examen effectué sur prescription médicale ou protocole. Vérifier l'identité du patient et l'informer. Effectuer le prélèvement avec asepsie. Coller une étiquette sur le tube avec date, nom, prénom, service demandeur, examen demandé. Rédiger le bon d'examen et l'acheminer au laboratoire. Récupérer le résultat. Prévenir le médecin puis le patient.
- Valeurs normales de l'hémogramme (voir tableau).

		Compte globulaire Système international	Système traditionnel
Hématies	Homme	4,5-5,9 × 10^{12}/L	4 500 000-5 900 000/mm^3
	Femme	4-5,4 × 10^{12}/L	4 5000 000-5 400 000/mm^3
Hématocrite	Homme	0,40-0,54	40-54 %
	Femme	0,37-0,45	37-45 %
Hémoglobine	Homme	8,1-11,2 mmol/L	14-18 g/100 mL
	Femme	7,4-9,9 mmol/L	12-16 g/100 mL
Volume globulaire moyen		80-100 fl	80-100 μ^3
Leucocytes		4-9 × 10^9/L	4 000-9 000 mm^3
Plaquettes		150-400 × 10^9/L	150 000-400 000 mm^3

7. Quelle pathologie veut-on diagnostiquer lorsqu'on réalise un myélogramme ? Comment doit-on préparer le chariot pour réaliser cet examen ? Que dites-vous au patient avant que le médecin ne pratique ce geste ?

- Le myélogramme est réalisé pour diagnostiquer une maladie du sang localisée dans la moelle osseuse (leucémie, lymphome, myélome, dysmyélopoïèse).
- Chariot propre et désinfecté. Antiseptique pour la peau (*Bétadine* par exemple). Compresses stériles. Trocart de Jamshidi jetable à ponction sternale. Seringue de 10 mL étanche. Matériel pour anesthésie locale : 1 seringue 5 mL, 1 aiguille pour injection sous-cutanée, anesthésique local. Lames dégraissées à l'éther et support lame. Gants stériles pour le médecin. Bon d'examen.
- Explication du geste : examen impressionnant car ponction au niveau de la poitrine, pouvant être douloureux mais anodin. Anesthésie locale possible pour éviter la douleur. Une séance de relaxation ou de sophrologie peut être proposée pour limiter l'anxiété et faciliter le travail du médecin. Le médecin repère le deuxième espace intercos-

Corrigés

tal et ponctionne l'os, aspire rapidement quelques gouttes de moelle et étale le tout sur une ou plusieurs lames. Position allongée sur le dos, à plat, dans le lit, tête basculée en arrière pour dégager le menton. Rester à côté du patient pour le rassurer. Pansement compressif.

8. Définir : *biopsie ostéo-médullaire.*

Prélèvement de moelle osseuse à l'aide d'un trocart au niveau de l'épine iliaque postéro-supérieure ou latérale, permettant d'effectuer une analyse quantitative et qualitative du tissu hématopoïétique.

9. Dans quel but le médecin demande-t-il une fibroscopie œso-gastro-duodénale, une coloscopie ou une bronchoscopie ?

Réponse : recherche visuelle d'une lésion, biopsie, contrôle thérapeutique.

10. Qu'est-ce qu'une scintigraphie ?

C'est une image obtenue après l'administration intraveineuse d'une faible quantité de produit radioactif qui se fixe sur l'os ou la thyroïde en fonction de l'examen demandé et du projet injecté.

11. En cancérologie, quelles sont les scintigraphies les plus demandées ?

Réponse : a, b.

12. M. X., hospitalisé et porteur d'une sonde nasogastrique pour alimentation liquide, a un rendez-vous pour une scintigraphie osseuse. Qu'allez-vous lui expliquer ?

Vérifier si M. X. a été informé par le médecin. Il s'agit d'une exploration du squelette. C'est un examen non douloureux et non dangereux. Une injection intraveineuse sera réalisée. Une attente de 2 à 3 heures est nécessaire entre l'injection et la prise des clichés pour permettre la fixation du produit sur les os. Prévoir le repas, le traitement spécifique du patient, de la lecture ou de la musique. Des clichés seront réalisés, en position allongée sur le dos, immobile, sur une table d'examen.

Principaux cancers

1. De quelle maladie cancéreuse une toux, des troubles de la déglutition, de la phonation, un ganglion cervical sont-ils les signes cliniques probables ?

Réponse : le cancer du larynx.

2. Le tabac est responsable de 90 % des cas de :

Réponse : a.

3. L'arrêt du tabac permet-il de prévenir les cancers du côlon et du rectum ?

Réponse : oui.

4. Citer trois actions permettant de prévenir les cancers du côlon et du rectum.

- Le traitement des polypes.
- La modification des habitudes alimentaires.
- La recherche du sang dans les selles.

5. Citer trois signes cliniques faisant penser à un cancer du rectum.

Réponse : les faux besoins, l'écoulement de glaires, le ténesme.

6. Qu'est-ce qu'un bilan d'extension ? Citer six examens pouvant être pratiqués.

C'est la recherche d'atteinte ganglionnaire et de métastases.

- Examen clinique.
- Radiographie pulmonaire.
- Scanner.
- Scintigraphie osseuse : recherche de métastases dans le cancer du sein, des bronches.
- Intervention chirurgicale : recherche de ganglions lors d'une hystérectomie.
- Coloscopie : recherche de localisation colique lors d'un cancer du rectum.

7. Pourquoi le cancer du sein est-il un enjeu important de santé publique ?

C'est le cancer le plus fréquent chez la femme et il augmente dans les pays développés. Grand intérêt du diagnostic précoce pour améliorer le pronostic.

8. Quelle est la population à risque du cancer du sein ?

Femmes ayant des antécédents familiaux (filiation maternelle), des antécédents personnels de cancer, une vie génitale longue (premières règles précoces, ménopause tardive).

9. Le traitement du cancer du sein peut être :

Réponses : a, b, c, d, e.

10. Quels sont les principaux cancers gynécologiques ?

Réponse : cancer du col utérin, cancer du corps utérin, cancer de l'ovaire.

Corrigés

11. Citer : a. un signe ; b. deux examens permettant de faire le diagnostic d'un cancer du col utérin.

a. Les métrorragies.

b. Examen gynécologique avec frottis de dépistage, biopsie.

12. Quels sont les facteurs de risque du cancer du col utérin ?

Groupe socio-économique défavorisé, femmes ayant eu plusieurs grossesses, infections virales ou partenaires multiples, dysplasie du col, tabagisme.

13. Le cancer de la prostate :

Réponses : a, c.

14. Quels sont les examens permettant de faire le diagnostic de cancer de la prostate ?

Réponse : le toucher rectal, la biopsie.

15. Quelles sont les causes favorisant le cancer de la vessie ?

Réponse : tabagisme, produits toxiques, bilharziose (en Égypte), polypose.

16. Le cancer de la peau est-il le plus fréquent des cancers ?

Réponse : oui.

17. Nommer le principal facteur de risque du cancer de la peau :

Réponse : c.

18. Citer les trois grands types de cancers cutanés.

Réponse : carcinome basocellulaire, carcinome spinocellulaire, mélanome.

19. Quelles sont les modifications d'une tumeur de la peau devant amener à consulter un dermatologue ?

Caractère irrégulier de la pigmentation et des contours, caractère non homogène de la tumeur, extension récente.

20. Qu'est-ce qu'une métastase ?

Les cellules cancéreuses détachées de la tumeur traversent la paroi des vaisseaux lymphatiques, puis les ganglions lymphatiques, le courant sanguin, les organes tels que poumon, os, foie, entraînant un nouveau foyer tumoral à distance de la tumeur primitive.

Hémopathies

Anémie

1. Les globules blancs :

Réponses : a, b, c.

2. Les hématies :

Réponses : a, c.

3. Quel est le rôle des plaquettes ?

Elles sont chargées de colmater la brèche vasculaire pour l'hémostase.

4. Quelle est la valeur normale de l'hémogramme ?

Voir tableau p. 264

5. Quels sont les oligoéléments et les vitamines intervenant dans la formation des globules rouges ?

Réponse : le fer et les vitamines B_9 et B_{12}.

6. Définir : *anémie*.

Ce terme désigne la diminution du taux de l'hémoglobine dans le sang.

7. Les anémies sont définies et classées de deux manières :

Réponses : a, b.

8. En fonction de l'origine, les anémies sont dites centrales ou périphériques. Définir : a. *anémie centrale* ; b. *anémie périphérique*.

a. *Anémie centrale* d'origine médullaire : la moelle osseuse ne produit pas suffisamment de globules rouges.

b. *Anémie périphérique* par fuite hémorragique ou excès de destruction des globules rouges.

9. En fonction de la taille des hématies, les anémies sont dites :

Réponse : microcytaires, normocytaires, macrocytaires.

10. Citer les examens permettant d'effectuer le bilan d'une anémie.

Réponse : hémogramme, recherche de l'étiologie.

11. Donner les signes cliniques de l'anémie.

Réponse : essoufflement, dyspnée, céphalées, vertiges, pâleur, hypotension.

12. Quelle est l'attitude à adopter devant une personne anémique ?

– Évaluer les répercussions et l'importance clinique : pouls, tension artérielle, état de la peau, possibilités physiques.

Corrigés

– Évaluer l'importance biologique : hémogramme, taux d'hémoglobine, anomalies associées (leucocytes, plaquettes, réticulocytes).

– Prévoir les gestes indispensables à une éventuelle transfusion : carte de groupe sanguin ou 2e détermination du groupe, RAI (recherche des agglutinines irrégulières).

13. À propos de l'anémie :

a. Réponse : faux (c'est la carence en fer qui peut être responsable d'une anémie).

b. Réponse : vrai.

c. Réponse : faux (le traitement est en fonction de l'étiologie, la transfusion est réservée en cas d'anémie grave mal supportée).

14. Qu'est-ce qu'un réticulocyte ?

C'est un globule rouge jeune, qui témoigne de l'activité médullaire.

Syndromes hémorragiques

15. Citer les deux étapes de l'hémostase.

1. Hémostase primaire. **2.** Coagulation.

16. Définir : a. *thrombopénie* ; b. *thrombopathie.*

a. ***Thrombopénie*** *:* diminution du **nombre** des plaquettes exposant le patient à une hémorragie.

b. ***Thrombopathie*** *:* diminution de la **qualité** des plaquettes, responsable d'hémorragies en général muqueuses. Ce phénomène est souvent héréditaire.

17. Quelles sont les causes de la thrombopénie ?

Réponses : a, c, d, e.

18. La ponction de moelle osseuse permet d'orienter le diagnostic de la cause de la thrombopénie.

Réponse : vrai.

Si la moelle est riche en précurseurs de plaquettes, l'origine est *périphérique.*

Si la moelle est pauvre en précurseurs de plaquettes, l'origine est *centrale.*

19. Quelle est la conduite à tenir devant une thrombopénie ?

Surveiller la peau et les muqueuses deux fois par jour, à la recherche de purpura, épistaxis, gingivorragies ; état de conscience ; vision ; pouls et tension artérielle ; diurèse ; selles.

20. Que doit refuser de faire une infirmière devant un patient atteint de thrombopénie ?

Elle ne doit pas faire d'injection intramusculaire ou donner un traitement anticoagulant *(Aspirine)* ni accepter de participer à des examens traumatiques sans précautions médicales préalables.

21. Quels conseils doit-on donner à un patient thrombopénique ?

Se raser avec un rasoir électrique. Se brosser les dents avec une brosse spéciale (douce). Éviter les traumatismes (coup, blessure, piqûre). Éviter de prendre un médicament non prescrit.

22. Citer deux thrombopénies centrales par atteinte de la moelle.

La leucémie aiguë, l'aplasie médullaire après chimiothérapie ou radiothérapie.

23. Citer trois examens pouvant explorer la coagulation.

Taux de prothrombine (TP), temps de Quick (TQ), temps de céphaline activé (TCA).

24. Citer cinq pathologies pouvant entraîner des troubles de la coagulation.

Déficit en vitamine K, leucémies, maladie de Willebrand, coagulation intravasculaire aiguë disséminée, hémophilie.

Déficits immunitaires

25. Le déficit immunitaire a pour origine :

Réponse : a, b.

26. Définir le déficit immunitaire acquis et en donner deux causes.

C'est l'altération du système lymphoïde :

– par un agent chimique (chimiothérapie, radiothérapie) ou viral (SIDA) ;

– par dysfonctionnement acquis du système immunitaire au cours des hémopathies lymphoïdes.

27. Pourquoi les déficits immunitaires constituent-ils toujours une situation grave ?

Les déficits immunitaires exposent à des infections graves et ainsi mettent en jeu le pronostic vital des patients.

28. Quels sont les moyens de défense de l'organisme ?

Réponses : a, b, d, e, f, g.

Corrigés

Transfusion

1. Quel est le groupe sanguin du « donneur universel » ?

Réponses : c.

2. Quelle est la durée de validité de la recherche des agglutinines irrégulières (RAI) ?

Réponse : a (3 jours à partir du prélèvement chez le patient).

3. La chaîne du froid doit être respectée pour les produits sanguins labiles. À quelle température doivent-ils rester ?

Réponse : a.

4. Qu'appelle-t-on « test ultime prétransfusionnel au lit » ?

Réponse : c.

5. Si la transfusion est bien tolérée, en combien de temps doit-on passer la poche ?

Réponse : b.

6. Que doit-on faire en cas de frissons, douleurs lombaires, prurit ?

Réponses : b, c.

7. Qu'appelle-t-on une thrombopénie ?

Réponse : c.

8. En combien de temps doit-on passer les plaquettes ?

Réponse : a.

9. Quels sont les signes qui peuvent faire penser à une thrombopénie ?

Réponses : b, c, d.

10. Qu'est-ce qu'une aplasie ?

Réponse : c.

11. Si un patient présente une aplasie, on doit surveiller la température :

Réponse : b.

Radiothérapie

1. Qu'est-ce que la radiothérapie ?

C'est le traitement des affections cancéreuses par des rayonnements ionisants dans le but de détruire les cellules d'une tumeur maligne en respectant les tissus sains avoisinants.

2. Il existe trois types de radiothérapie : la radiothérapie externe, la curiethérapie, la radiothérapie métabolique. Définir chaque type de radiothérapie et leur mode d'action.

– Radiothérapie externe : un appareil émet des rayonnements qui pénètrent à travers la peau dans le volume tumoral à irradier.

– Curiethérapie : les sources sont placées à l'intérieur de la cavité naturelle ou dans le tissu tumoral (ce sont des sources scellées).

– Radiothérapie métabolique (iode 131) : les substances radioactives sont ingérées et se fixent sur certaines zones du corps (ce sont des sources non scellées).

3. Qui a découvert les rayons X en 1895 ?

Réponse : Wilhelm Conrad von Röntgen qui a donné son nom à l'unité internationale de rayons X ou γ.

4. En 1898, Pierre et Marie Curie font une découverte. Laquelle ?

Ils découvrent le radium.

5. Citer les réactions fréquentes à la radiothérapie.

Fatigue, troubles trophiques (radiodermite), troubles digestifs (diarrhée, nausées, vomissements, manque d'appétit), céphalées, anxiété, cystite.

Selon la localisation : chute des cheveux, inflammation des muqueuses (nez, bouche, gorge, œsophage, estomac, intestin, vessie, rectum, anus).

6. Un patient opéré d'un évidement ganglionnaire cervical doit bénéficier d'une radiothérapie. Que faut-il faire pour prévenir les effets défavorables de ce traitement ?

Surveiller :

– l'état de la peau : éviter toute irritation, ne pas utiliser de rasoir ni de lotion, éviter de porter une chaîne, porter des vêtements en coton ;

– l'état buccal : traitement des dents cariées, fabrication de gouttière porte-fluor, bains de bouche ;

– le poids ;

– l'appétit.

7. Une patiente en cours de traitement par radiothérapie se plaint de fatigue. Que faut-il lui conseiller ?

– Prendre en compte cette fatigue dans les activités quotidiennes.

– Évaluer la fatigue (échelle EVA par exemple).

Corrigés

– Économiser l'énergie : fractionner et hiérarchiser, planifier les activités, supprimer les tâches inutiles, se faire aider pour les courses (aide ménagère).

– Revoir l'organisation et le mobilier de la maison (tabouret pour la douche…).

– Faire garder les enfants, éviter les sorties fatigantes.

– Aménager des temps de repos.

– Prendre les repas dans le calme.

– Gérer le stress : proposer relaxation, séances de sophrologie, yoga.

8. Quel est le but de la radioprotection ?

Limiter, avec des marges de sécurité importantes, les expositions aux rayonnements ionisants pour tous les individus.

9. Quelles sont les mesures prises par l'employeur pour surveiller la santé du personnel ?

– Examen médical annuel.

– Port obligatoire d'un dosimètre individuel nominatif sur la poitrine, de façon apparente, pendant les heures de travail.

10. Qui contrôle la santé du personnel travaillant dans un service de radiothérapie ?

Réponse : le médecin du travail.

Traitements symptomatiques

1. Définir : *nausées et vomissements anticipés.*

Lors de cures successives de chimiothérapie, on observe un réflexe conditionné, déclenché par des stimuli gustatifs, auditifs, olfactifs, visuels ou psychologiques (vue ou odeur de l'hôpital, du flacon de perfusion) qui entraîne nausées et vomissements.

2. Citer neuf conséquences des vomissements lors d'un traitement par chimiothérapie.

1. Inappétence. **2.** Déshydratation. **3.** Déséquilibre électrolytique. **4.** Malnutrition. **5.** Fatigue. **6.** État dépressif. **7.** Anxiété. **8.** Diminution de la qualité de vie. **9.** Non-observance du schéma thérapeutique.

3. Citer deux antiémétiques antagonistes des récepteurs de la sérotonine.

Réponse : *Zophren* (ondansétron), *Kytril* (granisétron).

4. Citer un antiémétique préventif : a. de première ligne ; b. neuroleptique puissant.

Réponse : a. *Primpéran* (métoclopramide) ; b. *Largactil* (chlorpromazine).

5. Que faut-il faire devant une patiente anxieuse à l'idée de recevoir une chimiothérapie émétisante ?

– Organiser l'injection dans une atmosphère calme et détendue.

– Donner des explications sur le traitement, dédramatiser les réactions redoutées face à l'antiémétique.

– Permettre d'exprimer l'anxiété : rechercher avec le patient les facteurs déclenchants ou ceux qui la diminuent (musique, lecture…).

– Proposer une séance de relaxation, d'acupression.

– Donner quelques « recettes » : respiration profonde par la bouche lors de nausées, se rincer la bouche après les vomissements, éviter les facteurs déclenchants (odeurs, bruit), prendre des repas dans le calme, froids et fractionnés, sans épices, bien mastiquer, temps de repos après les repas.

6. Définir : *aplasie.*

C'est une insuffisance de production de moelle osseuse touchant les trois lignées médullaires : érythrocytaire, granulocytaire et plaquettaire.

7. Citer les signes de l'aplasie.

Réponse : asthénie, fièvre > à 38 °C, frissons, syndrome hémorragique.

8. Quelles sont les mesures à prendre pour limiter le risque infectieux lors d'une aplasie ?

– Se laver les mains avant et après chaque soin.

– Regrouper les soins.

– Mettre une blouse propre, porter un masque et des gants si nécessaire.

– Veiller à l'hygiène rigoureuse du patient.

– Effectuer les soins avec asepsie.

– Limiter les visites (une personne à la fois).

– Donner des conseils au patient et à l'entourage (ex. : varicelle du neveu).

– Veiller à la propreté de l'environnement.

9. L'asthénie lors de l'aplasie entraîne une immobilisation fréquente forcée. Quel diagnostic infirmier majeur allez-vous rencontrer ?

Réponse : altération de l'intégrité de la peau.

10. Que doit-on faire pour prévenir cette altération ?

- Évaluer l'état cutané.
- Réduire les facteurs favorisant les escarres :

– changement de position toutes les trois heures ;

Corrigés

- suppression du cisaillement des vêtements et des draps;
- installer le patient sur un matelas anti-escarres;
- masser les points d'appui.

• Maintenir une hydratation correcte (1,5 L par jour).

• Surveiller l'alimentation et apporter des compléments hyperprotidiques.

11. Un patient présente des risques de troubles thrombo-emboliques. Que doit-on surveiller?

Réponses : b, c, d.

12. Définir : *douleur chronique.*

La douleur chronique est une expérience sensorielle et émotionnelle désagréable, associée à un dommage tissulaire réel ou virtuel, ou décrite en terme d'un tel dommage. Cette douleur persiste plus de trois mois.

13. Comment se manifeste-t-elle?

Expression verbale du patient, troubles de l'appétit, irritabilité, fatigue, troubles du sommeil, syndrome dépressif, constipation, repli social, comportement de fuite devant la maladie, ralentissement psychomoteur.

14. Avant l'arrivée du médecin, quels éléments doit-on recueillir pour lui permettre de traiter la douleur?

Ce que dit le patient de sa douleur : lieu, intensité, type, moment, facteur déclenchant en utilisant l'échelle visuelle analogue (EVA).

15. La morphine est un antalgique central majeur. Quel est son but, son principe, ses voies d'administration?

Elle bloque les sensations douloureuses tout en préservant la motricité et la sensibilité. Elle agit directement au niveau du système nerveux central en élevant le seuil des perceptions douloureuses.

Voie d'administration : orale (*Moscontin*, *Skenan*), sous-cutanée, intraveineuse, transcutanée (*Durogesic*).

16. Quel est le rôle de l'infirmière dans l'application du traitement chez un patient douloureux?

- Expliquer les raisons et la nécessité de prises régulières d'antalgiques.
- Évaluer l'efficacité du traitement 30 minutes et 6 heures après la prise.
- Demander au patient de signaler la réapparition de douleurs.
- Évaluer auprès du patient la connaissance des effets secondaires.
- Parler de la morphine (mythe).
- Noter les informations sur le dossier de soins pour le suivi de l'infirmière et du médecin.

17. Comment prévenir la constipation chez un patient sous traitement morphinique?

Évaluer ce que sait le patient et lui donner certaines informations :

- Traitement entraînant une constipation quasi constante.
- Laxatifs oraux nécessaires tous les jours, sur prescription médicale.
- Facteurs favorisants : alitement, anxiété.
- Donner la liste des aliments riches en fibres et faire boire 1,5 L d'eau par jour.
- Proposer un massage du côlon et des exercices abdominaux susceptibles de stimuler le péristaltisme.

Pharmacologie

1. La chirurgie, la radiothérapie traitent le cancer localement. Quelle est l'action de la chimiothérapie?

La chimiothérapie est le traitement spécifique dirigé contre les cellules cancéreuses. Elle diffuse dans tout l'organisme pour traiter les cellules cancéreuses partout où elles sont. Ses composés, toxiques pour les cellules, bloquent leur reproduction et leur division et entraînent leur mort.

2. En quelle année la chimiothérapie est-elle apparue?

Réponse : c.

3. Préciser le mode d'action des principales classes de chimiothérapie.

- Antimétaboliques : entravent le fonctionnement cellulaire.
- Alkylants : empêchent la duplication cellulaire.
- Antibiotiques ou intercalants : bloquent l'activité de l'ADN.
- Antifusoriaux ou antimitotiques : empêchent la division cellulaire (mitose).

4. La chimiothérapie n'a pas d'action sur les cellules normales.

Réponse : faux.

5. Citer quatre modes d'administration de la chimiothérapie.

Réponses possibles : voies orale, intramusculaire, intraveineuse, intrathécale, intra-artérielle, intrapéritonéale.

Corrigés

6. Quelles sont les précautions à prendre avant une chimiothérapie ?

– Éliminer tout foyer infectieux.

– Prévenir les risques infectieux (dentaires, gynécologiques).

– Rechercher différentes affections (rénale, cardiaque, hépatique).

– Évaluer le capital veineux.

– Réaliser un bilan clinique, biologique et radiologique.

7. Avant d'injecter une chimiothérapie, que faut-il vérifier ?

– Vérifier le bilan sanguin.

– Vérifier la prescription nominative, datée et signée par le médecin.

– Contrôler les doses et la voie d'administration.

– Consulter les modalités du protocole.

– Vérifier les prescriptions complémentaires.

– Évaluer le capital veineux.

– Vérifier l'information du patient.

– Prévoir : gants, masque, blouse pour la protection de l'infirmière lors de l'injection.

8. Pendant l'administration du protocole de chimiothérapie, que faut-il surveiller ?

– Tension artérielle.

– Nausées et vomissements.

– Débit de la perfusion.

– Risque d'extravasation : œdème, rougeur au point d'injection.

– Diurèse.

9. Pendant l'intercure, quel signe majeur peut intervenir dans les 10 jours ? Pourquoi ?

Le signe majeur est une aplasie fébrile avec fièvre > à 38 °C, due à une diminution des globules blancs, nécessitant le plus souvent une hospitalisation pour traitement antibiotique et/ou facteurs de croissance.

10. Nommer les complications digestives pouvant survenir dans l'intercure.

Réponse : nausées, vomissements, diarrhée, mucite.

11. Nommer les risques immédiats pour l'infirmière pendant la préparation et l'injection d'une chimiothérapie.

Risques immédiats si projection :

– sur la peau : prurit, œdème, nécrose ;

– sur les muqueuses : œdème ;

– sur l'œil : ulcération de la cornée.

12. Quelles sont les mesures de prévention de ces risques ?

– Local spécifique de préparation avec hotte à flux laminaire vertical aspirante.

– À défaut : local fermé, protection de l'infirmière (blouse, gants, lunettes, masque).

13. En cas de projection dans l'œil, que faut-il faire ?

– Faire un lavage abondant de l'œil ouvert pendant cinq minutes avec de l'eau du robinet ou du soluté isotonique ou du *Dacryosérum*.

– Consulter un médecin ophtalmologue.

– Rédiger une déclaration d'accident dans les 24 heures.

14. L'employeur est-il responsable en cas d'accident ?

Réponse : non, si l'infirmière disposait de lunettes pour se protéger et si elle ne les portait pas au moment de l'accident.

15. Définir : *extravasation*.

C'est la fuite d'une substance en dehors d'un vaisseau dans lequel elle est injectée et doit rester.

16. Quels sont les signes immédiats d'une extravasation en chimiothérapie ? Que doit faire l'infirmière ?

– Signes immédiats : rougeur, gonflement, induration, sensation de brûlure, picotements, douleur.

– L'infirmière doit :

– Arrêter la perfusion, mais laisser en place le dispositif d'injection.

– Aspirer 3 ou 5 mL de sang.

– Injecter 5 à 10 mL de sérum physiologique pour diluer le médicament.

– Injecter l'antidote (si protocole daté et signé par le médecin).

– Appeler d'urgence le médecin.

– Noter l'événement sur le dossier de soins du patient.

17. Citer un moyen de prévenir les extravasations.

Réponse : la pose d'un cathéter implantable.

18. Citer sept complications lors d'une perfusion dans une chambre implantable.

– Hématome local.

– Inflammation locale.

– Désunion de la cicatrice.

Corrigés

– Extravasation.

– Occlusion du cathéter.

– Infection locale.

– Absence de retour veineux.

19. Citer sept effets indésirables de la chimiothérapie.

– Myélotoxicité.

– Troubles cutanés : chute des cheveux, prurit.

– Troubles digestifs : nausées, vomissements, mucite, diarrhée ou constipation.

– Toxicité cardiaque.

– Toxicité urinaire : cystite.

– Toxicité génitale : troubles des règles, stérilité, baisse de la libido.

– Toxicité neurologique : polynévrite, atteinte auditive.

20. Que faut-il transmettre au médecin pour évaluer la tolérance du traitement ?

– Résultats de la numération globulaire et du ionogramme sanguin.

– Données cliniques : nausées, vomissements, diarrhée, mucite.

– Données liées à l'état psychologique du patient : repli sur soi, agressivité, peur.

21. Le décret du 15 mars 1993 oblige-t-il à transmettre dans le dossier, par écrit, le compte rendu et l'évaluation des actes de l'IDE auprès du patient ?

Réponse : oui.

22. Citer les diagnostics prévalents d'un patient venant pour la première cure de chimiothérapie.

– Anxiété liée à un manque de connaissance face à la chimiothérapie, liée à l'incertitude quant à l'avenir.

– Sentiment d'impuissance face à la situation.

23. Quels sont les soins éducatifs à proposer au patient ?

Lors d'un entretien avec le patient :

– Évaluer ses besoins d'information.

– Évaluer ce qu'il a retenu des informations médicales.

– Adapter l'information en fonction de ses renseignements sur la chimiothérapie, les cycles, les effets secondaires et les risques mais aussi les effets bénéfiques du traitement sur la maladie.

– Répondre aux questions.

– Vérifier si l'information est comprise.

– Proposer d'autres rencontres si nécessaire.

– Faire un résumé de l'entretien et le mettre dans le dossier de soins.

Soins palliatifs et accompagnement des malades en fin de vie

1. Quelles sont les structures particulièrement dédiées à la prise en charge de patients en fin de vie ? Dans quel cas particuliers oriente-t-on les patients vers ces structures ?

Les Unités de soins palliatifs (USP) sont de petites unités, en moyenne 10 lits d'hospitalisation, qui ont pour mission d'accueillir les patients en phase palliative symptomatique ou terminale, dans la mesure où la situation qu'ils vivent en rapport avec la maladie, rend impossible le maintien dans la « structure » qui les a en charge (domicile, structures de court ou de long séjour...).

Les USP n'ont pas vocation à accueillir tous les patients en phase terminale mais à prendre en charge les cas les plus complexes, soit à cause de symptômes intenses et non contrôlables dans les autres lieux de soins (douleur, anxiété...), soit pour un accompagnement des proches en situation de crise liée à la maladie ou à la fin de vie, soit pour soulager une équipe de soins en difficulté par rapport à une prise en charge particulière (sujet très jeune, conflit soigné-soignant...).

2. Citer les effets secondaires des morphiniques et le rôle de l'infirmier par rapport à ces effets

Effets secondaires

– *Constipation* : effet permanent et fréquent (90 % des cas), un traitement de fond doit être entrepris d'emblée.

– *Somnolence* : 60 % des cas, mais disparaît en 3 à 7 jours.

– *Nausées-vomissements* : 30 % des cas, disparaît en 3 à 5 jours.

Rôle IDE et effets secondaires morphiniques

Expliquer au patient le but du traitement, les effets secondaires.

Vérifier la bonne compréhension du patient et de son entourage

Constipation

– Expliquer que ce symptôme est permanent, il durera tant que durera le traitement.

– Surveillance transit.

– Toucher rectal au 3e jour sans selle ± traitement adapté.

Corrigés

– Conseils hygiéno-diététiques.

– Favoriser l'hydratation.

– Massages abdominaux de confort.

Somnolence

– Comme pour les nausées, insister sur le caractère transitoire de ce symptôme.

– Faire le lien entre cette somnolence et le traitement en dédramatisant, mais aussi avec une certaine récupération de l'organisme après une période douloureuse.

Nausées-vomissements

– Confort.

– Administration PAP.

– Insister sur le caractère transitoire de ce symptôme.

3. Prévention et prise en charge des escarres en fin de vie

Prévention

– Alimentation : favoriser l'apport de protéines diététiques adaptées aux goûts, à l'appétit, aux désirs du malade.

– Inspection quotidienne.

– L'hydratation doit être suffisante (voie orale ou voie sous-cutanée). Au moins 500 cc/24 h.

– Le matelas anti-escarres type *Cliniplot* est installé dès l'entrée du malade.

– Mobilisation.

– Massages.

– Ils sont déconseillés car ils fragilisent les couches superficielles cutanées. Veiller à ce que la peau reste sèche et propre.

– Coussins mous ; cerceau allégeant le poids des couvertures ; mobilisation à l'aide de l'alèse.

– Position de 3/4 alternée, toutes les 2 ou 3 heures selon l'état du malade.

– Être en position plus relâchée, plus physiologique et naturelle, plus propice aussi à la communication.

Lésions constituées

– En cas de rougeur/tuméfaction : protection cutanée avec matériel film transparent (*Biofilm*).

– En cas d'érosion/phlyctène : éosine ± application de *Biafine*.

– En cas d'escarre constituée/nécrose : favoriser les pansements hydrocolloïde.

– Si infection, irrigation et pansement antibiotique.

– Si odeurs : *Flagyl* sur compresses ou *Actisorb* (compresses de charbon).

– Si saignement : eau oxygénée ou autre hémostatique.

– Dans les dernières heures de la vie, la mobilisation n'est plus la priorité absolue, le confort est toujours privilégié.

4. Description d'une toilette mortuaire

– Glisser rapidement une serviette roulée sous le menton (pas de bande autour du visage = choquant), corps à plat.

– Enlever le matériel médical et laisser un temps à celui qui vient de mourir, à son entourage (légalement le corps doit rester 2 heures dans sa chambre).

– Enlever sondes, perfusions.

– Laver le corps selon les circonstances.

– Mettre une couche culotte avec du coton cardé plutôt que de boucher les orifices.

– Aspiration gastrique ± broncho-pulmonaire (évite le coton qui sort des narines).

– Refaire les pansements s'il y a lieu.

– Raser, coiffer, habiller avec les vêtements choisis. Replacer les dentiers, maquiller, penser à nettoyer sous les ongles des mains.

– Pour éviter l'ouverture des yeux, le mieux est de poser un paquet de compresses humidifiées sur chaque paupière (les steristrips laissent des traces et abîment les cornées en cas de prélèvements).

– S'informer des souhaits de la famille : participer à la fin de la toilette ? Objets à mettre sur le corps ? Rites religieux ? Que faire des bijoux ?

– Conseils pour les démarches administratives.

– Accueillir les visites et les accompagner.

APRÈS…

L'infirmier(e) peut offrir sa disponibilité aux proches. Il (elle) rappelle aux proches qu'ils peuvent appeler plus tard s'ils ont besoin de reparler de ce qui s'est vécu, s'ils ont des questions…

Mini-cas concrets

Sujets

Mini-cas concret 1

M. C., 40 ans, est hospitalisé pour une suspicion de lymphome. Il est professeur d'éducation physique, marié à une infirmière très inquiète, père de 2 enfants de 6 et 3 ans.

Vous le recevez ce jour à 15 h et vous remarquez un prurit, des adénopathies cervicales bilatérales et un état fébrile à 39,5 °C. Il est algique.

Prescription

Le médecin prescrit :

– un bilan sanguin ;

– une ponction ganglionnaire ;

– une perfusion de 50 mL de sérum physiologique avec propacétamol (*Pro-Dafalgan*) 2 g dilués dans 10 mL de solvant à passer en 30 minutes, toutes les 6 heures.

Un jour plus tard, la cytologie oriente vers le diagnostic de maladie de Hodgkin.

Questions

1. Quel est l'intérêt d'effectuer une ponction ganglionnaire ?

2. Cet examen est-il pratiqué par l'infirmière ?

3. Quelles mesures prenez-vous pour faire baisser la température de M. C. ?

4. Qu'allez-vous faire pour soulager la douleur ?

5. Votre collègue de nuit arrive à 20 heures. Qu'allez-vous écrire sur le dossier de soins en utilisant les transmissions ciblées ?

CORRIGÉS p. 276

Mini-cas concret 2

Mme X., 50 ans, divorcée, sans enfant, a été admise dans votre service il y a 6 jours pour une hystérectomie avec ablation des ovaires, des trompes et évidement ganglionnaire bilatéral.

Elle a subi il y a 15 jours une conisation. La biopsie a révélé un adénocarcinome de l'endocol.

À ce jour, l'intervention et les suites opératoires se sont bien déroulées. Elle n'a plus de perfusion, de sonde vésicale ni de redon.

Son pansement a été refait ce matin avec ablation d'une agrafe sur deux. Elle mange bien, se lève, lit, reçoit des visites.

Son traitement ce jour : énoxaparine sodique *(Lovenox)* 20 mg à 14 h pendant 21 jours et bas à varices.

Elle se plaint depuis hier de douleurs abdominales à type de ballonnements. Un régime sans résidus a été demandé. Son départ est prévu dans 4 jours. Le médecin l'informe ce jour que le traitement adjuvant de la chirurgie consiste en 20 séances de radiothérapie. Très anxieuse, souhaitant reprendre son travail, elle vous fait part de ses interrogations.

Questions

1. Qu'est-ce qu'une conisation ? En justifier la nécessité dans ce cas. Faire un schéma explicatif.

2. Expliquer l'action des bas à varices et du *Lovenox* et la surveillance infirmière à mettre en œuvre.

3. Pourquoi le médecin prescrit-il un régime sans résidus ? Qu'allez-vous expliquer à Mme X. ?

4. Quelles informations allez-vous donner à Mme X. pour prévenir les complications liées à la radiothérapie ?

CORRIGÉS p. 277

Mini-cas concret 3

Mme D., 32 ans, infirmière, entre ce jour dans le service d'oncologie pour douleur chronique depuis 8 mois, traitée par morphine (traitement mal adapté à ce jour).

Opérée d'un cancer du pancréas il y a six mois, suivi d'une chimiothérapie, elle est prise en charge à domicile par sa mère, avec l'aide d'une équipe infirmière à domicile venant effectuer les soins d'hygiène et les injections de morphine sous-cutanées.

Elle est divorcée depuis 2 ans et vit chez sa mère avec son petit garçon de 7 ans. Elle souhaite confier l'éducation de son fils à sa mère. Elle entretient des rapports conflictuels avec son ex-mari et craint qu'il n'adhère pas à ce projet.

Elle est reconnue en phase palliative par les médecins. Consciente, fatiguée, elle arrive sur brancard. Elle sait et dit qu'elle va mourir et qu'elle s'y est préparée. Elle n'a pas peur. Elle demande à être calmée de ses douleurs abdominales diffuses, parfois difficiles à supporter, la réveillant la nuit.

Prescription

Le médecin prescrit : morphine en pompe à débit continu avec possibilité de bolus.

Questions

1. Quels éléments allez-vous rechercher pour définir cette douleur et permettre au médecin de la trai-

ter ? Sur quels textes s'appuie votre légitimité à effectuer ce type d'exploration ?

2. Citer les diagnostics infirmiers prévalents qui accompagnent généralement la douleur chronique et expliquer les raisons pour lesquelles vous les posez.

3. Quel diagnostic infirmier pouvez-vous formuler en relation avec son état de santé et l'avenir de l'enfant ?

4. La relation d'aide peut être un moyen d'aider Mme D. à résoudre ce problème et la soulager avant sa mort. Définir le concept de la relation d'aide. Quel texte vous autorise à utiliser cette technique ?

5. L'ex-mari de Mme D. vous téléphone pour prendre de ses nouvelles et souhaite venir la voir. Sur quels textes vous appuyez-vous pour répondre à cette demande ?

CORRIGÉS p. 278

Mini-cas concret 4

Infirmière dans un service d'oncologie, vous avez à administrer la prescription suivante à un patient : 240 mg de morphine par jour en administration continue avec possibilité pour le patient de s'auto-administrer 5 bolus par jour (ou doses supplémentaires) de 10 mg.

Préparation de la solution à prévoir pour 48 heures.

Administration par voie intraveineuse sur système implantable endo-veineux au moyen d'une pompe portable programmable.

Vous disposez pour cela d'ampoules de chlorhydrate de morphine :

100 mg = 10 mL

50 mg = 5 mL

2 cg (20 mg) = 1 mL

1 cg (10 mg) = 1 mL

Questions

1. Quel sera le débit horaire en mg/h de la perfusion continue ?

2. Quelle sera la quantité totale en mg de morphine à prévoir pour appliquer cette prescription ?

3. Quelle sera le volume en mL de la solution préparée ?

4. Votre préparation terminée, le médecin prescripteur vous demande de ramener cette solution à une concentration de 10 mg/mL. Vous disposez de 50 mL de chlorure de sodium à 9 %. Quel sera le volume en mL de la nouvelle solution ? Quel volume de chlorure de sodium à 9 % doit-on ajouter à la solution préalablement préparée ?

CORRIGÉS p. 279

Mini-cas concrets

Corrigés

Mini-cas concret 1

1. Quel est l'intérêt d'effectuer une ponction ganglionnaire ?

La ponction ganglionnaire permet d'orienter le diagnostic en faisant l'analyse cytologique des cellules contenues dans le ganglion.

2. Cet examen est-il pratiqué par l'infirmière ?

Réponse : non, il est pratiqué par le médecin. Selon le décret du 15 mars 1993, l'infirmière n'est pas habilitée à réaliser cet acte, même sur prescription médicale.

3. Quelles mesures prenez-vous pour faire baisser la température de M. C. ?

– Demander au médecin s'il faut effectuer des hémocultures.

– Découvrir le patient.

– Lui demander de boire 2 litres d'eau fraîche par jour.

– Refroidir la tubulure de la perfusion en la faisant passer dans un récipient contenant de la glace.

– Diminuer la température de la chambre.

– Mettre deux vessies de glace aux plis des deux aines.

– Surveiller le débit de la perfusion afin que les antipyrétiques fassent effet.

4. Qu'allez-vous faire pour soulager la douleur ?

– Évaluer avec M. C. sa douleur à l'aide des échelles verbale simple, numérique ou visuelle analogique. Localiser la douleur, noter l'intensité et les facteurs déclenchants.

– L'aider à trouver une position antalgique.

– Diminuer les stimuli (lumière, bruit, odeurs).

– Surveiller le débit de la perfusion d'antalgiques.

– Évaluer toutes les heures avec le patient l'efficacité du traitement.

– Noter ce que dit le patient, ce que vous observez.

– Appeler le médecin en cas de réapparition de la douleur.

5. Votre collègue de nuit arrive à 20 heures. Qu'allez-vous écrire sur le dossier de soins en utilisant les transmissions ciblées ?

M. C., 40 ans, entre à 15 heures pour suspicion de lymphome. Sa femme, infirmière, très inquiète, reste près de lui cette nuit.

Il présente un prurit, une adénopathie cervicale bilatérale, une hyperthermie à 39,5 °C et des douleurs diffuses. Le médecin a prescrit un traitement qu'il a expliqué à M. C. et à son épouse (tableau ci-dessous).

Données	Actions	Résultats
Hyperthermie	– T 39,5 °C – Pose perfusion + antipyrétiques – Tubulure + glace changée/h – Vessie glace 2 aines cuisse/h – Boire de l'eau (2 L/24 h) – T chambre à 18 °C – Changement complet draps 3 fois	16 h : 39,5 °C 17 h : 39 °C 18 h : 38,8 °C 19 h : 38,8 °C À 20 h, a bu 800 mL
Douleur	– Douleur à la mobilisation calmée par position assise, volets baissés, pas de visite excepté son épouse – Sensible au bruit – Perfusion antalgique en cours	17 h : Dit avoir moins mal 18 h : N'a plus mal
Famille	– Épouse infirmière inquiète ++ – Veut rester près de lui	17 h : information sur le diagnostic possible faite par le médecin au couple. Mme C. reste auprès de son époux cette nuit.

Corrigés

Mini-cas concret 2

1. Qu'est-ce qu'une conisation ? En justifier la nécessité dans ce cas. Faire un schéma explicatif.

C'est une biopsie étendue qui explore l'exocol et l'endocol par prélèvement au bistouri sous anesthésie générale.

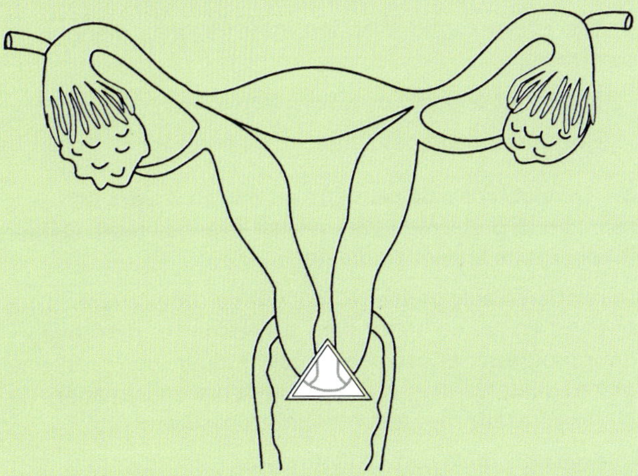

Conisation

Elle permet d'enlever toute la lésion suspecte. Ici, la lésion ayant envahi l'endocol, il a été décidé de procéder à une intervention plus large ayant pour but d'éviter une récidive.

2. Expliquer l'action des bas à varices et du *Lovenox* et la surveillance infirmière à mettre en œuvre.

- **Action :**

– Bas à varices : la mise en place de bas à varices ou bas de contention en pré- et postopératoire est destinée à favoriser le retour veineux et permet de prévenir le risque thrombo-embolique. C'est un moyen mécanique de lutte contre la stase veineuse des membres inférieurs en complément du traitement anticoagulant prescrit *(Lovenox)*.

– *Lovenox* : héparine destinée à prévenir le risque thrombo-embolique majoré par la chirurgie du bassin et peut-être les antécédents de la patiente, en maintenant une isocoagulation.

- **Surveillance :**

– Expliquer à Mme X. en quoi il est nécessaire de de garder les bas de contention.

– Évaluer l'efficacité du traitement : absence de signe évoquant une thrombose (dissociation pouls/température, douleur du mollet, chaleur locale, paresthésie) et dépister les risques de saignements par surdosage (plaie opératoire, pertes vaginales).

– Surveiller les points d'injection de *Lovenox*.

– Interdire toute injection intramusculaire et examen non autorisé par le médecin.

3. Pourquoi le médecin prescrit-il un régime sans résidus ? Qu'allez-vous expliquer à Mme X. ?

Le but du régime sans résidus est d'assurer la vacuité du côlon et éviter les gaz et ballonnements.

Conseils alimentaires : alimentation à base de poisson, viande grillée, riz, pâtes, pommes de terre, œufs, fruits et légumes cuits. Éviter les aliments riches en fibres : crudités, légumes verts, céréales, sauces.

4. Quelles informations allez-vous donner à Mme X. pour prévenir les complications liées à la radiothérapie ?

– Repos indispensable pendant le traitement. Éviter la reprise du travail. Prendre rendez-vous avec l'assistante sociale pour s'assurer du versement des indemnités journalières.

– Expliquer les différentes étapes de la mise en traitement en radiothérapie : rendez-vous avec le radiothérapeute une fois par semaine, repérage du volume à cibler, tatouage ou marque délébile, fabrication de protections, organisation du traitement (horaire des rendez-vous, transport).

– Prévenir les troubles digestifs : régime sans résidus, prescription médicamenteuse en cas de diarrhée ou de nausées, fractionnement des repas, repos après les repas, traitement loin de l'heure de repas, pesée une fois par semaine.

– Prévenir la fatigue : se reposer après les séances de radiothérapie, favoriser les activités obligatoires, se faire aider, éviter de reprendre son travail, se distraire (lecture, peinture…).

– Prévenir les irritations locales : vêtements en coton, non serrés, savon de Marseille en faisant attention aux marques nécessaires aux repères, proscrire les parfums, ne pas mettre de lait sur le territoire irradié, pas d'exposition au soleil.

– Informer des risques d'irritation urinaire (cystite) ou génitale (vaginite) et du risque de dysfonctionnement sexuel dû à la douleur (irritation), l'anxiété ou la fatigue.

– Parler aux manipulateurs des difficultés rencontrées : ils sauront aider et diriger vers le médecin s'il y a lieu.

Corrigés

Mini-cas concret 3

1. Quels éléments allez-vous rechercher pour définir cette douleur et permettre au médecin de la traiter ?

– Organiser un entretien dans le calme, assise auprès de Mme D., attitude propice au recueil d'informations.

– Observer les réactions de Mme D. : calme, agitée, attitude du corps, des membres, du faciès.

– Écouter ce qu'elle dit concernant sa douleur et lui faire reformuler si nécessaire : siège, type, intensité, périodicité, heure de survenue, durée, signes d'accompagnement (nausées), déclenchement (à la mobilisation).

– Faire un bilan de la thérapeutique en cours à domicile.

– Utiliser des outils quantitatifs et qualitatifs de la douleur : échelle verbale simple (EVS), échelle numérique simple (ENS), échelle visuelle analogue (EVA).

– Transmettre les informations et les écrire sur le dossier de soins.

Sur quels textes s'appuie votre légitimité à effectuer ce type d'exploration ?

– Décret de juillet 2005 correspondant aux règles professionnelles et au décret de compétence.

– Charte du patient hospitalisé.

– Document édité par le ministère de la Santé et distribué en décembre 1998 à tous les patients : « La douleur n'est pas une fatalité ».

– Circulaire n° 99/84 du 11 février 1999 : mise en place des protocoles de prise en charge de la douleur aiguë par des équipes pluridisciplinaires.

2. Citer les diagnostics infirmiers prévalents qui accompagnent généralement la douleur chronique et expliquer les raisons pour lesquelles vous les posez.

– *Constipation* liée au traitement morphinique, à l'anxiété, à l'immobilité, à l'inappétence.

– *Inappétence* liée à la douleur, à l'anxiété, à l'immobilité.

– *Troubles du sommeil* liés à l'anxiété et à la douleur.

– *Altération de la mobilité* liée à l'anxiété, à la fatigue ou à la peur de réveiller la douleur.

– *Anxiété* liée à la connaissance de son état de santé et pronostic vital, à l'avenir de son enfant, à la stabilisation du traitement.

– *Fatigue* liée à son état de santé.

– *Incapacité partielle à répondre à ses besoins quotidiens* (hygiène, confort) liée à son état de santé.

– *Perte d'espoir* liée à la connaissance de son état de santé et pronostic vital, à l'anxiété.

– *Perturbation de l'estime de soi* liée à l'avenir de son fils, à l'anxiété.

3. Quel diagnostic infirmier pouvez-vous formuler en relation avec son état de santé et l'avenir de l'enfant ?

Conflit face au rôle parental :

– Elle est en conflit avec son mari (divorce, manque de confiance).

– Elle a tout organisé avec ses parents.

– Elle ne reconnaît pas l'autorité du père.

4. La relation d'aide peut être un moyen d'aider Mme D. à résoudre ce problème et la soulager avant sa mort. Définir le concept de la relation d'aide.

La relation d'aide permet au patient de comprendre ce qui se passe en lui, de puiser dans ses ressources personnelles pour progresser et évoluer afin de résoudre son problème grâce à l'intervention et à la compétence en la matière de l'infirmière. Elle repose sur les principes suivants :

– Empathie de la part de l'infirmière.

– Acceptation et respect de Mme D. dans ses idées.

– Authenticité ou congruence de la part de l'infirmière.

– Immédiateté de la relation d'aide (se passe ici et maintenant).

L'infirmière va encourager la patiente à s'exprimer pour mieux :

– Explorer la situation.

– Reformuler ses propos pour lui signifier qu'elle est entendue.

– Exprimer les sentiments (ressenti de Mme D.).

– Rechercher d'autres solutions non explorées.

– Confronter les idées émises, les contradictions.

L'enfant de Mme D. aura besoin de son père. Il serait peut-être possible de rencontrer son ex-mari pour envisager une solution pour le bien de l'enfant.

Quel texte vous autorise à utiliser cette technique ?

Le décret n° 93-345 du 15 mars 1993, article 3 : « *Relation d'aide thérapeutique* », relatif aux actes professionnels et à l'exercice de la profession d'infirmier.

5. L'ex-mari de Mme D. vous téléphone pour prendre de ses nouvelles et souhaite venir la voir.

Il n'est pas possible de donner des nouvelles à son ex-mari, excepté si Mme D. en donne l'autorisation. Il est possible

Corrigés

d'informer Mme D. et de lui demander si elle souhaite cette visite étant donné le contexte.

Sur quels textes vous appuyez-vous pour répondre à cette demande ?

– Décret du 16 février 1993, article 4, relatif aux règles professionnelles des infirmières : « *Secret professionnel* ».

– Code pénal : articles 226-13 et 226-14 relatifs aux infractions au secret professionnel.

Mini-cas concret 4

1. Quel sera le débit horaire en mg/h de la perfusion continue ?

Réponse : 240 mg de morphine à administrer en 24 h, soit 240 mg : 24 = 10 mg/h en perfusion continue.

2. Quelle sera la quantité totale en mg de morphine à prévoir pour appliquer cette prescription ?

– en 24 h : (240 mg) + (5 × 10 mg) = 240 + 50

débit continu *bolus* = 290 mg/24 h

– en 48 h : 290 mg × 2 = 580 mg/48 h

3. Quelle sera le volume en mL de la solution préparée ?

Pour obtenir 580 mg de morphine :

– 5 ampoules de 100 mg = 5 × 10 mL = 50 mL

– 1 ampoule de 50 mg : 1 × 5 mL = 5 mL

– 1 ampoule de 2 cg : 1 × 1 mL = 1 mL

– 1 ampoule de 1 cg : 1 × 1 mL = 1 mL

– Volume de la solution = 57 mL.

4. Votre préparation terminée, le médecin prescripteur vous demande de ramener cette solution à une concentration de 10 mg/mL. Vous disposez de 50 mL de chlorure de sodium à 9 %. Quel sera le volume en mL de la nouvelle solution ? Quel volume de chlorure de sodium à 9 % doit-on ajouter à la solution préalablement préparée ?

Dans la solution préparée, vous avez 580 mg dans 57 mL. Nous voulons une concentration de 10 mg/mL.

10 mg ⇒ 1 mL

580 mg ⇒ 58 mL = nouveau volume de la solution.

Pour cela, il faudra ajouter à la solution préalablement préparée : 58 – 57 = 1 mL de chlorure de sodium à 9 %.

Cas concrets

Sujets

Cas concret 1

Monsieur P., 47 ans, marié, est père de 3 enfants de 19, 17 et 15 ans. Il est conducteur de bus à Bordeaux. Sa femme est secrétaire dans la même entreprise.

Il est hospitalisé le 28 février dans le service d'hématologie pour leucémie aiguë myéloblastique. Son hospitalisation est prise en charge par la Sécurité sociale à 100 % et la mutuelle à laquelle il est affilié prend en charge le forfait journalier.

Le diagnostic médical de leucémie aiguë myéloblastique a été posé à la suite d'un don de sang au Centre de transfusion sanguine qui avait mis en évidence une anémie sans signes d'accompagnement.

Un myélogramme obtenu par ponction sternale a confirmé le diagnostic (myéloblastose 37 %).

Le bilan initial comportant hémogramme, taux de plaquettes, typage de la leucémie, caryotype, ionogramme sanguin (urée, créatinine, acide urique) a orienté la thérapeutique.

Le diagnostic et les modalités du traitement d'induction ont été communiqués à M. P. par le médecin.

Un cathéter central par accès sous-clavier a été posé pour permettre l'administration du traitement.

Prescription

La feuille de prescription de M. P. indique, le 1er mars :

Traitement IV :

– Polyionique glucosé 5 % (soluté) : 2 litres avec 1 g de KCl sur 24 h.

– Bicarbonate 14 ‰ (soluté) : 1 L sur 24 h.

– *Primpéran* (antiémétique) : 6 ampoules/jour.

– *Zophren* 8 mg (antiémétique) : 1 ampoule/jour.

– Vitamine B_1, B_6 : 500 mg/jour.

– Vitamine K : 50 mg, 3 fois/semaine.

– *Uricozyme* (hypo-uricémiant) : 2 ampoules de 1 000 unités.

– *Rocéphine* (antibiotique) : 2 g, 2 fois/jour.

– *Rovamycine* (antibiotique) : 1,5 M unités internationales 3 fois/jour.

La surface corporelle a permis la prescription suivante d'antimitotiques :

– *Aracytine* (cytarabine) : 90 mg, 2 fois/jour pendant 7 jours.
– *Cérubidine* (daunorubicine) : 110 mg ce jour.

Traitement *per os* :

– Gélules 89 (antibiotique à visée intestinale) : 1 le matin, 1 le midi et 1 le soir.

– *Fungizone* (antifongique) : 2 le matin, 2 le midi et 2 le soir.

– *Fungizone* aérosols : 3 fois/jour.

– Bains de bouche à l'*Éludril* (antibactérien) : 6 fois/jour.

– Alimentation stérile.

Constantes :

	8 h	16 h	24 h
Température	37,3 °C	37,6 °C	38,6 °C
TA	14/9	13/8	14/8
Pouls	84	96	120
Diurèse			800

Résultats de l'hémogramme :

GB : 40×10^9/L

Hb : 9,5 g/100 mL

Plaquettes : 55×10^9/L

Prévoir :

• un électrocardiogramme ce jour ;

• un hémogramme 3 fois par semaine ;

• une échographie cardiaque le 2 mars 1997.

Peser M. P. une fois par semaine.

Les transmissions indiquent par ailleurs que M. P. a demandé 1/4 de comprimé de *Lexomil* (anxiolytique) car il ne pouvait trouver le sommeil, à la suite du « coup asséné hier à l'annonce du diagnostic ».

Au cours de cet entretien, il a demandé au médecin quelles étaient ses chances de survie.

Dix jours après le début du traitement d'induction, M. P. entre dans la phase d'aplasie. Les résultats de l'hémogramme indiquent :

GB : $0,7 \times 10^9$/L

Hb : 8,8 g/100 mL

Plaquettes : 41×10^9/L

Prescription

La fiche de prescription est la suivante :

Traitement IV :

– Glucosé 5 % (soluté) : 2 litres/24 h.

– NaCl : 1 g/L.

– Vitamine B_1, B_6 : 500 mg/jour.

– Vitamine K : 50 mg, 3 fois/semaine.

– *Rocéphine* (antibiotique) : 2 g, 2 fois/jour.

– *Rovamycine* (antibiotique) : 1,5 M unités internationales 3 fois/jour.

– *Bactroban* (antibiotique) : 3 g, 1 fois/jour.

– *Vancocine* (antibiotique) : 1 g, 2 fois/jour.

Traitement *per os* :

– Gélules 89 : 1 le matin, 1 le midi et 1 le soir.

– *Fungizone* : 2 le matin, 2 le midi et 2 le soir.

– *Fungizone* aérosols : 3 fois/jour.

– Bains de bouche à l'*Éludril* : 6 fois/jour.

– Alimentation semi-stérile.

CONSTANTES :

	8 h	16 h	24 h
Température	36,7 °C	36,5 °C	36,7 °C
TA	11/7	12/7	11/7
Pouls	76	80	84
Diurèse	600 mL	1 L 400	1 L 250

Les transmissions indiquent que M. P. est apyrétique mais il reste inquiet et interroge l'infirmier(e) sur les complications qui peuvent survenir durant cette phase d'aplasie ainsi que sur la durée de celle-ci.

Questions

1. **Définir :** ***leucémie aiguë.***

2. **Définir :** ***anémie*** **et indiquer son origine.**

3. **Indiquer le but de la chimiothérapie d'induction. Énoncer les types de traitement qui suivent le traitement d'induction et préciser leurs buts.**

4. **Vous devez préparer la perfusion d'*Aracytine* dans un glucosé isotonique de 250 mL à passer en 3 heures. Vous disposez d'un flacon de 100 mg d'*Aracytine* sous forme lyophilisée accompagnée d'un solvant (soluté isotonique), ampoule de 5 mL :**

   – Indiquer le nombre de mL d'*Aracytine* prélevé.

   – Calculer le débit de la perfusion.

   – Faire apparaître votre raisonnement.

5. **Citer les précautions à prendre lors de la préparation des antimitotiques prescrits pour M. P.**

6. **À partir de la fiche de prescription de M. P. établie le 1er mars 1997, mettant en évidence le traitement IV, *per os*, les résultats de l'hémogramme et les constantes :**

   – Expliquer les effets indésirables de la chimiothérapie prescrite.

   – Indiquer les moyens de prévention et/ou de dépistage de ces effets.

7. **Définir :** ***aplasie.***

8. **Préciser les risques et les conséquences liés à l'aplasie. Argumenter les soins infirmiers à mettre en place.**

9. **Argumenter l'état psychologique actuel de M. P.**

CORRIGÉS p. 283

Cas concret 2

Vous avez accueilli il y a deux jours dans le service de chirurgie, Mme X., 50 ans, pour une mastectomie gauche avec évidement axillaire.

Mme X. est mariée, 3 enfants de 10, 18 et 23 ans. Elle est employée au conseil général de la ville et est assurée sociale, cotisant à la mutuelle MNH.

Mme X. n'est pas ménopausée. Lors d'un examen systématique effectué il y a un mois, son gynécologue demande une mammographie de contrôle qui révèle la présence de deux images suspectes au niveau du sein gauche.

Elle est adressée dans le centre anticancéreux de la ville. Le chirurgien propose à Mme X. une ablation du sein gauche avec examen anatomopathologique extemporané et évidement axillaire.

Au 2e jour de l'intervention, lors de votre arrivée dans le service, la situation de Mme X. est la suivante :

- pansement compressif couvrant l'hémithorax gauche ;
- 4 drains de redon : 2 dans le lit opératoire (100 mL et 80 mL) et 2 dans le creux axillaire gauche (120 mL et 100 mL).

Prescription

Di-Antalvic (paracétamol) : 6 gélules par jour

Lexomil (bromazépam) : 1 comprimé à 22 h.

Vous lisez les transmissions de la veille :

J1 : 8 h 30 : petit déjeuner bien toléré

10 h : premier lever sans problème
TA : 14/9
Pouls : 76
Température : 36,7 °C
Soins d'hygiène avec aide dans le dos.

11 h : le médecin prescrit l'arrêt de la perfusion antalgique avec un relais *per os.* Les redons donnent toujours, l'ablation n'est pas envisagée.

Mme X. est agréable, très ouverte, pose beaucoup de questions et s'inquiète du traitement à venir, mais ne parle pas de son intervention. Elle a beaucoup de visites de ses enfants, rarement de son mari. Sa mère, médecin pédiatre, interroge tout le personnel entrant dans la chambre et voudrait voir le médecin.

Vous allez voir Mme X. pour lui annoncer que vous lui referez son premier pansement ce jour et négocier le moment avec elle. Elle pleure et dit avoir peur de ce qu'elle va voir. Elle se plaint que sa mère la perturbe

Sujets

car elle veut tout savoir et souhaite que le médecin ne la reçoive pas.

Elle vous dit qu'elle fait une analyse avec un psychiatre et souhaiterait lui téléphoner.

Questions

1. En vous appuyant sur ce texte, le diagnostic médical et vos connaissances, dégager les problèmes réels et potentiels de Mme X. ce jour (signes, causes, conséquences). Formuler deux hypothèses de diagnostics infirmiers.

2. Quelle sera votre attitude lors du premier pansement ?

3. Expliquer l'utilité des drains de redon et donner les éléments de la surveillance.

CORRIGÉS p. 285

Corrigés

Cas concret 1

1. Définir : *leucémie aiguë*.

Hémopathie maligne caractérisée par la prolifération dans la moelle et dans le sang de cellules immatures ou blastes. Cette prolifération dans la moelle osseuse a pour conséquence une insuffisance médullaire. Elles envahissent plus ou moins les organes hématopoïétiques et tout l'organisme. Selon le type de cellules atteintes, on distingue les leucémies aiguës myéloïdes et les leucémies aiguës lymphoïdes.

2. Définir : *anémie* et indiquer son origine.

L'anémie se traduit par la diminution du taux d'hémoglobine par unité de volume de sang au-dessous des valeurs physiologiques, 13 g pour 100 mL de sang chez l'adulte (N : chez l'homme : 13-18; chez la femme : 12-16).

Cette anémie est d'origine centrale par hypoplasie médullaire.

3. Indiquer le but de la chimiothérapie d'induction. Énoncer les types de traitement qui suivent le traitement d'induction et préciser leurs buts.

Le traitement d'induction vise à induire la rémission complète qui correspond à un état clinique, hématologique et métabolique normal (il passe par une aplasie médullaire profonde transitoire). Cette phase de rémission est suivie d'un traitement de consolidation qui a pour but l'élimination des cellules leucémiques résiduelles et le maintien de la rémission complète. Ensuite, est mis en place le traitement d'entretien empêchant la rechute, variable selon le type de leucémie.

4. Vous devez préparer la perfusion d'*Aracytine* dans un glucosé isotonique de 250 mL à passer en 3 heures. Vous disposez d'un flacon de 100 mg d'*Aracytine* sous forme lyophilisée accompagnée d'un solvant (soluté isotonique), ampoule de 5 mL :

- **Indiquer le nombre de mL d'*Aracytine* prélevé.**
- **Calculer le débit de la perfusion.**
- **Faire apparaître votre raisonnement.**

100 mg ⇒ 5 mL

$$\frac{5 ¥ 90}{100} = 4{,}5 \text{ mL}$$

250 + 4,5 = 254,5 mL

On prélèvera 254,5 mL d'*Aracytine*.

3 h = 180 min

$$\frac{254{,}5 \text{ mL}}{180 \text{ min}} = 1{,}41 \text{ mL/min}$$

1 mL = 20 gouttes

1,41 mL × 20 gouttes
= 28,2 gouttes par minute.

Le débit de la perfusion est de 28,2 gouttes par minute.

5. Citer les précautions à prendre lors de la préparation des antimitotiques prescrits pour M. P.

Risques potentiels pour l'infirmière

Immédiats

Lors du contact sur la peau : prurit, œdème, urticaire, ulcération de la cornée, nécrose de la peau, maux de tête, nausées.

Retardés

Aucune étude n'a démontré à ce jour l'action cancérogène, mutagène ou embryo-toxique. Cependant, des mesures rigoureuses sont à prendre.

Manipulation

Local de préparation sans hotte

- Local fermé (porte et fenêtres pour empêcher la dispersion d'un aérosol médicamenteux).
- Ne pas stocker des aliments pour éviter toute absorption de médicament.
- Assurer une hygiène rigoureuse de la paillasse (surface lisse).
- Bien éclairer le plan de travail.
- Stocker les médicaments au réfrigérateur.
- Recouvrir le champ de travail d'un papier absorbant doublé d'une feuille de plastique étanche.
- Conteneur inviolable pour la collecte des aiguilles et seringues souillées.

Gestes de protection du préparateur

- Se laver les mains.
- Ne pas fumer.
- Mettre une blouse à manches longues resserrées aux poignets.
- Mettre des gants à usage unique (PVC).
- Mettre un masque jetable.
- Mettre les lunettes de protection ou un masque avec visière protégeant les yeux.

Préparation des produits injectables liquides et en poudre

- Vérifier que toute la prescription médicale soit écrite.
- Vérifier la prescription : dose, solvant, hydratant…

Corrigés

– Préparer le matériel et le médicament nécessaire avec étiquettes.

– Décontaminer les flacons et ampoules.

– Lors de la reconstitution de poudre pour préparation injectable, il est nécessaire d'appliquer une pression négative pour éviter la formation d'aérosols.

– Prélever du flacon l'eau pour préparation injectable précédemment mise dans le flacon : une seringue à embout verrouillable est nécessaire afin d'assurer une sécurité optimale. Agiter le flacon un long moment pour certains produits peu solubles.

– Pour les solutions à préparation injectable, les flacons ou les ampoules contenant le liquide doivent être entourés d'une compresse stérile. Il faut ajuster le volume de la seringue et maintenir une compresse à l'extrémité de cette aiguille. Pour ces deux formes de manipulation, il importe de désolidariser l'aiguille ayant servi au prélèvement et de la jeter sans la recapuchonner dans le conteneur à ouverture large adapté à cet usage.

– Sur la seringue prévue pour l'administration du produit, il est nécessaire d'adapter un embout verrouillable, type « Luer-Lock », ou une aiguille munie de son cache protecteur ou d'un bouchon à usage unique, afin d'éviter toute fuite de produit toxique.

– Identifier le flacon et la seringue aussitôt préparés (nom + dose du produit).

Élimination des déchets

– Tout le matériel (poche, tubulure, compresses, flacon, masque, gants) doit être placé après usage dans un sac en plastique, fermé hermétiquement, identifié, destiné à l'incinération.

– Les conditions optimales pour la préparation lors de manipulations intensives sont de disposer d'un local équipé d'une hotte à flux laminaire vertical et au mieux une salle réservée à cet effet.

Conduite à tenir lors d'un accident en cours de préparation

– Projection cutanée : savonner, rincer abondamment immédiatement.

– Projection oculaire : lavage abondant de l'œil immédiatement pendant 5 minutes sous le robinet.

– Bris de flacon ou écrasement du comprimé : ramasser avec soin tous les fragments avec des gants et un tissu jetable absorbant. Jeter dans un conteneur destiné à l'incinération.

– Déclaration d'accident du travail dans les 24 heures, consultation médicale éventuelle.

6. À partir de la fiche de prescription de M. P. établie le 1er mars 1997, mettant en évidence le traitement IV, *per os*, les résultats de l'hémogramme et les constantes :

– Expliquer les effets indésirables de la chimiothérapie prescrite.

– Indiquer les moyens de prévention et/ou de dépistage de ces effets.

Effets indésirables	Prévention et/ou dépistage
Toxicité hématologique entraînant une aplasie, donc des risques infectieux.	Administration d'antibiotiques. Surveillance T, pouls, cathéter central, kinésithérapie.
Toxicité neurologique centrale, diminution de la force.	
Toxicité digestive : – nausées, vomissements ; – risque de stomatite, mucite.	 *Primpéran*, *Zophren*. *Fungizone*, bains de bouche.
Toxicité cutanée : alopécie réversible.	Couper les cheveux courts, proposition port perruque, turban.
Toxicité cardiaque (*Daunorubicine*).	ECG, échocardiographie avant le traitement.
Risque d'hyperuricémie lié à la destruction des myéloblastes et de leur ADN (quand il y en a beaucoup).	*Uricozyme* Hydratation à base de sérum bicarbonaté. Vérifier diurèse, TA, poids, pH urinaire.

Corrigés

7. Définir : *aplasie.*

L'aplasie est une insuffisance de la moelle osseuse touchant les trois lignées médullaires. Elle s'évalue en fonction du nombre de granulocytes neutrophiles et de plaquettes et en fonction de l'hémoglobine.

8. Préciser les risques et les conséquences liés à l'aplasie. Argumenter les soins infirmiers à mettre en place.

ISOLEMENT EN CHAMBRE SEULE : VISITES LIMITÉES (SURTOUT DES ENFANTS), CIRCUIT LINGE...

L'EFFONDREMENT DES DÉFENSES IMMUNITAIRES ENTRAÎNE :

Un risque infectieux :

– Se laver les mains à chaque contact +++.

– Surveiller la courbe thermique : en cas d'hyperthermie, faire des prélèvements pour hémocultures et un examen cytobactériologique des urines (ECBU), une radiographie pulmonaire, un prélèvement de gorge.

– Surveiller la voie veineuse.

– Dépister une toux.

– Administrer les antibiotiques prescrits.

– Surveiller la tension artérielle.

– Désinfecter la sphère ORL : faire des bains de bouche avec antiseptique ou mélange en prévention des mucites, administrer un traitement *per os (Fungizone*, Gélule 89).

– En cas de risque d'infection respiratoire : faire aérosols, évaluer état de fatigue, noter essoufflement.

– Donner une alimentation stérile ou spécialement préparée.

– Assurer les soins d'hygiène.

Un risque hémorragique

Il peut se traduire par gingivorragies, pétéchies, épistaxis, hématurie, mélæna. En conséquence :

– Surveiller tension artérielle, pouls, fréquence respiratoire.

– Utiliser un rasoir électrique.

– Éviter l'usage de brosse à dents ou utiliser une brosse à dents spéciale à poils doux :

– en cas de gingivorragies : faire des bains de bouche glacés ;

– en cas de pétéchies, d'ecchymoses : surveiller leur extension (reflètent la plus ou moins grande gravité de la thrombopénie) ;

– en cas d'épistaxis : faire un méchage avec tampon hémostatique.

Si les signes précédents sont présents et si le taux de plaquettes est inférieur à 20×10^9/L, une transfusion est nécessaire.

Une asthénie

La diminution des globules rouges entraîne une asthénie avec risque de syndrome d'immobilité pouvant entraîner une altération de l'intégrité cutanée.

Évaluer cet état et mettre en place les moyens pour prévenir cette altération.

Une anorexie liée à l'asthénie :

– Choix des repas en tenant compte des goûts et de ses variations.

– Repas fractionnés et en petites quantités.

– Noter la prise des quantités journalières.

– Peser M. P. toutes les semaines.

– Informer la famille de la nécessité de l'alimentation stérile, de l'état d'anorexie impliquant une modification des habitudes et prises alimentaires.

9. Argumenter l'état psychologique actuel de M. P.

Brutalité de la circonstance (découverte fortuite d'une anémie, sans signe, lors d'un don) :

– Annonce « brutale » d'un diagnostic grave.

– Jeune âge, en activité professionnelle, père de trois adolescents.

Hospitalisation :

– Complexité, haute technicité/service.

– Traitement lourd et contraignant.

– Isolement (peu de visites des soignants, une seule personne par visite).

– Restriction...

– Sait que l'aplasie a des conséquences graves.

Cas concret 2

1. En vous appuyant sur ce texte, le diagnostic médical et vos connaissances, dégager les problèmes réels et potentiels de Mme X. ce jour (signes, causes, conséquences). Formuler deux hypothèses de diagnostics infirmiers.

Problèmes réels

Mme X. est inquiète : elle prend du *Lexomil* pour dormir, évite de parler de son opération, pleure. Elle appréhende beaucoup la réfection du pansement et de se retrouver face à la mutilation. Elle pose beaucoup de questions sur les traitements possibles après la chirurgie. Cela s'explique

Corrigés

par l'importance réelle et plus encore symbolique de la mutilation subie dont le retentissement est aggravé par des antécédents psychologiques et une relation matrimoniale problématique.

Elle semble perturbée par la présence de sa mère qui souhaite des informations médicales et n'apporte pas une aide réelle dans le travail de deuil que doit faire sa fille.

L'infirmière s'efforce de dédramatiser, suggérera de revoir le psychiatre. Elle peut lui proposer d'en parler avec son mari et expliquera à la mère que son comportement est inadapté et préjudiciable.

Problèmes potentiels

Les principaux problèmes potentiels sont :

– Suivi chirurgical : risque de rétention si le redon draine mal le lit opératoire, se manifestant par un gonflement sous la cicatrice, tendue, douloureuse, ce qui doit être alors vu par le chirurgien qui jugera du meilleur moyen de favoriser le drainage.

– Risque matrimonial : le mari est peu présent, la relation conjugale semble relâchée et peut se rompre à l'occasion du cancer et de l'opération. L'intervention de l'équipe soignante, du psychiatre avec l'accord de la patiente, des explications avec le mari peuvent éviter la séparation apparemment redoutée ainsi qu'avec les enfants, en particulier les deux aînés.

Diagnostics infirmiers

– *Altération de l'image corporelle* liée à l'ablation du sein se manifestant par des pleurs, un refus et une peur de voir le pansement; elle ne parle pas de l'intervention, désire être seule, veut téléphoner à son psychiatre et n'accepte pas l'attitude de sa mère.

– *Anxiété* liée à l'attente des résultats se manifestant par des demandes d'informations et une difficulté à s'endormir (*Lexomil*).

– *Perturbation de la dynamique familiale* liée à l'attitude de sa mère, se manifestant d'une part, par le refus de Mme X. que le médecin donne des informations à sa mère, omniprésente plus dans la recherche d'informations médicales que dans une attitude maternelle, d'autre part, par l'absence du mari.

2. Quelle sera votre attitude lors du premier pansement ?

– Prévoir l'heure pour la réfection du premier pansement.

– Prévenir la patiente et négocier avec elle l'heure qui lui convient.

– L'installer confortablement et créer un climat chaleureux et serein.

– Lui proposer de toucher le pansement pour matérialiser la perte du sein.

– Respecter un temps de discussion sur le ressenti.

– Défaire le pansement quand elle se sent prête.

– Lui proposer de visualiser la plaie, proposer le miroir pour la prochaine fois.

– Être prête à répondre à toutes les réactions (pleurs, ironie, mutisme).

– Proposer des informations avant de commencer le soin, la visite d'une personne ayant été opérée il y a quelques années, parler de la prothèse provisoire donnée lors du départ, évoquer une possible reconstruction.

– Refaire le pansement selon le protocole et la prescription et s'assurer qu'il est confortable pour elle.

– Proposer de toucher le pansement pour reprendre contact avec son corps.

– Noter ces informations sur le dossier de soins (état du pansement, comportement de Mme X.).

3. Expliquer l'utilité des drains de redon et donner les éléments de la surveillance.

Objectifs du drainage

Éviter la formation de collections locales douloureuses susceptibles de s'infecter et de retarder la cicatrisation :

– *Au niveau de la plaie :* risque d'épanchement séro-sanglant postopératoire du fait du décollement important réalisé qui menacerait la solidarité des berges de la suture chirurgicale;

– *Au niveau du creux axillaire :* épanchement de lymphe après l'exérèse de plusieurs ganglions réalisant une lymphocèle.

Surveillance

– Noter le volume, l'aspect et l'odeur des sérosités recueillies.

– Assurer la fonction aspiratoire des drains en vérifiant le vide dans les flacons et en les changeant aussi souvent que nécessaire et selon le protocole du service ou la prescription médicale.

– Observer l'aspect local des sites drainés (œdème, tension anormale).

– Donner un support (sac redon) pour contenir les flacons et éviter une traction des drains et permettre à Mme X. de se mobiliser sans risques.

Annexe :
Les centres de lutte contre le cancer

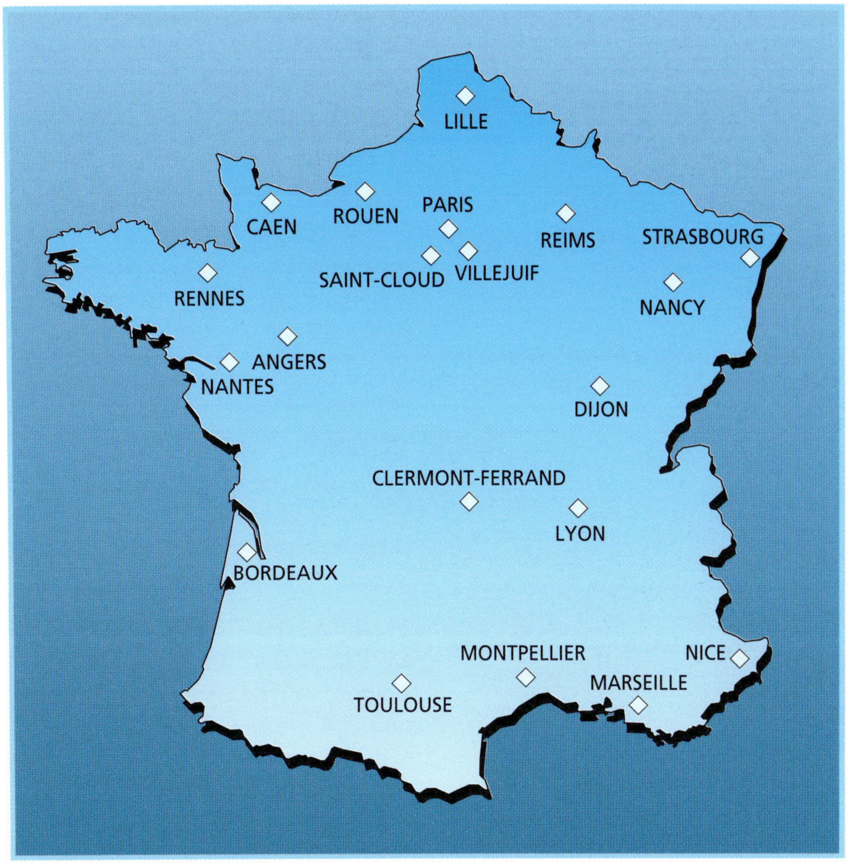

ANGERS. — Centre Paul-Papin : 2, rue Moll, 49033 Angers Cedex 01 ; tél. : 02 41 35 27 00, fax : 02 41 48 31 90.
E-mail : cppapin@unimedia.fr

BORDEAUX. — Institut Bergonié : 229, cours de l'Argonne, 33076 Bordeaux Cedex ; tél. : 05 56 33 33 33, fax : 05 56 33 33 30.
E-mail : bergonie@bergonie.org
Serveur : http://www.bergonie.org

CAEN. — Centre François-Baclesse : route de Lion-sur-Mer, 14076 Caen Cedex 05 ; tél. : 02 31 45 50 50, fax : 02 31 45 50 18.
E-mail : cfb-caen@baclesse.fr
Serveur http://www.baclesse.fr

CLERMONT-FERRAND. — Centre Jean-Perrin : 58, rue Montalembert, 63011 Clermont-Ferrand Cedex 01 ; tél. : 04 73 27 80 80, fax : 04 73 26 34 51.
E-mail : info@cjp.u-clermont1.fr
Serveur : http://www.cjp.u-clermont1.fr

DIJON. — Centre Georges-François-Leclerc : 1, rue du professeur Marion, BP 1544, 21034 Dijon Cedex ; tél. : 03 80 73 75 00, fax : 03 80 67 19 15.
E-mail : dijon@dijon.fnclcc.fr

LILLE. — Centre Oscar-Lambret : 3, rue Frédéric-Combemale, BP 307, 59020 Lille Cedex ; tél. : 03 20 29 59 59, fax : 03 20 29 59 62.
E-mail : direction@o-lambret.fr

LYON. — Centre Léon-Bérard : 28, rue Laënnec, 69373 Lyon Cedex 08 ; tél. : 04 78 78 28 28, fax : 04 78 78 29 29.
E-mail : clb@lyon.fnclcc.fr
Serveur : http://oncora1.lyon.fnclcc.fr

MARSEILLE. — Institut Paoli-Calmettes : 232, bd Sainte-Marguerite, BP 156, 13273 Marseille Cedex 9 ; tél. : 04 91 22 33 33, fax : 04 91 22 35 12.
E-mail : info@marseille.fnclcc.fr

MONTPELLIER. — Centre Val-d'Aurelle-Paul-Lamarque : parc Euromédecine, 34298 Montpellier Cedex 5 ; tél. : 04 67 61 31 00, fax : 04 67 41 08 59.
E-mail : crlc@valdorel.fnclcc.fr

NANCY. — Centre Alexis-Vautrin : 6, avenue de Bourgogne, Brabois, 54511 Vandœuvre-lès-Nancy Cedex ; tél. : 03 83 59 84 00, fax : 03 83 44 60 71.
E-mail : alexicom@nancy.fnclcc.fr

NANTES. — Centre René-Gauducheau : boulevard Jacques-Monod, 44805 Nantes Saint-Herblain Cedex ; tél. : 02 40 67 99 00, fax : 02 40 63 96 61.
E-mail : crg@nantes.fnclcc.fr

NICE. — Centre Antoine-Lacassagne : 33, avenue de Valombrose, 06189 Nice Cedex 2 ; tél. : 04 92 03 10 00, fax : 04 92 03 10 10.
E-mail : lacassagne@cal.nice.fnclcc.fr

PARIS. — Institut Curie : 26, rue d'Ulm, 75231 Paris Cedex 05 ; tél. : 01 44 32 40 00, fax : 01 44 32 41 19.
Serveur : http://www.curie.fr

REIMS. — Institut Jean-Godinot : 1, avenue du Général-Koenig, BP 171, 51056 Reims Cedex ; tél. : 03 26 50 44 44, fax : 03 26 50 44 49.
E-mail : ijg.direction@wanadoo.fr

RENNES. — Centre Eugène-Marquis : rue de la Bataille-Flandres-Dunkerque, BP 6279, 35062 Rennes Cedex ; tél. : 02 99 25 30 00, fax : 02 99 25 32 50.
E-mail : rennes@fnclcc.fr

ROUEN. — Centre Henri-Becquerel : rue d'Amiens, 76038 Rouen Cedex ; tél. : 02 32 08 22 22, fax : 02 32 08 22 70.
E-mail : direction@rouen.fnclcc.fr

SAINT-CLOUD. — Centre René-Huguenin : 35, rue Dailly, 92210 Saint-Cloud ; tél. : 01 47 11 15 15, fax : 01 46 02 45 92.
E-mail : stcloud@calva.net

STRASBOURG. — Centre Paul-Strauss : 3, rue de la Porte-de-l'Hôpital, 67085 Strasbourg Cedex ; tél. : 03 88 25 24 24, fax : 03 88 25 24 58.
E-mail : cps@strasbourg.fnclcc.fr

TOULOUSE. — Institut Claudius-Régaud : 20-24, rue du Pont-Saint-Pierre, 31052 Toulouse Cedex ; tél. : 05 61 42 42 42, fax : 05 61 42 42 74.
E-mail : icr@icr.fnclcc.fr
Serveur : www.icr.fnclcc.fr

VILLEJUIF. — Institut Gustave-Roussy : 39, rue Camille-Desmoulins, 94805 Villejuif Cedex ; tél. : 01 42 11 42 11, fax : 01 42 11 53 00.
E-mail : roussy@igr.fr
Serveur : http://www.igr.fr

FÉDÉRATION NATIONALE DES CENTRES DE LUTTE CONTRE LE CANCER. — 101, rue de Tolbiac, 75654 Paris Cedex 13 ; tél. : 01 44 23 04 04, fax : 01 45 84 66 82.
E-mail : fnclcc@fnclcc.fr
Serveur : http://www.fnclcc.fr

Index

D

E

F

401926-(III)-(6,6)-CSB-G90°-NOC

Photocomposition NORD COMPO
59650 Villeneuve-d'Ascq

Elsevier Masson SAS
62, rue Camille-Desmoulins
92442 Issy-les-Moulineaux
Dépôt légal : juillet 2008

Achevé d'imprimer en France
par Pollina 85400 Luçon
n° L47613

Imprimé en France